Dr. Svenja Borchers

Neurozentriertes YOGA

Bibliografische Information der Deutschen Nationalbibliothek
Die Deutsche Nationalbibliothek verzeichnet diese Publikation in der Deutschen Nationalbibliografie.
Detaillierte bibliografische Daten sind im Internet über https://dnb.de abrufbar.

Für Fragen und Anregungen
info@m-vg.de

Wichtige Hinweise
Dieses Buch ist für Lernzwecke gedacht. Es stellt keinen Ersatz für eine individuelle medizinische Beratung dar und sollte auch nicht als solcher benutzt werden. Wenn Sie medizinischen Rat einholen wollen, konsultieren Sie bitte einen qualifizierten Arzt. Der Verlag und die Autorin haften für keine nachteiligen Auswirkungen, die in einem direkten oder indirekten Zusammenhang mit den Informationen stehen, die in diesem Buch enthalten sind.

Originalausgabe
1. Auflage 2025

Türkenstraße 89
80799 München
Tel.: 089 651285-0

Redaktion: Ulrike Reinen
Umschlaggestaltung: Sonja Stiefel
Umschlagabbildung: Nils Schwarz; shutterstock/watchara
Abbildungen im Innenteil: alle Bilder im Innenteil von Nils Schwarz, www.nilsschwarz.com, außer:
S. 8, 12, 220: Adobe Stock/Oleksandr Pokusai; S. 9, 10: Adobe Stock/Dee-sign; S. 14, 18 (Eigenwahrnehmung, Körperfunktionssteuerung): Adobe Stock/pikovit; S.18 (Außenwahrnehmung): Adobe Stock/Tysam; S. 18 (Innenwahrnehmung): Adobe Stock/Choor Vector; S. 18 (Gehirn): Adobe Stock/Crazy nook; S. 18 (Sicherheit bewahren): Shutterstock/artskill2k17; S. 18 (Leistungsfähigkeit): Adobe Stock/NeuroArtStream; S. 18 (Bewegungssteuerung): Shutterstock/QuirkCraft Studio; S. 18 (Kommunikation): Adobe Stock/SMUX; S. 21: Adobe Stock/vasilisatsoy; S. 28, 69, 71: Adobe Stock/Sebastian Kaulitzki; S. 34: Adobe Stock/vishalgokulwale; S. 39: Shutterstock/Iryna Opryshko S. 43: Adobe Stock/sakurra; S. 46: Adobe Stock/ ilusmedical; S. 52: Adobe Stock/ellepigrafica; S. 56: Adobe Stock/magicmine; S. 62: Shutterstock/Vectoressa; S. 143: Shutterstock/shurkin_son; S. 153: Adobe Stock/VecorMine; S. 163: Adobe Stock/Niza; S. 192: Adobe Stock/Akarat Phasura; S. 195: Shutterstock/Yevgenij_D; S. 209: Shutterstock/DesignPrax; S. 210: Adobe Stock/Oksana; S. 224: Adobe Stock/zombiu26
Layout und Satz: Bernadett Limmer (schere.style.papier), München

Druck: Florjancic Tisk d.o.o., Slowenien
Printed in the EU

ISBN Print 978-3-7423-2829-8
ISBN E-Book (EPUB, Mobi) 978-3-7453-2624-6

Dr. Svenja Borchers

Neurozentriertes YOGA

Wie du mit den effektivsten Asanas und Flows dein Nervensystem regulierst und zu innerer Stärke und Gelassenheit findest

riva

INHALT

KAPITEL 1

KAPITEL 2

KAPITEL 3

KAPITEL 4

ANHANG

KAPITEL 1

Wie uns das Nervensystem beschützt

Unser Nervensystem bestimmt alles in unserem Leben. Es ist – so wie unser gesamter Körper – ein reines Wunderwerk. Wir können nicht sagen, dass wir es in seiner Komplexität bereits vollends verstanden haben, aber wir wissen dennoch eine ganze Menge darüber. In diesem Kapitel erfährst du alle Grundlagen über das Nervensystem, die du brauchst, um die neurozentrierte Yogapraxis zu verstehen und für dich nutzen zu können.

Aufbau und Funktion des Nervensystems

Kommunikation ist alles – nicht nur zwischen Menschen, sondern auch zwischen unseren Zellen im Körper. Ganz besonders gilt dies für unsere Nervenzellen, denn diese erlangen ihre Wirkung dadurch, dass sie Signale schnell und effektiv weitergeben. Aber lass uns von vorn beginnen: Warum ist das für die Yogapraxis relevant? Unser Nervensystem reguliert und koordiniert alle unsere Körperfunktionen. Alles, was wir denken, was wir tun, wie wir uns bewegen, was wir sagen, was wir wahrnehmen und was wir lernen, ist von unseren Nervenzellen abhängig. Sie machen uns als Mensch zu dem, was wir sind. Unser Nervensystem ist unsere Schaltzentrale und bestimmt, wie es uns geht, was wir spüren und wie wirksam wir in unserem Leben sein können. Bevor wir also darauf kommen, wie wir unsere Yogapraxis gestalten können, um Nervensystem-freundlich und -wirksam zu praktizieren, brauchen wir ein gemeinsames Verständnis darüber, wie unser Nervensystem überhaupt funktioniert – lass uns also einen Blick darauf werfen, wie es aufgebaut ist.

Die kleinste Funktionseinheit ist die Nervenzelle (auch Neuron genannt). Nervenzellen sind insofern besondere Zellen in unserem Körper, weil sie für die schnelle Kommunikation gemacht sind: Sie sind wie winzige Boten, die Nachrichten in deinem Körper weiterleiten. Jede Nervenzelle

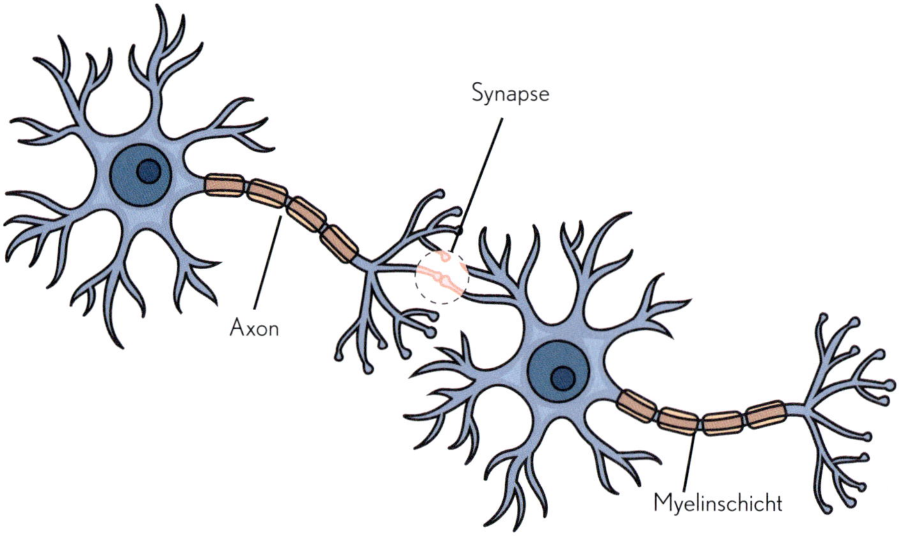

Die Nervenzelle leitet Signale über das Axon weiter zum Zielort und überträgt dort das Signal über die Synapse an eine andere Nervenzelle.

hat einen Zellkörper, in dem alle wichtigen Entscheidungen getroffen werden, und einen langen Fortsatz, das Axon, über das elektrische Signale – quasi wie Nachrichten – an andere Zellen geschickt werden. Wenn diese Signale das Ende des Axons erreichen, treffen sie auf einen kleinen Spalt, die Synapse. Hier werden die elektrischen Signale in chemische Botenstoffe umgewandelt, die dann die nächste Nervenzelle erreichen und aktivieren können. So können die Nachrichten innerhalb eines Netzwerks weitergegeben werden.

Im Gehirn und Rückenmark gibt es zwei Bereiche, die wir voneinander unterscheiden können: Die graue Substanz enthält vor allem die Zellkörper von Nervenzellen und anderer unterstützender Zellen (Gliazellen). Dies ist der Ort, an dem viele Verarbeitungsprozesse stattfinden, während die weiße Substanz vor allem aus den Axonen besteht, die oft von einer fetthaltigen Schicht (Myelin) umgeben sind. Diese Schicht isoliert die Axone, verleiht der Substanz ihre weiße Farbe und sorgt dafür, dass die Signale schnell übertragen werden.

Im Gehirn kommunizieren Nervenzellen hauptsächlich miteinander, stehen aber auch in enger Wechselwirkung mit Gliazellen, die ihre Funktion unterstützen und beeinflussen. Im restlichen Körper steuert das Nervensystem zudem die Muskelaktivität und beeinflusst auch direkt die Funktion der Organe, des Hormonsystems sowie des Herz-Kreislauf-Systems. Du kannst dir vorstellen, dass dein Nervensystem wie ein gigantisches Netzwerk von Autobahnen ist, die deinen ganzen Körper durchziehen. Es verbindet das Gehirn mit allen Organen, Muskeln und Zellen, sodass Informationen ständig hin- und hergeschickt werden und dein Körper schnell auf sich ändernde Bedingungen reagieren kann.

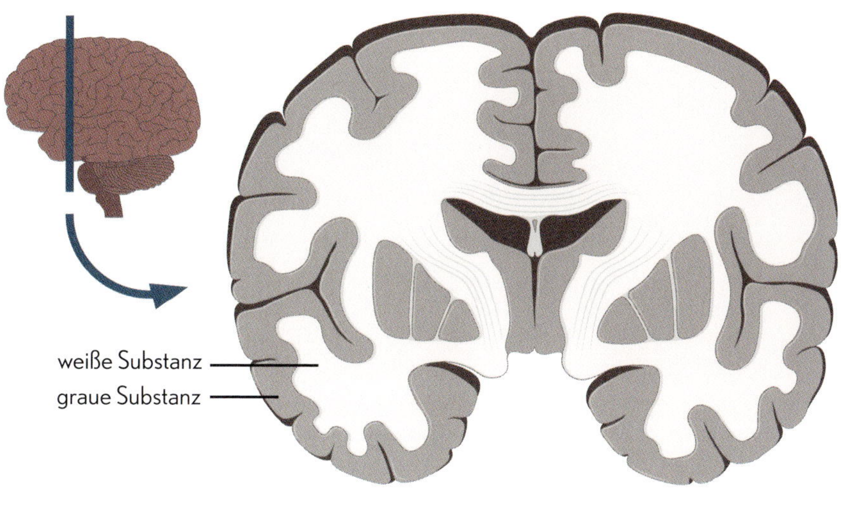

Die Hirnrinde besteht aus grauer Substanz; die Axonen im Inneren des Gehirns bilden die weiße Substanz. Aber auch dort gibt es Zellansammlungen, also graue Substanz.

Das zentrale und das periphere Nervensystem

Das Nervensystem unterteilt sich konzeptuell in zwei Hauptbereiche: das zentrale Nervensystem (ZNS) und das periphere Nervensystem (PNS).

Stelle dir das zentrale Nervensystem als das Hauptkontrollzentrum deines Körpers vor – es besteht aus dem Gehirn und dem Rückenmark, während das periphere Nervensystem die Befehle ausführt und den jeweils aktuellen Zustand zurückmeldet, denn es setzt sich aus allen Nerven zusammen, die durch den gesamten Körper ziehen.

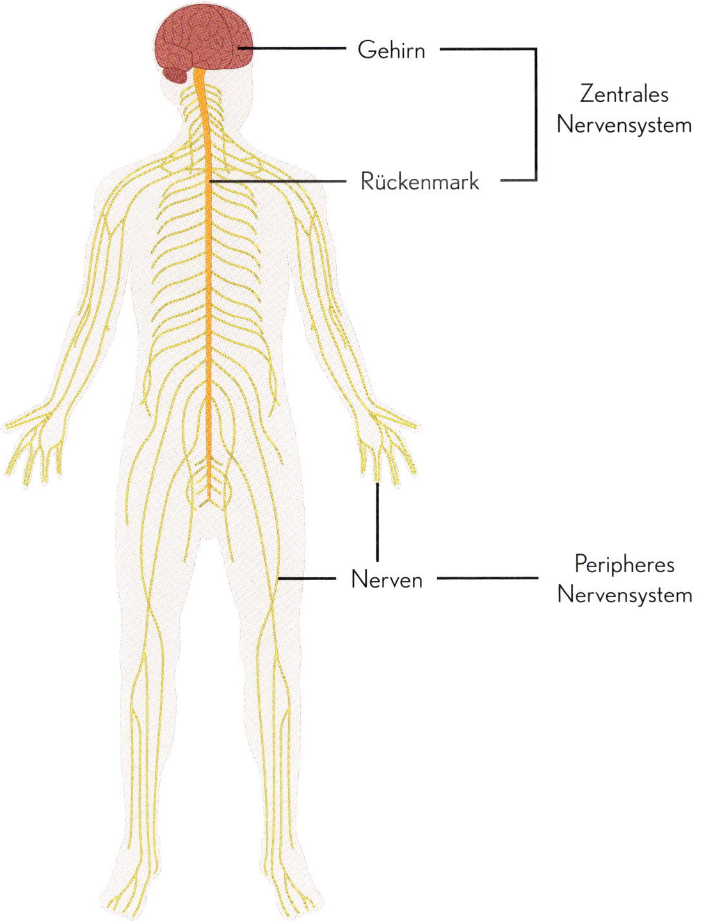

Das zentrale Nervensystem besteht aus Gehirn und Rückenmark, das periphere Nervensystem aus allen Nerven, die durch den gesamten Körper ziehen.

Die zwei Hälften des Gehirns (die sogenannten Hemisphären) kommunizieren über Verbindungen miteinander. Wir können das Gehirn zum besseren Verständnis grob in vier Bereiche aufgliedern:

- **Das Großhirn** ist in vier Lappen unterteilt, die jeweils spezielle Aufgaben erfüllen – der Frontallappen ist zuständig für Planung, Bewegung und Entscheidungsfindung, der Parietallappen verarbeitet sensorische Informationen und hilft uns, unseren Körper und die Umgebung wahrzunehmen, der Temporallappen steuert das Hören, die Sprachverarbeitung und das Gedächtnis, und der Okzipitallappen ist für das Sehen verantwortlich. In der Tiefe des Großhirns befinden sich weitere wichtige Strukturen wie die Inselrinde, die unsere Innenwahrnehmung verarbeitet, das limbische System, das für die Verarbeitung von Emotionen wichtig ist, und einige andere Bereiche.
- **Das Kleinhirn** sorgt für Koordination, Gleichgewicht und Feinabstimmung von Bewegungen, spielt aber auch eine große Rolle beim Lernen und anderen Funktionen. Auch wenn die Größe des Kleinhirns entsprechend seines Namens nur 10 Prozent der Gesamtgröße ausmacht, befinden sich hier etwa 50 bis 80 Prozent aller Nervenzellen des Gehirns. Das verdeutlicht, dass das Kleinhirn viele Informationen verarbeitet und eine Art Integrationszentrale ist.
- **Der Hirnstamm** ist ein anderer, sehr wesentlicher Teil des Gehirns, denn er reguliert lebenswichtige Funktionen wie Atmung, Herzschlag und Blutdruck. Aus dem Hirnstamm entspringen auch die Hirnnerven, die spezielle Aufgaben übernehmen – etwa die Steuerung der Augenbewegungen, Gesichtssensibilität oder des Gleichgewichts. Zusammen mit wenigen anderen Bereichen des Gehirns steuert er das autonome Nervensystem und hat Einfluss auf zahlreiche Organe.
- **Das Rückenmark** verläuft vom Hirnstamm entlang der Wirbelsäule und leitet alle Informationen zwischen Gehirn und restlichem Körper weiter. Es enthält ebenso wie das Gehirn weiße und graue Substanz, also sowohl Nervenfasern als auch Zellkerne, in denen Verschaltungen stattfinden, wie beispielsweise Muskelreflexe.

Das periphere Nervensystem (PNS) besteht aus allen Nerven, die durch den gesamten Körper ziehen. Es ermöglicht, dass Befehle vom Gehirn an Muskeln und Organe gesendet werden, während gleichzeitig sensorische Informationen – wie Berührung, Gefahrensignale oder Temperatur – zurück an das Gehirn gelangen. Das PNS unterteilt sich in das somatische Nervensystem, das für bewusst gesteuerte Bewegungen zuständig ist, und das autonome Nervensystem, das unbewusst lebenswichtige Funktionen wie Herzschlag, Atmung und Verdauung reguliert. So sorgt das Zusammenspiel von ZNS und PNS dafür, dass du dich bewegen, deine Umwelt wahrnehmen und auf sie reagieren kannst.

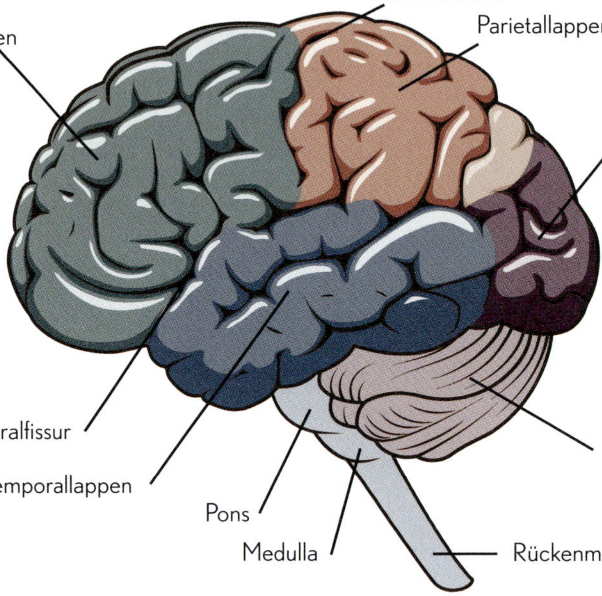

Das Großhirn mit seinen vier Lappen, das Kleinhirn, der Hirnstamm und das Rückenmark bilden zusammen das zentrale Nervensystem.

Das autonome Nervensystem

Das autonome Nervensystem (ANS) steuert viele unbewusste lebenswichtige Funktionen wie den Herzschlag, die Atmung und die Verdauung und hat damit auch einen großen Einfluss auf unser Stressempfinden und Wohlbefinden. Es besteht aus zwei Hauptzweigen: dem Sympathikus (»Kampf-oder-Flucht-Modus«) und dem Parasympathikus (»Ruhe- und Regenerations-Modus«). Stehen wir stark unter Stress oder ahnen wir eine Gefahr auf uns zukommen, so bereitet unser Sympathikus alle Körperfunktionen auf Aktivität vor: Der Herzschlag wird beschleunigt, der Blutdruck steigt, die Verdauung wird heruntergefahren, der Muskeltonus wird verstärkt und die Pupillen geweitet, um mehr Licht an die Netzhaut zu lassen und damit auch bei schwachem Licht mehr Informationen in schnellerer Zeit aufnehmen zu können. Dies ist sehr hilfreich, wenn Gefahr lauert und wir schnell handlungsfähig sein müssen. Ist die potenzielle oder tatsächliche Gefahr gebannt, so stellt unser Nervensystem im Idealfall auf Ruhe und Regeneration um. Hierfür ist unser Parasympathikus zuständig: Der Herzschlag wird verlangsamt, der Blutdruck fällt, die Muskeln dürfen entspannen, die Verdauung wird aktiviert und die Pupillen verengt, was dafür mehr Fokus und Tiefenschärfe erlaubt.

Sympathikus und Parasympathikus arbeiten in einer komplexen Art und Weise miteinander und haben weitreichende Auswirkungen auf unsere Gesundheit und unser Wohlbefinden. Das autonome Nervensystem wirkt an allen Strukturen im peripheren Nervensystem, abgesehen von der Skelettmuskulatur. Es stellt also die Kommunikation mit den Organen sicher, aber auch mit Drüsen, glatter Muskulatur, wie sie in fast allen Organsystemen zu finden ist, und Strukturen wie dem Knochenmark, dem Lymphsystem, Fett- und Bindegewebe. Im Gegensatz zum zentralen Nervensystem befinden sich die wichtigen Steuerzentren des autonomen Nervensystems (ANS) in sogenannten Ganglien – Nervengeflechten, in denen Signale neu verschaltet werden. Diese Ganglien liegen außerhalb des Rückenmarks, teils sogar direkt in den Organen. So kann der Darm beispielsweise Kontraktionswellen ausführen, selbst wenn seine Verbindung zum ZNS unterbrochen ist. Ursprünglich erhielt das ANS den Namen »autonom«, weil es eine gewisse Eigenständigkeit besitzt und unbewusst arbeitet – wir können nicht willentlich eingreifen. Allerdings sind die Funktionen des ANS dennoch eng mit dem ZNS verknüpft.

Die Fasern des Sympathikus treten auf Ebene der Brustwirbelsäule und der oberen Lendenwirbelsäule aus dem Rückenmark hervor. Sie sind in einer beidseits der Wirbelsäule liegenden Ganglienkette verschaltet. Von hier werden die Signale weiter zu den Zielstellen geschickt. Die Fasern des Parasympathikus hingegen verlassen das Gehirn mit dem 3., 7., 9. und 10. Hirnnerv sowie auf Höhe der unteren Rückenmarksegmente. Anders als die Signale des Sympathikus werden die Fasern des parasympathischen Zweigs oft erst näher am Zielorgan verschaltet. Besonders viel Aufmerksamkeit hat in den letzten Jahren der Vagusnerv, der 10. Hirnnerv, genossen. Sein Name kommt von dem lateinischen Wort *vagari* und bedeutet so viel wie »umherschweifen«, da seine vielen kleinen Ausläufer den Körper großflächig durchziehen, und zwar vom Hirnstamm bis hinunter auf Höhe des mittleren Dickdarms. In diesem Bereich versorgt er fast alle Organe und hat neben den parasympathischen Anteilen sowohl sensorische Fasern, die dem Gehirn Informationen von den inneren Organen schicken, als auch motorische Fasern, welche die Aktivität von Muskeln im Kehlkopf- und Rachenbereich steuern.

So wirken Sympathikus und Parasympathikus auf die meisten Organe und Zielstrukturen in zweizügeliger Steuerung. Die einzigen Ausnahmen sind Niere und Nebenniere, die nur vom Sympathikus reguliert werden. Es ist normal, dass immer mal wieder eines der Systeme je nach Anforderungen während des Tagesverlaufs mehr wirkt als das andere. Oftmals wirken aber auch beide Systeme eng aufeinander abgestimmt. Wenn wir einatmen, regt das unseren Sympathikus an, wenn wir ausatmen, unseren Parasympathikus. Ein andauernd überaktivierter Sympathikus, oft ausgelöst durch chronischen Stress und das Gefühl, dass immer schnell auf mögliche Gefahren oder Anfragen reagiert werden muss, kann hingegen zu einem Zustand ständiger Alarmbereitschaft führen, der das Gleichgewicht des ANS auf Dauer stört. Zudem kann eine erhöhte Aktivität des Sympathikus durch die Ausschüttung von Stresshormonen entzündungsfördernde Prozesse im Körper begünstigen und sich negativ auf die Gesundheit auswirken.

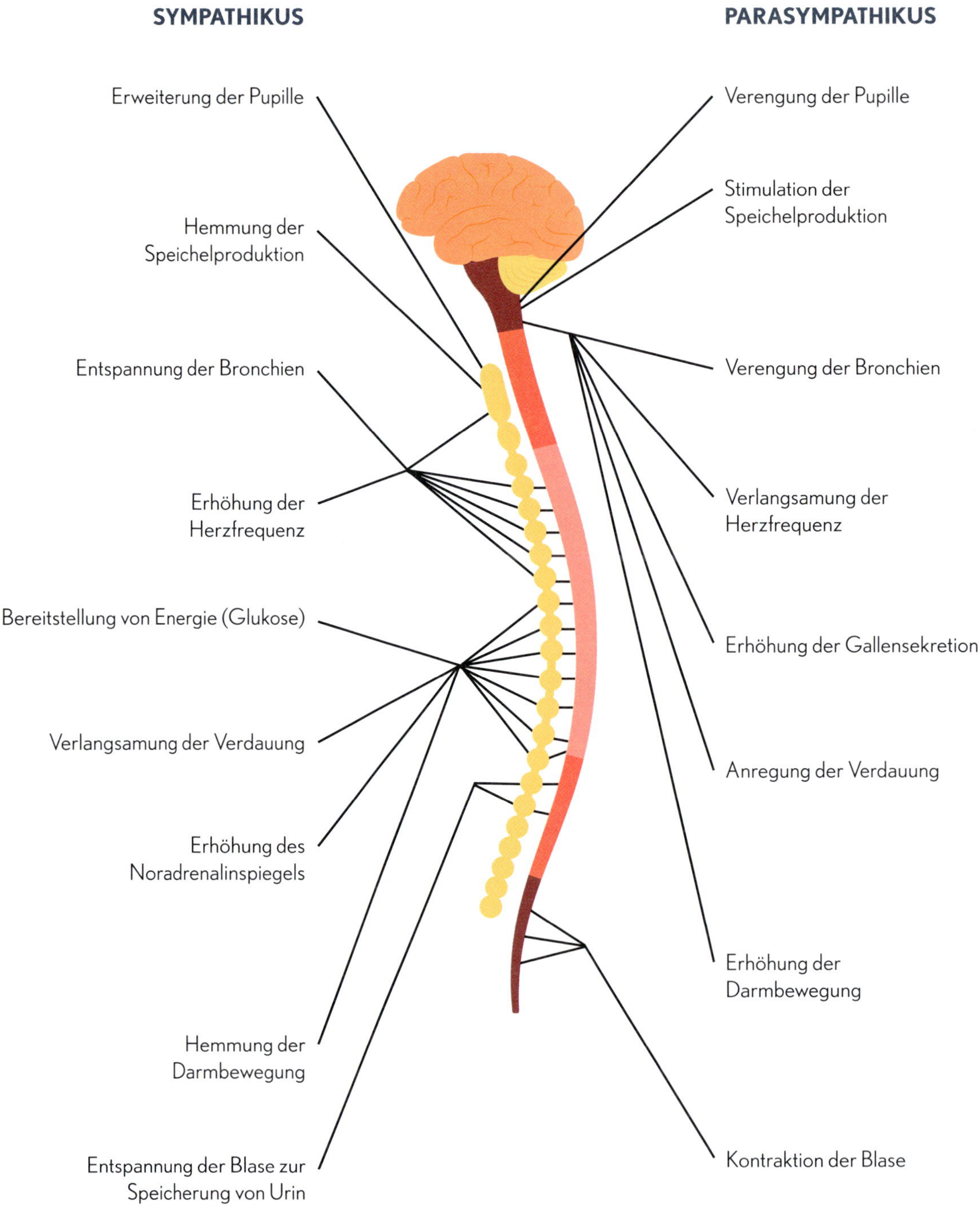

Sympathikus und Parasympathikus wirken auf die meisten Organe und Zielstrukturen in zweizügeliger Steuerung.

Die Polyvagaltheorie

Der Vagusnerv ist in den letzten Jahren immer mehr in den Fokus gerückt. Der Grund dafür liegt auf der Hand: Wir wollen verstehen, was uns aus der Überaktivität heraushilft und in die heilsame Entspannung führt. Dabei wird zunehmend Bezug zur Polyvagaltheorie genommen. Sie wurde von Dr. Stephen Porges entwickelt und beschreibt die Auffassung, dass die beiden Hauptäste des Vagusnervs – der ventrale und dorsale Zweig – eigentlich voneinander getrennte Kreisläufe mit unterschiedlicher Wirkung bilden. Statt eines binären Systems (bestehend aus Sympathikus und Parasympathikus) spricht Porges also von drei Systemen, die allerdings auch nicht scharf voneinander getrennt wirken, sondern eng ineinandergreifen. Neben dem aktivierenden Sympathikus gibt es zwei Hauptkomponenten des parasympathischen Systems[1]:

- **Der vordere, ventrale Vagusnerv:** Dieser Teil wird vom *Nucleus ambiguus* im Hirnstamm gesteuert und steht für einen wachen Entspannungszustand. Er unterstützt soziale Bindung und interaktive Funktionen. Die Aktivierung des ventralen Vagus fördert das Gefühl von Sicherheit und die Regulation des Herzschlags.
- **Der hintere, dorsale Vagusnerv:** Dieser Teil wird vom dorsalen motorischen Vagusnervkern im Hirnstamm gesteuert und ist mit Rückzug und Passivität und im Extremfall mit der »Freeze«-Reaktion (*freeze* für »einfrieren«), dem Überlebensmodus, verbunden. Seine Aktivierung führt häufig zu einem Zustand der Unterdrückung von Aktivität und kann in bedrohlichen Extremsituationen ein völliges Abschalten, also eine dissoziative Reaktion, bewirken.

Die Theorie von Porges betont, dass insbesondere das vagale System eine Schlüsselrolle in der Regulation der körperlichen und emotionalen Reaktionen spielt. Die Regulation der Gesichtsmuskeln, die Stimmproduktion und die Akustik von Sprache werden durch diesen Teil des Vagusnervs beeinflusst, was darauf hindeutet, dass er eine Rolle im sozialen Verhalten spielt.[2]

Die Polyvagaltheorie hat großen Einfluss auf die Traumaforschung: Bei traumatisierten Personen kann die vagale Aktivität vermindert sein, was zu einer übermäßigen Sympathikus-Aktivierung oder einer Erstarrungsreaktion (Freeze) führt. Diese Veränderung in der Regulation könnte erklären, warum Menschen mit posttraumatischer Belastungsstörung Schwierigkeiten haben, sich sicher zu fühlen oder soziale Bindungen aufrechtzuerhalten.

Einige Kritiker argumentieren, dass die Polyvagaltheorie in ihrer ursprünglichen Form zu vereinfachend und die neuroanatomische und physiologische Evidenz nicht hinreichend ist.[3] Dennoch spielt die Polyvagaltheorie eine bedeutende Rolle in der Verständnisentwicklung des Zusammenhangs zwischen autonomem Nervensystem und emotionaler Regulierung, insbesondere im Hinblick auf Stressbewältigung und soziale Interaktion. Auch wenn die Theorie bisher umstritten und die Forschung zur genauen Funktionsweise des Vagusnervs noch im Gange ist, kann sie in einigen Bereichen hilfreich angewendet werden.

Neuroplastizität – das Gehirn hört nicht auf zu lernen

Neuroplastizität ist die Fähigkeit des Gehirns, sich permanent neu zu organisieren und an Veränderungen anzupassen – so wie ein flexibles Netzwerk, das ständig Verbindungen zwischen Nervenzellen aufbaut, verändert oder abbaut. Wenn wir etwas Neues lernen, entstehen neue Verbindungen, und je öfter wir etwas praktizieren, desto stärker werden diese Verbindungen. Gleichzeitig kann das Gehirn auch »verlernen«, was bedeutet, dass nicht mehr benötigte oder selten genutzte Verbindungen abgebaut werden, um Energie zu sparen. Ähnlich wie bei der Muskulatur können sich Nervenstrukturen oder Verbindungen durch fehlende Nutzung und Aktivierung zurückbilden. Diese Fähigkeit, Verbindungen flexibel auf- und wieder abzubauen, hilft dem Gehirn, effizient zu arbeiten und seinen Energiehaushalt zu optimieren. Obwohl jüngere Gehirne in der Regel flexibler sind und schneller auf neue Herausforderungen reagieren, bleibt die Fähigkeit zu lernen auch im höheren Alter erhalten.

Unser Gehirn arbeitet in Netzwerken. So werden vorherige Erfahrungen in bestimmten Mustern abgebildet, die uns in kritischen Situationen helfen, schnell zu handeln. Diese Netzwerke prägen unser Verhalten und machen es uns auf der anderen Seite schwerer, unsere einmal gelernten Verhaltensweisen wieder zu verändern. Um dies zu tun, müssen wir unser Nervensystem gezielt stimulieren und herausfordern. Neue oder schwierige Aufgaben helfen uns zu lernen, indem sie die Bildung neuronaler Verbindungen fördern und unsere Aufmerksamkeit auf die richtigen Punkte lenken. Denn wenn wir eigene Fehler bewusst wahrnehmen, erhalten wir wertvolles Feedback zur Optimierung unserer Strategien. Dabei sollte eine Aufgabe, die uns zum Lernen animieren soll, weder zu leicht noch zu schwer sein: Ist sie zu einfach, langweilt sie uns, ist sie zu anspruchsvoll, sinkt die Motivation. Der beste Lernprozess entsteht, wenn wir uns stufenweise herausfordern, an bereits bekannte Muster anknüpfen und diese anpassen, anstatt völlig neue Strukturen zu schaffen. Unser Gehirn sucht stets Ankerpunkte, um neue Informationen in einen vertrauten Kontext einzuordnen.

Zudem ist eine stressarme Umgebung entscheidend für die Anpassungsfähigkeit des Gehirns, da sie die Bildung und Stärkung neuronaler Verbindungen erleichtert. Durch die Reduktion von Stresshormonen wie Cortisol verbessert sich die Lernfähigkeit, emotionale Balance und Neuroplastizität. Deshalb ist es wichtig, achtsam mit den Reizen und Informationen umzugehen, die wir unserem Gehirn geben, uns bewusst an Herausforderungen heranzutasten und individuelles Lernen – auch in der Yogapraxis – gezielt zu fördern. Denn all das beeinflusst nicht nur unser unmittelbares Erleben, sondern kann unser Gehirn nachhaltig verändern.

Indem wir uns in der Yogapraxis herausfordern, neue Bewegungen und Yogahaltungen ausprobieren, werden wir zur lernenden Person. Wir akzeptieren, dass wir nicht alles bereits beherrschen. Vielmehr noch lernen wir durch kleine Erfolge die Freude am Prozess des Lernens. Wir gewöhnen uns daran, Dinge mit Offenheit und Neugier anzugehen, und verstehen, wie wichtig die eigene Einstellung dabei ist. Denn je offener und positiver unsere Einstellung beim Lernen, desto leichter fällt uns der Prozess. Wir begreifen, dass wir durch unsere innere Einstellung Einfluss auf die Sicht haben, wie wir auf die Welt schauen und diese erleben. Diese Erkenntnisse geben uns das Gefühl, dass wir selbst etwas für uns tun können. Gleichzeitig schenken sie uns mehr Gelassenheit, wenn wir Dinge noch nicht beherrschen.

So arbeitet das Nervensystem

Wollen wir das Nervensystem in unserer Yogapraxis berücksichtigen, brauchen wir ein grobes Grundverständnis, wie es funktioniert. Nun ist unser Nervensystem eines der komplexesten Systeme des Körpers. Allein unser Gehirn enthält schätzungsweise 86 Milliarden Nervenzellen und fast noch mal so viele andere Zellen, die all unsere Denkprozesse unterstützen.[4] Dabei ist die Hauptaufgabe des Nervensystems, unser Überleben zu sichern, und all die verschiedenen Netzwerke sind dafür optimal ausgerichtet. Für ein allgemeines Verständnis können wir ein vereinfachtes Modell nutzen, das uns hilft, die Funktionsweise unseres Gehirns zu verstehen.

Stelle dir das Gehirn wie einen hoch entwickelten Computer vor: Es empfängt ständig Informationen aus unserer Umwelt (den Input), verarbeitet diese in spezialisierten Bereichen und trifft Entscheidungen, um dann unser Verhalten über passende Reaktionen (den Output) zu steuern. Jeder dieser Schritte ist entscheidend für das Endergebnis. Wir können davon ausgehen, dass bei unpräzisen oder uneindeutigen Informationen die Entscheidungsfähigkeit erschwert ist und der Output möglicherweise darunter leidet. Mit anderen Worten: Wollen wir unsere Ziele erreichen (Output), sollten wir nicht nur auf das resultierende Verhalten (wie zum Beispiel die Bewegungsausführung) schauen, sondern bereits die Eingangssignale betrachten und ihre Qualität überprüfen. Wie das genau aussehen kann und welche Informationen dabei eine Rolle spielen, sieh dir im Folgenden an.

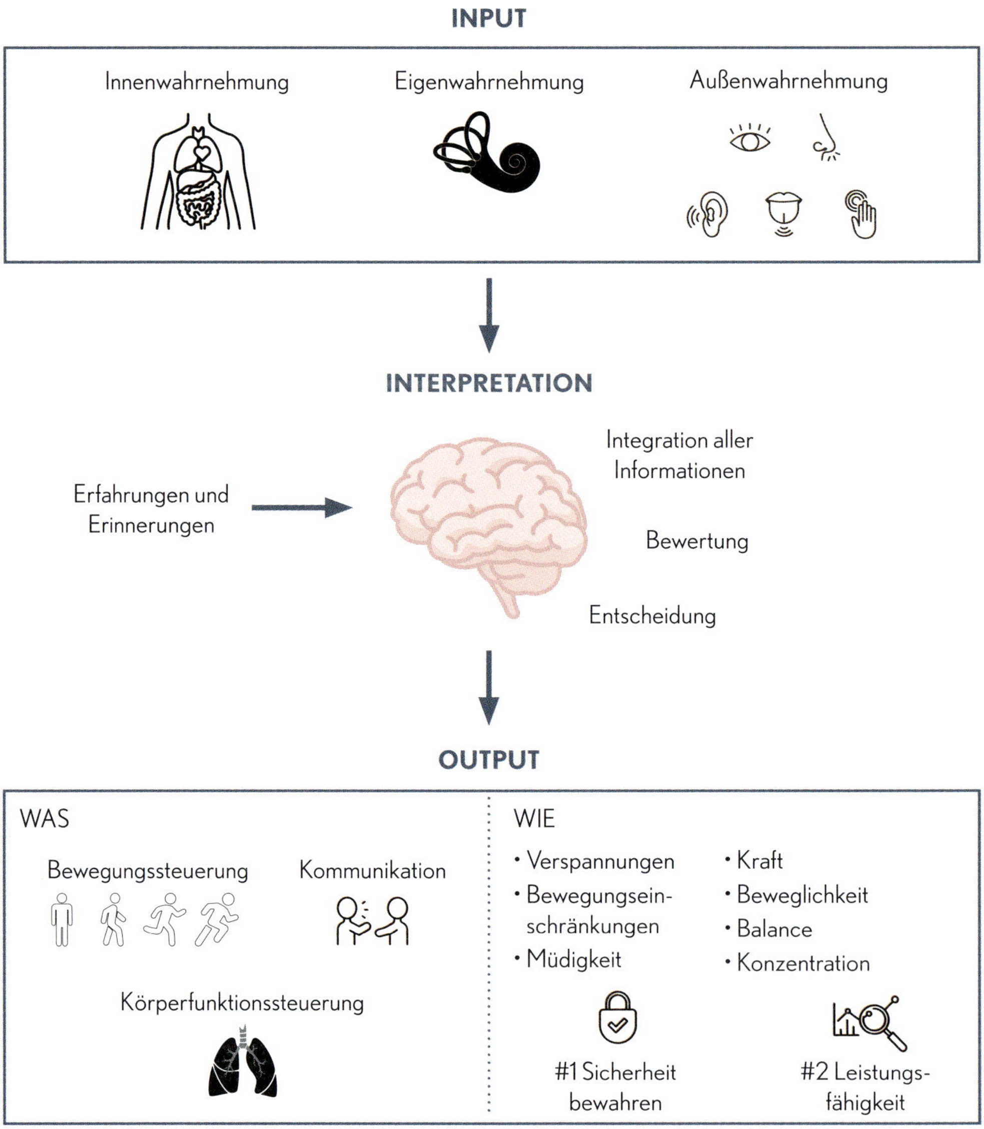

Das Gehirn integriert alle eingehenden Informationen, interpretiert und bewertet sie unter Berücksichtigung von Erfahrungen und entscheidet dann über die darauffolgende Aktion.

Input: Informationen, die das Gehirn verarbeitet

Unser Gehirn erhält eine Menge von Signalen (Input) über die äußere Umwelt und über uns selbst, um in jedem Moment zu überprüfen, ob wir sicher sind. Informationen über die Außenwelt bekommen wir über unsere Sinnesorgane: Dazu gehören die Augen (Sehen), die Ohren (Hören), die Nase (Riechen), die Zunge (Schmecken) und die Haut (Tasten). In diesen Sinnesorganen haben wir Rezeptoren, die uns Informationen über Nervenbahnen direkt in das Gehirn leiten. Aber wir bekommen nicht nur Informationen von der Außenwelt (Exterozeption), sondern auch über unseren eigenen Zustand. Das sind Informationen von unserem Gleichgewichtsorgan im Innenohr (Vestibularsystem), das uns sagt, wie unser Körper zur Schwerkraft ausgerichtet ist und ob wir uns im Raum bewegen. Unsere Propriozeption, also die Eigenwahrnehmung, lässt uns über Sensoren in den Muskeln und Gelenken feststellen, in welcher Haltung unser Körper gerade ist und wo sich unsere Gliedmaßen befinden. Das ist essenziell wichtig, denn wenn wir unsere Körperausrichtung nicht spüren würden, könnten wir weder stehen, gehen noch aufrecht sitzen. Weitere Informationen bekommen wir vom Inneren des Körpers (daher auch Innenwahrnehmung oder Interozeption genannt) über die Körpertemperatur, den Zustand unserer Organe oder unseren Herzschlag. Dazu gehört auch die Nozizeption, also die Wahrnehmung von Gefahren innerhalb des Körpers. Nozizeptoren sind Rezeptoren, die bei Verletzungen oder Reizungen jeglicher Art Signale an das Gehirn schicken und es frühzeitig warnen – auch wenn das bewusste Erleben von Schmerz dabei nicht zwingend eintritt (dazu später mehr).

Besonders das Zusammenspiel dreier Informationsarten steht für unsere Sicherheit und unsere Orientierung und Bewegung in der Welt im Vordergrund: Wenn wir beurteilen wollen, ob eine Gefahr in Sicht ist, müssen wir zunächst den Zustand unseres Körpers einschätzen können (Propriozeption). Wir müssen außerdem wissen, wo und wie wir im Verhältnis zu unserer Umgebung stehen (Gleichgewichtsinformationen). Wenn wir zusätzlich unsere Umgebung visuell wahrnehmen können, bekommen wir ein umfangreiches Bild über uns selbst in der jeweiligen Situation und können daraus Entscheidungen für unsere Sicherheit ableiten. Wir können uns vorstellen, dass diese drei Informationsquellen – unser Körper, das visuelle System und das Gleichgewichtssystem – uns durchgehend mit Informationen versorgen, mit denen wir uns in der Welt verorten können. Sie bilden also eine Art inneres Satellitensystem, anhand dessen wir uns orientieren. Fällt ein System aus oder liefert ungenaue Daten, so kann das unsere Orientierung – und damit auch unser Sicherheitsempfinden – stark beeinträchtigen. In der neurozentrierten Yogapraxis trainieren wir diese drei Sinnesbereiche gezielt, denn sie sind für unser Wohlbefinden von zentraler Bedeutung.

Ist die Informationsqualität aus den verschiedenen Sinnesorganen vermindert, zum Beispiel aufgrund von zurückliegenden Verletzungen, geringer Nutzung oder Degeneration, so kann das Gehirn keine optimalen Entscheidungen treffen.

Verarbeitung der Informationen, Bewertung und Entscheidung

Alle eingehenden Signale werden an unsere innere Schaltzentrale – unser Gehirn – weitergeleitet. Dort werden sie mit anderen Informationen zu einem Gesamterlebnis integriert, mit unseren bisherigen Erfahrungen abgeglichen und bewertet, um stets die beste Entscheidung für unser Wohlbefinden zu treffen. Unser Gehirn arbeitet wie ein hoch entwickelter Computer, der unzählige Informationen gleichzeitig verarbeitet und immer wieder hinterfragt, ob eine Gefahr lauert. Bei der Bewertung der aktuellen Situation geht es nicht nur darum, reale Gefahren zu erkennen, sondern auch die Vorhersagbarkeit von Situationen zu beurteilen. Denn je besser wir eine Situation einschätzen und bereits aus Erfahrung vorhersagen können, desto kontrollierbarer und sicherer fühlt sie sich für uns an. Dabei spielt nicht nur der Bekanntheitsgrad der Situationen oder beteiligten Personen eine Rolle, sondern auch die Qualität der eingehenden Signale und wie sie jeweils zu einem Gesamteindruck integriert werden. Voneinander abweichende oder gar unzureichende Informationen, beispielsweise aus dem Körperinneren, können uns verunsichern, denn dies birgt möglicherweise unvorhersehbare Risiken.

Übrigens haben wir Menschen in unserer Wahrnehmung eine angeborene sogenannte Negativitätsverzerrung, die ebenso dazu dient, uns vor Gefahren zu schützen. Schon im ersten Lebensjahr in der Entwicklung des Kinds prägt sich diese Verzerrung aus: Negative Erlebnisse, Informationen oder Emotionen gewichten wir stärker als neutrale oder positive Informationen – und damit erinnern wir uns auch besser daran. Dies hilft uns, Gefahren schneller zu erkennen und ähnliche Fehler nicht mehrmals zu machen.

Was besonders faszinierend ist: Dieser komplexe Prozess, bei dem wir blitzschnell Muster erkennen und Konsequenzen berechnen, geschieht meist völlig unbewusst – sodass wir oft intuitiv und ohne langes Nachdenken handeln. Diese schnelle Handlungsfähigkeit aufgrund unbewusster, kontinuierlicher Prüfungen verdanken wir hauptsächlich dem evolutionsgeschichtlich älteren Teil unseres Gehirns: Unser Hirnstamm ist dabei in direktem Austausch mit Teilen der Inselrinde und auch mit dem limbischen System, dem Bereich, der für die Emotionsverarbeitung und die Verbindung zu Gedächtnisinhalten verantwortlich ist.

Die Inselrinde spielt bei der Bewertung des Wahrgenommenen eine große Rolle, denn sie integriert viele Informationen aus dem Inneren und aus der Außenwelt zusammen mit unseren Emotionen, um die Relevanz der Informationen für unser Wohlbefinden zu bewerten. Eingehende Informationen können zudem je nach Situation und erster Einschätzung der Wichtigkeit entweder verstärkt oder erst einmal unterdrückt werden. Manche von uns kennen das, wenn eine Verletzung aus einer hochstressigen Situation beispielsweise erst viel später auffällt und wir in diesem Moment gar keinen Schmerz empfunden haben. Denn unser Gehirn hat eigenständig eingeschätzt, dass unsere Aufmerksamkeit an einer anderen Stelle in diesem Moment viel wichtiger für unser Überleben war. Die kleine Verletzung hingegen war relativ gesehen nicht wichtig, wohingegen wir in einer anderen Situation möglicherweise durchaus Schmerzen gespürt hätten.

Diese Art der Gefahrenanalyse geschieht im Bruchteil einer Sekunde, sodass sich der Körper der Situation immer wieder neu anpassen kann. Dass diese Bewertung in der Regel unbewusst verläuft, kommt uns zugute, denn bei der Vielzahl der Informationen, die gleichzeitig verarbeitet werden müssen, hätten wir keine Ressourcen für andere Aufgaben mehr übrig. Die bewusste Verarbeitung hingegen findet im Großhirn in einer etwas langsameren Geschwindigkeit statt. Im vorderen Teil der Inselrinde verschmelzen die unbewusst verarbeiteten Informationen durch direkte Kommunikationsverbindungen mit dem Frontallappen: Hier finden bewusste kognitive und emotionale Bewertungen statt.

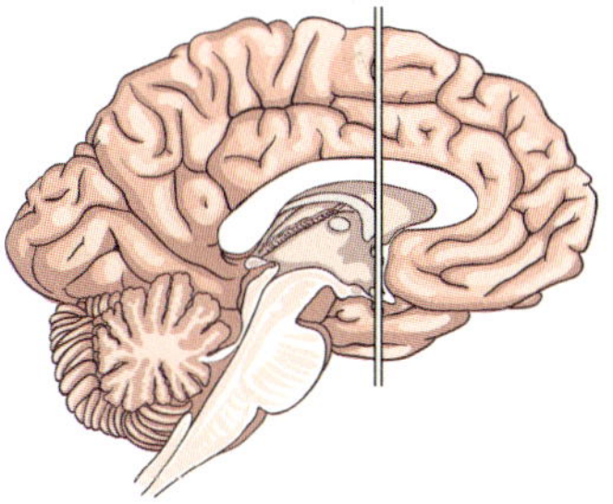

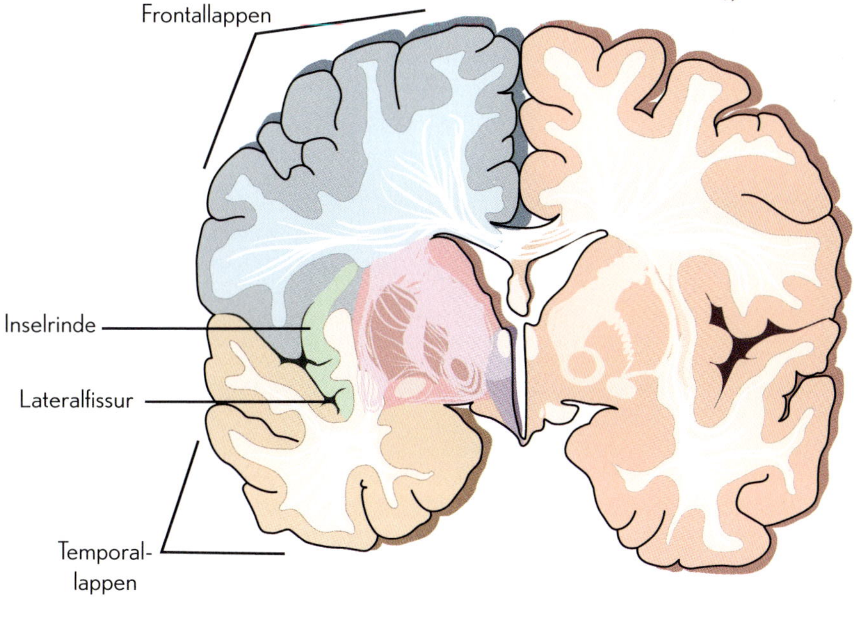

Die Inselrinde liegt im Inneren des Gehirns, eingebettet in die Lateralfissur zwischen Frontal- und Temporallappen.

Wenn es darum geht, eine Entscheidung zu treffen – und das kann auch einfach bedeuten, dass wir eine Bewegung initiieren –, dann ist unser Gehirn in einem entspannteren und damit leistungsfähigeren Zustand, wenn es die Situation als verlässlich einschätzen kann. Nur wenn die erste Aufgabe, das Überleben zu sichern, gewährleistet ist, können wir unsere Energie für andere Aufgaben verwerten. Andersherum wäre es auch nicht sinnvoll: Wenn unser Gehirn unsere Leistungsfähigkeit wichtiger nähme, dann wären unsere Überlebenschancen womöglich nicht so groß.

Wenn unser Gehirn die Kontrolle übernimmt

Wie ernst unser Gehirn die Aufgabe nimmt, unsere Sicherheit zu gewährleisten, können wir daran sehen, dass die erste Verarbeitung von Informationen blitzschnell geschieht und auch, wenn nötig, direkte Gegenmaßnahmen vorgenommen werden, ohne dass uns dies zunächst bewusst ist. Denn im Zweifel muss alles sehr schnell gehen. Dieser Mechanismus ist für uns lebenswichtig. Unser Gehirn kann bei eingeschätzter Gefahr motorische Reaktionen wie Reflexe und Augenbewegungen oder natürlich auch autonome Reaktionen wie die Aktivierung des Sympathikus einleiten. Bei uns Menschen entwickelt sich tatsächlich bereits in einem Alter von nur vier Monaten der sogenannte Schreckreflex. Bei einer plötzlich eintretenden eingeschätzten Gefahr wird folgendes Bewegungsmuster über den Hirnstamm initiiert: Wir beobachten ein Einrollen vom Kopf über den Rumpf bis zu den Beinen. Die Gliedmaßen werden an den Körper herangezogen, die Schultern hochgezogen und nach vorn gerundet, um den Hals und Brustbereich zu schützen. Je nach Art des Schrecks werden die Augen weit aufgerissen, um viele Informationen schnell aufnehmen zu können, oder auch zum Schutz der Augen geschlossen. Besonders beeindruckend ist, dass diese Reaktion innerhalb von 50 bis 100 Millisekunden erfolgt. Dieses vollständige Reaktionsmuster sehen wir im Alltag zum Glück nicht so häufig, aber wir kennen es in abgeschwächter Form der hochgezogenen Schultern oder auch der Beugung des Oberkörpers, wenn wir uns in einer Situation unwohl fühlen. Es lohnt sich, im Alltag bewusst auf solche Muster zu achten.

Output: Aktionen, die das Gehirn vornimmt

Nachdem das Gehirn eine Entscheidung getroffen hat, initiiert es eine entsprechende Reaktion – den sogenannten Output. Nehmen wir als Beispiel die Entscheidung, beim Autofahren auszuweichen: Das Gehirn sendet motorische Signale an das Rückenmark, die über periphere Nerven die Muskeln in Schulter, Armen und Händen erreichen und so die gewünschte Aktion auslösen – in unserem Beispiel ein Ausweichmanöver. Ebenso können andere Output-Signale wie Augenbewegungen – etwa um das Bild im Seitenspiegel zu prüfen – oder Sprache oder Mimik aktiviert werden. Erkennt die Schaltzentrale zudem eine potenzielle Gefahr, löst sie die Ausschüttung von Adrenalin und Cortisol aus, was den gesamten Körper in Alarmbereitschaft versetzt und den sympathischen Zweig des autonomen Nervensystems aktiviert.

Dies sind nur einige Beispiele von möglichen Reaktionen. Das Gehirn bestimmt aber noch mehr: Je nach Zustand des Nervensystems beeinflusst unser Gehirn, wie viel Kraft wir ausüben können, wie beweglich oder schnell wir sind, wie reibungslos und grazil wir eine Bewegung ausführen können. Ist unser Gehirn gestresst, kann es unseren Bewegungsradius einschränken, den Spannungszustand erhöhen oder dafür sorgen, dass wir Schmerzen spüren. Schmerz ist tatsächlich ein Output-Signal, das uns warnen soll oder dafür sorgt, dass sich unser Verhalten ändert.

Die Bewegungssteuerung unseres Körpers und unserer Augen beansprucht einen Großteil unseres Gehirns. Durch Bewegung können wir uns überhaupt erst anderen mitteilen (Sprache) und soziale Bindungen aufbauen (Mimik, Gestik), aber natürlich ermöglicht sie uns vor allem, uns zu orientieren (Augenbewegung) und uns selbst in Sicherheit zu bringen (Fortbewegung). Daraus wird offensichtlich, warum die Bewegung eine so große Rolle in unserem Leben spielt: Sie macht uns überhaupt erst zu dem, was wir sind. Und daher können wir auch über Bewegungstraining einen Großteil unseres Gehirns aktivieren, es stimulieren und wiederum Energie daraus gewinnen.

Alles, was unser Gehirn an Output erzeugt, führt wieder zu verändertem Input. So wird uns eine Augenbewegung neue visuelle Informationen liefern oder eine Armbewegung geänderte propriozeptive Informationen über unsere Armposition. Insofern können wir sagen, dass die Informationen in diesem Modell in einer permanenten Schleife miteinander verbunden sind.

KAPITEL 2

Das ist neurozentriertes Yoga

Neurozentriertes Yoga soll Bewusstsein darüber schaffen, was wir mit bestimmten Übungen in unserem Nervensystem bewirken. Darüber hinaus kreieren wir ein verstärktes inneres Vertrauen und setzen damit Potenzial für die eigene Entfaltung frei. In diesem Kapitel wirst du verstehen, wie du gezielt unterschiedliche Hirnareale adressieren kannst, um bestimmte Effekte zu erreichen und Körperfunktionen zu beeinflussen.

Neurozentriertes Training

Neurozentriertes Training ist eine moderne, wissenschaftlich fundierte Herangehensweise an Bewegungstraining, Leistungsoptimierung und Sporttherapie, die den Einfluss des Nervensystems auf unsere Bewegungen, unsere Wahrnehmung und unser Wohlbefinden betont. Es basiert auf den Erkenntnissen der Neurowissenschaften und der funktionellen Neurologie. Anders als traditionelle Trainingsansätze, die primär auf Muskeln, Gelenke oder das Herz-Kreislauf-System abzielen, wird das Nervensystem im neurozentrierten Training als zentrale Steuerinstanz des Körpers in den Fokus gerückt. So geht es im neurozentrierten Training darum, die Funktionalität und Effizienz der neuronalen Prozesse zu verbessern und die sensorischen und motorischen Systeme des Körpers zu trainieren. Als Schaltzentrale erhält unser Gehirn ständig Informationen über den eigenen Körper und über die Umgebung und verarbeitet diese, um Bewegungen zu planen und zu steuern. Wenn solche Informationen ungenau oder fehlerhaft sind oder deren Verarbeitung nicht effizient erfolgt, kann dies zu kompensatorischen Bewegungsmustern, Schmerzen oder Leistungseinbußen führen. Der Gedanke des neurozentrierten Trainings ist, dass wir das Zusammenspiel zwischen unseren Sinnen, dem Gehirn, den Nerven und Muskeln optimieren und damit unsere Leistung steigern oder auch Schmerzen minimieren. Klassischerweise wird im neurozentrierten Training insbesondere das visuelle System, das Gleichgewichtssystem und die Propriozeption (Körperwahrnehmung) trainiert, da diese Systeme uns wesentliche Informationen über die Umgebung und unseren Körper liefern und damit positiv auf unser Gefühl der Sicherheit einwirken. Wie du im weiteren Verlauf sehen wirst, ist das eigene Sicherheitsgefühl nicht nur essenziell für unser Überleben, sondern auch für das Wohlbefinden. Mit diesem Ansatz stellt das neurozentrierte Training im sportlichen und therapeutischen Bereich einen Paradigmenwechsel dar, denn es wird direkt dort angesetzt, wo Bewegung, Bewusstsein und Schmerz entstehen, nämlich im Gehirn.

Ein Paradigmenwechsel durch neurozentriertes Yoga

Als ich vor zehn Jahren begonnen habe, mich mit der Verknüpfung der Neurowissenschaften und Yoga zu beschäftigen, war dies ein völlig unbekanntes Terrain. Wenn ich anderen Yogalehrenden davon erzählte, stieß ich oft auf Neugier, aber durchaus auch auf Verwunderung. Warum sollte ich das, was im Gehirn passiert, in meiner Yogapraxis berücksichtigen? Heute gelangt das neurozentrierte Training immer mehr ins Bewusstsein vieler Sportler und die Neurowissenschaften verbreiten sich auch in der Arbeitswelt und im Alltag ständig weiter und finden manchmal sogar ihren Weg auf die Yogamatte.

Wenn wir mal ehrlich sind, wirkt Yoga sowieso ganzheitlich und das merken wir jedes Mal, wenn wir Yoga praktizieren: Wir beeinflussen nicht nur unseren Körper und Atem, sondern auch unseren Geist. Wenn wir aufgewühlt sind, kann uns die Yogapraxis helfen, uns zu beruhigen und Akzeptanz mit unserer jetzigen Situation zu finden. Genauso aber kann sie uns auch aus einer Lethargie heraushelfen, uns Freude in der Bewegung und dadurch wieder mehr Energie finden lassen. Nun steht unser Geist klassischerweise für all das, was in unserem Gehirn verarbeitet wird. Aber natürlich können wir auch unseren Körper nur durch unser Nervensystem bewegen und spüren, den Atem nur durch unser Nervensystem bewusst wahrnehmen und verändern. Alles, was wir tun und bewusst erleben, verdanken wir unserem Nervensystem. Dieses Bewusstsein und Verständnis, dass wir Yoga nicht praktizieren können, ohne dabei unser Nervensystem zu beeinflussen, ist essenziell.

Die Trennung zwischen Gehirn, Körper, Atem und Emotionen findet rein auf der sprachlichen und konzeptuellen Ebene statt. In uns aber ist all das verbunden und steht in jedem Moment in Wechselwirkung miteinander. Ein Beispiel hierfür: Aus einem vorherigen Gespräch fühle ich mich demotiviert, da einige Äußerungen meines Kollegen alte Glaubenssätze in mir aktiviert haben (mentale Ebene), die mir nicht guttun und meine Stimmung dämpfen. Das Erlebte lässt mich traurig und allein fühlen (emotionale Ebene). Mein Körper sinkt etwas in sich zusammen, entwickelt eine gewisse Schwere (körperliche Ebene) und mein Atem wird gleichzeitig flacher und schwerfälliger. Es scheint, dass meine Energie ganz plötzlich aus meinem Körper herausgeflossen ist. Anhand dieses Beispiels wird deutlich, dass die verschiedenen Ebenen zu einem verbundenen System gehören und die jeweiligen Empfindungen und Zustände in Abhängigkeit miteinander stehen. Tatsächlich gibt es auch einen sehr engen Zusammenhang zwischen unserem Körper und unseren Emotionen. Oftmals fühlen wir Emotionen sogar direkt in unserem Körper. Wahrscheinlich kennst du ein aufgeregtes Kribbeln im Bauch, das durch Freude hervorgerufen wird, oder auch ein Gefühl, als wenn dir die Brust durchbohrt wird bei Enttäuschung und Traurigkeit. Auch unsere Sprache spiegelt diese enge Verbindung wider, wenn wir beispielsweise sagen, dass wir eine große Last auf den Schultern tragen oder uns etwas quer im Magen liegt. Daher kann man auch von einem »verkörperten« Denken und Fühlen sprechen. So entstand der Begriff des »Embodiment« (aus dem Englischen übersetzt: Verkörperung). Er beschreibt die beidseitigen, engen Wechselwirkungen zwischen Körper und Geist. Darüber hinaus umfasst der Begriff des Embodiment auch noch die Umgebung, die wiederum Einfluss auf unseren Körper und unser Gehirn ausübt und auf die wir genauso einwirken und sie beeinflussen. Wenn ich entsprechend meiner Stimmung eine aufrechte Körperhaltung habe und motivierend auf meine Umgebung wirke, dann kann es mir viel eher gelingen, meine Mitmenschen mitzureißen und aufzumuntern, als wenn ich energielos oder zurückgezogen bin. Das Prinzip des Embodiment steht im Zentrum der neurozentrierten

Yogapraxis, da es die Grundlage dafür bildet, dass wir durch Anpassung einer Komponente eine andere wiederum beeinflussen können. Also durch Anpassung unseres Atems oder der Körperhaltung können wir beeinflussen, wie wir uns mental oder emotional fühlen.

Das Ziel von Yoga ist, wie es in den alten Schriften von Patanjali steht, den Geist zur Ruhe zu bringen und unser Leiden zu reduzieren.[5] Weiter vereinfachend können wir sagen, dass viele von uns wahrscheinlich Yoga praktizieren, um mehr Wohlbefinden zu erlangen. Die genauen Gründe unterscheiden sich vermutlich individuell. Aber ob es nun das bessere Körpergefühl ist, eine stärkere innere Verbindung, das Ausgleichen der alltäglichen Stressbelastung oder die spirituelle Verbindung – am Ende hilft es unserer mentalen und körperlichen Gesundheit. Und wenn wir uns wohler fühlen, sind wir selbstbewusster, offener für Herausforderungen und bereit, uns auf zwischenmenschliche Kommunikation und Beziehungen einzulassen. All das wiederum zieht oft eine positive Entwicklung nach sich. Wenn es also um unser Wohlbefinden geht, ist die Berücksichtigung unseres Nervensystems nicht nur eine hilfreiche Ergänzung. Vielmehr ist es sinnvoll, es in den Vordergrund unserer Praxis zu stellen. Warum das so ist, wirst du im Laufe dieses Kapitels noch besser nachvollziehen können.

Einige Elemente der klassischen Yogapraxis rücken durch den neurozentrierten Ansatz weiter in den Vordergrund, gleichzeitig werden neue ergänzt. Ein zentraler Aspekt des Yoga ist die Achtsamkeit, also die bewusste Wahrnehmung von Bewegung, Atmung und inneren Zuständen. Neurozentriertes Yoga baut hierauf auf und schult gezielt die neuronalen Systeme für die

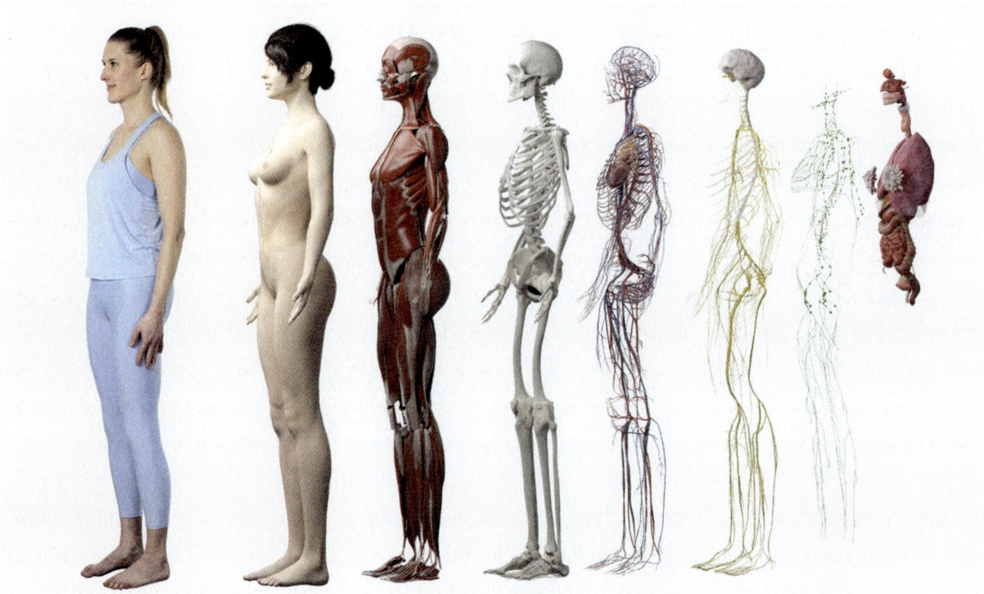

Yoga wirkt auf alle unsere Körpersysteme, die eng miteinander in Wechselwirkung stehen. Sie werden von unserem Nervensystem überwacht und gesteuert.

Bewegungssteuerung sowie für unsere Sinneswahrnehmungen – beispielsweise das visuelle und vestibuläre System –, was nicht nur die Balance, Stabilität und die Qualität von Bewegungsabläufen in der Yogapraxis selbst verbessert, sondern auch das eigene Wohlbefinden. Wichtig ist vor allem zu wissen, wie die entsprechende Praxis auf das Nervensystem wirkt, um die individuell passenden Übungen auswählen zu können.

Yoga war schon immer ein ganzheitlicher Ansatz. Nun ist es an der Zeit für einen entscheidenden Entwicklungsschritt, um Yoga an unsere gesellschaftlichen Entwicklungen anzupassen und unsere Praxis entsprechend der Bedürfnisse unseres Nervensystems auszurichten. Vor allem aber: den Menschen in seiner gesamten Komplexität zu betrachten – als ein Wesen, dessen Bewegungen, Emotionen und geistige Klarheit untrennbar mit dem Nervensystem verbunden sind. Dieses Zusammenspiel eröffnet nicht nur neue Perspektiven auf die Yogapraxis, sondern auch auf die persönliche Entwicklung und unsere Gesundheit insgesamt.

Yoga für die Bedürfnisse der heutigen Zeit

In einer Welt, die von Informationsflut, Multitasking und ständiger Reizüberflutung geprägt ist, leiden immer mehr Menschen unter Stress, chronischen Schmerzen, Erschöpfung und einer eingeschränkten Körperwahrnehmung. Jeder kennt die Herausforderungen, eine geeignete Umgangsweise mit digitalen Medien, Apps, Push-Nachrichten und der ständigen Erreichbarkeit zu finden. Aufgrund von ständigen technologischen Neuerungen und Software-Updates muss immer wieder überprüft werden, welche Einstellungen tatsächlich im Alltag unterstützend sind und welche dauernd ablenken und stressen. Achtsamkeit ist dabei die Grundlage, um überhaupt Bewusstsein für sich selbst zu schaffen und zu bemerken, was uns ablenkt und was uns Energie schenkt. Die wenigsten von uns schaffen es, diese Achtsamkeit im Alltag dauerhaft zu etablieren und aufrechtzuerhalten. Diese Herausforderungen haben aber oft tiefgreifende Auswirkungen auf unser Nervensystem, das als zentrale Schaltstelle unseres Wohlbefindens besonders sensibel auf die Anforderungen der modernen Lebensweise reagiert. Neurozentriertes Yoga bietet in diesem Kontext eine zeitgemäße Antwort, da es darauf abzielt, das Nervensystem zu regulieren, Stressresilienz aufzubauen und die Verbindung von Körper und Geist gezielt zu stärken.

Ich glaube, dass viele von uns verlernt haben, im Kontakt mit dem eigenen Körper zu sein und zu spüren, was wir für unser Wohlbefinden brauchen. Die ständige Überladung mit Informationen lenkt uns davon ab, nach innen zu spüren, und das Funktionieren im Alltag steht allzu oft im Vordergrund. Wenn es dann Zeit zum Abschalten wird, ist oft keine Energie mehr vorhanden, um überhaupt zu spüren, was nun das Richtige für uns wäre, um uns zu entspannen. Ein Dilemma, das mittlerweile wohl ein gesellschaftliches Problem darstellt. Denn auf Dauer wirkt sich das auf unsere körperliche und mentale Gesundheit aus. Wenn wir nicht versuchen, die Verbindung zum eigenen Körper immer wieder herzustellen und zu verfestigen, spüren wir dadurch auch unsere persönlichen Bedürfnisse immer weniger. Über unsere eigenen Emotionen werden wir uns dann nur bewusst, wenn sie sehr deutlich und stark sind. Es ist in solchen Momenten leicht zu glauben, dass wir mehr Stimulation brauchen, um uns selbst zu spüren; doch tatsächlich brauchen wir dann oft weniger Input. Neurozentriertes Yoga hilft uns, durch bewusste Atmung und achtsames, gezieltes Training wieder ein Gefühl von Kontrolle, Klarheit und Stabilität zu erlangen. Gleichzeitig schärft es unsere Wahrnehmung für körperliche und mentale Bedürfnisse, lässt uns Emotionen wieder deutlicher spüren und trägt so dazu bei, Überforderung abzubauen. Dadurch bietet es einen Raum, um innerlich zur Ruhe zu kommen, und zugleich eine Möglichkeit, die Auswirkungen von Stress auf den Körper aktiv auszugleichen – etwa durch Übungen, die das Gleichgewichtssystem beruhigen oder das visuelle System entspannen.

Wichtig ist es mir zu betonen, dass es bei der neurozentrierten Yogapraxis nicht darum geht, Yoga durch wissenschaftliche Fakten zu theoretisieren. Im Gegenteil: Neurozentriertes Yoga soll uns helfen, mehr in den Körper zu kommen, zu integrieren, was von Natur aus zusammengehört. Dabei nutzen wir wissenschaftlich fundiertes Wissen und machen es greifbar und anwendbar für jeden. Besonders wertvoll ist, dass wir die Praxis individuell gestalten und so auch nachhaltig wirksam machen können. Es verbindet die Weisheit der traditionellen Yogapraxis mit den neuesten Erkenntnissen der Neurowissenschaft und schafft so einen Ansatz, der sowohl den Bedürfnissen moderner Menschen als auch den Anforderungen unseres komplexen Alltags gerecht wird.

So wirkt neurozentriertes Yoga auf das Nervensystem

Im neurozentrierten Yoga steht die Förderung eines optimalen Nervensystemzustands im Mittelpunkt, um das allgemeine Wohlbefinden nachhaltiger zu gestalten. Durch bewusste Bewegungssteuerung und eine achtsame Körperwahrnehmung wird das Gehirn mit klaren und präzisen sensorischen Informationen versorgt. Übungen, die das Gleichgewicht, das visuelle System oder die Körperwahrnehmung schulen, signalisieren dem Nervensystem, dass die Umgebung und der Körper kontrollierbar und sicher sind. Dieses Gefühl von Sicherheit legt die Grundlage dafür, dass sich sowohl Muskeln als auch der Geist entspannen können und Bewegungen natürlicher und schmerzfreier werden. Zudem schaffen wir eine Balance im autonomen Nervensystem und regulieren die häufig vorhandene Überlast der Sympathikus-Aktivität mit Übungen, die den Parasympathikus stimulieren. Der Grund dafür ist einfach: Wenn unser Nervensystem in Balance ist, sind wir oft leistungsfähiger und offener in unserem Denken und Fühlen. Wir können dann kreativ sein und uns besser fokussieren – ein Zustand, den viele von uns im Alltag gern verstärken würden. Die Unausgeglichenheit des autonomen Nervensystems steht oft in direktem Zusammenhang mit einem erhöhten Stressempfinden. Durch neurozentriertes Yoga schaffen wir Möglichkeiten, Stresssymptome des Körpers leichter zu erkennen und auch die Eignung der jeweiligen Übung direkt zu überprüfen, um unser Nervensystem zu beruhigen. Genauso wie andere Stresssymptome ist auch Schmerz ein »Output« des Gehirns, also eine Warnmeldung. Daher ist es umso wichtiger zu verstehen, welche Bedeutung Schmerzen haben und wie sie im Zusammenhang mit einer unbewussten Sicherheitsbewertung stehen. Die Yogapraxis selbst sollte daher immer schmerzfrei sein und gegebenenfalls so angepasst werden, dass Bewegungen keine Schmerzen verursachen. Im Folgenden gehen wir auf all diese Aspekte näher ein, um die zentralen Wirkungsbereiche von neurozentriertem Yoga auf das Nervensystem zu beleuchten.

Neurozeption

Neurozeption bezeichnet die unbewusste Fähigkeit des Nervensystems, kontinuierlich die Umgebung und den Körper auf potenzielle Gefahren hin zu scannen. Dieses Konzept stammt aus der Polyvagaltheorie von Stephen Porges (siehe Seite 15) und beschreibt, wie der Vagusnerv und andere Teile des Nervensystems ohne bewusste kognitive Prozesse Signale interpretiert und entsprechende Reaktionen (wie Kampf, Flucht, Erstarrung oder Entspannung) einleitet. Neurozeption soll erklären, warum Menschen oft intuitiv die Sicherheit bewerten und auf Gefahren reagieren, bevor sie diese bewusst wahrnehmen. Ebenso wie die Polyvagaltheorie wird das Konzept der Neurozeption von einigen Wissenschaftlern kritisiert, da es bislang wenig direkte empirische Evidenz dafür gibt. In anderen Bereichen, wie der Traumatherapie und Psychologie, wird das Konzept als hilfreich angenommen und geschätzt.

Verstärkung der gefühlten Sicherheit durch Yoga

Im ersten Kapitel (ab Seite 19) hast du erfahren, dass unser Gehirn automatisch und innerhalb von Millisekunden bewertet, welche Relevanz das Wahrgenommene für uns hat und was dies für unsere Sicherheit bedeutet. Unser Hirnstamm überwacht lebenswichtige Funktionen und gewährleistet unsere Sicherheit – er nimmt sogar Einfluss, ohne dass wir uns dessen immer bewusst sind. Fühlen wir uns sicher, können wir entspannen, klar denken und uns frei bewegen. Viele moderne Lebensumstände – Informationsüberladung, ständiges Sitzen, eingeschränkte Bewegung oder mangelnde Pausen – können jedoch das Gefühl von Sicherheit beeinträchtigen. Im Folgenden schauen wir uns an, durch welche Aspekte der Yogapraxis das Gefühl der inneren Sicherheit und des Vertrauens in uns selbst verstärkt werden kann.

Zunächst einmal schulen wir durch einen klaren Fokus während der Yogapraxis – und bestenfalls dann auch immer häufiger im Alltag – unsere Aufmerksamkeitslenkung und trainieren das umherspringende Äffchen in unserem Kopf (den sogenannten Monkey Mind). Denn wer kennt das nicht: Kaum hat unser Gehirn einmal nichts zu tun, geht das Gedankenrasen los. In gewissem Umfang ist das normal, denn unser Gehirn kann nicht nichts tun. Für das Gedankenkreisen ist unser sogenanntes Ruhezustandsnetzwerk zuständig. Dies ist ein Netzwerk von Gehirnregionen, das aktiv ist, wenn wir nicht auf äußere Aufgaben fokussiert sind, sondern über uns selbst nachdenken, Erinnerungen abrufen oder die Zukunft planen. Es ist eng mit der Selbstwahrnehmung, sozialen Beziehungen und der Verarbeitung von Emotionen verbunden. Eine Dysregulation des Ruhezustandsnetzwerks wird mit psychischen Erkrankungen wie Depressionen oder Angststörungen in Verbindung gebracht. Daher ist ein Gleichgewicht zwischen dem Ruhezustandsnetzwerk und anderen Netzwerken für die mentale Gesundheit wichtig. Durch die Yogapraxis und Meditation üben wir, uns der Aktivität dieses Ruhezustandsnetzwerks durch Beobachtung der eigenen Gedanken bewusst zu werden und die Aufmerksamkeit immer wieder zu fokussieren. Ein klarer Fokus vermittelt unserem Nervensystem ein Gefühl von Ruhe und Kontrolle, wohingegen ständiges Multitasking innerlich das Gefühl von Stress und Überbelastung hervorruft.

Das Innehalten und Einchecken hilft uns, bewusst zu spüren, was wir gerade wirklich brauchen. Oft sind wir im Alltag – auch durch das ständige gewohnheitsmäßige Abrufen neuer Informationen – so beschäftigt und im Hamsterrad gefangen, dass wir ohne aktives Bemühen nicht merken, ob uns Ruhe oder weitere Stimulation guttut. Wenn wir uns regelmäßig Zeit nehmen und verschiedene Formen des Ausgleichs kennenlernen, fällt es uns leichter, eigene Bedürfnisse zu erkennen. Bei Überlastung stellt sich die Frage, welche Art der Ruhe tatsächlich nötig ist (siehe Seite 35). Je früher wir unsere inneren Signale wahrnehmen, desto leichter können wir Überlastung vermeiden oder gezielt ausgleichen.

Im ersten Kapitel hast du das innere Satellitensystem kennengelernt, das Informationen aus visuellen, vestibulären und propriozeptiven Signalen integriert und uns jede Menge über unseren eigenen Zustand im Zusammenhang mit unserer Umgebung verrät. Die für unser Überleben wesentlichen Fragen, »wo oben und unten ist«, wo wir uns im Raum befinden, ob Gefahren lauern, werden durch dieses innere Satellitensystem zu jedem Zeitpunkt beantwortet. Je genauer unser Gehirn diese Signale einschätzen und miteinander abgleichen kann, desto schneller und zuverlässiger die Entscheidung, wie darauf reagiert werden soll. Stellt sich allerdings heraus, dass das visuelle und das vestibuläre Signal beispielsweise nicht eindeutig zueinander passen (das kann leicht beim Fahren im Auto passieren, wenn der Blick des Beifahrers nicht auf die Straße gerichtet ist), so wird unser Gehirn Vorsichtsmaßnahmen einleiten, um das eigene Risiko zu minimieren. So wird als Folge möglicherweise mehr Spannung in der Muskulatur aufgebaut, der Herzschlag beschleunigt, oder aber wir werden durch Übelkeit aufgefordert, etwas an der Situation zu ändern. In der Yogapraxis haben wir die Möglichkeit, unsere Sinne zu schulen, die Wahrnehmung zu präzisieren und zu trainieren, wie diese Signale mit anderen zusammen in unserem Gehirn integriert werden. Dies schafft Vertrauen in die Eindeutigkeit und Genauigkeit unserer Wahrnehmungen und wirkt sich positiv auf unser Körpervertrauen und die Bewegungssteuerung aus. Wie genau das geht, erfährst du in Kapitel 3 (ab Seite 67).

Durch das bewusste Wahrnehmen der Körperausrichtung in den Yogahaltungen, die bewusste Ansteuerung bestimmter Muskeln und durch Koordinationsübungen verfeinern wir unsere eigene Körperlandkarte der Wahrnehmung, aber verstärken auch das Vertrauen in unseren Körper als Bewegungsapparat und in seine Anpassungsfähigkeit. Mobilisierungsübungen, in denen wir gezielt nur einzelne Gelenke ansteuern und den restlichen Körper stabilisieren, schaffen innere Sicherheit durch die Rückmeldungen der Signale aus dem Körper. Hiermit bestätigen wir, dass die Körperlandkarte in dieser Präzision genutzt und gebraucht wird und somit die Funktion erhalten bleiben muss; es ist also eine Verfestigung der Körperlandkarte. Wenn wir allerdings sogar so üben, dass wir uns damit herausfordern, uns anstrengen müssen, vielleicht sogar Verbesserungsmöglichkeiten registrieren, dann versetzen wir unser Gehirn in die Lage zu lernen. Die Körperlandkarte kann noch weiter ausgebaut und verfeinert werden. Je besser die Einschätzung unseres Körpers durch unser Gehirn, desto sicherer fühlen wir uns in ihm und vertrauen darauf, dass wir für weitere Herausforderungen gewappnet sind.

Durch das Trainieren der Innenwahrnehmung lernen wir, Körpersignale präziser zu erkennen und eindeutiger zu interpretieren. Dies kann verhindern, dass uns körperliche Reaktionen wie ein schneller Herzschlag oder eine flache Atmung in Stresssituationen beunruhigen, weil wir sie besser einordnen können. Durch die Verknüpfung von Körpersignalen aus dem Inneren, emotionalen Informationen und auch der Propriozeption gelingt es uns, diese Informationen zu einem Körperbild zu integrieren und Stressreaktionen besser zu regulieren. Hierbei spielt vor allem die Inselrinde eine wesentliche Rolle. In Studien wurde gezeigt, dass diese bei Yogapraktizierenden gestärkt wird und damit positive Effekte auf die Gesundheit hat (siehe Seite 45).

Das Gehirn braucht Bestätigung allerdings nicht nur von innen, sondern auch von außen. Als Menschen sind wir soziale Wesen, die davon abhängig sind, in Gruppen akzeptiert und unterstützt zu werden. Um allerdings Verbindungen zu anderen aufbauen zu können, müssen wir vor allem erst einmal die Verbindung zu uns selbst erfahren. Dabei hilft die Yogapraxis, uns selbst besser zu spüren, unsere Emotionen wahrzunehmen, uns selbst wertzuschätzen. Wenn uns dies gelingt und wir aus diesem sicheren Empfinden den Boden unter den Füßen spüren, uns im eigenen Körper zu Hause fühlen, dann ist unser Nervensystem in der Lage, sich auf die Umgebung und auf die Beziehungen zu anderen Menschen einzulassen. Und genau diese Gemeinschaft und Einbettung in soziale Systeme gibt uns dann wieder mehr Sicherheit.

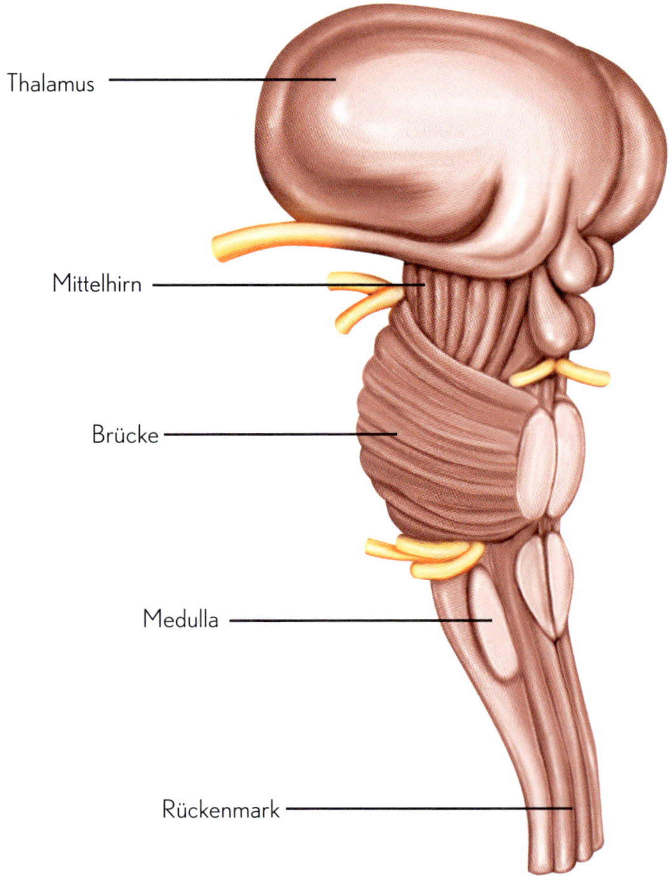

Der Hirnstamm besteht aus dem Mittelhirn, der Brücke (Pons), die den Übergang zum Kleinhirn bildet, und der Medulla.

Arten von Ruhe

Es gibt verschiedene Arten von Ruhe, die je nach individuellen Bedürfnissen helfen können, Überlastungen auszugleichen, und die innere Balance unterstützen. Hier sind ein paar wesentliche Formen aufgelistet mit Beispielen für den entsprechenden Ausgleich:

- **Körperliche Ruhe:** Schlaf, entspannende Tätigkeiten wie Liegen oder Ruhen, Yoga Nidra, sanfte Bewegungsformen wie ruhige Yogahaltungen.
- **Mentale Ruhe:** Meditation, Atemübungen, entspanntes Lesen oder gute Gespräche.
- **Emotionale Ruhe:** Gespräche, Meditation zum Annehmen und Integrieren von Emotionen, körperliche Yogapraxis, welche die Verbindung zum Körper stärkt.
- **Sensorische Ruhe:** Reduktion von Reizen wie Lärm, grellem Licht oder Bildschirmzeit, Blindfold-Yoga, Zeit in der Natur.
- **Soziale Ruhe:** Zeit allein, wie eine Yogapraxis oder Meditation, oder auch unterstützende, nicht fordernde Beziehungen.

Es gibt weitere Formen von Ruhe, die den eigenen Zustand ausgleichen können. Die Frage ist vor allem, welche Faktoren zu einem Ungleichgewicht oder einer Überlast geführt haben und was vielleicht auch zu einem Gefühl innerer Unsicherheit beigetragen hat. Daraus ergibt sich, was für den Ausgleich hilfreich sein kann.

Regulierung des autonomen Nervensystems durch Yoga

Wie du bereits in Kapitel 1 (siehe Seite 13) erfahren hast, führt ein überaktivierter Sympathikus zu einem Zustand ständiger Alarmbereitschaft, der das Gleichgewicht des autonomen Nervensystems stört. Um ein optimales Verhältnis von Sympathikus und Parasympathikus aufrechtzuerhalten, ist es wichtig, das parasympathische Nervensystem positiv zu beeinflussen. Eine Schlüsselrolle spielt hierbei der Vagusnerv, der den Hauptkanal des Parasympathikus darstellt. Der Vagusnerv ist ein komplexer Hirnnerv mit einem breiten Versorgungsgebiet, das sensorische, motorische und parasympathische Funktionen umfasst.

Wahrscheinlich den größten Einfluss auf unser autonomes Nervensystem nehmen wir durch die bewusste Atmung. Durch willentliche Lenkung des Atems in den Bauchraum und die Aktivierung des Zwerchfells sowie durch Verlängerung der Ausatmung gegenüber der Einatmung aktivieren wir den Parasympathikus.[6] Weitere beruhigende Effekte können wir durch Singen und Summen oder auch durch die ozeanische Atmung (*Ujjayi*-Atmung – das Atmen durch die sanft geschlossene Stimmritze erzeugt ein Geräusch wie Meeresrauschen) erzielen, denn hierfür nutzen wir die motorischen Fasern des Vagusnervs für die Aktivierung der Muskeln im Rachen- und Kehlkopfbereich. Diese Techniken, wie Singen, Summen und die *Ujjayi*-Atmung, können leicht mit einer verlängerten Ausatmung kombiniert werden. Ein Beispiel für eine bekannte Atemübung ist die Bienenatmung *(Bhramari Pranayama).* Bei dieser Atemtechnik erzeugen wir ein summendes Geräusch, das an einen Schwarm von Bienen erinnert, vor allem, wenn diese Übung gemeinsam in einer Gruppe praktiziert wird. Studien zeigen, dass die Bienenatmung durch einen verlangsamten Atemrhythmus und die Betonung der Ausatmung die Aktivität des Vagusnervs erhöht.[7] Zudem erzeugt das Summen eine Vibration, die beruhigend auf das Nervensystem wirkt, denn der Rachen und Kehlkopfbereich sind ebenfalls durch sensorische Fasern des Vagusnervs innerviert.

Weitere Möglichkeiten, den Vagusnerv zu stimulieren, sind manuelle Techniken am Ohr, wie Massage, Druck oder sanfter Zug. Die sensorischen Fasern des Vagusnervs ziehen nämlich bis zum Ohr; hier wird er Arnold-Nerv genannt oder auch aurikulärer Ast des Vagusnervs. Dieser Nerv vermittelt Berührungs- und Schmerzempfinden in der Ohrmuschel und am Knorpelvorsprung. Da diese Punkte besonders sensitiv und direkt mit dem parasympathischen System verbunden sind, ist deren manuelle Stimulation eine zugängliche und einfache Ergänzung, die während der Yogapraxis genutzt werden kann.

Die sensorischen Fasern des Vagusnervs registrieren Zustände wie Dehnung oder Nozizeption in unseren inneren Organen und senden diese Informationen an wichtige Bereiche unseres Gehirns, die für die Verarbeitung autonomer und emotionaler Reize zuständig sind. Damit ist der Vagusnerv einer der wesentlichen Informationsgeber über unsere Interozeption. Er sendet diese

Informationen an die Medulla im Hirnstamm, wo sie integriert und ausgewertet werden. Von dort gelangen sie unter anderem zur Inselrinde, wo die Informationen über viszerale Zustände des Körpers weiterverarbeitet werden. Die Inselrinde spielt daher eine große Rolle bei der bewussten Wahrnehmung der Interozeption im Zusammenhang mit Emotionen und Entscheidungen. Zusätzlich werden diese Informationen in der Inselrinde mit vielen weiteren inneren und äußeren Signalen integriert. So wird vermutet, dass diese Region bei der Bewertung der inneren Sicherheit eine Schlüsselrolle spielt.

Durch das Lenken der Aufmerksamkeit auf die interozeptiven Signale und das gleichzeitige ruhige und bewusste Beobachten der mentalen und emotionalen Prozesse in der Yoga- und Meditationspraxis schaffen wir eine gewisse innere Distanz, die uns erlaubt, Reiz und Reaktion voneinander zu trennen. Wenn wir lernen, zunächst zu beobachten, anstatt direkt zu reagieren, wird es leichter, aus dem Kämpfermodus herauszukommen. Diese achtsame Haltung ist sicherlich einer der wirkungsvollsten Ansätze, unseren Parasympathikus zu stärken, aber vermutlich für unseren Alltag auch der herausforderndste.

Die gezielte Regulierung des autonomen Nervensystems über die verschiedenen Ansätze kann zu einer spürbaren inneren Ruhe führen, zu einer Verbesserung der Herzfrequenzvariabilität als Indikator für Stressresilienz (siehe unten) und einer besseren Fähigkeit, auf äußere Anforderungen angemessen zu reagieren.

Herzfrequenzvariabiliät als Indikator für Stressresilienz

Die Herzfrequenzvariabilität (HRV) beschreibt die zeitlichen Schwankungen zwischen aufeinanderfolgenden Herzschlägen und ist ein sensibler Indikator für die Stressresilienz und die Gesundheit des autonomen Nervensystems. Ein Herz, das wie ein Metronom immer im gleichen Tempo schlägt, also mit sehr gleichmäßigen und nahezu identischen Zeitabständen zwischen den Schlägen, resultiert in einer geringen Herzfrequenzvariabilität. Dies ist ein Hinweis dafür, dass das autonome Nervensystem nicht flexibel und anpassungsfähig auf äußere oder innere Reize reagiert – oft im Zusammenhang mit chronischem Stress, Erschöpfung und eingeschränkter Erholung. Eine hohe HRV hingegen deutet auf eine flexible Anpassungsfähigkeit des Körpers an wechselnde Anforderungen hin, da sie eine ausgeglichene Regulation zwischen dem Sympathikus (Aktivierung) und dem Parasympathikus (Entspannung) widerspiegelt. Da der Parasympathikus – insbesondere über den Vagusnerv – eine zentrale Rolle bei der Modulation der HRV spielt, wird sie häufig genutzt, um die Stressbewältigungskompetenz, die Regenerationsfähigkeit und die emotionale Stabilität zu bewerten.

Stress entgegenwirken und reduzieren

Stress ist eine subjektive Empfindung und dennoch ein ernst zu nehmendes Phänomen. Wenn wir von Stress sprechen, dann meinen wir oft die negativen Auswirkungen und das Gefühl, das jeder von uns kennt, wenn wir zu viel zu tun haben, überladen sind mit vielen gleichzeitigen und unterschiedlichen Informationen oder das Gefühl haben, nicht selbst die Kontrolle über die Dinge zu haben. Stress kann aber auch positive Auswirkungen haben, uns motivieren und anregen. Daher ist ein Stressor erst einmal objektiv gesehen etwas, das ein Ungleichgewicht, eine Unsicherheit oder eine Störung mit sich bringt. Ohne diese Stressoren würden wir uns im Leben wenig anpassen und nicht lernen; wir brauchen Stressoren, damit wir etwas verändern oder bemerken, dass ein Gleichgewicht wiederhergestellt werden muss. Das, was wir gewöhnlicherweise aber als Stress bezeichnen, ist unsere subjektive Reaktion auf Stressoren, die wir als negativ empfinden und die sich körperlich oft durch ein Übergewicht an Sympathikus-Aktivität bemerkbar macht. In einer akuten Situation ist das sehr hilfreich, denn es ist eine natürliche und sinnvolle Reaktion unseres Gehirns, unseren Körper auf eine potenzielle Bedrohung oder auf erhöhtes Arbeitsaufkommen vorzubereiten. Dabei setzt das Gehirn Botenstoffe wie Cortisol und Noradrenalin frei, die kurzfristig unsere Leistungsfähigkeit steigern.

Warum aber empfindet eine Person unter den gleichen Bedingungen Stress, während eine andere gelassen bleibt? In Kapitel 1 (ab Seite 17) hast du bereits erfahren, dass unser Gehirn alle Signale aus der Innen- und Außenwelt mit Erfahrungen abgleicht und nach ihrer Relevanz bewertet. Doch nicht nur die Einschätzung eines Ereignisses ist entscheidend – auch unser aktueller Zustand, also unsere eigene Kapazität, damit umzugehen, spielt eine wesentliche Rolle.

Stellen wir uns unser Energieniveau wie eine Batterie vor: Jeder Mensch startet am Morgen mit einer gewissen individuellen Ladung. Im Laufe des Tags wird diese durch verschiedene Belastungen beansprucht – die Faktoren können vielfältig sein. Solange noch genügend Energie verfügbar ist, können wir Herausforderungen gut bewältigen. Doch wenn die Batterie durch anhaltende Belastung oder hohe Anforderungen entladen wird und keine Möglichkeit zur Regeneration besteht, geraten wir in einen Zustand der Überlastung. Ob wir mit einem Stressor konstruktiv umgehen können, hängt also zum einen von unserem Batterie-Ladestatus ab und zum anderen davon, wie schwerwiegend wir den Stressor gewichten. Letzteres wird unter anderem auch durch unsere Einstellung und Erfahrung bewertet.

Um uns darauf aufmerksam zu machen, dass unsere Energiereserven zur Neige gehen, sendet das Gehirn Warnsignale. Diese können sich als Verspannungen, Schwindel, Kopfschmerzen oder Rückenschmerzen äußern. Unser Nervensystem greift dabei oft auf bereits bekannte

Muster zurück, weil sie energieeffizient sind und das Gehirn möglichst wenig zusätzliche Ressourcen verbrauchen möchte. Wenn jemand beispielsweise häufig Schulterschmerzen hat, könnte das Gehirn dieses vertraute Netzwerk aktivieren, um auf Überlastung hinzuweisen – nicht zufällig werden die Schultern mit dem Tragen einer »Last« assoziiert. Stresssymptome können also direkte Ausdrucksformen unseres Nervensystems sein, um uns zur Selbstregulation zu bewegen.

FAKTOREN, DIE ZUR ENTLADUNG BEITRAGEN KÖNNEN

- Fehlende Bewegung oder unvollständige Körperlandkarte
- Visuelle Einschränkungen
- Gleichgewichtsstörungen
- Ungünstige Ernährungsgewohnheiten
- Negative Einstellung zum Leben oder einschränkende Glaubenssätze
- Angst oder Erinnerungen, die Stress verursachen
- Unzureichender Schlaf oder fehlende Erholung
- Soziale Spannungen, Beziehungsstress
- Arbeits- oder Leistungsdruck
- Ungünstige Atemmuster
- Ständiges Multitasking oder Grübeln

FAKTOREN, DIE ZUR AUFLADUNG BEITRAGEN KÖNNEN

- Verfeinerung der Körperlandkarte
- Trainieren der Innenwahrnehmung
- Eindeutigkeit und Genauigkeit der Sinnessignale
- Bewegung und Flow-Gefühl
- Unterstützendes, soziales Umfeld
- Gesunde Ernährung
- Achtsamkeit und Fokussierung
- Positives Selbstbild und positive Lebenseinstellung
- Qualitativ hochwertiger Schlaf und ausreichende Erholungsphasen
- Funktionale, gesunde Atmung
- Regulierung von Emotionen

Im Alltag belasten uns verschiedene Faktoren, doch die Kapazität des Gehirns ist begrenzt. Läuft die Batterie leer, gibt es uns Warnsignale, damit wir unser Verhalten ändern.

Vielleicht kannst du mithilfe des Batterie-Modells Zusammenhänge zwischen Warnsignalen und den jeweiligen Faktoren erkennen. Die Symptome von Stress können sehr vielseitig sein: Sie können sich in Form von

- Verspannungen und Bewegungseinschränkungen,
- Abgeschlagenheit, Schwindel oder Übelkeit,
- (Kopf-)Schmerzen bis hin zur Migräne,
- Leistungseinbußen und Konzentrationsproblemen oder auch
- hormonellen Veränderungen

äußern. Ignoriere sie nicht einfach, denn das könnte zu einer Verschlimmerung führen. Die Auslöser für Stress können vielfältig und sehr individuell sein. Daher ist es sinnvoll, sich auf verschiedenen Ebenen anzuschauen, wie es dir in diesem Moment geht (körperlich, mental, emotional, seelisch), und zu schauen, wo du etwas verbessern kannst. Die Verbesserung eines einzelnen Faktors (zum Beispiel Schlaf oder Beziehungen) kann dazu beitragen, für andere Dinge wieder belastbarer zu werden (zum Beispiel Arbeitsstress). Es ist also wichtig, immer mal wieder innezuhalten, um zu prüfen, wie es dir gerade geht, damit du dich selbstwirksam schützen und deine Batterie rechtzeitig aufladen kannst.

Das Wissen um die Möglichkeit, selbst etwas gegen eine unangenehme Situation unternehmen zu können, lässt uns besser mit dem Stressor umgehen, denn Selbstbestimmung und das Verstehen des Mechanismus lindern das Stressgefühl. In Experimenten mit Ratten und anderen Tieren wurde festgestellt, dass die Tiere vor allem dann unter Stress litten, wenn sie ihre Situation nicht selbst kontrollieren oder vorhersehbar gestalten konnten.[8] Wenn sie zumindest die Möglichkeit bekamen, selbst die negativen Reize zu kontrollieren – zum Beispiel den Zeitpunkt eines negativen Reizes selbst bestimmen konnten –, dann linderten sich die Stresssymptome. Auch ist bekannt, dass Bewegung allgemein präventiv gegen Stress wirkt – allerdings nur, wenn dies freiwillig geschieht. Wenn keine eigene Kontrolle darüber besteht beziehungsweise die Bewegungsart oder der Zeitpunkt nicht selbst gewählt sind, kann auch dies wiederum Stress verursachen. Tiere, die sich der Hilflosigkeit einmal hingegeben haben, waren weit weniger motiviert, ihre Situation zu ändern. Die »erlernte Hilflosigkeit« – wie dieses Phänomen genannt wird – wird in der Forschung als psychologisches Modell genutzt, um das Entstehen von Depressionen zu erklären. Wenn wir noch einmal an das Batterie-Modell denken, dann können wir uns vorstellen, dass das Gefühl, sich in einer Opferrolle zu befinden, den entsprechenden Stressor viel stärker gewichtet und unsere Batterie damit besonders stark belastet.

Während akuter Stress in Gefahrensituationen überlebenswichtig ist, wird chronischer Stress zu einer Belastung für den Körper. Er führt zu Muskelverspannungen, Schlafproblemen, Verdauungsstörungen und langfristig sogar zu einem erhöhten Risiko für Herz-Kreislauf-Erkrankungen. Vor allem, wenn Stress lange anhält und wir diesen Zustand einfach hinnehmen, kann das große Auswirkungen auf uns, unsere Gesundheit und unser Umfeld haben. Andauernde körperliche und mentale Anspannung führt dann zu verminderter Leistung und schlechtem Schlaf. Wir beginnen, die Stresssymptome und deren Folgen wahrzunehmen, bewerten diese als Überforderung und lösen damit oft noch mehr Anspannung aus. Es entsteht ein Teufelskreis, der nicht mehr so leicht zu durchbrechen ist. Aus Studien wissen wir, dass sich bei chronischem Stress auch die Strukturen und Netzwerke im Gehirn verändern[9]: Der Mandelkern als Teil des limbischen Systems vergrößert sich und reagiert stärker auf potenziell gefährliche Reize. Dies kann schnell zu Fehlinterpretationen führen. Zudem verändert sich auch die Aufmerksamkeitslenkung: Die Verbindungen des präfrontalen Kortex zu anderen Arealen reduzieren sich durch chronischen Stress, sodass von einer schwächeren Kontrolle der Gedanken, Emotionen und Handlungen ausgegangen wird. Dies zeigt, wie ernst wir chronischen Stress nehmen sollten und dass es durchaus notwendig sein kann, sich hierfür Hilfe zu suchen. Wichtig ist, dass sich diese Veränderungen im Gehirn abhängig vom mentalen Zustand wieder zurückbilden können. Ein Bewusstsein und ein frühzeitiges Erkennen von Stress – vor allem, wenn dieser länger anhält – ist daher umso wichtiger.

Während Stress unvermeidlich zum Leben dazugehört, unterscheidet sich die Art und Weise, wie Menschen darauf reagieren, stark. Wer über Strategien und innere Ressourcen verfügt, um mit Herausforderungen und Widrigkeiten flexibel und konstruktiv umzugehen und im besten Fall gestärkt aus schwierigen Situationen hervorzugehen, wird als resilient bezeichnet. Dabei steht Resilienz in direktem Zusammenhang mit der Stressbewältigung: Ein ausgeglichenes Verhältnis zwischen Belastung und Erholung fördert die Resilienz. Oder auf unser Batterie-Modell bezogen: Schaffen wir es, den Ladestand der Batterie konsequent im hohen Bereich zu halten (zum Beispiel durch regelmäßige Achtsamkeitsmethoden und eine gute Schlafhygiene), dann werden wir mit akuten Belastungssituationen vermutlich besser umgehen können, da sie die Batterie nicht direkt aussaugen. Wir müssen uns um unsere Resilienz also regelmäßig und kontinuierlich kümmern. Resilienz ist keine feste Eigenschaft, sondern ein dynamischer Prozess, der entwickelt und gestärkt werden kann.

Sowohl für die Bildung der Resilienz als auch für den Umgang mit Stress ist Yoga wirkungsvoll. Die Stärke von neurozentriertem Yoga besteht vor allem darin, Stress direkt auf mehreren Ebenen zu regulieren (siehe auch Seite 44). Das regelmäßige Innehalten in der Yogapraxis hilft zunächst, uns über unseren Stresslevel bewusst zu werden, indem wir mehr in Kontakt mit unserem Körper kommen und lernen, unsere eigenen Körpersignale besser zu deuten.

Der präventive Umgang mit Stress

Das frühzeitige Erkennen und das Wissen um Werkzeuge, die uns in solch einer Situation unterstützen können, helfen uns, möglichst frühzeitig einzugreifen:

- Ein zentraler Ansatz ist die Aktivierung des Parasympathikus, der für Ruhe und Regeneration verantwortlich ist, beispielsweise durch Atemtechniken wie die verlängerte Ausatmung.
- Alle Maßnahmen, die das Gefühl der inneren Sicherheit erhöhen, können stresslindernd wirken. Sowohl die Präzision der inneren Körperlandkarte als auch das Trainieren der Innenwahrnehmung können helfen, die Batterie zu laden. Regelmäßiges Üben erhöht die Auflösung der Informationen und sorgt dafür, dass Unstimmigkeiten bei der Verschaltung und Integration der Signale beseitigt werden. Damit wird das Vertrauen in die unterschiedlichen Sinne erhöht. Je zuverlässiger die Eingangssignale, desto genauer die Einschätzung und Bewertung, desto geringer die innere Alarmbereitschaft des Nervensystems. Dies erlaubt dem Körper, die stressbedingte Anspannung abzubauen und in einen Zustand der Regeneration zurückzukehren.
- Durch individuelle Herausforderungen in der Yogapraxis lernen wir, regelmäßig mit Stressoren umzugehen. In der neurozentrierten Praxis erfahren wir durch regelmäßiges Überprüfen bestimmter Parameter, wie unserer eigenen Beweglichkeit, ob der spezifische Stressor zielführend war oder zur Überforderung unseres Nervensystems geführt hat. Die direkten Rückmeldungen erleichtern schnelle Anpassungen und führen zu effektiverem Lernen.
- Durch die Kombination von Bewegung, Atemtechniken und Achtsamkeit wird die Stressachse (Hypothalamus-Hypophysen-Nebennieren-Achse) beruhigt. Neurowissenschaftler der Pittsburgh-Universität haben neuronale Netzwerke identifiziert, welche die Gehirnrinde mit dem Nebennierenmark verbinden. Die Nebennierenrinde produziert Hormone, wie beispielsweise Cortisol, und setzt diese frei, womit sie eine schnelle Stressreaktion des Körpers ermöglicht.[10] Besonders bemerkenswert ist, dass diese Verbindungen vom motorischen Kortex ausgehen, und zwar vom Bereich der Rumpfkontrolle. Diese Entdeckung unterstreicht, wie wichtig Rumpf-stabilisierende Übungen sein können, um Stressreaktionen zu modulieren, da sie die neuronale Kommunikation zwischen Gehirn und Körper gezielt unterstützen. Insbesondere die Rumpfstärkung zu Beginn der neurozentrierten Praxis stärkt die neuronale Verbindung zum Rumpf.
- Die Fähigkeit, flexibel zwischen Anspannung und Entspannung zu wechseln, ist eine Schlüsselkompetenz im Umgang mit Stress. Genau das trainieren wir durch den Wechsel zwischen aktiven Bewegungen und ruhenden Positionen. Hiermit fördern wir nicht nur das Gleichgewicht zwischen Aktivierung und Entspannung, sondern auch die Anpassungsfähigkeit der Nervensystemregulation.

Abschließend ist es mir wichtig zu sagen, dass Stress zum Leben dazugehört und wir nicht per se versuchen sollten, ihn maximal zu minimieren. Im Gegenteil, wir brauchen Stress, um unsere Anpassungsfähigkeit aufrechtzuerhalten. Um allerdings gesundheitlich nicht unter Stress zu leiden, müssen wir zum einen die akuten Stressphasen möglichst zeitnah durch Entspannung und Ruhe ausgleichen, um wieder eine gewisse Balance herzustellen. Zum anderen braucht es eine gewisse Regelmäßigkeit des Innehaltens und der Selbstfürsorge, um die Resilienz aufrechtzuerhalten und zu lernen, mit Stress konstruktiv umzugehen.

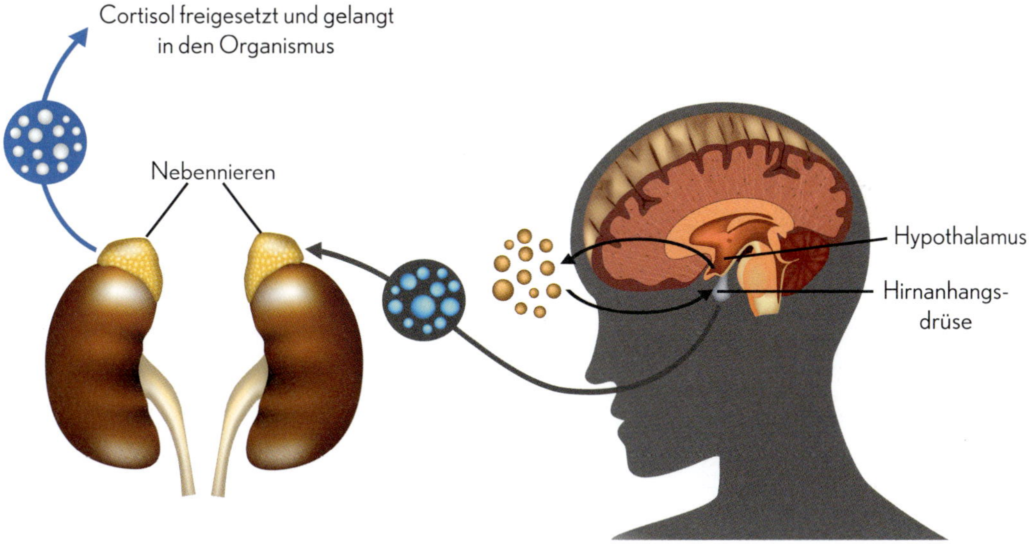

Bei Stress signalisiert der Hypothalamus der Hirnanhangsdrüse, ein Hormon freizusetzen, das die Nebennieren anweist, Stresshormone wie Cortisol zu produzieren.

Ein neurowissenschaftliches Modell der Resilienz

Es gibt drei Netzwerke im Gehirn, die im Zusammenhang mit der Bildung von Resilienz stehen.[11] Diese geben uns verschiedene Ansätze, um Resilienz zu trainieren – unabhängig vom Alter.

- **BELOHNUNGSNETZWERK: DAS POSITIVE VERSTÄRKEN**
  - **Positive Einstellung:** zum Beispiel Humor, Optimismus, Lächeln, Affirmationen, positive Erinnerungen
  - **Körperliche Gesundheit:** Schlafhygiene, Sport und Bewegung, Ernährung
  - **Soziale Verbundenheit:** soziale Unterstützung, Freundeskreis, Dankbarkeit
- **GEFAHRENNETZWERK: DAS NEGATIVE REDUZIEREN**
  - **Bewältigungsstrategien:** sich dem Angst-Stimulus aussetzen beziehungsweise ihm aus dem Weg gehen, den Stressor kontrollieren (zum Beispiel den Zeitpunkt selbst bestimmen)
  - **Emotionsregulierung:** Emotionen benennen, Akzeptanz üben, das eigene Gefühl der Selbstwirksamkeit stärken und den Glauben an die eigene Fähigkeit, mit den Herausforderungen umgehen zu können
- **AKTIVITÄT IM RUHEZUSTANDSNETZWERK KONTROLLIEREN**
  - Selbstbezogenes Grübeln reduzieren, Achtsamkeitspraxis, Lebenszweck finden, mehr Momente im »Flow« erleben

Es wird angenommen, dass der Effekt für die Resilienz-Bildung umso stärker ist, je mehr Netzwerke gleichzeitig angesprochen werden.

Die neurozentrierte Yogapraxis spricht alle drei Netzwerke an: Das Belohnungsnetzwerk wird durch die Bewegung und Yogaphilosophie angesteuert. Dankbarkeitsmeditationen und Affirmationen werden regelmäßig eingesetzt, um sich der positiven Aspekte des Lebens bewusst zu werden und der Negativitätsverzerrung (siehe Seite 20) entgegenzuwirken. Das Gefahrennetzwerk wird vor allem durch die Praxis der Akzeptanz und Emotionsregulierung angesprochen. Die Verbindung mit dem eigenen Körper lehrt uns nicht nur, Emotionen klarer wahrzunehmen. Die Yogaübungen lassen uns die Selbstwirksamkeit oft direkt spüren. Das Ruhezustandsnetzwerk wird trainiert und gleichzeitig kontrolliert: Während der Yogapraxis halten wir einen klaren Fokus und merken, wie gut uns das tut. Wir trainieren unsere Aufmerksamkeitslenkung, wenn wir meditieren, und setzen uns mit unserem eigenen *Dharma*, unserem Lebenszweck, auseinander.

Veränderungen im Gehirn durch Meditation und Yoga

Wissenschaftliche Studien zu der Wirkung von Yoga auf unser Nervensystem haben in den letzten 20 Jahren aufgrund des steigenden Interesses und der positiven gesundheitlichen Wirkungen enorm zugenommen. Einschränkend muss man sagen, dass es herausfordernd ist, statistische Untersuchungen zwischen Yogapraktizierenden und einer geeigneten Kontrollgruppe durchzuführen, da Yoga sehr unterschiedlich ausgeübt wird. Aufgrund der mittlerweile vielen Studien gibt es allerdings einige beständige und spannende Ergebnisse darüber, wie Yoga (inklusive der Meditationspraxis) unser Gehirn bei regelmäßiger Praxis verändert:

STRUKTURELLE VERÄNDERUNGEN

- **Erhöhte Dichte der grauen Substanz in der Inselrinde:** Die Inselrinde verarbeitet interozeptive Signale und integriert diese mit emotionalen und anderen Sinnesinformationen. Asanas (die Körperhaltungen im Yoga), langsame Atemübungen und Meditation stärken diese Region und haben damit vermutlich auch eine präventive Wirkung gegen Depressionen.[12]
- **Erhöhte Dichte der grauen Substanz im Hippocampus:** Der Hippocampus ist wichtig für das Lernen und für Gedächtnisfunktionen. Sowohl die Reduzierung von Stress durch Yoga als auch der Anstieg des Wachstumsfaktors BDNF *(brain-derived neurotrophic factor)* als Marker für Neuroplastizität könnte zur Verdichtung der grauen Substanz im Hippocampus führen.
- **Reduzierte Dichte der grauen Substanz im Mandelkern:** Der Mandelkern ist als Teil des limbischen Systems an der Erkennung und Bewertung von Gefahren beteiligt. Er ist vor allem wichtig für die Verarbeitung von Stress und Angst. Die Abnahme der Dichte der grauen Substanz im Mandelkern korreliert mit einem verminderten Stressgefühl bei Yogapraktizierenden.[13]
- **Neuroprotektiver Effekt und Neuroplastizität:** Yoga scheint einen neuroprotektiven Effekt zu haben, indem es den altersbedingten neurodegenerativen Prozessen entgegenwirkt[14], den Wachstumsfaktor BDNF erhöht sowie antientzündlich wirkt.[15] Ob Letzteres ausschließlich auf die Yogapraxis zurückzuführen ist, muss weiter untersucht werden.

FUNKTIONELLE VERÄNDERUNGEN

- **Veränderung der Aktivität im Ruhezustandsnetzwerk:** Yoga und Meditation stärken die Verbindungen im Ruhezustandsnetzwerk. Yoga scheint auch hier altersbedingten Effekten entgegenzuwirken. Dies wird mit einer erhöhten Selbstbeobachtung und kognitiven Kontrolle bei Yogapraktizierenden assoziiert.[16]
- **Regulierung des autonomen Nervensystems und Erhöhung der parasympathischen Aktivität:** Yogapraktizierende haben eine höhere parasympathische Aktivität und eine höhere Sensitivität des Baroreflexes, um den Blutdruck zu kontrollieren.[17]

KOGNITIVE UND EMOTIONALE EFFEKTE

- **Verbesserte Gedächtnis- und Konzentrationsleistung:** Positive Auswirkungen der Yogapraxis auf die Aufmerksamkeitslenkung, Konzentrationsfähigkeit und das Gedächtnis wurden in vielen Studien beschrieben.
- **Stressreduktion:** Eine regelmäßige Yogapraxis führt zu einer Reduzierung des Cortisolspiegels, des Blutdrucks und des Ruhepulses. Stretching allein kann diese Veränderung nicht begründen, da der Cortisolspiegel in der entsprechenden Kontrollgruppe sogar anstieg.[18] Diese Messwerte bestätigen den stressreduzierenden Effekt der Yogapraxis.
- **Emotionale Stabilität:** Yogapraktizierende und Meditierende berichten von gesteigerter emotionaler Ausgeglichenheit und besserer Fähigkeit zur Emotionsregulation. Dies konnte in vielen Studien bestätigt werden. Beispielsweise wurde bei Meditierenden eine verminderte Aktivität im präfrontalen Kortex beim Betrachten emotionaler Bilder beobachtet im Gegensatz zur nicht-meditierenden Kontrollgruppe.
- **Erhöhte Schmerztoleranz:** Yoga scheint die Schmerztoleranz zu erhöhen und assoziierte Stress- und Angstempfindungen zu reduzieren. Es wird angenommen, dass dies mit den strukturellen und funktionellen Veränderungen der Inselrinde im Zusammenhang steht.[19]

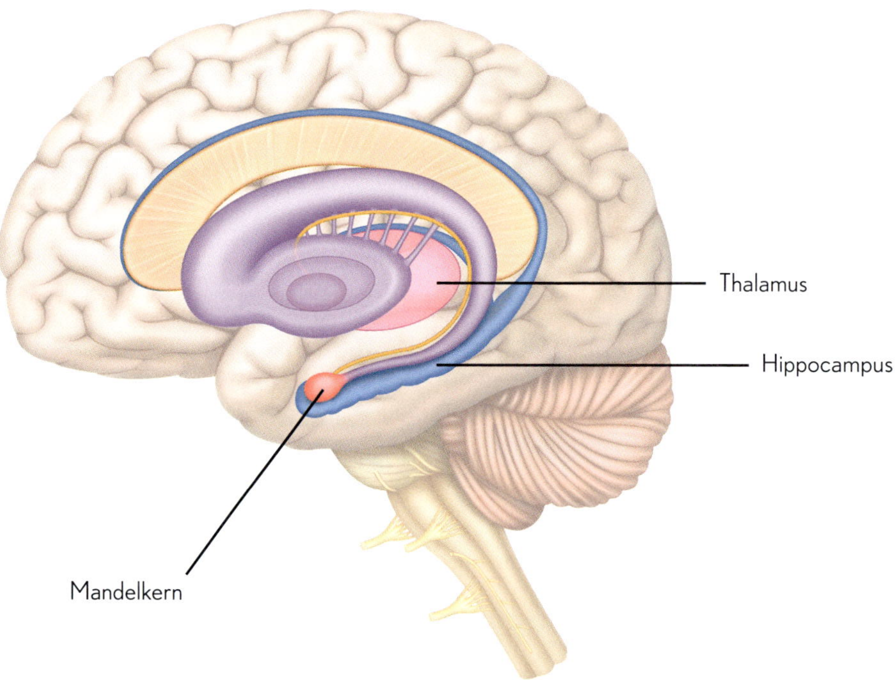

Der Mandelkern spielt eine große Rolle bei Angst und Stress und wird durch regelmäßige Yogapraxis in der Dichte seiner grauen Substanz reduziert.

Schmerzen richtig deuten

Um mit Schmerzen besser umzugehen, ist es hilfreich, sie zu verstehen und dadurch mehr Vertrauen in den eigenen Körper zu gewinnen. Schmerz – auch wenn höchst unangenehm – ist eine Warnfunktion des Gehirns, die für unser Leben und Überleben hoch funktional und wichtig ist. Wenn unser Gehirn potenzielle Gefahren für den Körper erkennt, meldet es uns dies in Form von Schmerzen. Schmerz ist also ein Output-Signal unseres Gehirns und muss nicht zwangsläufig auf eine tatsächliche Verletzung hinweisen. Genauso kann es sein, dass eine körperliche Verletzung vorliegt, wir aber nicht in Form von Schmerzen darauf hingewiesen werden. Eine Studie von Maureen C. Jensen und Kollegen aus dem Jahr 1994 hat das sehr anschaulich gezeigt: In dieser Arbeit wurden MRT-Aufnahmen von Personen ohne Rückenschmerzen analysiert, wobei festgestellt wurde, dass viele von ihnen Bandscheibenanomalien aufwiesen, die in diesen Fällen jedoch keine Schmerzen verursachten. Unser Gehirn mag dann zwar Gefahrensignale vom Körper bekommen, aber wenn es diese nicht für relevant einschätzt, dann wird das auch nicht in Form von Schmerz geäußert.

Entsprechend des Batterie-Modells, das du schon kennengelernt hast (ab Seite 38), ist Schmerz ein Warnsignal unseres Gehirns, das meist sehr schnell dazu führt, dass wir unser Verhalten anpassen oder uns ausruhen. Wenn wir Schmerzsignale ignorieren, kann dies verursachen, dass unser Gehirn uns weitere Signale sendet, um uns auf das Problem aufmerksam zu machen, sofern sich die Situation nicht verbessert: zum Beispiel durch weitere Schmerzpunkte, Verspannungen im Körper, Unbeweglichkeit, die uns weiter einschränkt, oder Schwindel. Erleiden wir eine Verletzung, wenn wir in verschiedenen Bereichen unseres Lebens überlastet sind und unsere Batterie bereits stark entladen ist, kann es sein, dass wir empfindlicher auf sie reagieren. Genauso aber kann unser Schmerzempfinden, beispielsweise durch ein gutes soziales Umfeld, das unterstützend ist und Sicherheit vermittelt, positiv beeinflusst und unsere Heilung beschleunigt werden. Diese positive Beeinflussung füllt gewissermaßen unsere Batteriereserve wieder auf, sodass die Notwendigkeit, uns durch Schmerzen warnen zu müssen, möglicherweise nicht mehr vorhanden ist.

Unser Körper verfügt über Mechanismen, unsere Schmerzempfindlichkeit zu erhöhen. Durch Entzündungsreaktionen und Veränderungen des Gewebes können die Gefahrensensoren empfindlicher werden. Über das Rückenmark und vor allem über den Hirnstamm verfügt unser Nervensystem über Mechanismen, den Schmerz zu unterdrücken. Hier liegt die sogenannte retikulare Formation, ein komplexes Netzwerk aus Nervenzellen und -fasern, das sich entlang der Medulla und der Brücke zieht und hemmend auf die Weiterleitung von Gefahrensignalen wirken kann. Eine andere relevante Hirnregion, die großen Einfluss auf das Empfinden und die Ausprägung des Schmerzes hat, ist die Inselrinde. Diese ist vor allem daran beteiligt zu bewerten, welche Relevanz das Ereignis für unsere aktuelle Situation und Sicherheit hat. Wie wichtig die Inselrinde bei der Bewertung von Schmerzreizen ist, zeigt eine seltene neurologische Störung namens Schmerzasymbolie, die nach Schädigung der Inselrinde auftreten kann. Betroffene nehmen Schmerzreize dann zwar noch wahr, aber empfinden diese nicht mehr als unangenehm oder bedrohlich. Es fehlt die übliche emotionale Reaktion wie Unbehagen oder Stress. Wie Studien zeigen, kann Yoga das Volumen und die Aktivität der Inselrinde steigern, was mit einer besseren Selbstwahrnehmung, emotionalen Stabilität und Schmerzverarbeitung assoziiert ist.

Beide Bereiche des Gehirns, die sowohl bei der Schmerzunterdrückung als auch bei der Schmerzbewertung eine wichtige Rolle spielen, steuern wir gezielt in der neurozentrierten Yogapraxis an:

- **Retikulare Formation in der Medulla und Brücke (Hirnstamm):** Die Aktivierung des parasympathischen Nervensystems, die Förderung des Gleichgewichts und die bewusste Wahrnehmung und Steuerung des Körpers sind zentrale Elemente, die diese wichtige Region des Hirnstamms ansprechen und ihre Funktion unterstützen können.
  - Eine langsame Atmung mit Betonung der Ausatmung (siehe Kapitel 3, ab Seite 124) stimuliert nicht nur den Vagusnerv, sondern kann sich positiv auf Funktionen der retikularen Formation auswirken. Zusätzlich sind Chemosensoren, die kontinuierlich den Kohlenstoffdioxid- und pH-Wert des Bluts messen, Teil der retikularen Formation. Diese werden durch Lufthunger-Training gezielt angesprochen.
  - Yogahaltungen, welche die Balance herausfordern, benötigen eine Regulation der reflexiven Körperspannung. Übungen, die das Gleichgewichtsorgan ansprechen, stimulieren die retikulare Formation, da sie eng mit dem vestibulären System verschaltet ist.
  - Koordinations- und Mobilisierungsübungen sowie das Lernen neuer Bewegungsabläufe erfordern die aktive Steuerung und Kontrolle des frontalen Kortex. Dieser wiederum aktiviert die retikulare Formation ipsilateral (also auf der gleichen Hirnseite).
- **Inselrinde:** Yoga spricht die Inselrinde an, indem es die Wahrnehmung innerer Zustände, die Integration von Körperempfindungen und die emotionale Regulation fördert.
  - Fokus auf Interozeption: Durch achtsames Lenken der Aufmerksamkeit auf den eigenen Körper, auf die Atembewegungen, die Muskelspannung sowie innere Körperempfindungen können wir die Inselrinde trainieren.
  - Propriozeptive Rückmeldungen und Integration mit anderen Sinnesinformationen: Fließende Bewegungen wie im Vinyasa-Yoga und Gleichgewichtsübungen aktivieren die Inselrinde durch die erhöhte Aufmerksamkeit auf die Körperstabilität. Durch Ergänzung von Augenbewegungen oder Stimulation des Gleichgewichtsorgans kann die Integration der verschiedenen Sinnesorgane im hinteren und mittleren Teil der Inselrinde trainiert werden.
  - Emotionsregulation: Bewusste Atemübungen sowie die Tiefenentspannung fördern die Verbindung zwischen körperlicher Wahrnehmung und emotionaler Regulation. Achtsamkeitstechniken, bei denen emotionale Zustände wahrgenommen werden, ohne sie zu bewerten, aktivieren den vorderen Teil der Inselrinde, der uns diese Zustände bewusst wahrnehmen lässt.

Oftmals verursachen Schmerzen Bewegungseinschränkungen, aber auch Ängste, sich in normaler Art und Weise zu bewegen. Durch gezielte Übungen lernt das Nervensystem, sensorische

Informationen präziser zu interpretieren, Bewegungen im schmerzfreien Rahmen zu trainieren und weniger reaktiv zu sein. Dies kann nicht nur die Angst vor Schmerz verringern, sondern auch langfristig die Schmerzwahrnehmung neu kalibrieren. Im therapeutischen Kontext kann sie Praktizierenden mit chronischen Schmerzen helfen, ihre Lebensqualität zu verbessern und wieder gesunde Bewegungsmuster zu entwickeln. Durch diese gezielte Wirkung auf das Nervensystem ermöglicht neurozentriertes Yoga nicht nur eine tiefere Verbindung zum eigenen Körper, sondern eröffnet auch neue Möglichkeiten für Prävention, Stressmanagement und therapeutische Intervention.

Wie neurozentriertes Yoga im therapeutischen Bereich unterstützen kann

Wenn man bedenkt, dass unser Nervensystem an allen körperlichen, kognitiven und psychischen Prozessen beteiligt ist, sollte klar werden, dass hier auch erhebliches Potenzial liegt, um andere bereits etablierte Ansätze im therapeutischen Bereich zu unterstützen und zu ergänzen. Viele Interventionen, beispielsweise die Physiotherapie oder der Yogaunterricht, wirken tatsächlich sowieso auf das Nervensystem – allerdings oft, ohne dass ein grundlegendes Verständnis oder Bewusstsein darüber vorliegt. Genau in der Vermittlung und Nutzung dieses Wissens liegt erhebliches Potenzial. Durch die immer populärer werdende Neuroathletik und die Verbreitung des Wissens in den letzten Jahren entstehen sinnvolle Ansätze, dieses Wissen auch in den therapeutischen Bereich zu bringen.

Neurozentriertes Yoga bietet eine wertvolle Unterstützung, indem es gezielt das Nervensystem anspricht und sowohl körperliche als auch emotionale Gesundheit fördert. Durch das Verständnis, wie Schmerz entsteht und welche Faktoren dazu beitragen können, entstehen weitere Ansätze für die Therapie von chronischem Schmerz. Die neurozentrierte Yogapraxis kann beispielsweise breit gefächert auf viele mögliche Einflussfaktoren eingehen, die unserer »Batterie« Energie entziehen. Ein sinnvolles Bewegungstraining kann durch Augen- und Gleichgewichtsübungen ergänzt werden und dem Gehirn mehr innere Sicherheit geben. Durch Atemübungen kann das autonome Nervensystem beeinflusst werden, um so zur Schmerzlinderung beizutragen. Übungen, die schmerzunterdrückende Mechanismen ansprechen, können helfen, die Schmerzen zu reduzieren und die Bewertung des Schmerzes zu verändern. Zudem wirkt neurozentriertes Yoga auf die Emotionsregulierung und verbessert den eigenen Umgang sowie die Akzeptanz der Erkrankung. Eine der wesentlichen Stärken der Yogapraxis ist das achtsame Heranführen an die Selbstwirksamkeit, was das Gefühl der eigenen Opferrolle in dieser Erkrankung minimieren und somit den Weg für weitere Heilung unterstützen kann.

Die Prinzipien des neurozentrierten Yoga

Die oberste Intention in der neurozentrierten Yogapraxis ist es, die eigene Sicherheit zu schaffen oder zu bewahren. Nur dann haben wir die entsprechenden Ressourcen, die uns überhaupt erst erlauben, uns ganz bewusst auf weitere Aspekte einzulassen und die Aufmerksamkeit bewusst zu lenken. Je nachdem, wie unser Tag gelaufen ist, wenn wir auf die Yogamatte gehen, wie viele Informationen wir bereits verarbeitet haben, durch welche Konflikte wir gegangen sind und welche Erinnerungen in diesem Zusammenhang reaktiviert wurden, kann sich der Fokus der Praxis zunächst einmal nur auf den Sicherheitsaspekt beziehen. Die zweite, nachgelagerte Frage, die nur dann betrachtet wird, wenn der erste Punkt nach eigenem Empfinden ausreichend berücksichtigt ist, lautet: Wie kann ich mich auf spielerische Weise herausfordern und Neues lernen?

Um diesen Ansatz neurozentriert durch die Yogapraxis abzudecken, sollten wir immer einige kräftigende Haltungen üben, die vor allem darauf abzielen, unsere innere Kraft zu trainieren, dabei unsere Körperhaltung zu verbessern und das eigene Körpergefühl zu stärken. Denn wie wir uns im Körper spüren und halten, wirkt sich nicht nur darauf aus, wie andere uns sehen und welchen Eindruck sie von uns bekommen. Vielmehr ist unsere Körperhaltung auch wieder ein Eingangssignal für unser eigenes Gehirn. Wir nehmen wahr, was unser eigener Körper ausdrückt und mit welchen Emotionen wir diese Haltung aus der Erinnerung verbinden. Damit beeinflussen wir also auch unsere Gedanken und unsere Einstellung.

Ein zweiter wichtiger Punkt ist die Atmung, denn diese steht zentral im Mittelpunkt unseres Lebens. Ohne zu atmen, können wir nur einige wenige Minuten überleben. Der Atem gibt unserem Gehirn und dem ganzen Körper den Treibstoff, den wir zum Leben brauchen. Darüber hinaus steht der Atem immer in Wechselwirkung zu unserem emotionalen, mentalen und körperlichen Befinden; er ist ein Spiegel unseres Inneren. Dabei können wir nicht nur durch das Beobachten des Atems mehr über uns selbst erfahren, sondern auch unseren Zustand durch die bewusste Anpassung des Atems verändern.

Um einschätzen zu können, ob ich mich innerlich sicher fühle und wie es mir wirklich geht, muss ich erst einmal innehalten, den Fokus zu mir selbst bringen und den Informationsfluss von außen stoppen. Solange mein Gehirn damit beschäftigt ist, Signale aus der Umgebung einzuschätzen, zu verarbeiten und abzuwägen, wie ich darauf reagiere, ist meine Aufmerksamkeit nach außen gerichtet. Um zu spüren, was ich aber gerade brauche, muss ich mir erlauben, zu fühlen und mit meinem Körper in Verbindung zu gehen.

Diese Stärkung von innen heraus und die Verbindung mit meinem Atem und meinem Körper geben mir dann die Möglichkeit einzuschätzen, was ich brauche, um mich zu nähren. Wenn ich mich sicher fühle, kann ich für mich erkunden, an welchen Dingen ich Freude habe. Ich kann neugierig beobachten, meine Aufmerksamkeit gezielt auf das richten, was ich tue, mich spielerisch und stückweise neuen Herausforderungen stellen und wieder ein wenig mehr über mich selbst lernen.

Diese Stufen stellen sicher, dass ich zunächst die innere Sicherheit in den Vordergrund stelle und daraus selbst erspüre, welche nächsten Schritte für mich die richtigen sind. Dabei bleibe ich in einem Prozess des Lernens mit Gleichmut und Mitgefühl.

Stärken – Kraft, Kontrolle, Haltung

Die Kraft von innen gibt uns Stabilität und Stärke; so wissen wir, dass wir uns in jeder Situation auf unseren Körper verlassen können. Mit dieser Erdung und Standfestigkeit haben wir die notwendigen Ressourcen, um uns mehr nach innen zu richten – zunächst auf den Atem und dann weiter darauf, wie wir uns fühlen und was wir individuell brauchen, um unsere Ziele und Wünsche zu erreichen. Die Stabilität aber brauchen wir alle, denn sie ist unsere Basis.

Wir bestätigen zunächst unser Körperbild, wenn wir unseren Körper berühren und gezielt bewegen, einzelne Muskeln ansteuern oder neue Bewegungsabläufe üben. Unser Körper wird im Gehirn in speziellen Bereichen abgebildet, insbesondere im somatosensorischen Kortex, der unsere sensorischen Eindrücke über die Haut verarbeitet, wie Berührung und Temperatur, sowie im motorischen Kortex, der die Bewegung steuert. In diesen Arealen ist unser Körper wie eine verzerrte Körperlandkarte abgebildet, bei der besonders sensible oder beweglichkeitsrelevante Körperteile wie Hände, Lippen oder Füße überproportional groß dargestellt werden. Diese Darstellung, auch *Homunkulus* genannt (aus dem Lateinischen: »kleiner Mensch«), spiegelt wider, wie viel sensorische Information und motorische Feinabstimmung von den einzelnen Körperregionen benötigt wird. Dank der Neuroplastizität kann unser Gehirn diese individuelle Körperlandkarte durch gezieltes Training und Bewegungspraxis verfeinern, was nicht nur unsere Koordination verbessert, sondern auch die Wahrnehmung des eigenen Körpers schärft. Auch in anderen Bereichen des Körpers, die bei der Körpersteuerung und dem Empfinden mitwirken, gibt es solche Repräsentationskarten, wie zum Beispiel im Kleinhirn.

Wir können unsere Körperlandkarte verfeinern, indem wir differenziert Bewegungsspielräume testen und versuchen, sie zu vergrößern. Dies tun wir, wenn wir unsere Gelenke mobilisieren und versuchen, einen größtmöglichen Bewegungsradius zu erlangen, und wenn wir die Übungen in unterschiedlicher Geschwindigkeit oder Reihenfolge durchführen. All diese Varianten fordern unsere Körperlandkarte in gewisser Weise heraus und stärken die Vernetzung zwischen den Hirnarealen, die beteiligt sind. Wenn wir versuchen, gezielt ein Gelenk in größtmöglichem Umfang zu bewegen und die Bewegungsabläufe fließend zu gestalten, muss der restliche Körper stabilisiert werden. Zum großen Teil geschieht dies reflexiv und unbewusst. Hierfür ist vor allem unser Hirnstamm zuständig, wohingegen die willentliche motorische Ansteuerung über das Frontalhirn (vor allem über motorische Hirnareale) geschieht. Besonders die propriozeptiven Signale als Rückmeldung der Bewegung geben dem Gehirn Aufschluss darüber, wie gut die geplante Bewegung funktioniert hat. Tatsächlich wird schon während der Planung der Ausführung eine Kopie der Bewegungsplanung an das Kleinhirn weitergeleitet, das schon bei der Ausführung selbst wieder Mini-Korrekturen einfließen lassen kann. Je bewusster wir diese Übungen durchführen und je eher wir versuchen, uns dabei herauszufordern, desto mehr profitieren wir davon und desto feiner wird unsere Körperlandkarte und das Zusammenspiel der differenziert aufeinander abgestimmten Netzwerke.

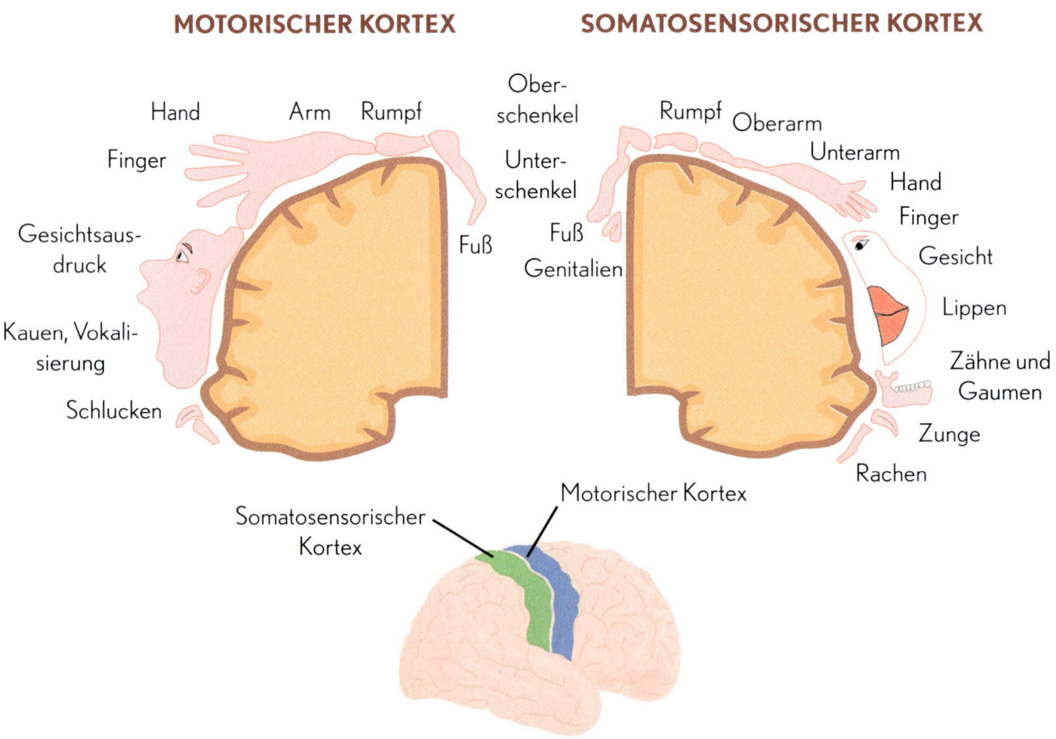

Der somatosensorische und der motorische Kortex bilden eine Landkarte aus Körperregionen ab, die wir fein differenziert steuern oder fühlen können.

Je ausgeprägter unsere Körperlandkarte, desto mehr sind wir uns über unsere Körperhaltung vermutlich auch bewusst. Unsere Körperhaltung wird durch viele Faktoren beeinflusst, ist aber von enormer Bedeutung – nicht nur für unsere Gelenke und körperlichen Strukturen, sondern auch psychisch wirkt sie auf uns. Erinnere dich an den Begriff des Embodiment und die enge Verzahnung zwischen unserem Körper und unseren Emotionen sowie Gedanken. Die eigene Körperhaltung hat einen Effekt darauf, wie selbstbewusst wir uns fühlen. Eine zusammengesunkene Körperhaltung, wie wir sie einnehmen, wenn wir uns traurig oder einsam fühlen, wirkt sich negativ auf unseren mentalen Zustand aus, wie in einer Metaanalyse der Universität Aarhus in Dänemark, der Columbia University in New York und der Universität Witten/Herdecke gezeigt wurde.[20] Mittlerweile gibt es eine Vielzahl an Studien, die beschreiben, dass eine aufrechte Körperhaltung im Gegensatz zu einer eher zusammengesunkenen viele positive Auswirkungen auf mentale und emotionale Prozesse hat: Wir können bei aufrechter Körperhaltung eher stolz auf uns selbst sein, wir geben bei Herausforderungen nicht so schnell auf, da unsere Frustrationstoleranz größer ist, und wir haben es leichter, aus negativer Stimmung wieder herauszukommen und damit unsere mentale Haltung zu regulieren.[21,22] Es ist also durchaus sinnvoll, die eigene Körperhaltung regelmäßig zu kontrollieren und die dabei unterstützende Muskulatur zu stärken.

Auch die Wirkung sogenannter Machthaltungen wurde mehrfach mit positiven Effekten auf unser eigenes Selbstbewusstsein assoziiert. Machthaltungen werden beschrieben als eine offene, raumeinnehmende Haltung des Oberkörpers. Ein Sportler, der als Erster über die Ziellinie läuft und die Arme nach oben streckt, verbildlicht eine sehr starke Machthaltung, aber natürlich kann man sich auch andere abgeschwächte Varianten vorstellen. Für die Yogapraxis kann je nach Kontext und Thema auch mit solchen verkörperten Bildern gespielt und die Wirkung auf das Selbstbewusstsein verstärkt werden.

Spannenderweise ist es nicht nur die Körperhaltung selbst, die uns beeinflusst, sondern auch Bewegungsmuster, die eine gewisse Bedeutung für uns haben. Bejahende (nickende, vertikale) Kopfbewegungen können den Effekt von positiven Aussagen verstärken, wenn wir sie beim Hören der Aussage ausführen.[23] Diesen Effekt können wir bei der Anwendung von Affirmationen nutzen.

Schlussendlich hat unsere Körperhaltung auch einen beeinflussenden Effekt auf unsere Atemmechanik. Eine aufrechte Körperhaltung erlaubt eine natürliche Bewegung des Zwerchfells, unseres Hauptatemmuskels. Wenn wir hingegen mit leicht gebeugtem Oberkörper sitzen oder stehen, führt das zwangsläufig zu einer flacheren Atmung, die unser Gehirn gewöhnlicherweise mit Stress und belastenden Momenten assoziiert. So wird also nicht nur unser Atem über unser Gehirn gesteuert, sondern er kann auch durch die Körperhaltung selbst beeinflusst werden und wiederum ein Feedbacksignal an unser Gehirn liefern.

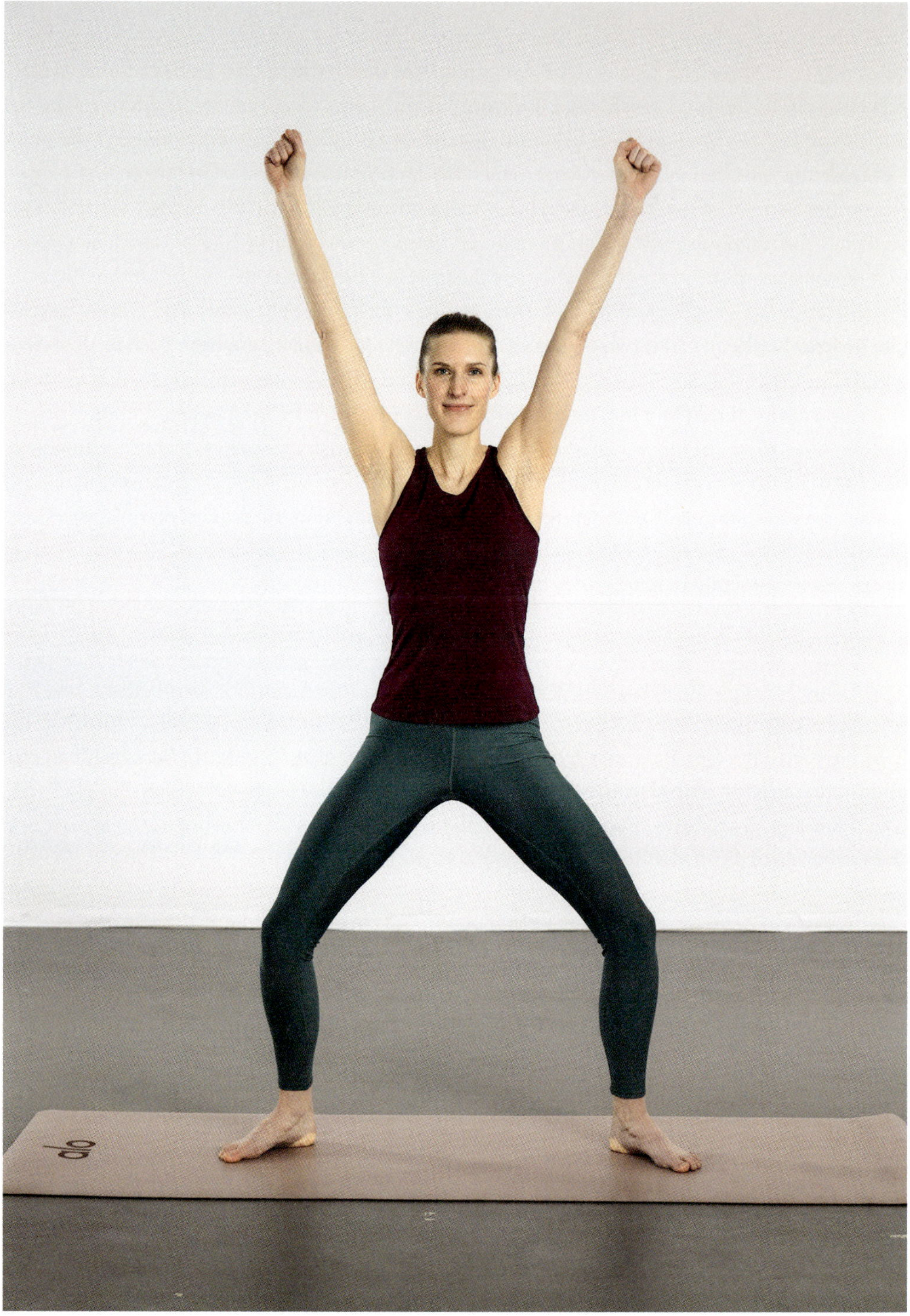

Die Göttinnen-Haltung mit den nach oben gestreckten Armen ist ein Beispiel für eine verkörperte Machthaltung.

Atmen – mehr als eine überlebenswichtige Funktion

Der Atem ist unsere Verbindung nach innen und nach außen. Er ist stark mit unseren Emotionen verbunden. Daher ist die Atempraxis ein Schritt, der für viele Menschen auch Mut und eine gewisse innere Stabilität braucht, da sie uns durchaus mit eigenen Ängsten und Grenzen konfrontieren kann.

Der Atem ist wichtig, um unsere Zellen – auch unsere Nervenzellen – mit Sauerstoff zu versorgen, denn dieser wird für die Aufrechterhaltung der Funktionsfähigkeit benötigt. Weil unser Atem so wichtig für unser Überleben ist, kann ihn der Hirnstamm eigenständig steuern, ohne dass wir uns dessen bewusst sind. In der Medulla befinden sich Chemosensoren, die den pH-Wert des Bluts sowie den Kohlenstoffdioxid-(CO_2)-Gehalt im Blut messen. Ein erhöhter CO_2-Gehalt senkt den pH-Wert und macht das Blut saurer. Wir alle kennen das von der Kohlensäure: Löst man Kohlenstoff in Wasser, wird das Wasser etwas saurer. Bei steigendem CO_2-Gehalt wird die Atmung also beschleunigt und vertieft, um überschüssiges CO_2 aus dem Körper zu entfernen. Anhand dieser Parameter reguliert die Medulla im Hirnstamm den Atemantrieb, um das Gleichgewicht im Körper aufrechtzuerhalten.

Nur wenn wir unsere Aufmerksamkeit auf den Atem lenken und ihn bewusst steuern, ist unser Großhirn am Atemprozess beteiligt. Nun können wir uns fragen, warum es überhaupt sinnvoll sein kann, unseren Atem zu trainieren, wenn unser Hirnstamm dafür sorgt, die Homöostase (das Gleichgewicht der Körperfunktionen) aufrechtzuerhalten. Der Grund dafür ist ähnlich wie bei unserer Körperhaltung: Unser Gehirn kennt und nimmt jeweils das als Normalwert an, was es gewohnt ist. Durch langsame Anpassungsprozesse können sich Atemmuster von einer funktionalen Atmung hin zu einer eher dysfunktionalen Atmung verändern. Da aber die Sauerstoffversorgung ein so wichtiger Teil unseres Wohlbefindens ist und wir mit der Atempraxis auch unseren mentalen und emotionalen Zustand erkennen und beeinflussen können, sind regelmäßige Atemübungen eine sehr spannende, aber auch lohnende Investition in die eigene Gesundheit.

Eine gesunde Atmung erfolgt in der Regel grundlegend durch die Nase und sollte nur in seltenen Ausnahmefällen durch die Mundatmung unterstützt werden. Unsere Nase ist das wohl am meisten unterschätzte Organ. Die Nasenhöhle – ein Teil der Nase – nimmt nach dem Gehirn den größten Raum im Schädel ein. Unsere Nase ist direkt via Riechnerven mit unseren Hirnstrukturen verbunden (Riechkolben und limbisches System). Manche Substanzen können so direkt über die Nase ins Gehirn gelangen. Wenn die Luft durch die Nase fließt, wird sie befeuchtet, erwärmt und gefiltert. Die Nase reguliert das Volumen und reichert die Atemluft mit Stickstoffmonoxid an. Dieses Gas wird in den Nebenhöhlen gebildet und hat eine Atemwegs-weitende Wirkung. Indem wir also regelmäßig durch die Nase atmen, halten wir unsere Atemwege automatisch frei.

Das Atemvolumen, das durch die Nase in die Lunge gelangt, ist selbst dann noch ausreichend, wenn ein Nasenloch verschlossen ist. Die regelmäßige Mundatmung hingegen hat gesundheitliche Konsequenzen. Dauerhafte Mundatmung führt zum *Long-Face*-Syndrom (also einem »langen Gesicht«): Die Zunge liegt dann nicht am oberen Gaumen, sondern sinkt nach unten; der Oberkiefer entwickelt sich zu schmal, sodass Platzprobleme im Kiefer und dadurch krumme Zähne entstehen. Das Gesicht wächst in die Länge, denn der Unterkiefer tritt zurück. Als Folge verengen sich die Atemwege. Weitere Folgen können eine schlafbezogene Atemstörung, Zahnprobleme, chronische Nasenentzündung und Verstopfung sein. Messbare Veränderungen im Gesicht und damit einhergehende massive gesundheitliche Probleme können sogar innerhalb kurzer Zeit entstehen (im Selbstexperiment vom amerikanischen Autor James Nestor beschrieben sogar innerhalb von zehn Tagen). Allerdings sind diese Folgen glücklicherweise weitestgehend reversibel, wenn wieder konsequent durch die Nase geatmet wird.

Eine gesunde Atmung ist außerdem in der Regel leise und diaphragmatisch. Letzteres bedeutet, dass das Zwerchfell (auch *Diaphragma* genannt) als wichtigster Atemmuskel den Atemprozess maßgeblich bestimmt. Das Zwerchfell sitzt wie ein Schirm unter den Lungenflügeln und über unseren Bauchorganen. Bei der Einatmung kontrahiert es und bewegt sich im Bauchraum nach unten. Durch Unterstützung der Zwischenrippenmuskeln heben und weiten sich die Rippen. Dadurch

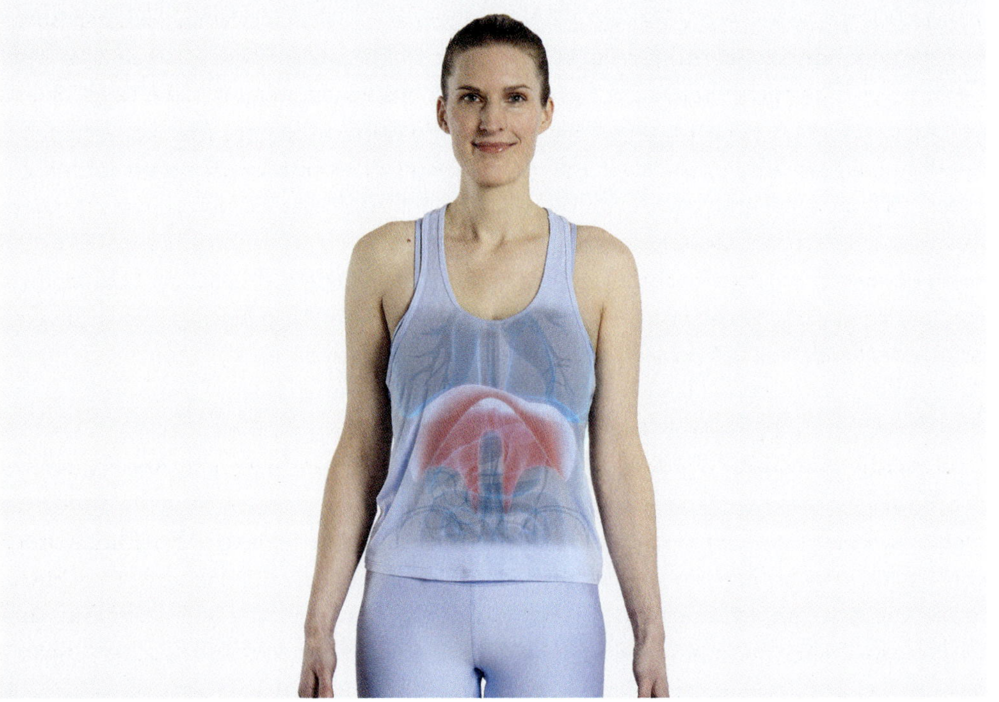

Das Zwerchfell spielt eine zentrale Rolle bei der Atmung. Es liegt direkt unterhalb der Lungen und trennt den Brustraum von der Bauchhöhle.

weitet sich der Brustraum vor allem nach unten und zur Seite und die Lungen dehnen sich in den frei werdenden Raum hinein aus. Die Einatmung erfolgt also durch aktive Muskelkontraktion. Bei der Ausatmung entspannt sich das Zwerchfell, sodass es wieder nach oben zieht. Dadurch werden die Lungen komprimiert, der Innendruck steigt und die Luft wird herausgedrückt. Die Ausatmung erfolgt also passiv und loslassend.

Das Zwerchfell ist ein Muskel, der wie jeder andere Muskel trainiert werden kann. Er ist an Rippen, Brustbein und Wirbelsäule fixiert und die Basis der Lungen und des Herzens; beide Organe sind über Bindegewebe mit dem Zwerchfell verbunden. Da die Bauchorgane unterhalb des Zwerchfells sitzen, werden sie durch die regelmäßige Aktivierung bewegt. Dies fördert die Verdauung. Zusätzlich ist das Zwerchfell auch mit der Wirbelsäule verbunden, sodass bei unzureichender Nutzung des Zwerchfells auch im Rücken Verspannungen auftreten können. Durch die regelmäßige Kontraktion und Entspannung des Zwerchfells wird ein sogenannter intraabdomineller Druck erzeugt. Das bedeutet, dass der Druck im Bauchraum bei der Einatmung zunimmt. Der Beckenboden arbeitet als Gegenspieler und stabilisiert, indem er den erhöhten Druck auffängt und ausbalanciert. Die tiefe Rumpfmuskulatur spielt bei der Regulation des Drucks ebenso eine wichtige Rolle. Das Zusammenspiel von Atmung, Rumpfstabilität und Beckenboden ist daher eng aufeinander abgestimmt und wird durch die folgenden Übungen berücksichtigt.

Interessanterweise korreliert die Nasenatmung automatisch eher mit der diaphragmatischen Atmung, wohingegen bei der Mundatmung tendenziell mehr in den Brustraum geatmet wird. Letzteres wird als flache Atmung bezeichnet, die uns mehr anstrengt und die eher mit einem gestressten Zustand assoziiert wird. Wenn wir uns einen Menschen in einem starken emotionalen Zustand vorstellen, so wird dieser Mensch zu hoher Wahrscheinlichkeit durch den Mund atmen. Die Nasenatmung ist hingegen meist Zeichen eines ausgeglichenen, ruhigen mentalen Zustands. Sie hilft auch, das Volumen des Atemflusses zu kontrollieren (siehe Seite 129). So üben wir in der Regel in der neurozentrierten Yogapraxis, durch die Nase zu atmen. Und dennoch kann es sinnvoll sein, für bestimmte Übungen, in denen es explizit darum geht, Emotionen loszulassen, die Mundatmung für einige Minuten bewusst einzusetzen.

Wir können also durch bewusste Anpassung des Atems einen Einfluss auf unser autonomes Nervensystem haben. Mit einer längeren Ausatmung und auch mit der Atemtechnik der Bienenatmung aktivieren wir den Parasympathikus. Mit einer längeren Einatmung hingegen aktivieren wir den Sympathikus. Zudem kooperiert unser Herz eng mit der Atmung, deren Rhythmus mit dem des Herzens abgestimmt ist. Strengen wir uns körperlich an und oder sind wir im Stress, beschleunigt sich die Atmung wie auch der Herzschlag. Die systematische Praxis des langsamen Atmens unterstützt dieses Zusammenwirken und trainiert die Herzratenvariabilität, also die Selbstregulationsfähigkeit des autonomen Nervensystems. Durch diese funktionalen und anatomischen Verbindungen wird deutlich, wie sehr alle Funktionen und Strukturen im Körper miteinander verknüpft sind und sich gegenseitig beeinflussen.

Chronische Überatmung

Was viele Menschen wissen, ist, dass wir durch die Atmung Sauerstoff aufnehmen und Kohlenstoffdioxid wieder abgeben. Nicht so bekannt ist jedoch, dass wir einen gewissen Anteil des Kohlenstoffdioxids im Körper brauchen, denn dieser wird für die Aufnahme von Sauerstoff in die Zellen benötigt. CO_2 ist nicht nur ein Stoffwechselprodukt, sondern auch ein Signal. Denn CO_2 lässt die Blutgefäße weiten: Wo viel Kohlenstoffdioxid entsteht, wird in der Regel auch mehr Sauerstoff gebraucht. Wenn die Blutgefäße weiter werden, nimmt die Durchblutung zu und Sauerstoff kann in die Zellen aufgenommen werden. Wenn wir nun aber sehr viel Volumen mit unserer Atemluft bewegen, dann führt das dazu, dass wir mehr Kohlenstoffdioxid aus dem Körper abgeben, als es notwendig und sinnvoll ist. Dieses Phänomen wird »Überatmung« genannt, das vor allem dann gesundheitliche Folgen haben kann, wenn es auf Dauer anhält. Es ist davon auszugehen, dass die chronische Überatmung eines der verbreitetsten dysfunktionalen Atemmuster ist und in den meisten Fällen durch antrainierte Gewohnheiten entsteht. Die Rezeptoren im Hirnstamm können sich über längere Zeit an eine gewisse CO_2-Konzentration im Blut gewöhnen. Bei einer chronischen Überatmung hat unser Gehirn fälschlicherweise gelernt, den Atemantrieb bereits bei einer geringeren Menge an CO_2 im Blut zu verstärken als sonst üblich. Wenn wir das Gefühl von »Lufthunger« bekommen, ist das durchaus subjektiv und abhängig vom gewohnten Atemverhalten. Die Überatmung schleicht sich also langsam als kleiner Teufelskreis ein und wird oft nicht bemerkt, da entsprechende Symptome nicht mit der Überatmung in Verbindung gebracht werden. Denn viele der Symptome können zahlreiche Ursachen haben: Asthma, Kurzatmigkeit, COPD (chronisch obstruktive Lungenerkrankung), Herz-Kreislauf-Erkrankungen, Bluthochdruck, Schnarchen und Schlafapnoe, chronische Erschöpfung, Ängste und Panikattacken, Depressionen, Brain Fog, mentale Unruhe, Heuschnupfen, Muskelschmerzen, Anspannung, Verdauungsprobleme, Blähungen, Verstopfung, erhöhte Schmerzempfindlichkeit und anderes mehr.

Das Wissen zur chronischen Hyperventilation wurde wesentlich durch den ukrainischen Arzt Konstantin Buteyko geprägt. Sein Ansatz zielt darauf ab, die Chemosensoren im Gehirn zu trainieren, wieder etwas mehr CO_2 im Blutkreislauf zuzulassen. Damit wird die Durchblutung und die Sauerstoffversorgung von Zellen verbessert und die oberen und unteren Atemwege weiten sich, sodass die Atmung erleichtert wird. Der Säure-Basen-Haushalt im Blut normalisiert sich und damit auch die Funktionsweise aller biochemischen Prozesse. In der Folge lassen zahlreiche chronische Symptome nach und es stellt sich mehr körperliches, emotionales und mentales Wohlbefinden ein.

Die neurozentrierte Yogapraxis zielt daher immer auf eine bewusste Atemsteuerung ab und es wird darauf verzichtet, eine »tiefe« Atmung anzuleiten, denn dies könnte leicht mit großen Atemzügen verwechselt und missverstanden werden. Eine sanfte Nasenatmung in den unteren Atemraum hingegen unterstützt, dass dysfunktionale Atemmuster nicht antrainiert werden, aber vor allem schult es ein Bewusstsein für eine gesunde Atemsteuerung.

Fühlen – beobachten, wahrnehmen und annehmen

Um zu spüren, wie es dir gerade geht, was dich beschäftigt und was du brauchst, um wieder mehr in Balance zu kommen, richte den Fokus zunächst nach innen. Erlaube dir, zu fühlen und mit deinem Körper in Verbindung zu gehen. Nun ist es oft so, dass unser Alltag sehr dicht mit Terminen und Aufgaben bepackt ist, und oft fühlen wir uns in einem Hamsterrad gefangen, das durch äußere, aber vor allem auch innere Anforderungen an uns selbst am Laufen gehalten wird. Um hier nun erst einmal auszusteigen und von einer anderen Perspektive darauf zu schauen, müssen wir uns einen Moment zum Innehalten nehmen. Achtsamkeit ist der Kern von Yoga und bedeutet, im Hier und Jetzt zu sein, sich innerer Zustände, des eigenen Körpers und der Umgebung bewusst zu sein und dabei nicht direkt zu bewerten. Das Beobachten, ohne zu versuchen, dies direkt zu bewerten, geschieht durch die Aktivierung präfrontaler Hirnregionen, insbesondere des dorsolateralen präfrontalen Kortex, der für Selbstwahrnehmung und Impulskontrolle verantwortlich ist. Achtsamkeitsübungen in der Yogapraxis fördern das »Meta-Bewusstsein«, also die Fähigkeit, Gedanken, Gefühle und Körperempfindungen aus einer dritten Perspektive zu beobachten und als vorübergehende Ereignisse wahrzunehmen.

Je häufiger wir innehalten und achtsame Momente im Alltag finden, desto mehr lernen wir, dass unsere innere Haltung (also der Filter, der bestimmt, wie wir auf Dinge schauen) unsere Wahrnehmung und unser Verhalten beeinflusst.[24] Ich selbst bin es, die entscheidet – mal mehr, mal weniger bewusst –, ob ich das Glas als halb voll oder als halb leer wahrnehme. Wir erinnern uns an die Negativitätsverzerrung – nur wenn wir unser Bewusstsein immer wieder aktiv auf die positiven Dinge lenken, beispielsweise durch Dankbarkeitsübungen, können wir den natürlichen Fokus auf das Negative ausgleichen. Nicht nur unsere eigene Einstellung, auch unsere Motivation und unsere Stimmung wirken sich auf unsere Wahrnehmung und schließlich auch auf unser Verhalten aus. Bin ich selbst motiviert, so nehme ich Herausforderungen als machbar oder sogar nicht so groß wahr. Schaue ich aus einem entspannten Zustand auf eine Situation, so kann ich eher eine kreative Lösung finden, als wenn ich mich dabei gestresst fühle. Wer kennt nicht diese vermeintlich wichtigen Situationen, in denen man etwas gefragt wird, sich unter Druck gesetzt fühlt und genau in diesem Moment fällt einem keine gute Antwort oder Reaktion dazu ein. Sobald sich die Situation gelegt und das Nervensystem sich beruhigt hat, kommen all die vielen Ideen und Möglichkeiten wie von selbst. Wenn es uns also mehr gelingt, im Kontakt mit unserem Körper zu bleiben, unsere eigenen Emotionen wahrzunehmen und unser Nervensystem schneller wieder in einen regulierten Zustand zu bringen, sind wir nicht nur entspannter, sondern auch leistungsfähiger und offener für Verbindungen mit anderen Menschen.

Während der Yogapraxis üben wir, achtsam zu sein, zu beobachten, wahrzunehmen und auch anzunehmen. Die Haltung des Annehmens ist essenziell – ob es Gedanken, Körperempfindungen oder Emotionen sind. Wir lernen, dass diese Signale nicht gegen uns arbeiten, sondern für uns da sind. Indem wir sie annehmen, können wir sie überhaupt erst loslassen. Die Verbindung von Atem und Bewegung unterstützt genau diesen Prozess und hilft uns, in einem entspannten Zustand zu bleiben, denn die parasympathische Aktivität fördert die Ruhe und Akzeptanz. Das Annehmen von Emotionen und körperlichen Zuständen ohne Widerstand wird unter anderem durch die Aktivierung des ventromedialen präfrontalen Kortex unterstützt, der mit Selbstakzeptanz und Emotionsregulation assoziiert ist. Beim Spüren nach innen steht vor allem eine mitfühlende Haltung uns selbst gegenüber im Vordergrund. Das ist essenziell, weil sie die Grundlage dafür schafft, dass wir uns selbst und anderen mit Akzeptanz, Geduld und Freundlichkeit begegnen. Diese Haltung hilft, die Praxis nachhaltig und individuell anpassbar zu gestalten, ohne Leistungsdruck oder übermäßige Selbstkritik. Vor allem aber bewahrt sie die innere Sicherheit und schafft einen Raum, in dem wir Wachstum und Heilung erfahren können – körperlich, emotional und mental.

Besonders wertvoll ist es, wenn wir uns am Tag viele solcher kleinen Momente bewusst nehmen, um unseren Fokus wieder neu auszurichten und die Achtsamkeit zur Gewohnheit werden zu lassen. Das kann der Morgenkaffee sein, bei dem wir uns bewusst Zeit nehmen und keinen Input von außen wählen, sondern in uns hineinspüren. Vielleicht ist es die Wartezeit vor einem Termin oder sogar die regelmäßige Meditationspraxis. Möglicherweise gelingt es uns auch immer mehr, bei dem, was wir tun, ob es das Kochen oder das Gespräch mit einer Freundin ist, ganz in diesem Moment zu sein, achtsam nur eine Sache zu tun: das Gemüse schneiden oder bewusst zu hören. Das mag sich trivial anhören und dennoch, glaube ich, spüren wir alle hin und wieder den Druck, möglichst viel auf einmal machen zu wollen, die Zeit effizient zu nutzen und vielleicht beim Kochen noch einen Podcast zu hören oder gleichzeitig zu telefonieren. Natürlich können wir das tun. Manchmal aber findet durch das Gefühl des innerlichen Getrieben-Seins fast ein Automatismus statt. Das regelmäßige Innehalten kann uns dies bewusst machen. Wir können dann entscheiden, ob unser Gehirn durch die vielen Informationen während des Tags gesättigt ist und wir einen klaren Fokus mit weniger Input brauchen, oder aber ob wir Inspiration suchen und genug mentale Kapazität zur Verfügung haben, die entsprechenden Informationen wirklich aufnehmen zu können. Tatsächlich kann nur dann, wenn wir uns fokussieren und ganz bei einer Sache sind, das sogenannte Flow-Gefühl auftreten, das uns Erfüllung und Freude schenkt. Multitasking hingegen ist für unser Gehirn immer ein gewisser Stressfaktor und vermindert unsere Leistungsfähigkeit.

Um nun also zu erkennen, was unsere Batteriereserven wieder auffüllt, müssen wir unseren Körper, unsere Emotionen und Bedürfnisse wahrnehmen. Durch die Verknüpfung von Körpersignalen und emotionalen Informationen in der Inselrinde können wir häufig das Gefühl haben, Emotionen in unserem Körper zu spüren. In einer groß angelegten Studie von finnischen Forschern wurde nach Befragung von mehr als 700 Teilnehmenden aus Westeuropa und Asien eine topografische Körperkarte für verschiedene Emotionen erstellt (ähnlich wie auf der nachfolgenden Seite dargestellt).[25] Diese zeigt die Verbindung des Körpergefühls mit dem Fühlen von Emotionen und deutet darauf hin, dass somatosensorisches Feedback bewusst erlebte Emotionen auslöst. Vor allem aber bestärkt sie die Auffassung, dass Emotionen jeglicher Art den Nutzen einer Handlungsaufforderung an uns haben. Die Emotion »Wut« beispielsweise wird beschrieben als ein Gefühl starker Aktivierung im Oberkörper, im Kopf, aber vor allem mit der stärksten Aktivierung in den Händen. Keine andere Emotion zeigt ein solch starkes Aktivierungsgefühl wie die Wut. Passend dazu gibt sie uns das Gefühl, dass wir uns wehren wollen, dass wir selbst aktiv werden, um etwas an unserer Situation zu ändern. Die Körperaktivierung bei Depressionen hingegen passt zu dem Gefühl von Lethargie und Schwere: eine Leere in Form von neutraler Bewertung im Rumpfbereich, aber eine starke Deaktivierung der Beine und Arme. Dieses Bewusstsein der körperlichen Verankerung von Emotionen kann uns helfen, wieder mehr in Kontakt mit eigenen Emotionen zu kommen. Die körperliche Yogapraxis in Kombination mit der Schulung der Innenwahrnehmung ist hierfür hervorragend geeignet. In diesem Sinn integrieren wir verschiedene Informationen, nämlich mentale, körperliche und emotionale Signale – ähnlich wie bei unserem inneren Satellitensystem –, die uns ein stimmiges und sicheres Gefühl geben, wenn sie zusammenpassen. Denn wenn unser Gehirn das Gefühl hat, eindeutige Informationen zu bekommen, dann fällt eine Entscheidung für eine Handlung viel leichter, als wenn Signale entweder nicht zusammenpassen oder aber fehlen.

Gelingt es uns, unsere Emotionen und unser eigenes Körperbild mit unseren mentalen Inhalten zu integrieren, so können wir innerliche Widersprüche, die wir vielleicht intuitiv spüren, die uns aber sonst nicht bewusst sind, ausräumen. Es fällt uns leichter, unsere Gefühle bewusst wahrzunehmen und auszudrücken. Diese Kohärenz wird von anderen oft als Authentizität wahrgenommen. Vor allem fühlt es sich auch für uns selbst stimmig an: Unsere Handlungen und unser Auftreten stehen dann im Einklang mit unseren Überzeugungen und Gefühlen.

Wenn wir in uns hineinspüren, geht es auch immer darum zu schauen, wie wir uns etwas Gutes tun können, wie wir innere Balance und Sicherheit schaffen. Entsprechend des Batterie-Modells können die Schwerpunkte sehr unterschiedlich liegen. Hier hilft es, die verschiedenen Ebenen durchzugehen und zu prüfen, wo mehr Stimulation oder Training guttun kann und auf welcher Ebene gerade weniger Stimulation nötig ist, um den Stresslevel zu reduzieren.

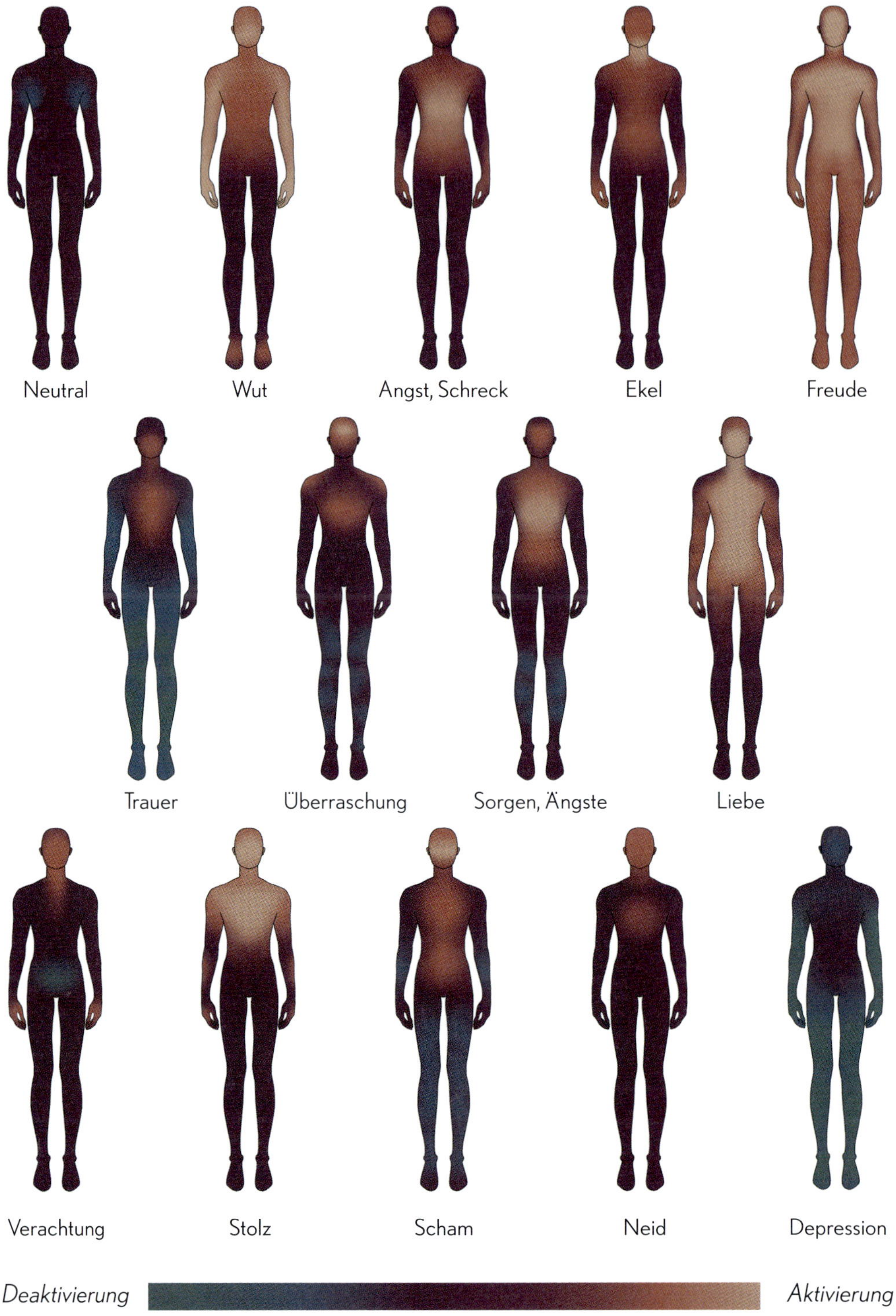

Unterschiedliche Emotionen sind in unterschiedlichen Körperregionen spürbar.

Erkunden – Individualität und Erweiterung der Praxis

Nachdem du gespürt hast, was du brauchst, um dich zu nähren und sicher zu fühlen, wird es leichter, dich mit anderen Menschen zu verbinden – inspiriert und neugierig andere Dinge auszuprobieren. Das Wort »inspirieren« ist aus dem lateinischen Wort *inspirare* abgeleitet und bedeutet übersetzt etwa »einhauchen« oder »einatmen«. Der Atem ist mit allem verbunden, was uns naheliegt; wir brauchen vor allem einen entspannten Atem und ein ausbalanciertes Nervensystem, um Ideen zu erwecken und Kreativität und intrinsische Motivation zu finden. Erkunden hat viel mit Lernen und Offenheit zu tun. Gemeint ist ein Lernen, das aus innerer Freude und Neugier geschieht und das uns gleichzeitig das Gefühl von Freiheit und Leichtigkeit schenkt. Entscheidend dafür ist ein sicherer Rahmen und eine stabile Basis, die uns erlaubt, Neues im sicheren Rahmen auszuprobieren und dabei Fehler zu machen. Es ist dann ein spielerisches Herantasten an neue Herausforderungen. Wie wichtig das »Spielen« für uns Menschen auch im Erwachsenenalter ist, sollten wir nicht unterschätzen. Spielerische Tätigkeiten werden als eine zweckfreie, freiwillige und freudvolle Aktivität definiert, die von Neugier, Erkundung und Spontaneität geprägt ist. Spielen steigert nicht nur die Lebensfreude, sondern ist auch für kontinuierliches Lernen und unsere persönliche Entwicklung von zentraler Bedeutung. Es hilft, uns von starren Denkmustern zu lösen, fördert die Kreativität und bringt uns in eine aktive Rolle – weg von dem Gefühl, in einer Opferrolle zu sein. So zeigen Studien, dass spielerische Aktivitäten Stress abbauen und unsere kognitive Flexibilität erhöhen – ein wichtiger Faktor für lebenslanges Lernen. Indem wir verschiedene Dinge ausprobieren, uns dabei beobachten, lernen wir wieder mehr über uns selbst, was uns im Leben wichtig ist und was nicht. Darüber hinaus hilft Spielen, Beziehungen zu stärken und ein Gefühl der Verbundenheit zu schaffen.[26] Indem wir uns das Spielerische bewahren, bleiben wir offen, neugierig und anpassungsfähig – Eigenschaften, die wir auch während der Yogapraxis üben.

Wenn wir uns nun auf der Yogamatte spielerisch herausfordern wollen, dann ist das ein sehr individueller Prozess. Das ist ein wichtiger Punkt, denn wenn wir die Herausforderung falsch wählen und damit ein Gefühl der Überforderung auslösen, kann dies das innere Sicherheitsgefühl schnell zunichtemachen. Nun kann ich in der Yogapraxis mit Optionen arbeiten und die Yogaschüler*innen intuitiv wählen lassen. Oder aber ich biete den Praktizierenden eine Möglichkeit an, für sich selbst zu testen, was dem eigenen Nervensystem guttut. Sofern im jeweiligen Kontext praktikabel, ist dies eine geschickte Alternative, um Neugier und Selbstwirksamkeit zu fördern. Die Basis des Testens ist der Hintergrund, dass unser Nervensystem relativ schnell reagiert, wenn uns etwas stresst oder entspannt. Eine der ersten Rückmeldungen unseres Nervensystems auf Stress ist oft die Zunahme von Körperspannung. Meist ist das subtiler, als dass wir die Schultern zu den Ohren ziehen, wie wir es vom Schreckreflex kennen, und dies sofort merken oder sehen. Wenn wir aber unsere Beweglichkeit testen und in Relation setzen, wie sie vor oder nach einer bestimmen Übung war, können wir viel darüber lernen, was unserem Gehirn das

Gefühl von Sicherheit vermittelt. Ganz praktisch kann das folgendermaßen aussehen: Wir testen unsere Beweglichkeit anhand einiger Übungen, wie der Vorbeuge, der Rückbeuge und der Schulterrotation. Dies sind in unserem Beispiel sogenannte Testübungen. Anschließend könntest du beispielsweise bestimmte Augenübungen ausprobieren und anhand der Testübungen überprüfen, ob sich dadurch etwas im Körper verändert. Schränken sie deine Beweglichkeit etwas ein, so heißt das im Gegenzug allerdings nicht, dass diese Übung nicht für dich geeignet ist. Vielmehr sollte sie etwas angepasst werden, um sie für dein Gehirn weniger gefährlich wirken zu lassen, damit du dich Stück für Stück daran gewöhnen kannst. Hast du also beispielsweise eine schnelle Augenbewegung gemacht und dabei einen geschlossenen Stand (beide Füße aneinander) gehabt, so könntest du diese Übung noch einmal mit einem breiten Stand oder vielleicht auch zunächst im Sitzen ausprobieren. Sorgt diese Augenbewegung hingegen dafür, dass dein Gehirn selbstsicherer wird, so kannst du diese Übung gezielt für dich nutzen, um dich weiter herauszufordern (zum Beispiel die Augenbewegung in einer Balance-Haltung üben).

Es kommt also immer auch auf die richtige Dosierung der Übung an. Wir lernen dadurch, unseren Körper noch genauer zu beobachten, auf Feedback zu achten und in Kommunikation mit unserem Körper zu bleiben. Wir gewöhnen uns daran, rücksichtsvoll und liebevoll mit uns selbst umzugehen, und bauen stückweise mehr Verständnis darüber auf, was uns das Gefühl der Sicherheit und Entspannung gibt und was uns stresst. Durch die Arbeit mit der Atmung haben wir bei der Yogapraxis nicht nur die Möglichkeit, mit dem Schwierigkeitsgrad der Übung zu experimentieren, sondern auch zu schauen, ob wir unser Gehirn mit einer gleichzeitigen ruhigen, entspannenden Atmung oder sogar mit einer Lufthunger-Übung beruhigen können. Letztendlich sind das alles Optionen, die uns zeigen, wie wir auch im Alltag mit stressigen Situationen umgehen können. Wir erkunden, wie wir uns innerlich stärken und selbst helfen können, wenn es körperlich oder mental herausfordernd wird, und wir lernen, dabei mitfühlend mit uns selbst umzugehen.

Durch die Übungen, die wir sonst nicht jeden Tag praktizieren und die neu für uns sind, zeigen wir unserem Gehirn, dass wir auch mit diesen Situationen gut umgehen können. Üben wir beispielsweise eine einbeinige Balance, in der wir unseren Kopf drehen, und lernen dabei, die Stabilität nicht zu verlieren, so macht uns das auch im Alltag in Bewegungen sicherer, bei denen wir einen weniger festen Stand haben, weil der Untergrund wackelig ist oder wir danebengetreten sind. Wir trainieren damit unseren Gleichgewichtssinn, der sonst möglicherweise in unserem Alltag nicht viel gefordert wird. Auf diese Weise halten wir unser Gehirn mit all seinen Funktionen und Verschaltungen fit.

Nun geht aus dem oben Gesagten schon hervor, dass die Dosis entscheidend ist und mehr Herausforderung nicht immer besser ist. Ich finde es wichtig, dies noch einmal herauszustellen. Es ist leicht, in einem Alltag der Informationsflut und dem Gefühl, es ginge dauernd um Selbstoptimierung, noch mehr tun zu wollen. Du wirst aber selbst schnell merken, dass dir die Herausforderungen keinen Spaß machen, wenn sie dich überfordern, weil du einen anstregenden Tag gehabt hast oder weil die Anzahl der Übungen zu hoch war. Wir denken noch mal an das Batterie-Modell und daran, dass die Ressourcen für die passende Herausforderung in diesem Moment des Trainings vorhanden sein müssen. Wenn sie das nicht sind, ist es wertvoller, sich den anderen drei Prinzipien des Stärkens, Atmens und Fühlens zuzuwenden und dafür zu sorgen, sich innerlich mehr Sicherheit zu geben, und zu spüren, was du dafür gerade brauchst. Yoga ist keine Praxis der Selbstoptimierung, sondern ein Weg zu sich selbst, ein Weg zu deinem Inneren. Im Prinzip des Erkundens kannst du deine Bedürfnisse noch besser kennenlernen und üben, mit Akzeptanz und Mitgefühl darauf zu hören, was du wirklich brauchst. Den meisten von uns dürfte das viel schwerer fallen, als es klingt – und genau deswegen ist das wahrscheinlich die größte und wertvollste Herausforderung auf dem Yogaweg. Denn das, was wir dabei lernen, wird sich auch auf alle anderen Bereiche des Lebens auswirken.

SAFE als Leitlinie für deine Praxis

Nun hast du gelernt, dass die Schaffung und Erhaltung eines inneren Gefühls der Sicherheit die oberste Intention der neurozentrierten Yogapraxis ist. Erst dann, wenn diese gegeben ist, haben wir Ressourcen, um den Blick auf das zu richten, was uns bewegt, aber auch um uns weiterzuentwickeln und zu lernen. Im Folgenden werden die Prinzipien Stärken, Atmen, Fühlen, Erkunden zusammengebracht und es entsteht SAFE – das Gerüst für die Gestaltung der neurozentrierten Yogapraxis.

Weil das Gefühl der körperlichen Stabilität und inneren Sicherheit so wichtig für uns Menschen ist, beginnen wir in der neurozentrierten Yogapraxis mit der Stärkung der Rumpfmuskulatur, die uns aufrechthält und besonders mit unseren Emotionen verbunden ist. Wir gewinnen Bewusstsein über unsere Körperhaltung und lernen, unseren Körper noch feiner anzusteuern, sodass wir die Körperlandkarte vergrößern. Mit dem Gefühl, uns auf unseren Körper verlassen zu können, beginnen wir, den Atem zu integrieren, ihn zu verstehen und zu nutzen. Der Atem kann uns helfen, das Gefühl der inneren Sicherheit durch Herstellung von Balance im autonomen Nervensystem hervorzurufen oder zu verstärken. Je stabiler wir uns körperlich fühlen, desto mehr gelingt es, mit einem klaren Blick und mitfühlend nach innen zu schauen. Nun geht es darum, auch unsere Emotionen wahrzunehmen, zu integrieren und zu spüren, was wir brauchen, um unsere Batterien wieder aufzuladen. Erst dann haben wir eine Basis geschaffen, die uns erlaubt, uns herauszufordern und zu lernen, und die uns befähigt, Freude am Erkunden zu finden. Wir dürfen unserer Kreativität freien Lauf lassen und spielerisch Neues ausprobieren. Wir integrieren Augen- und Gleichgewichtsübungen in unsere Yogapraxis, um unsere neuronalen Verschaltungen schneller und sicherer zu machen.

Dabei erschließt es sich, dass nicht jede*r von uns in jedem Augenblick die gleichen Bedürfnisse hat. Die neurozentrierte Yogapraxis lässt daher viele Optionen zur individuellen Anpassung. Die Schwerpunkte der SAFE-Prinzipien können unterschiedlich gewichtet und fokussiert werden; sie sollen lediglich eine Orientierung geben.

KAPITEL 3

SAFE in der Praxis

Anhand von SAFE – den Prinzipien des neurozentrierten Yoga – wird deutlich, wie wir Sicherheit von innen schaffen und dabei je nach individuellen Bedürfnissen in einem lernenden Prozess bleiben können. In diesem Kapitel wirst du konkrete Übungen zum Stärken, Atmen, Fühlen und Erkunden lernen und erfahren, wie diese Prinzipien ineinandergreifen. Du wirst viele Praxisübungen mit ihrem jeweiligen Nutzen kennenlernen, die du dann entsprechend deiner Intention miteinander kombinieren kannst.

Hilfsmittel im Yoga

Für manche der Übungen ist es hilfreich, Yoga-Hilfsmittel zu nutzen. Nicht jede*r hat aber alles parat – daher findest du hier ein paar Ideen, was du stattdessen für deine Yogapraxis nutzen könntest. Möchtest du regelmäßig Yoga üben, empfehle ich, dir zumindest eine Yogamatte und zwei Yogablöcke anzuschaffen.

- **Yogamatte:** Ein großes Handtuch oder ein Teppich können auch genutzt werden.
- **Yogablock:** Je nach Einsatz des Blocks kannst du alternativ ein dickes Buch nehmen.
- **Sitzkissen:** Ein dickes Sofakissen oder eine dick zusammengefaltete Decke helfen können ebenfalls genutzt werden.
- **Yogabolster:** Festere, längliche Sofakissen können helfen, für manche Übungen funktionieren auch Blöcke mit einer Decke darüber.
- **Yogadecke:** Nimm einfach die gemütliche Sofadecke.
- **Augenbinde:** Wenn du Blindfold-Yoga ausprobieren magst, kannst du statt einer Augenbinde auch ein Tuch oder einen leichten Schal benutzen.

Stärken

Bei dem ersten Prinzip des »Stärkens« geht es darum, uns körperlich, aber auch mental zu stärken, indem wir innere Sicherheit schaffen. Das gelingt durch Bestätigung und Erweiterung unserer Körperlandkarte und durch den Aufbau von Kraft in der tiefen, stabilisierenden und aufrichtenden Muskulatur. Somit ergeben sich zwei wesentliche Ansatzpunkte, denen wir uns im Folgenden gezielt widmen. Das Verfeinern der Körperlandkarte gelingt am besten, wenn wir nicht einfach nur den Körper spüren, sondern ihn auch motorisch ansteuern und dabei herausfordern. Es ist wichtig, dass wir den Übungen unsere volle Aufmerksamkeit schenken und immer wieder neugierig den Bewegungsablauf überprüfen. Nur wenn unser Gehirn die Verbesserungspotenziale bemerkt, kann es daraus lernen und dann haben die Übungen den größten Einfluss auf unsere Körperlandkarte. Durch den Aufbau von Kraft in unserer stabilisierenden Muskulatur fällt es uns leichter, uns aufrecht zu halten und uns damit auch gewappnet für Herausforderungen zu fühlen. Da unsere eigene Stabilität und Energie die Basis für alles Weitere bilden, beginnen wir die Yogapraxis mit diesem Prinzip und bauen im weiteren Verlauf darauf auf.

Übungen für die Körpermitte

In Kapitel 2 hast du erfahren, dass eine aufrechte und gestärkte Körperhaltung wichtig für den Körper ist, aber vor allem auch Auswirkungen auf den mentalen und emotionalen Zustand hat. Daher ist es wichtig, regelmäßig die neuronale Ansteuerung der dafür wichtigen Muskelgruppen zu trainieren, um im Alltag auf diese Netzwerke zurückgreifen zu können. Zunächst aber gilt es zu verstehen, was eine physiologisch sinnvolle Körperhaltung ist. Um dieser Frage nachzugehen, machen wir einen kleinen Ausflug in die Biomechanik, die uns dies anschaulich und schnell verstehen lässt. Ziel ist es, die Belastung auf Gelenke, Muskeln und Gewebe zu minimieren und gleichzeitig Effizienz und Stabilität in der Bewegung und im Alltag zu fördern. Dies gelingt, wenn wir im aufrechten Stand die wichtigsten Körperstrukturen (Kopf, Schultern, Becken) in einer von der Seite schauend vertikalen Linie ausrichten. Die Wirbelsäule hat natürliche Krümmungen (Halslordose, Brustkyphose, Lendenlordose), die idealerweise beim Sitzen und Stehen in ihrer natürlichen Form bewahrt bleiben. Die Muskeln arbeiten dann effizient und halten den Körper aufrecht, ohne übermäßig angespannt zu sein. Dies sorgt dafür, dass das Körpergewicht gleichmäßig verteilt ist und wir uns stabil und kraftvoll fühlen. Zudem gibt uns die aufrechte Körperhaltung Selbstbewusstsein und innere Stärke.

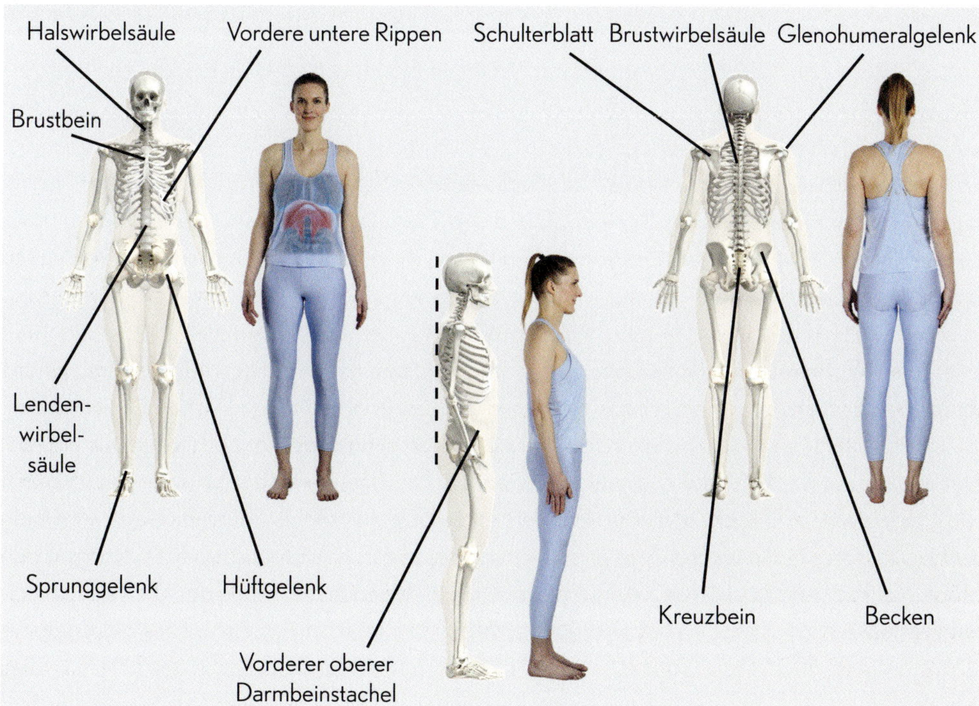

Die Wölbungen der Wirbelsäule zeigen bei einer aufrechten Haltung drei übereinanderstehende Punkte: Kreuzbein, Schulterblätter und Hinterkopf; das Becken bildet die neutrale Basis.

Nun können wir uns weder im Alltag noch während der Yogapraxis selbst von der Seite sehen und wissen nicht, wie unsere Gelenke ausgerichtet sind. Unser Gehirn kennt unsere Körperhaltung nur so, wie wir uns gewohnheitsmäßig halten, sodass sich alles andere erst einmal ungewohnt anfühlt. Deine Körperhaltung kannst du mit einem Test an der Wand selbst überprüfen: Beuge die Knie etwas, sodass du dein Kreuzbein (den Teil, der deine Wirbelsäule mit deinem Becken verbindet) mit dem Becken in neutraler Position an die Wand bringen kannst, gefolgt von den Schulterblättern und dem Hinterkopf. Wenn diese drei Punkte bei dir nun nicht in einer Linie sind und du den Hinterkopf beispielsweise nicht an die Wand legen kannst, dann sei dir erst einmal gesagt, dass es sehr vielen Menschen so geht und dass dies durch Training änderbar ist. Es braucht allerdings etwas Zeit und Übungspraxis, denn wir sollten nicht nur unserem Gehirn beibringen, dass wir unsere Gelenke anders übereinanderhalten wollen, sondern auch die Muskeln müssen uns dabei unterstützen und das Fasziengewebe muss sich entsprechend anpassen. Die einfachste Möglichkeit des Feedbacks ist das taktile Feedback, denn unsere Hände haben wir immer bei uns. Aber auch Visualisierungen können hilfreich sein, um uns auszurichten.

Visualisierungen und taktiles Feedback

Stelle dir vor, dein Becken ist eine Wasserschale und du möchtest es so neutral ausrichten, dass weder hinten noch vorn Wasser herausläuft. Wenn es dir schwerfällt, dein Becken zu visualisieren, dann nutze deine Hände: Lege deine Handballen jeweils vorn auf eine Seite deines Beckens, auf die gut fühlbaren, etwas herausstehenden Darmbeinstachel *(Spina iliaca anterior superior).* Drehe deine Hände dann so, dass die Mittelfinger auf dein Schambein zeigen, eine weitere Erhöhung der Knochenstruktur des Beckens. Diese drei Punkte stehen etwa in einer Ebene, wenn dein Becken in einer neutralen Position ist. Das kannst du gut im Liegen mit aufgestellten Füßen oder auch im Stehen testen.

Um deine Wirbelsäule unter Beibehaltung der natürlichen Krümmungen aufzurichten, kannst du dir visuell vorstellen, dass ein Faden an der Krone deines Kopfs deine Wirbelsäule aufrichtet. Zusätzlich kannst du in vielen stehenden Yogahaltungen mit deinen Händen überprüfen, ob der Hinterkopf und das Kreuzbein übereinanderstehen. Die Schulterblätter sind mit den Händen nicht so einfach zu erreichen, hier funktioniert aber ein kleiner Trick: Mit einer Hand kannst du auf der Vorderseite die unteren Rippen spüren und diese durch Ansteuerung der Bauchmuskeln etwas mehr in den Körper hineinziehen. Vergiss nicht, dennoch die Länge der Wirbelsäule beizubehalten.

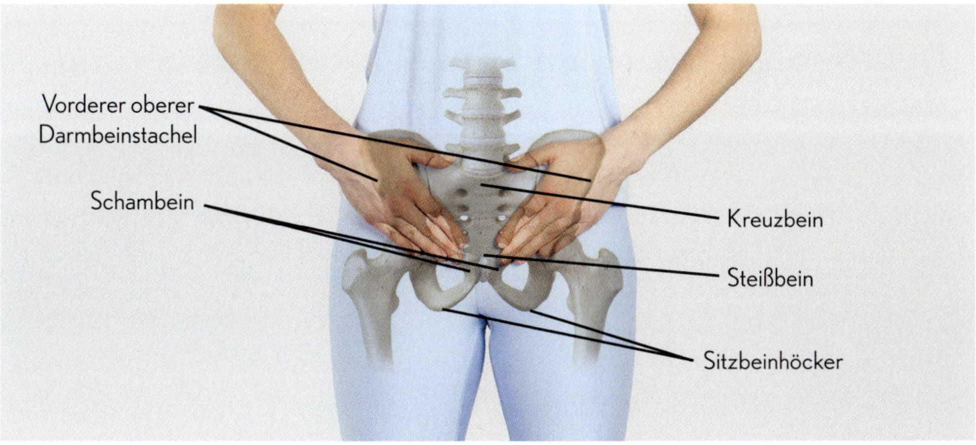

Das Handdreieck zeigt dir, ob dein Becken neutral ausgerichtet ist. Darmbeinstachel und Schambein liegen auf einer Ebene.

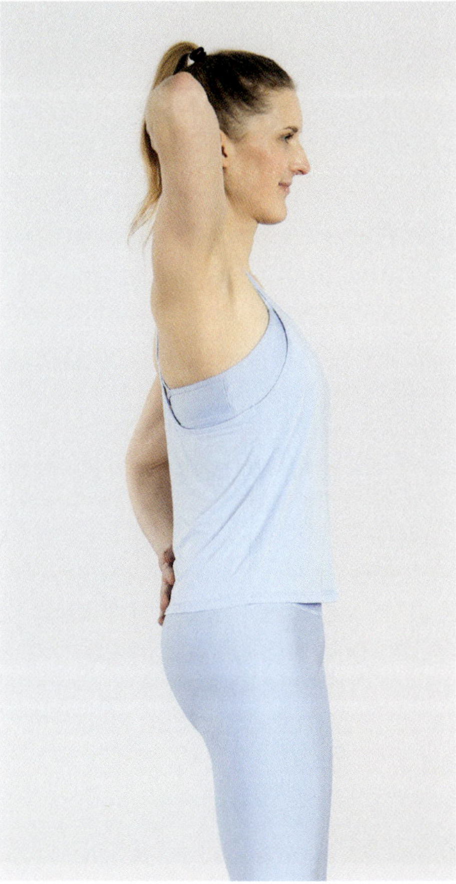

Diese bewusste Ausrichtung kann zunächst etwas starr wirken. Mit etwas Übung wird sie dir aber natürlicher vorkommen und du wirst spüren, wie die Haltung dir hilft, innere Kraft aufzubauen und dich stabil und sicher zu fühlen. Um diese Ausrichtung im Alltag mehr und mehr auch ganz natürlich einzunehmen, ist es notwendig, die entsprechende Muskulatur zu stärken, die uns hilft, uns energieeffizient aufzurichten.

Mit Händen an Hinterkopf und Kreuzbein kannst du taktil überprüfen, ob diese beiden Punkte etwa in einer Linie übereinanderstehen.

Neuronale Entwicklung der Muskelansteuerung des Rumpfs

Um sowohl das Bewusstsein als auch die Muskulatur für eine gesunde Haltung zu stärken, ist das Konzept des LYT RESET besonders gut geeignet. Dies ist eine kurze Abfolge von Übungen zur Stärkung der Gesäßmuskeln (tiefe Schulterbrücke, Seite 74), des Rumpfs (Stärkung der tiefen Bauchmuskulatur, Seite 78) und der Schultern (Delfin, Seite 82) mit anschließendem Sonnengruß (ab Seite 84). Diese Übungssequenz kommt aus dem LYT, einer Yogatechnik, die von Lara Heimann, einer US-amerikanischen Physiotherapeutin und Yogalehrerin entwickelt wurde. Der RESET hilft, die Körperhaltung zu verbessern und vielen körperlichen Einschränkungen, die durch Fehlhaltungen und sitzende Tätigkeiten verursacht worden sind, entgegenzuwirken. Es ist sinnvoll, den RESET zu Beginn einer Yogapraxis zu üben, um einen gewissen Tonus in die Muskulatur des Gesäßes und der tiefen Bauchmuskeln zu bringen und die Kommunikation dieser Muskeln mit dem Nervensystem zu trainieren. Mit diesen Vorübungen fällt es leichter, die Muskelgruppen in den darauffolgenden Übungen anzusteuern und damit eine bessere Ausrichtung zu finden.

Das sagt Yoga-Expertin Lara Heimann

Stelle dir vor, du gehst an einem Spielplatz vorbei und hältst an, um die Kinder zu beobachten, wie sie energiegeladen und furchtlos rennen, springen, klettern und krabbeln. Nun stelle dir eine Gruppe von Erwachsenen vor, wie sie ähnliche akrobatische Leistungen vollbringen – vielleicht fällt dir dies leichter, wenn du die Augen leicht zusammenkneifst, sodass die Kinder größer erscheinen. Warum sieht man Erwachsene selten mit solch einer Beweglichkeit und Wendigkeit? Die Antwort wird deutlich, wenn man den Lebensweg eines Menschen verfolgt: vom neugierigen, krabbelnden Säugling über das energiegeladene Kindergartenkind, den engagierten Schüler und Studenten bis hin zum berufstätigen Erwachsenen – mit der Zeit schwindet unsere Bewegungserfahrung, sodass wir weniger mobil, schneller erschöpft und oft weniger bereit oder fähig sind, uns so zu bewegen, wie es unser Körper ursprünglich konnte. Unsere Bewegungsmuster formen im Gehirn Karten, die sich anhand unserer Gewohnheiten, Erfahrungen und der Häufigkeit bestimmter Bewegungen ständig verändern und anpassen. Sobald wir diesen metaphorischen Spielplatz verlassen, wird die Kartenbildung unseres Gehirns – also die Art und Weise, wie es unsere Bewegungen organisiert und steuert – weniger komplex, was einen Zyklus in Gang setzt, der sowohl unsere tatsächliche Bewegungsfähigkeit als auch unsere Wahrnehmung dessen reduziert.

Da fast jeder Erwachsene im Laufe seines Lebens suboptimale Bewegungsmuster entwickelt – Muster, die durch gezielte Impulse über den Körper an das Gehirn neu verdrahtet werden könnten –, habe ich die LYT-Methode (Lara's Yoga Technique) erstellt. Diese Methode ist eine Zusammenstellung meiner Arbeit in der neuroentwicklungsorientierten Physiotherapie und meiner Vinyasa-Yoga-Praxis. Nach meinen ersten Jahren als Yogalehrerin wurde mir bewusst, dass in der traditionellen Vinyasa-Praxis oft eine Lücke beim Optimieren gewohnheitsmäßiger Bewegungsabläufe besteht. Daher integrierte ich vermehrt meine klinischen Erfahrungen mit neurologisch beeinträchtigten Klienten, um so auch gesunden Menschen dabei zu helfen, ihre suboptimalen Haltungs- und Bewegungsgewohnheiten zu überwinden.

Der LYT RESET, mit dem jede LYT-Praxis startet, beginnt daher mit den Entwicklungsphasen des Lebens: Wir starten am Boden, gehen auf alle viere und steigen schließlich über den 90-90-Kniestand in den Stand. Das Wiederaufgreifen unserer frühen Bewegungsmuster ist ein wesentlicher Bestandteil, um bestehende, weniger optimale Bewegungsabläufe neu zu verdrahten. Der RESET verbindet uns auf vergessene Weise mit unserem inneren Kern und unserer persönlichen Reise. Er stärkt die Ausrichtung unserer Wirbelsäule (Schädel, Schulterblätter und Kreuzbein sind übereinander ausgerichtet) – unserer primären stabilisierenden Skelettkurven – und aktiviert die tiefen Rumpfmuskeln, so wie sie es in unseren ersten Bewegungsversuchen taten.

Der RESET dient letztlich als Sprungbrett für Kreativität und Neugier, denn das Gehirn passt sich seinen Herausforderungen an – und diese können wir besser angehen, wenn unsere Gehirn-Körper-Netzwerke optimal vorbereitet sind. Mit dem Muskeltonus, den wir durch den RESET in unserem Rumpf aufbauen, schaffen wir die notwendige innere Stabilität, um unsere Anpassungsfähigkeit in der nachfolgenden Übungspraxis zu stärken.

Tiefe Schulterbrücke

In der tiefen Schulterbrücke kräftigen wir vor allem die Gesäßmuskulatur, aber auch die Bauchmuskulatur ist aktiv, um den unteren Rücken lang und stabil zu halten.

1. Beginne auf dem Rücken liegend, die Füße sind aufgestellt. Die drei Punkte Kreuzbein, Schulterblätter und Hinterkopf liegen am Boden.
   Wenn dein Körper dir aktuell noch nicht erlaubt, Kreuzbein, Schulterblätter und Hinterkopf in eine Linie zu bringen, ist eine zusammengefaltete Decke unter dem Kopf sehr hilfreich.
2. Drücke gleichmäßig in beide Füße und hebe das Becken vom Boden. Die unteren Rippen dürfen noch am Boden liegen. Hebe das Becken nur so hoch, dass deine Bauchmuskeln aktiv bleiben und die oberen Rippen sich nicht Richtung Decke öffnen. Du solltest spüren, dass deine Gesäßmuskeln aktiv sind. Halte diese Position einige Atemzüge lang. Lege dein Kreuzbein wieder sanft am Boden ab und komme zurück in die Ausgangsposition in Rückenlage.

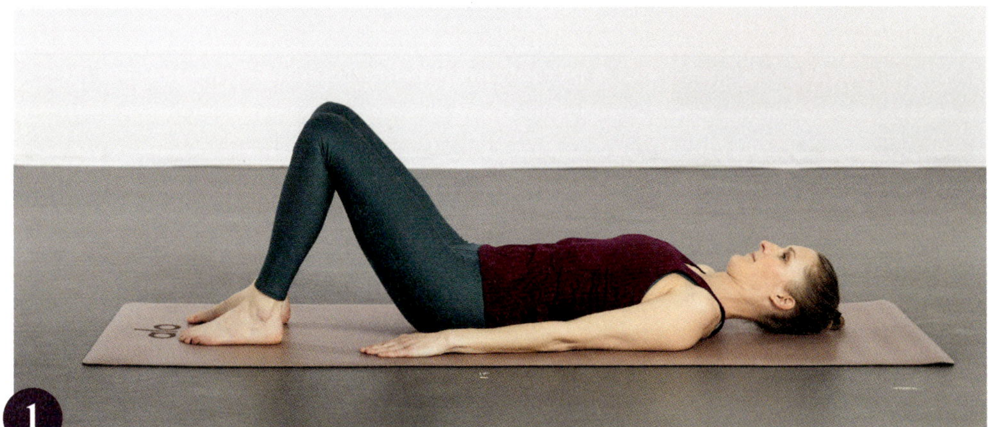

1

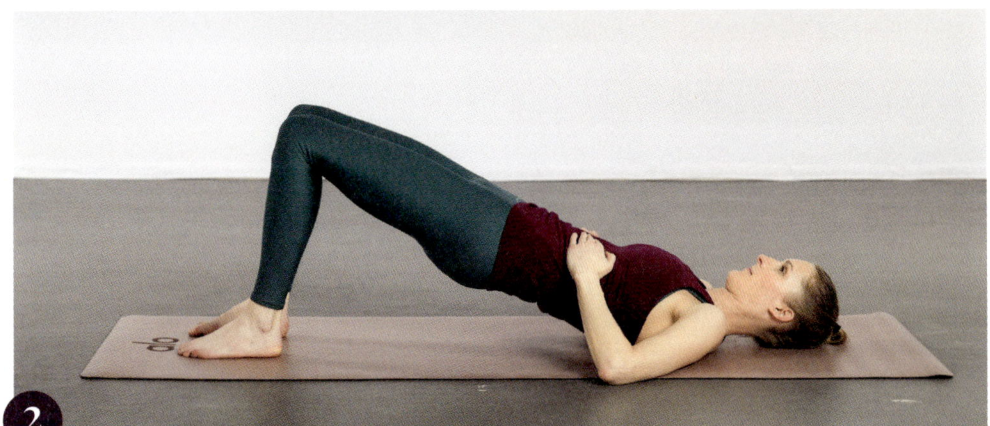

2

Variante 1: Heben und Senken

Um die Gesäßmuskulatur intensiver anzusprechen, kannst du dein Becken etwas zum Boden senken und wieder anheben. Achte darauf, dass dein unterer Rücken dabei lang bleibt. Die Bewegung kommt nicht aus dem Rücken, sondern allein aus der Bewegung der Hüftgelenke. Wenn du dein Becken hebst, bleiben die Bauchmuskeln aktiv. Um deine Ausrichtung zu überprüfen, kannst du eine Hand auf den Bauch, die andere an den unteren Rücken legen.

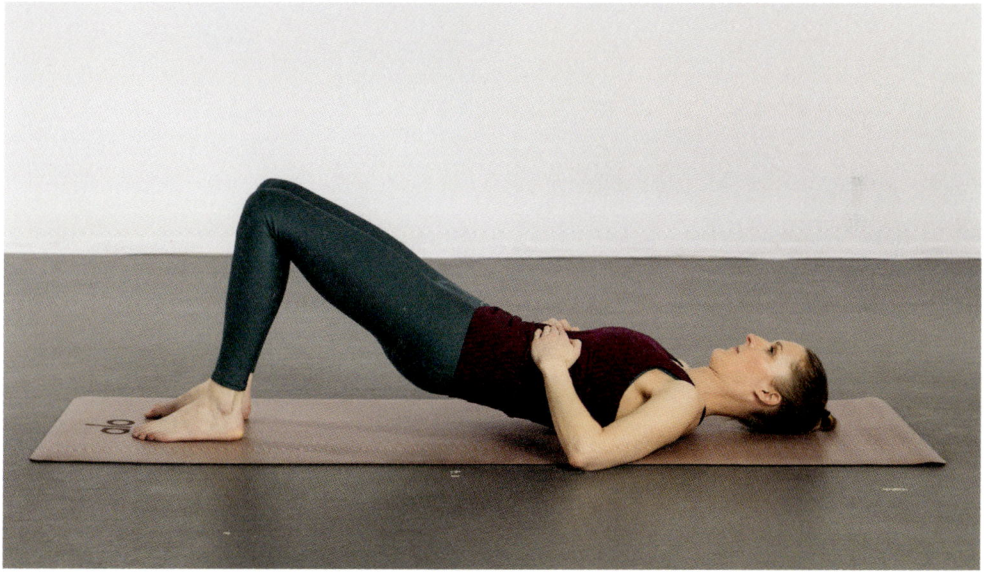

Variante 2: Wirbelleiter

1. Eine entspannende und für den unteren Rücken dehnende Variante ist die Wirbelleiter. Hierfür lege den Rücken Wirbel für Wirbel zum Boden ab.
2. Fahre fort, bis das Becken neutral am Boden liegt.
3. Danach rolle den unteren Rücken wieder Wirbel für Wirbel nach oben – nur so weit, dass du die Rippen durch die Bauchspannung integriert halten kannst. Wiederhole diesen Ablauf mindestens 5-mal oder auch häufiger. Beim Anheben atme ein, beim Ablegen atme aus.

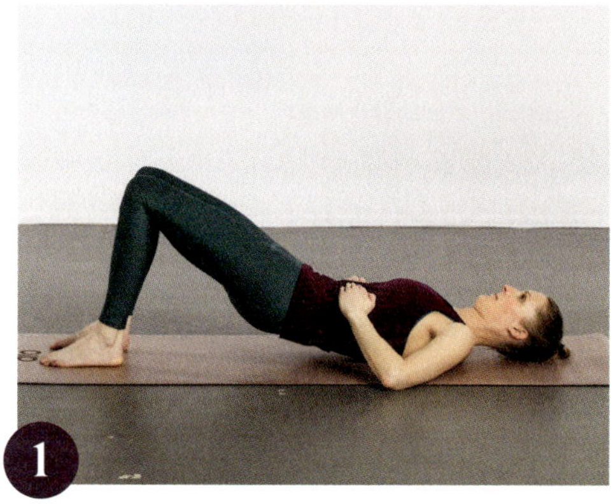

1

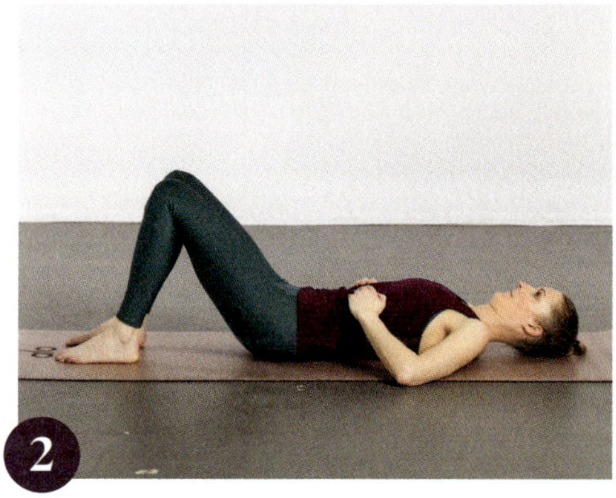

2

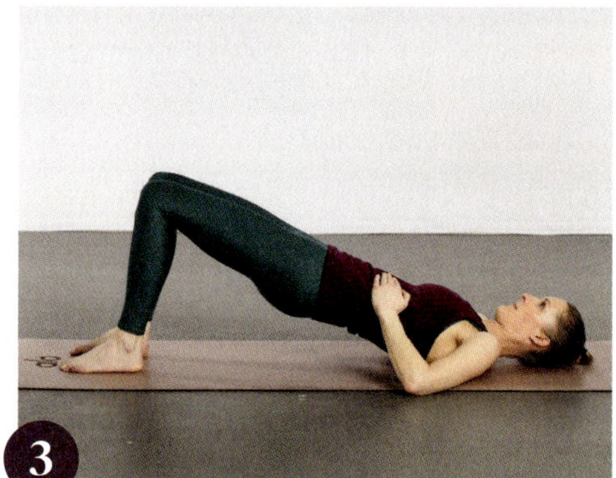

3

Variante 3: Einbeinige Schulterbrücke

1. Bist du schon etwas geübter, kannst du ausprobieren, ein Bein in der tiefen Schulterbrücke anzuheben. Teste das gern aus, indem du zunächst nur die Ferse anhebst.
2. Fühlt sich das stabil an, dann hebe das Knie über die Hüfte. Nutze die Hände an den vorderen oberen Darmbeinstacheln, um den parallelen Stand deines Beckens zu überprüfen. Du kannst dies statisch für einige Atemzüge halten oder auch hier das Becken etwas senken und wieder heben. Deine Ausrichtung dabei ist wichtig: Wenn es dir schwerfällt, deine vorderen oberen Darmbeinstachel auf einer Ebene zu halten, dann übe zunächst eine der anderen Varianten. So baust du die dafür notwendige Kraft Stück für Stück auf.

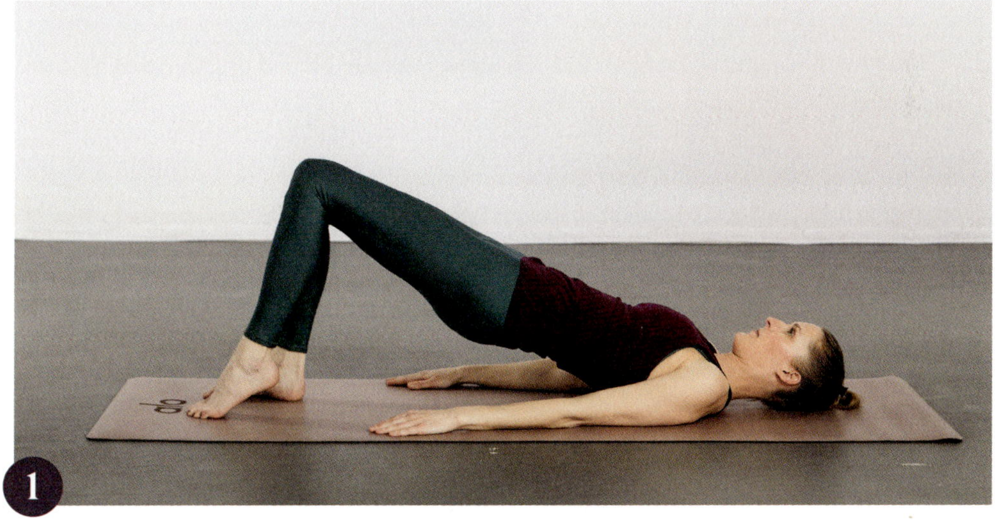

1

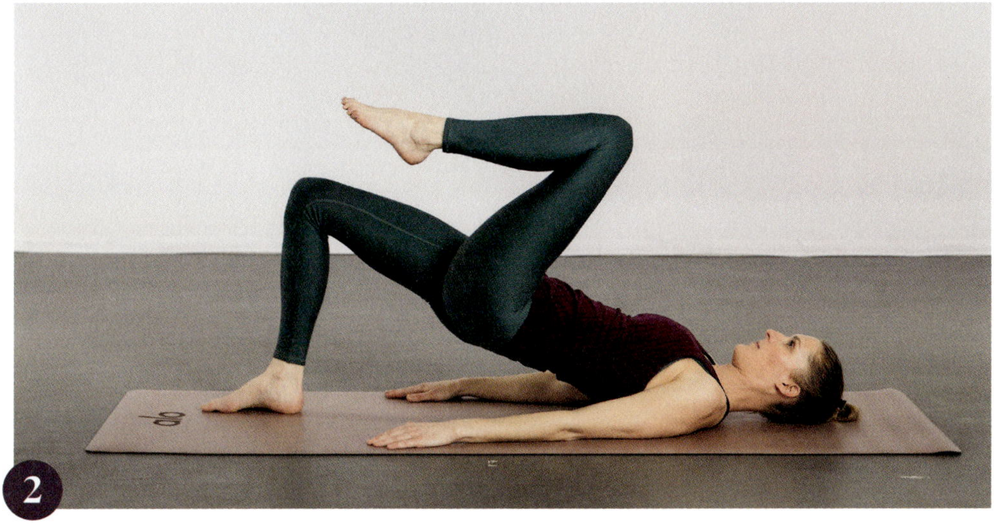

2

Stärkung der tiefen Bauchmuskulatur

Diese Übung kräftigt die tiefen Bauchmuskeln, die sich wie ein Korsett um den unteren Rücken legen. Der *Transversus-abdominis*-Muskel umschließt die gesamte Bauchwand horizontal und stabilisiert die Lendenwirbelsäule. Die schrägen Bauchmuskeln sind ebenso wichtig für die Stabilisierung und sorgen gemeinsam mit dem *Transversus abdominis* für eine aufrechte Körperhaltung und die Regulation des Bauchinnendrucks. So wirken sie sich auch auf das Zwerchfell, den Beckenboden und auf die Rückenmuskeln aus.

1. Beginne in Rückenlage mit aufgestellten Füßen. Achte darauf, dass dein Becken neutral am Boden liegt und sich bei der Übung nicht bewegt. Verschränke die Hände am Hinterkopf, sodass du deinen Kopf mit den Händen halten kannst. Die Ellenbogen zeigen nach oben Richtung Decke. Atme am Boden ein.
2. Mit der Ausatmung hebe deine Schulterblätter vom Boden ab und drücke dabei die unteren Rippen auf den Boden. Halte die Atmung an. Stelle dir vor, dass du die vorderen oberen Darmbeinstachel zueinanderziehst, um deine unteren Bauchmuskeln aktiv zu halten. Nach einigen Sekunden, bevor du wieder einatmen möchtest, lege dich langsam wieder am Boden ab. Achte darauf, dass du die unteren Rippen integriert hältst, bis du dich komplett abgelegt hast, damit du die Aktivierung der Bauchmuskeln erst am Boden löst. Wiederhole dies 5- bis 8-mal.

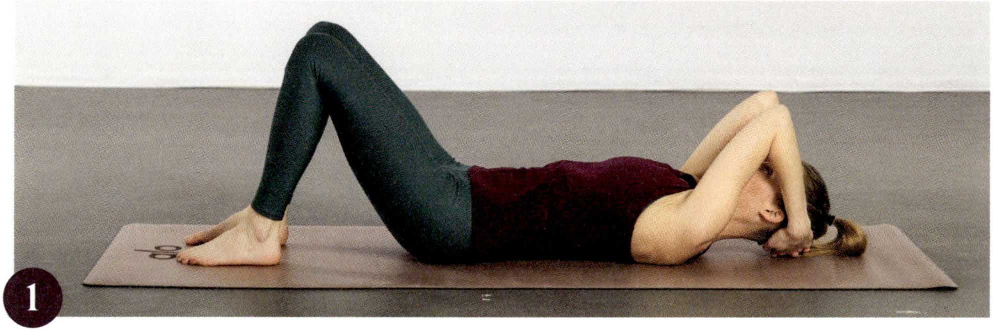

1

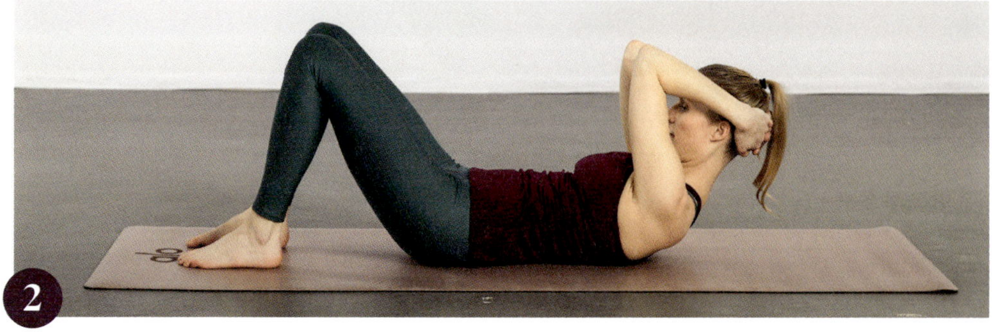

2

Variante 1: Rotation

1. Nachdem du die Schulterblätter angehoben hast, drehe deine Schultern aus der Körpermitte nach links. Achte darauf, dass sich dein linkes Schulterblatt dadurch nicht am Boden ablegt. Es ist eine kleine Rotation, bei der du dennoch versuchst, das Korsett der Bauchmuskeln eng an den Rumpf heranzuziehen.
2. Optional kannst du dabei den rechten Arm an deinem linken Bein vorbeistrecken und das Schulterblatt dabei mit in diese Richtung bewegen.
3. Bringe deine Hand wieder an den Hinterkopf, drehe zurück in die Mitte und lege dich wieder am Boden ab, wenn du einatmen möchtest. Wiederhole dies je Seite 3- bis 5-mal.

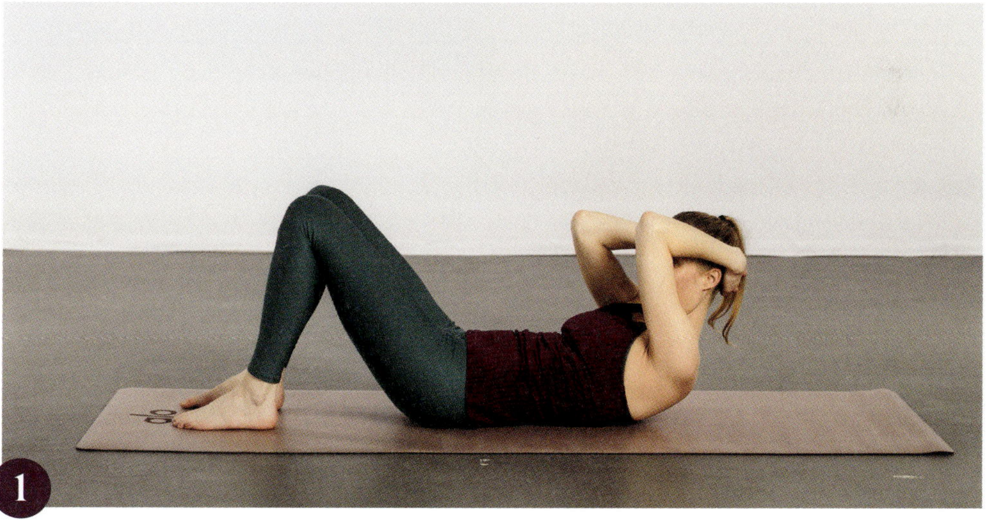

1

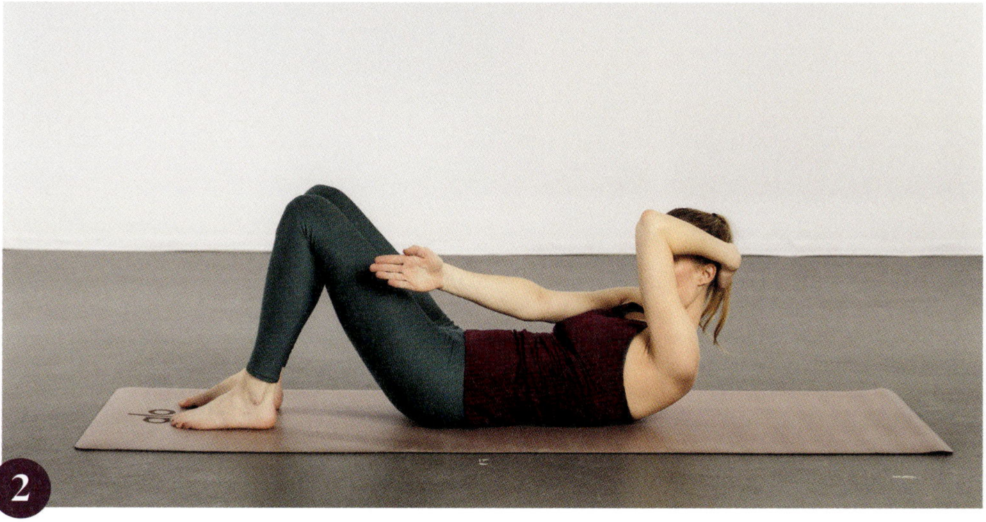

2

Variante 2: Käfer

Die oben genannten Bauchübungen können sehr herausfordernd sein. Wenn du dir eine sanftere Übung wünschst oder merkst, dass du dein Bauchmuskelkorsett bei der Übung nicht festhalten kannst, praktiziere zunächst diese Übung, um die Kraft schonend aufzubauen.

1. Lasse die Füße bei dieser Übung aufgestellt. Achte auf ein neutrales Becken. Lege die rechte Hand auf deine unteren Rippen und aktiviere die Bauchmuskeln so, dass du die Lücke zwischen den Rippen flach schließt.
2. Hebe den linken Arm nach oben, sodass die Hand Richtung Decke zeigt, und das Schulterblatt von der Matte.
3. Führe den Arm hinter deinen Kopf Richtung Boden; nur so weit, wie sich der Bewegungsradius für dich gut anfühlt. Du wirst dabei merken, dass du nun die Bauchmuskeln unter deiner rechten Hand mehr anspannen musst, damit die Rippenbögen sich nicht Richtung Decke öffnen. Danach bringe den Arm zurück neben den Körper und wiederhole dies einige Male, bevor du die Seiten wechselst.
4. Lege zunächst die rechte Hand auf den Unterbauch, unterhalb des Bauchnabels. Bringe das linke Knie langsam über die Hüfte und halte dabei die Bauchmuskeln aktiv. Versuche, dein Becken dabei so stabil wie möglich zu halten. Von hier bringe den Fuß langsam wieder zum Boden oder ergänze noch eine Schwierigkeitsstufe.
5. Strecke nun dein Bein in die Diagonale. Beobachte dabei, wie deine Bauchmuskeln reagieren und ob sie das Gewicht deines Beins halten können, ohne dass die Aktivität sich löst. Je nach Kraft und Kontrolle strecke dein Bein eher senkrecht nach oben (leichter) oder mehr in die Parallele und Richtung Boden (schwerer). Dein Körper profitiert am meisten von der Übung, wenn du den Schwierigkeitsgrad so wählst, dass es herausfordernd, aber noch gut kontrollierbar ist.

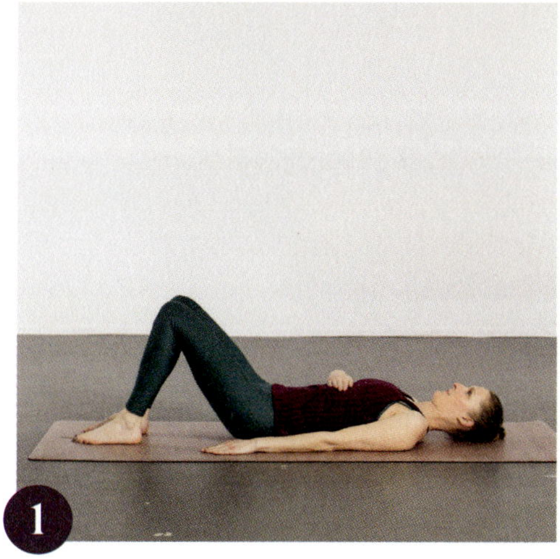

1

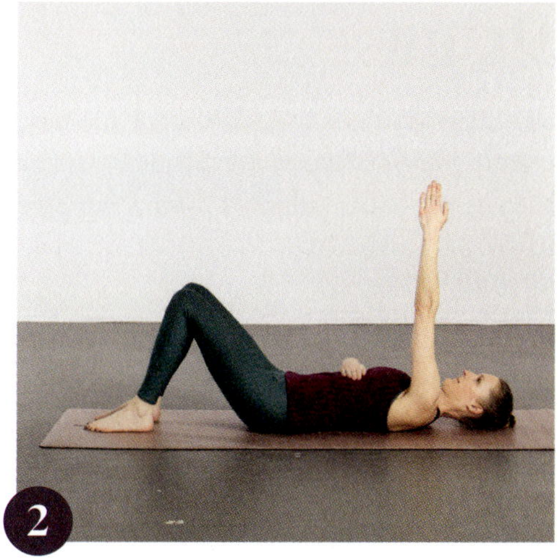

2

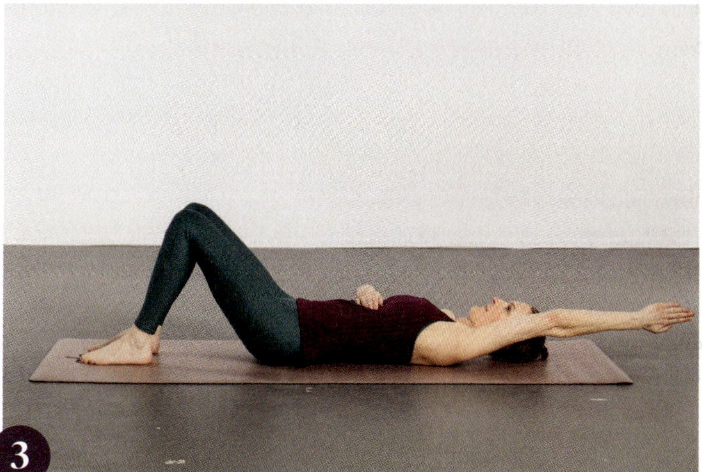

3

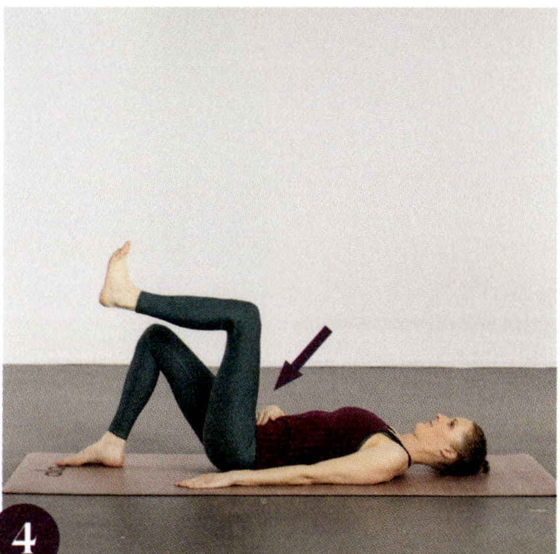

4

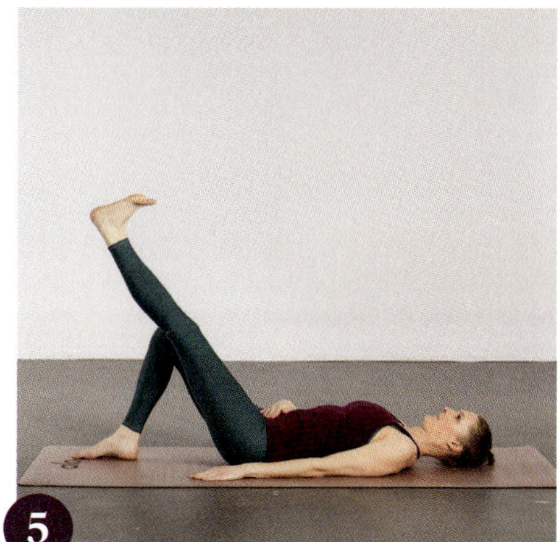

5

Delfin

Der Delfin ist eine herausfordernde Haltung, bei der es sich jedoch lohnt, sie regelmäßig zu praktizieren, um Kraft in den Schultern aufzubauen. Du kannst dich stückweise an die Haltung herantasten, indem du sie zunächst nur sehr kurz übst, und mit der Zeit wird es dir leichter fallen, einige Atemzüge in der Haltung zu verweilen. Eine ruhige, gleichmäßige Atmung wird dir dabei helfen.

1. Gehe in den Vierfüßlerstand und bringe beide Unterarme zum Boden. Die Knie sind dann relativ nah an den Ellenbogen. Drücke die Handflächen flach auf den Boden.
2. Alternativ lege die Handflächen aneinander, sodass die kleinen Finger jeweils im Kontakt zum Boden sind. Die Ellenbogen sollten nicht mehr als schulterweit auseinanderstehen.
3. Hebe die Knie an und stelle dir vor, in deiner Hüftbeuge zieht dich ein Band nach oben Richtung Decke. Deine Knie können etwas gebeugt bleiben und die Fersen dürfen sich vom Boden heben, damit du vor allem viel Länge im Rücken spürst. Wenn du aus der Haltung rauskommen magst, beuge die Knie wieder mehr und setze sie sanft auf den Boden.
4. Nimm danach gern die Kindeshaltung ein, um die Schultern zu entspannen. Dafür setzt du dich mit dem Gesäß auf deine Fersen und legst den Oberkörper auf den Oberschenkeln ab. Die Stirn liegt am Boden und du darfst dein Körpergewicht in dieser Haltung an den Boden abgeben. Wenn du magst, strecke die Arme lang nach vorn aus oder lege sie neben deinen Beinen ab. Die Handflächen öffnen dabei etwas zur Decke, um den Schulterbereich zu öffnen.

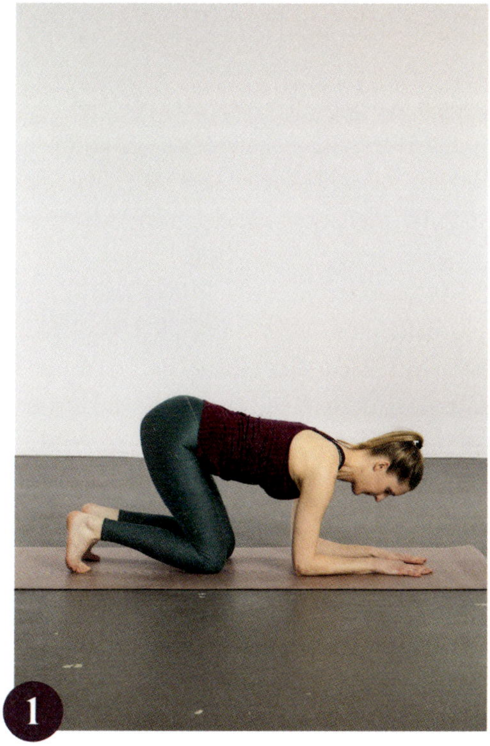
1

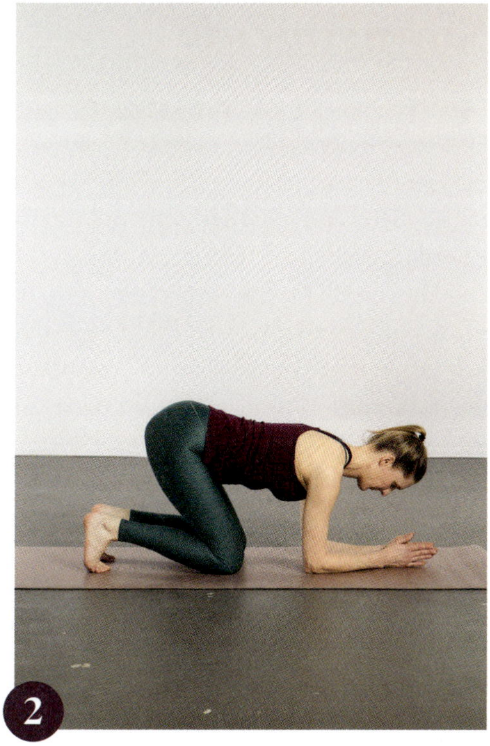
2

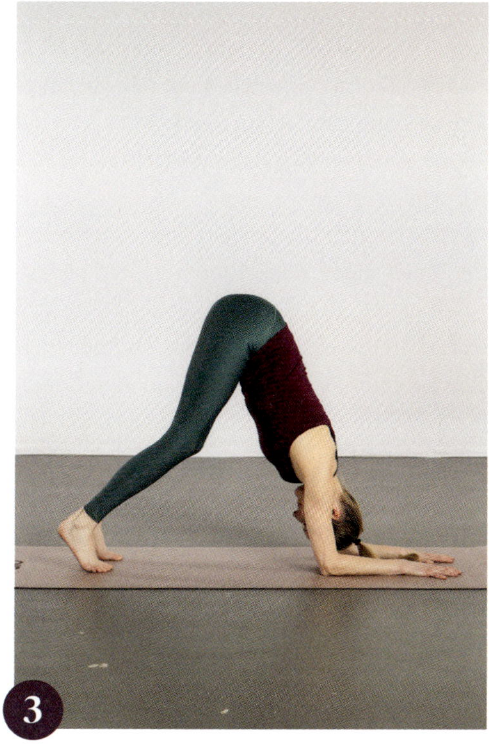
3

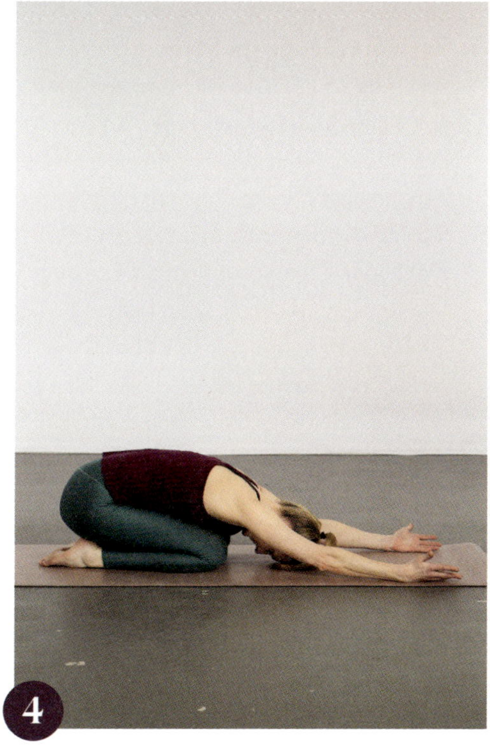
4

Sonnengruß

Der Sonnengruß ist der Klassiker der *Asana*-Praxis, denn durch die fließende Abfolge mehrerer Haltungen werden viele Muskeln im Körper gekräftigt und gedehnt. Die Übungen werden im Rhythmus der Atmung praktiziert, sodass der Kreislauf gefordert und der Fokus trainiert wird. Daher eignet sich der Sonnengruß besonders gut zur Aktivierung, vor allem dann, wenn er mehrfach hintereinander geübt wird. Es gibt einige Varianten davon, die sich je nach Yogastil leicht unterscheiden. Eine Besonderheit in diesem Sonnengruß ist der 90-90-Kniestand, bei dem ein 90-Grad-Winkel in beiden Knien gehalten wird. Diese Ausrichtung sorgt dafür, dass wir die Gesäß- und Bauchmuskeln aktivieren und damit unsere Körperhaltung trainieren. Gleichzeitig wird auf der Vorderseite der Hüftbeuger-Muskel gedehnt, der durch langes Sitzen im Alltag oft verspannt oder verkürzt ist.

1. **Ausgangsstellung:** Die Füße sind stabil hüftweit aufgestellt. Füße, Becken, Schulterblätter und Hinterkopf sind etwa in einer Linie. Stelle dir einen unsichtbaren Faden am Kopf vor, der deinen Körper von innen heraus aufrichtet. Die Knie können leicht gebeugt sein, sodass es leichter fällt, das Becken in eine neutrale Position zu bringen. Die Arme sind entspannt am Körper. Atme aus.
2. **Berg mit nach oben gestreckten Armen:** Führe die Hände über vorn langsam nach oben. Dabei bewegen sich die Schulterblätter mit nach oben. Atme ein. Achte dabei darauf, die Ausrichtung des Beckens nicht zu verändern und die vorderen Rippen integriert zu halten, indem du die Bauchspannung hältst.
3. **Vorwärtsbeuge im Stehen:** Beuge dich aus der Hüfte heraus mit dem Oberkörper nach vorn. Die Knie dürfen leicht gebeugt sein oder auch mehr, das Gesäß bewegt sich nach hinten, während der Oberkörper lang nach vorn klappt. Lege zum Schluss die Hände flach auf den Boden. Atme aus. Für die meisten Menschen ist es notwendig, dafür die Knie stärker zu beugen oder Blöcke unter die Handflächen zu setzen.
4. **90-90-Kniestand:** Setze den rechten Fuß nach hinten und bringe dein Knie zum Boden. Richte den Oberkörper auf, sodass du mit beiden Knien einen Winkel von 90 Grad bildest. Die rechten Gesäßmuskeln helfen dir bei der Aufrichtung des Beckens, wobei der rechte Sitzbeinhöcker (der spitze Knochen am unteren Ende deines Beckens) direkt oberhalb deines Knies ausgerichtet sein sollte. Den Fuß hinten kannst du entweder flach auf den Boden drücken oder aber die Zehen aufstellen. Bringe beide Arme über vorn nach oben und halte dabei die vorderen Rippen integriert. Atme in dieser Haltung ein. Du kannst einige Atemzüge in dieser Haltung bleiben oder direkt mit dem Flow fortfahren.
   Hinweis: Wenn du den Sonnengruß wiederholst, gehe mit dem linken Fuß nach hinten, sodass du einen Seitenwechsel hast und beide Seiten gleichmäßig trainierst.

Auf der nächsten Seite geht es weiter ➔

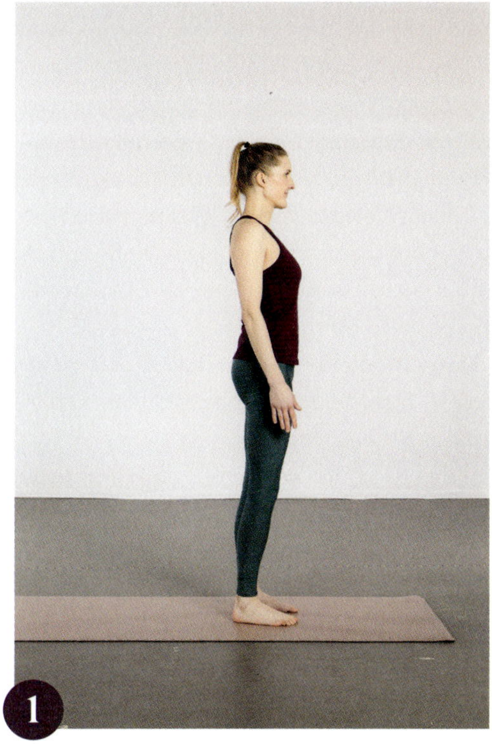

1

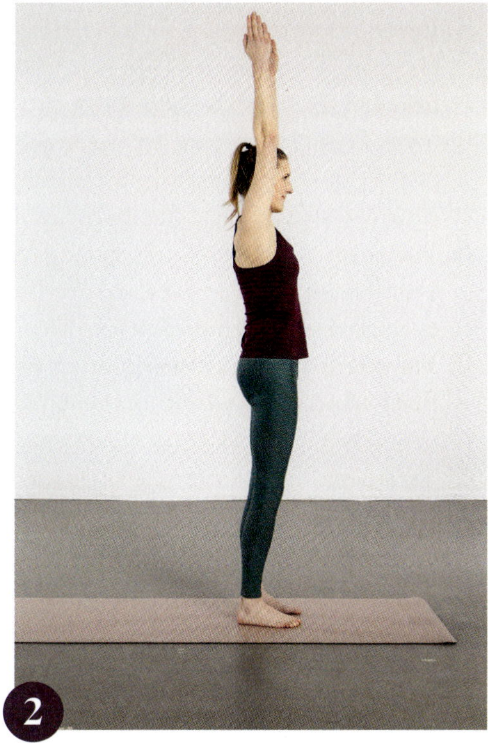

2

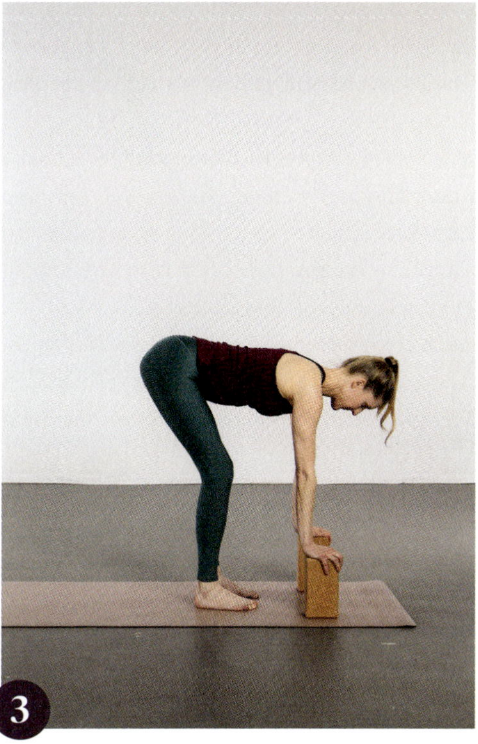

3

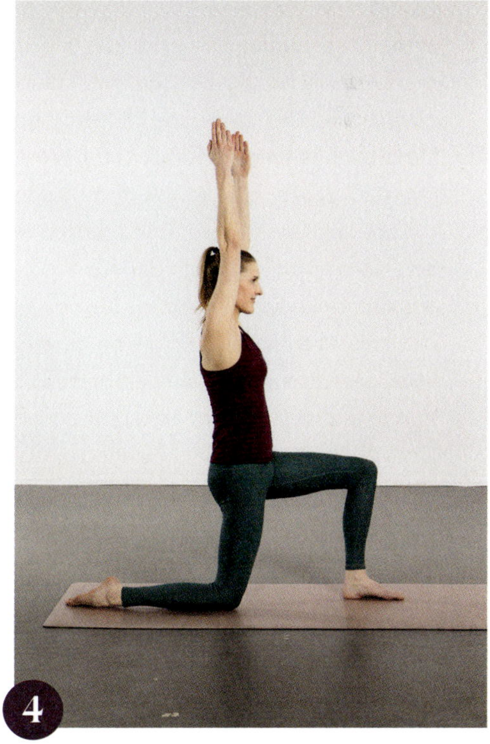

4

5. **Brett:** Bringe die Hände zurück zum Boden und gehe direkt mit einem Fuß zurück, sodass dein ganzer Körper eine Linie bildet. Die Schultern sind dabei direkt über deinen Handgelenken. Ziehe die Schulterblätter leicht in Richtung Wirbelsäule und an den Brustkorb heran. Diese Haltung hat es in sich, denn hier musst du gegen die Schwerkraft arbeiten: Nutze dafür deine Gesäß- und Bauchmuskeln, um die Körpermitte nicht Richtung Boden sinken zu lassen. Dein Hinterkopf ist auch hier in einer Linie mit deinem Rücken. Atme aus.
6. **Variante:** Wenn diese Haltung für dich neu ist oder sie sich einfach nicht stabil anfühlt, empfehle ich, die Knie dabei auf den Boden zu setzen. Die Ausrichtung bleibt ansonsten dennoch gleich und du bildest eine Linie von Knien bis Kopf.
7. **Viergliedrige Stabhaltung oder tiefer Liegestütz:** Halte den Atem an, bis du am Boden liegst. Für die ersten Sonnengrüße macht es Sinn, die Knie erst zum Boden zu bringen, bevor du die Ellenbogen beugst und dich mit dem Oberkörper auf dem Boden ablegst.
8. **Variante:** Dies erfordert nicht ganz so viel Kraft wie die Version, in der du in den tiefen Liegestütz gehst, sodass du den Fokus etwas mehr auf die Technik und deine Ausrichtung legen kannst. Dennoch trainiert diese Variante deine Muskeln, sodass du mit einigen Wiederholungen Kraft für die volle Haltung ausbildest. Hierbei ist es wichtig, die Rumpfspannung aufrechtzuerhalten, während du dich zum Boden legst. Die Schulterblätter ziehen leicht zueinander, sodass die Oberarmköpfe nicht nach unten sinken.
9. **Kleine Kobra:** Drücke dein Schambein bewusst auf den Boden; das aktiviert deine Gesäßmuskeln und schafft Länge in deinem unteren Rücken. Ziehe die Hände gefühlt nach hinten zu den Füßen, ohne dass sie sich tatsächlich bewegen; damit schiebst du die Schulterblätter etwas nach unten und zueinander. Hebe dabei dein Brustbein nach oben und schiebe es nach vorn, sodass du dich wie eine Kobra aus der Brustwirbelsäule heraus nach oben rollst. Der Nacken darf dabei lang bleiben. Atme ein.
10. **Herabschauender Hund:** Um dich von der Kobra in den herabschauenden Hund nach oben zu heben, drücke mit den Händen in den Boden. Mit einer starken Körpermitte schiebe das Gesäß zurück und nach oben. Dabei kannst du mit den Füßen etwas näher zu den Händen laufen, wenn der Abstand zu groß ist. Im herabschauenden Hund atmest du aus. Die Knie dürfen gebeugt bleiben und die Fersen müssen den Boden nicht berühren. Der Fokus liegt in dieser Haltung darauf, Länge in der Wirbelsäule zu schaffen. Wichtig ist auch, dass du die Arme streckst und das Gewicht zwischen Händen und Füßen verteilst. Die Rumpfmuskulatur bleibt aktiv und du hebst dich vom unteren Bauch nach oben Richtung Decke. Der Nacken ist entspannt, die Ohren sind etwa zwischen den Oberarmen. Diese Position eignet sich, um einen Moment innezuhalten. So kannst du 3 oder 5 Atemzüge hier verweilen, bevor du den Sonnengruß fortsetzt.

Auf der nächsten Seite geht es weiter ➔

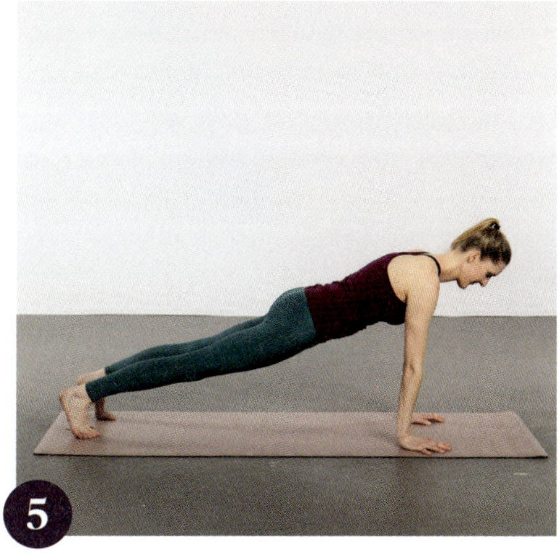
5

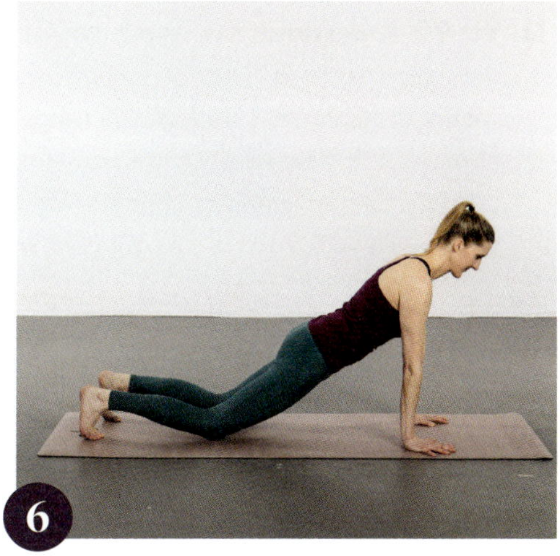
6

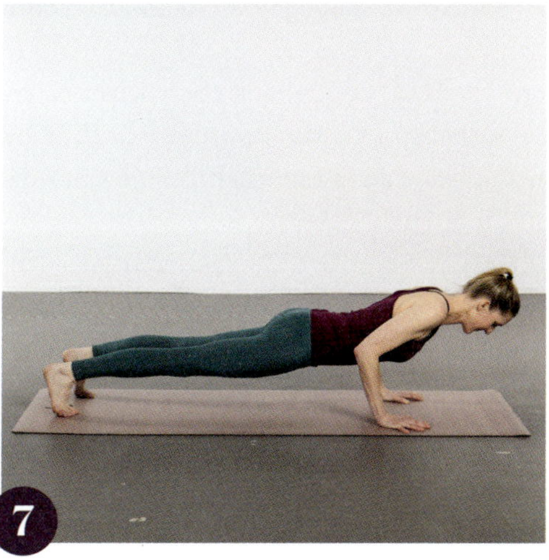
7

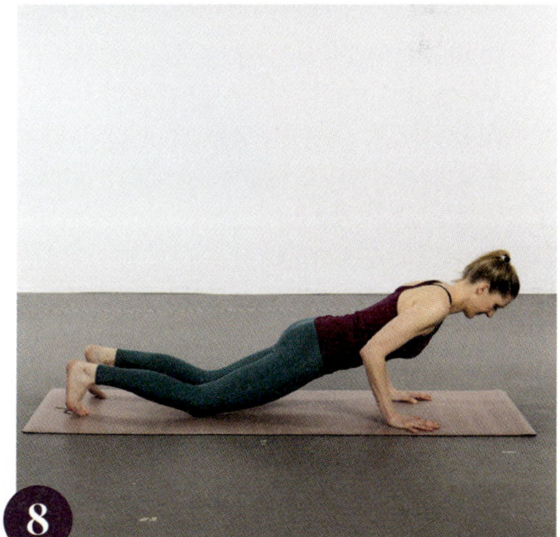
8

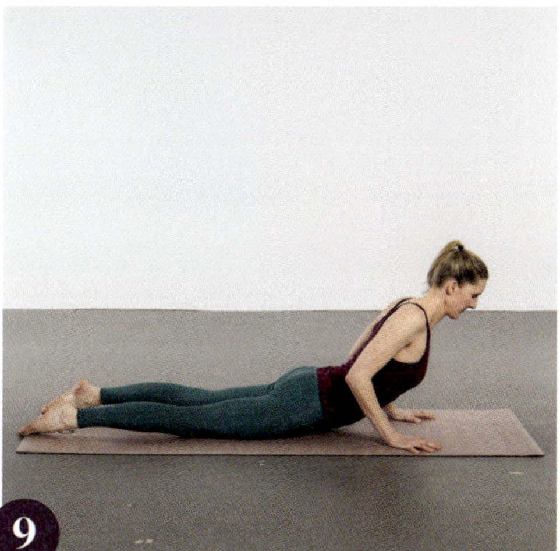
9

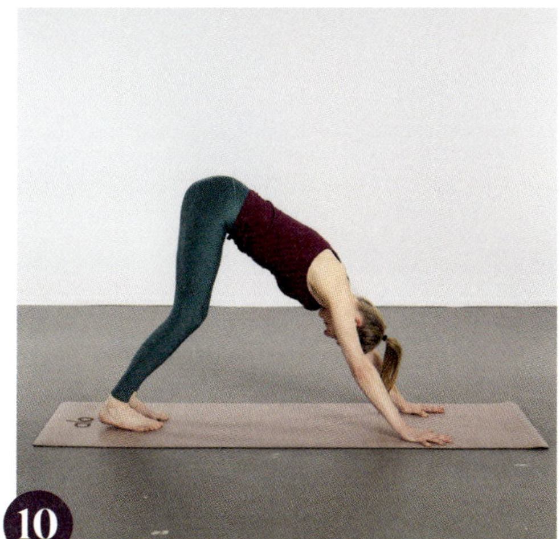
10

11. **90-90-Kniestand:** Mache mit dem rechten Bein einen Schritt nach vorn zu deinen Händen; setze das linke Knie auf dem Boden ab und richte den Oberkörper auf. Die Knie sind wieder in einem 90-Grad-Winkel ausgerichtet. Hebe die Arme über vorn nach oben und atme ein. Für viele ist es schwer, den Fuß sanft und weit nach vorn zu setzen. Nutze gern Blöcke unter den Händen, um mehr Platz unter dir zu schaffen. Oder bringe alternativ den Fuß so weit nach vorn, wie es gut geht, setze dein Knie ab und helfe dann mit deiner Hand nach, den Fuß weiter nach vorn zu bringen. Mit etwas Übung wird auch das sehr flüssig und nach und nach immer müheloser. (Ab Seite 178 bekommst du noch mehr Tipps für das nach vorn steigen aus dem herabschauenden Hund.)
    Hinweis: Wenn du den Sonnengruß wiederholst, gehe stattdessen jetzt mit dem linken Fuß nach vorn, sodass du beide Seiten gleichmäßig trainierst.
12. **Vorwärtsbeuge im Stehen:** Bringe die Hände vor deinen Füßen zum Boden, sodass du etwas Gewicht auf die Arme verlagern kannst. Setze deinen linken Fuß neben deinen rechten. Beuge gern deine Knie. Der Nacken ist entspannt. Natürlich kannst du auch Blöcke unter deine Hände stellen. Atme aus.
13. **Berg mit nach oben gestreckten Armen:** Um dich wieder nach oben aufzurichten, nutze die Kraft aus deinen Beinen und komme mit langem Rücken kontrolliert nach oben. Aktiviere deine Gesäßmuskulatur, um dich von der Hüfte aus zu strecken. Bringe dabei die Arme über vorn nach oben. Atme ein.
14. **Ausgangsstellung:** Lass die Arme wieder über vorn sinken und atme aus. Zurück in der Ausgangsposition kannst du von hier einen weiteren Sonnengruß starten oder eine andere Übung anschließen.

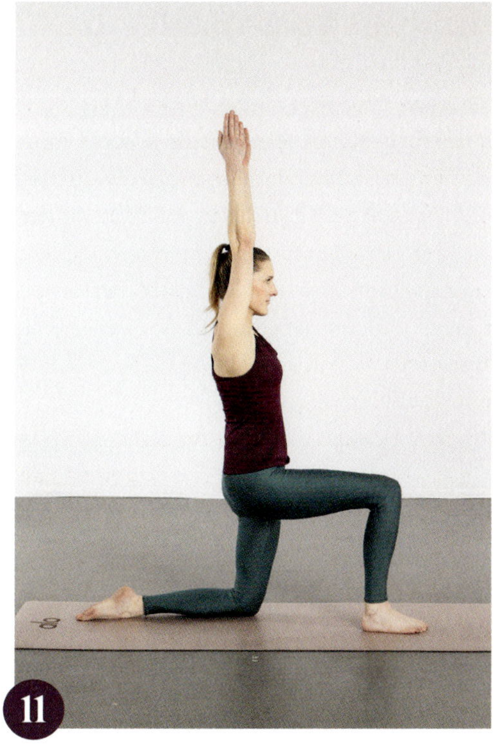
11

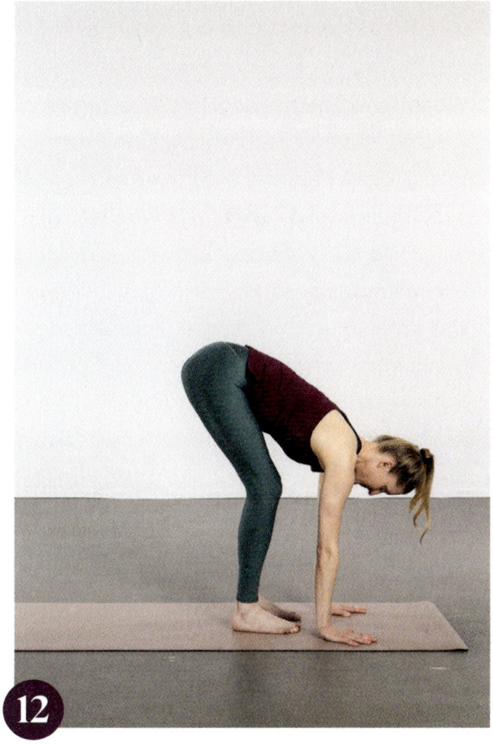
12

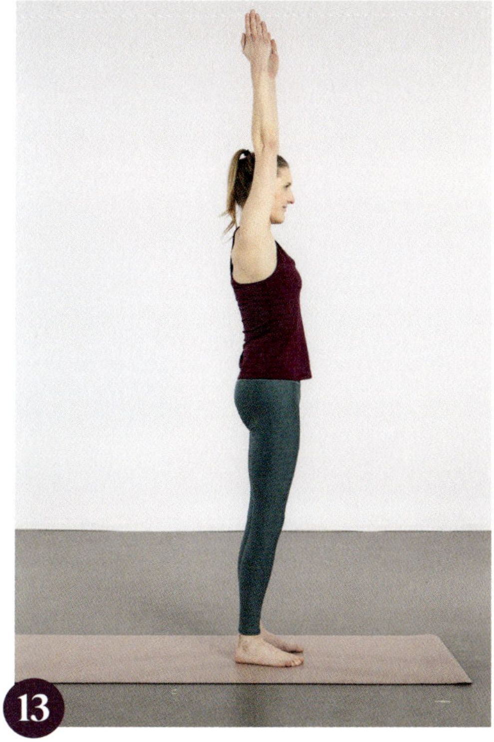
13

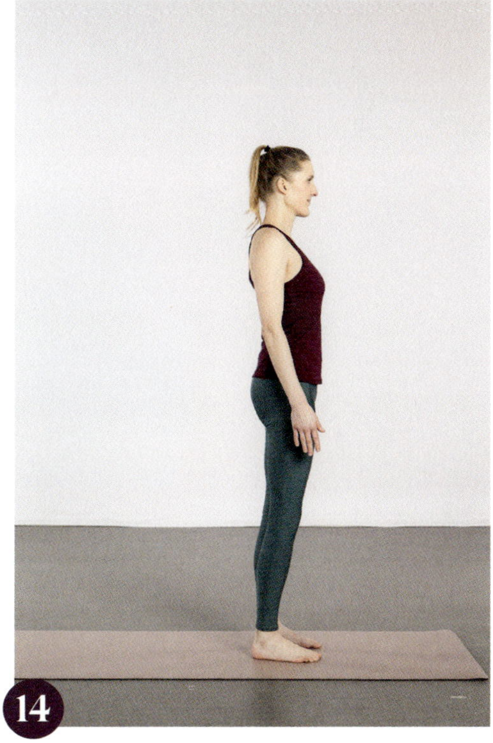
14

Ausrichtung der Körperhaltung in Yogahaltungen

Um unsere Körperhaltung durch die Yogapraxis zu stärken, trainieren wir die Muskulatur, die uns dabei hilft, uns aufzurichten. Da aber unser Gehirn Feedback für die Ausrichtung braucht, ist es sinnvoll, selbst während der Praxis immer mal wieder mit den Händen zu prüfen, ob Kreuzbein, Schulterblätter und Hinterkopf in einer Linie sind. Vor allem, wenn wir diese Ausrichtung neu lernen, ist taktiles Feedback durch unsere Hände essenziell und unterstützt die propriozeptive Wahrnehmung. Besonders in Yogahaltungen, in denen unsere Hände frei zur Verfügung stehen, bietet sich das an. Der Kontakt mit dem eigenen Körper und das gleichzeitige Bewusstsein für die Ausrichtung helfen zudem, unser Körperbild zu schärfen.

Im Folgenden findest du drei beispielhafte Haltungen, mit denen du deine Ausrichtung überprüfen kannst.

Ausfallschritt

Der Ausfallschritt, bei dem das Knie über dem Boden gehalten wird, erfordert ein wenig Balance. Wenn du die Schulterblätter und den Hinterkopf über das Kreuzbein bringst, kannst du deine Bauchmuskeln und den Gesäßmuskel des hinteren Beins leichter aktivieren. Dies wird dir bei der Balance helfen. So nimmst du die Haltung ein:

1. Vom 90-90-Kniestand aus stelle hinten deine Zehen auf. Um deine Ausrichtung zu überprüfen, bringe eine Hand an deinen Hinterkopf und die andere Hand an dein Kreuzbein. Stelle dir vor, du möchtest diese Pole auseinanderziehen und übereinanderstellen.
2. Drücke die Füße in den Boden und hebe das hintere Knie, ohne die Ausrichtung der Wirbelsäule zu verlieren. Jetzt bist du im Ausfallschritt.

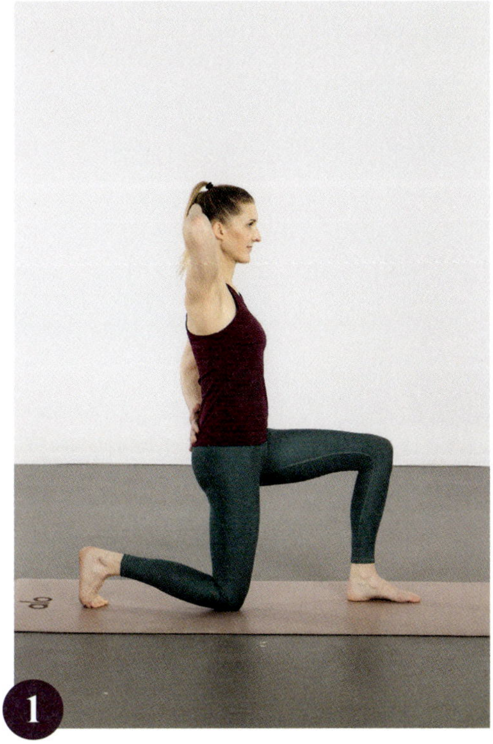
1

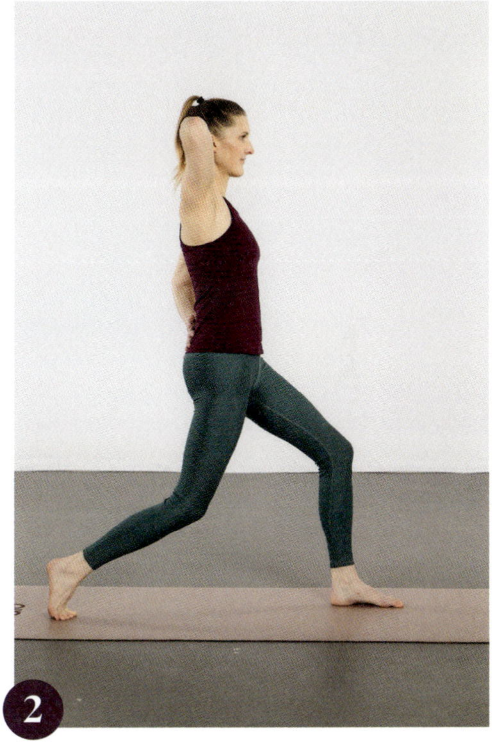
2

Göttinnen-Haltung

Die Göttinnen-Haltung kombiniert Kraft, Mobilität und innere Stabilität. Sie stärkt Beine und Rumpf, öffnet Hüften und Schultern und kann das Gefühl von Selbstbewusstsein und Entschlossenheit fördern.

1. Stelle dich seitlich auf deine Matte, die Füße weit auseinander, wie für eine weite Vorbeuge.
2. Hebe beide Fersen und drehe sie leicht nach innen, sodass die Zehen etwas nach außen zeigen; die Rotation kommt aus den Hüftgelenken. Beuge die Knie etwas, als würdest du auf einem Pferd sitzen. Überprüfe mit Händen am Kreuzbein und Unterbauch, ob dein Becken aufrecht und neutral ist. Ansonsten kannst du den Schritt etwas enger wählen oder die Hüften nicht so weit nach außen rotieren.
3. Bringe eine Hand an dein Kreuzbein und die andere an den Hinterkopf, um deine Halswirbelsäule auszurichten.
4. Hier hast du die Möglichkeit, auch deine Arme nach oben zu strecken und dich kraftvoll und selbstbewusst zu fühlen.

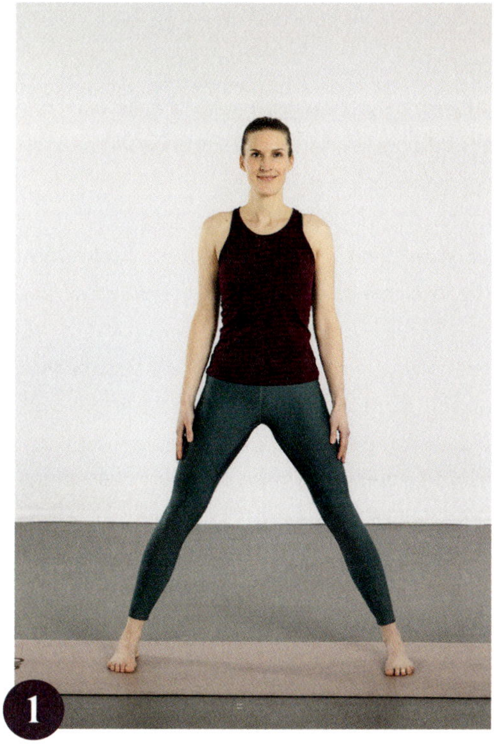

1

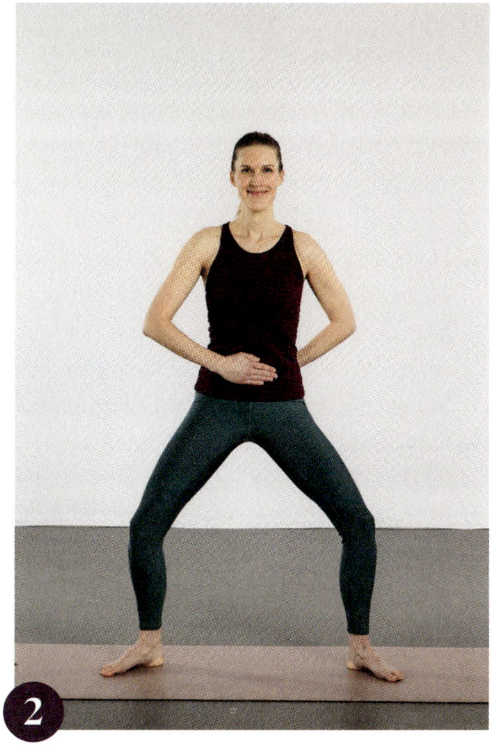

2

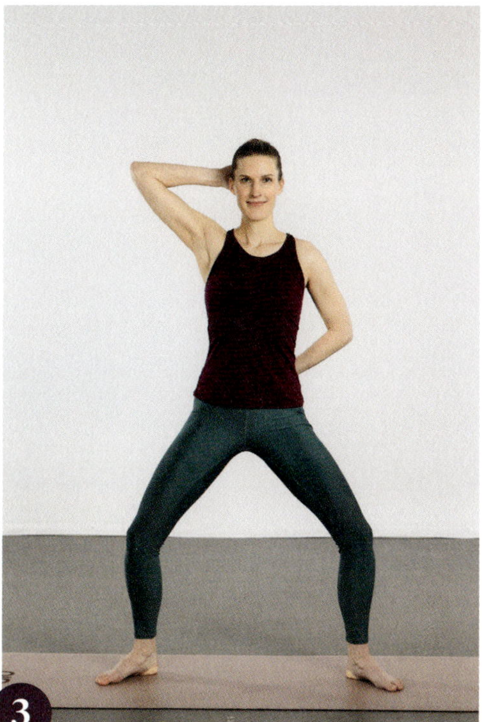

3

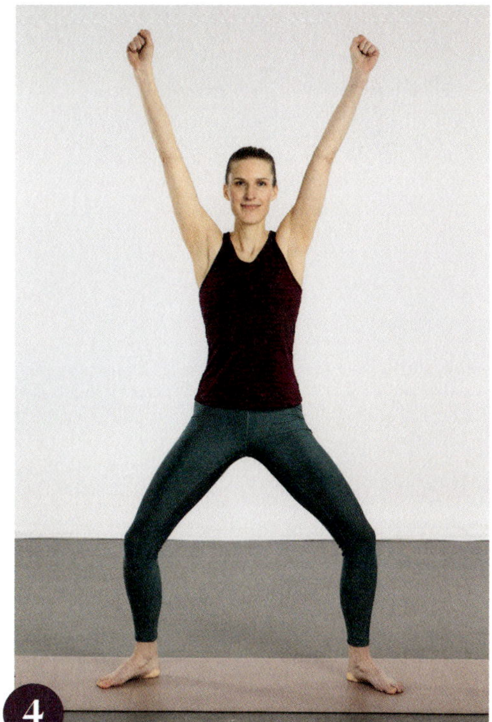

4

Krieger 3

Der Krieger 3 ist eine herausfordernde Balancehaltung, zu der du gern auch Blöcke zur Hilfe nehmen kannst. Ein starker Rumpf hilft dir in dieser Haltung bei der Stabilisierung. Daher ist es sinnvoll, deine Ausrichtung selbst zu prüfen und gegebenenfalls anzupassen.

1. Starte im aufrechten Stand. Lege gern hier schon eine Hand vorn an die unteren Rippen und die andere Hand in deine linke Hüftbeuge. Verlagere dein Gewicht auf den linken Fuß und löse die rechte Ferse vom Boden.
2. Hebe das rechte Knie an. Solltest du mit der Balance Schwierigkeiten haben, kannst du einen Stuhl zur Hilfe nehmen und dich dort festhalten.
3. Führe das Knie unter deinen Körper und beuge dich dann aus der Hüfte nach vorn, als wenn du dich nach hinten auf einen Stuhl setzt. Deine Finger geben dir das Feedback vorn an der Hüfte. Führe dein gebeugtes Knie in Verlängerung deines Oberkörpers nach hinten, sodass sich dein Körper in der Zielhaltung parallel zum Boden befindet. Halte deine Rippen während der Bewegung integriert. Die Hand vorn in der Hüftbeuge kannst du nun auch zum Kreuzbein bringen und prüfen, ob dein Becken parallel zum Boden steht.
   Variante: Wenn du Schwierigkeiten mit der Balance hast, setze dir zwei Blöcke unter deine Schultern, sodass du dich mit den Händen aufstützen kannst. Du kannst dann vorsichtig eine Hand lösen und mit dieser deine Ausrichtung überprüfen.
4. Um dich wieder nach oben aufzurichten, drücke in den am Boden stehenden Fuß und bringe dein Knie wieder nach oben, um den Fuß dann auf dem Boden abzustellen. Wiederhole die Übung auf der anderen Seite.

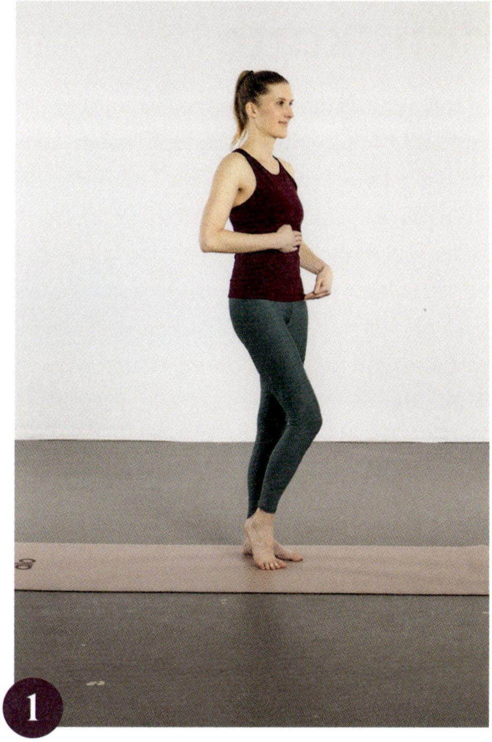
1

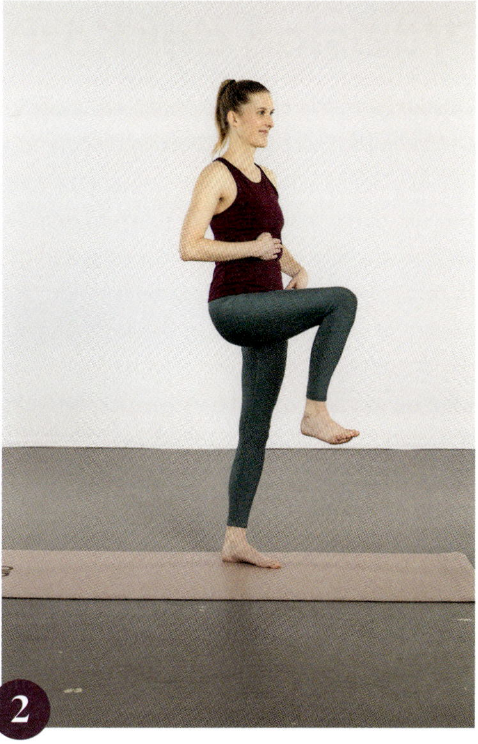
2

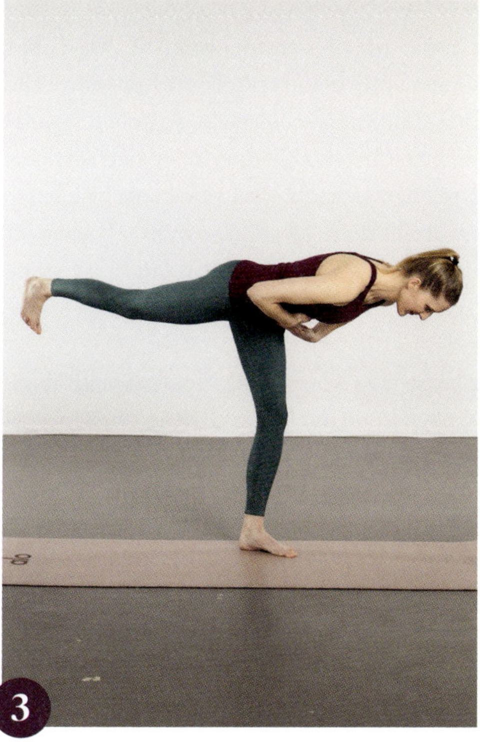
3

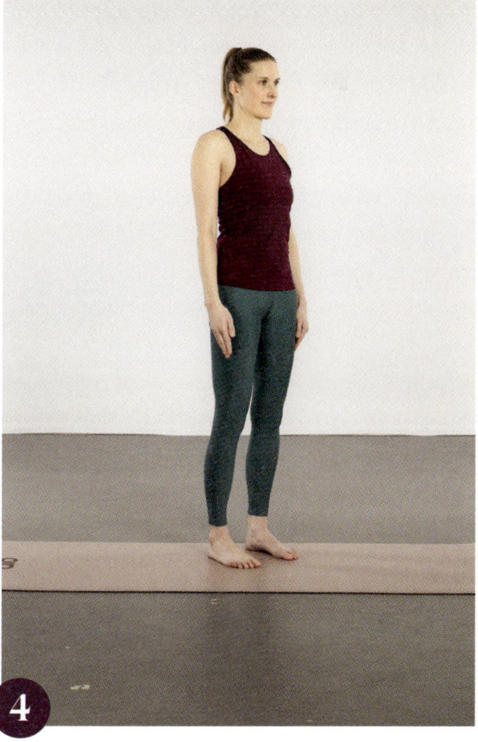
4

Präzision der Körperlandkarte

Unsere Körperlandkarte können wir gezielt mit Mobilisierungsübungen erweitern und präzisieren. Im Kontext der neurozentrierten Yogapraxis sind Mobilisierungsübungen immer kontrollierte, langsame, gelenkspezifische Bewegungen, die mit maximaler Kontrolle und Aufmerksamkeit durchgeführt werden. Sie dienen dazu, die neuromuskuläre Kontrolle zu verbessern, und gleichzeitig sorgen sie für geschmeidige Gelenke und mehr Beweglichkeit. Da wir in den Bereichen um die großen Gelenke der Hüfte und Schultern besonders viele Lymphknoten haben, regen wir mit diesen Bewegungen auch den Lymphfluss an und massieren die Faszien, das Bindegewebe, das unseren Körper zusammenhält. Wenn du diese Übungen durchführst, wirst du merken, dass die Herausforderung nicht nur in der motorischen Kontrolle des Zielgelenks liegt, sondern dass vor allem auch die Stabilisierung des restlichen Körpers Kraft und Aufmerksamkeit erfordert. Damit trainierst du also neben der Beweglichkeit auch deine reflexive Stabilität (die größtenteils vom Hirnstamm gesteuert wird) und erweiterst ganz automatisch die gefühlte Sicherheit in deinem Gehirn.

Mobilisierungsübungen bilden aus meiner Sicht die Basis für die Körperkontrolle, die uns in der Yogapraxis hilft. Dass sie in einigen Yogaübungen klassischerweise bereits genutzt werden, hast du vielleicht schon bemerkt. Eine klassische Yogaübung ist die Katze-Kuh-Bewegung – das ist eine Mobilisierungsübung für die Wirbelsäule. Wenn wir die Grundlagen der Mobilisierung kennen, können wir die Übungen darüber hinaus mit weiteren Yogahaltungen kombinieren, unsere Praxis ergänzen und unser Körperbild präzisieren. Dafür eignen sich sogenannte CARs (*Controlled Articular Rotations*, »kontrollierte Gelenkrotationen«), also kontrollierte, gelenkspezifische Kreisbewegungen. Dabei wird versucht, den Bewegungsumfang eines Zielgelenks bewusst zu erkunden und so groß wie möglich zu gestalten, ohne die Stabilisierung zu vernachlässigen. Bei dieser Koordination und Genauigkeit, die zu erreichen versucht wird, spielt unser Kleinhirn im Zusammenspiel mit vielen anderen Arealen eine große Rolle. Das Kleinhirn ist vor allem für Balance, Koordination und Genauigkeit der Bewegungssteuerung gefragt und registriert kleine Abweichungen von geplanten Bewegungen.

Im Folgenden geht es um die wichtigsten Gelenke im ganzen Körper. Die Mobilisierungsübungen können jeweils einzeln durchgeführt, oder aber auch – und das ist das Schöne – beliebig mit klassischen Yogahaltungen kombiniert werden. So kannst du dich immer wieder anders herausfordern und die Komplexität der motorischen Kontrolle beliebig steigern. Wichtig ist es, dabei nicht zu bewerten, sondern ohne Anhaftung zu üben. Achte in jedem Fall darauf, dass die Übung innerlich keinen Stress erzeugt oder gar Schmerzen verursacht. Wir wollen mit diesen Mobilisierungsübungen mehr Sicherheit im Körper erzeugen und eine Stressreaktion würde das Gegenteil bewirken. Wenn du merkst, dass die Übungen dir Schwierigkeiten bereiten, dann probiere es einfach noch einmal oder reduziere den Schwierigkeitsgrad: Anstatt kreisenden Bewegungen kannst du dich erst einmal auf eine Bewegungsrichtung fokussieren oder du führst die Übung im

Sitzen durch anstatt im Stehen. Du kannst auch den Bewegungsumfang verkleinern oder eine Übung vorerst auslassen.

Wenn du die Übungen regelmäßig durchführst, wirst du merken, dass dir die motorische Ansteuerung zunehmend leichter fallen wird. Da das Ziel darin besteht, bei diesen Übungen sehr aufmerksam zu bleiben und sich immer auch etwas herauszufordern, kannst du die Übungskomplexität steigern, indem du die Geschwindigkeit oder Form der Bewegung variierst. Es ist nämlich viel schwerer, die Bewegung so langsam wie möglich und dennoch rund und gleichmäßig zu steuern, als sie in mittlerer Geschwindigkeit durchzuführen. Auch eine stehende oder liegende 8 wird sich herausfordernder anfühlen als eine kreisende Bewegung. Beobachte dich also selbst bei der Übung: Spannt sich dein Körper unnötig an oder intensiviert sich deine Atmung, dann reduziere die Komplexität. Langweilt dich die Übung hingegen schon fast oder fühlst du dich nach etwas mehr Herausforderung, so probiere eine veränderte Bewegungsform oder Geschwindigkeit.

Die Mobilisierungsübungen kannst du außerdem als Test nutzen, um die Spannung oder Flexibilität deines Nervensystems vor und nach einer Trainingsübung zu überprüfen. Es ist wichtig zu verstehen, dass du hier lediglich den Vergleich als Indikator heranziehen kannst, ob eine Übung zur Entspannung oder Anspannung geführt hat. Der absolute Bewegungsradius ist natürlich auch von deinen Knochen, Muskeln und Faszien abhängig und wird sich durch eine kurze Übung, zum Beispiel eine Augenbewegung, innerhalb einiger Minuten nicht gravierend verändern. Oftmals aber können wir eine Tendenz erkennen, dass sich die Testübung nach der Durchführung einer Trainingsübung angenehmer anfühlt oder sich die Beweglichkeit tatsächlich relativ verändert. Diese Art der Überprüfung der Wirksamkeit von Trainingsübungen wird bei dem Prinzip »Erkunden« genutzt, wenn zunehmend neue und ungewohnte Übungen ins Spiel kommen.

Mobilisierungsübungen in klassischen Yogahaltungen

Das Ergänzen von Mobilisierungsübungen in klassischen Yogahaltungen fördert die neuronale Ansteuerung und hilft dem Körper, Bewegungsmuster bewusster und effizienter zu integrieren. Durch die entstehenden Störreize (Perturbationen), wie beispielsweise ein kreisender Arm in einem Seitstütz, wird die reflexive Stabilität in der Yogahaltung trainiert, sodass der Körper besser auf unerwartete Bewegungen reagieren kann.

Mobilisierung: Sprunggelenk

Das Sprunggelenk spielt eine entscheidende Rolle für unsere Stabilität und Beweglichkeit. Diese Übung hilft, das Sprunggelenk zu mobilisieren, die Durchblutung zu fördern und die Kontrolle über die Fußbewegung zu verbessern. Wenn du Unterstützung für die Balance brauchst, nimm dir gern einen Stuhl zum Festhalten oder führe die Übung im Liegen durch. Achte darauf, dass die Bewegungen aus dem Sprunggelenk kommen. Deine Hüfte, die Beinachse und dein Knie sollten sich dabei also nicht bewegen.

1. **Start:** Beginne stehend und verlagere das Gewicht auf den linken Fuß. Strecke das rechte Bein etwas nach vorn, sodass du deinen Fuß sehen kannst. Das Knie kann dabei leicht angewinkelt sein.
2. **Plantarflexion:** Strecke den Fuß so, dass die Zehen nach unten zeigen.
3. **Dorsiflexion:** Ziehe den Fuß zu dir heran.
4. **Inversion:** Knicke den Fuß nach innen. Damit hebst du die Fußinnenseite an und die Fußaußenseite zeigt Richtung Boden.
5. **Eversion:** Knicke den Fuß nach außen. Damit hebst du die Fußaußenseite an und die Fußinnenseite zeigt Richtung Boden.
6. **Kombination:** Verbinde nun alle Bewegungsrichtungen in einer kreisenden Bewegung. Versuche, die Kreise so groß und genau wie möglich und langsam durchzuführen.
7. **Richtung:** Wechsle nach einigen Runden die Richtung. Danach setze den Fuß auf, vielleicht magst du noch die Beine ausschütteln, bevor du mit der anderen Seite fortführst.

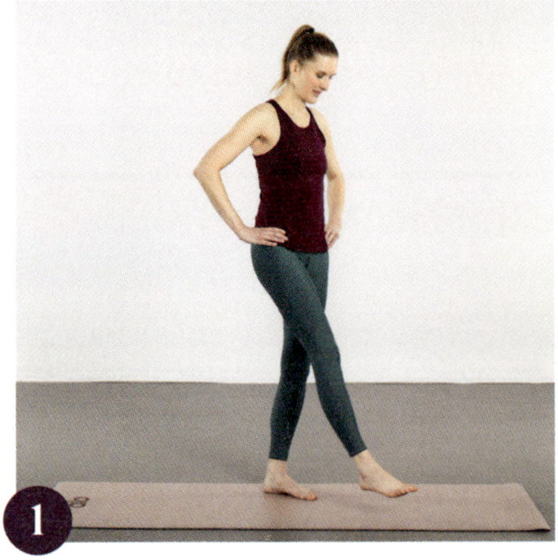
1

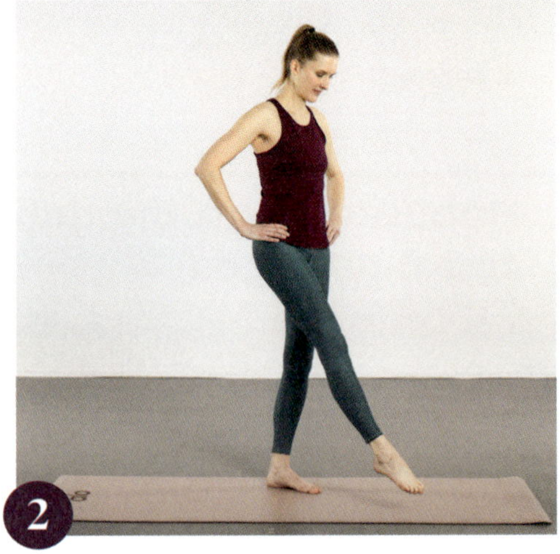
2

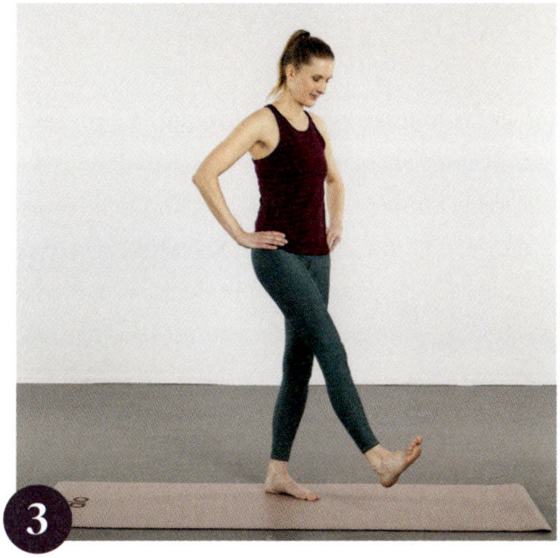

3

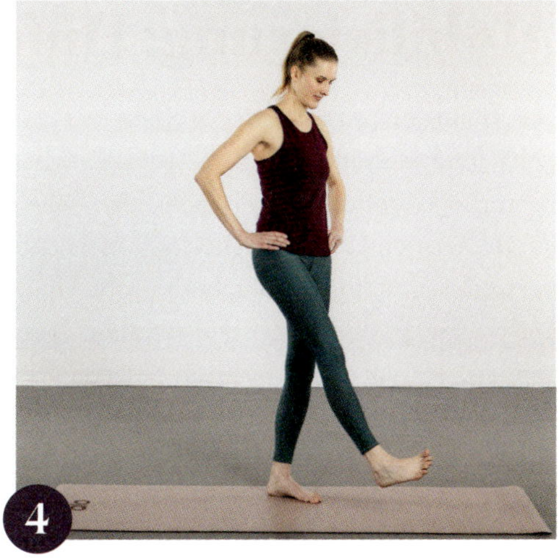

4

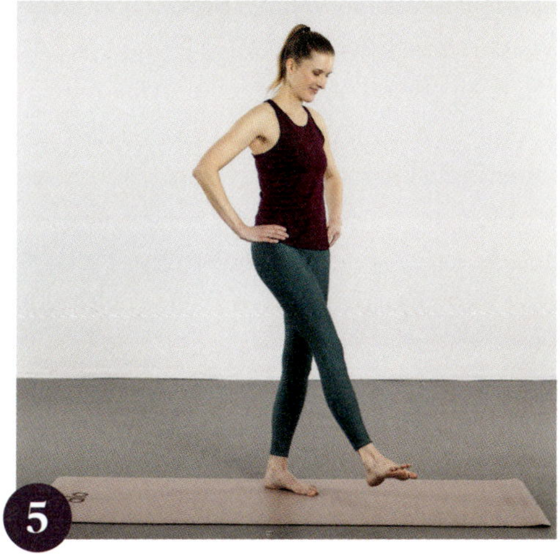

5

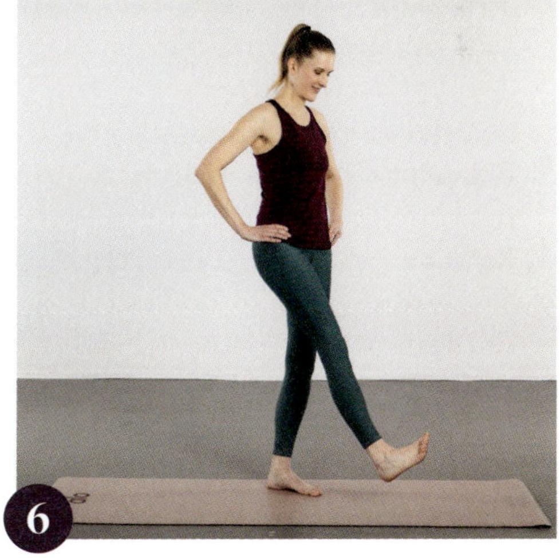

6

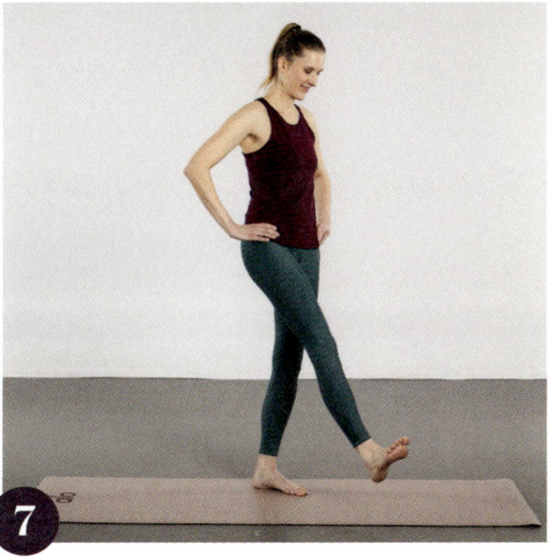

7

Mobilisierung: Hüfte

Das Hüftgelenk ist eines der größten und beweglichsten Gelenke des Körpers und trägt maßgeblich zur Stabilität und Kraftübertragung bei. Diese Übung fördert die Gelenkgesundheit, verbessert die Kontrolle und erweitert den Bewegungsradius. Da wir auch diese Übung im Stehen durchführen und deine Balance gefordert ist, nimm dir gern einen Stuhl zum Festhalten. Besonders bei der Hüftmobilität gibt es große Unterschiede in der Beweglichkeit je nach Körperbau und Beckengröße. Wie bei den anderen Übungen solltest du dich nicht mit anderen vergleichen, sondern dich auf deinen eigenen Bewegungsradius fokussieren.

1. **Start:** Beginne stehend und verlagere das Gewicht auf den linken Fuß. Achte auf ein neutrales Becken und einen aufrechten Stand während der gesamten Übung. Beuge das rechte Knie und hebe es etwa auf Hüfthöhe an.
2. **Streckung:** Für die Streckung (Extension) führe dein Knie unter deinen Körper und, wenn du kannst, etwas weiter nach hinten. Achte darauf, dass dein Becken dabei nicht kippt und du den Oberkörper nicht nach vorn lehnst. Die Hände an deinen vorderen oberen Darmbeinstacheln helfen dabei, dies zu spüren.
3. **Beugung:** Führe das Knie wieder so weit nach oben in die Flexion, wie es gelingt, das Becken stabil zu halten. Wiederhole diese Bewegung noch 2-mal.
4. **Rotation:** Halte das Knie auf Hüfthöhe und bringe deinen Zeigefinger auf dein Knie. Dies hilft dir sicherzustellen, dass es bei dieser Übung in dieser Ausrichtung vor deinem Hüftgelenk bleibt. Du beginnst nun, deine Hüfte nach innen zu rotieren. Dabei zeigt die Innenseite des Oberschenkels Richtung Boden und dein Fuß bewegt sich nach außen. Du wechselst in die Außenrotation der Hüfte, indem du die Außenseite deines Oberschenkels nach unten drehst. Dein Fuß wird sich dabei nach innen zu deinem Körper bewegen. Wichtig ist, dass du dein Becken bei dieser Rotationsbewegung nicht mit anhebst und das Knie die Position nicht verändert.
5. **Abduktion:** Bewege dein Knie seitlich nach außen, etwa auf Hüfthöhe, in die Abduktion. Dein Becken bleibt nach vorn ausgerichtet.
6. **Adduktion:** Führe das Knie dann auf gleicher Höhe nach innen in die Adduktion, sodass das Knie die Körperseite überkreuzt.

Auf der nächsten Seite geht es weiter ➔

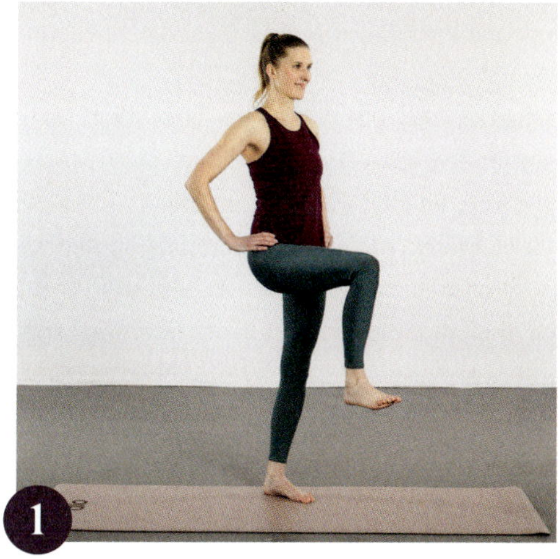

1

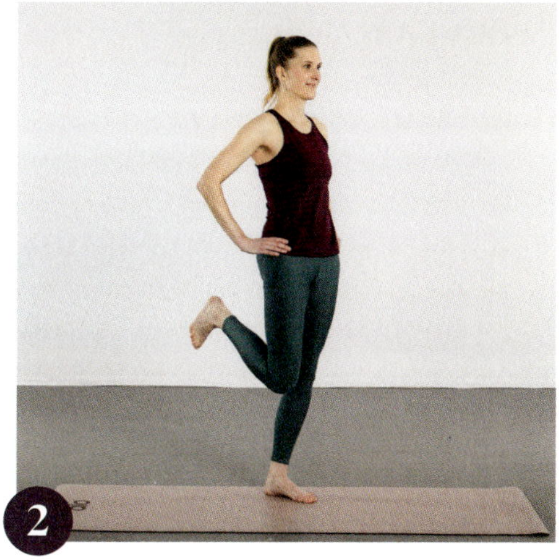

2

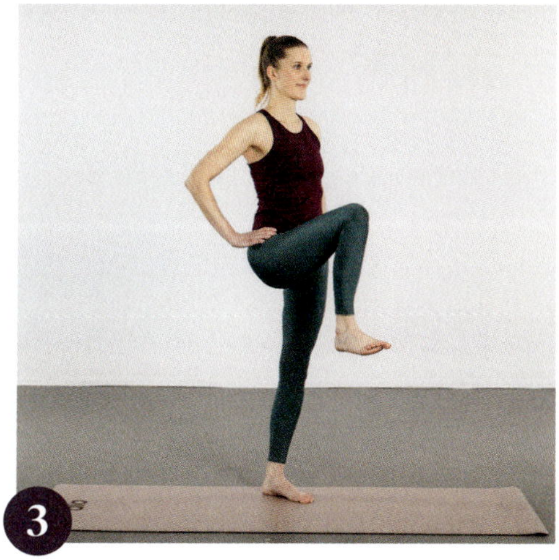

3

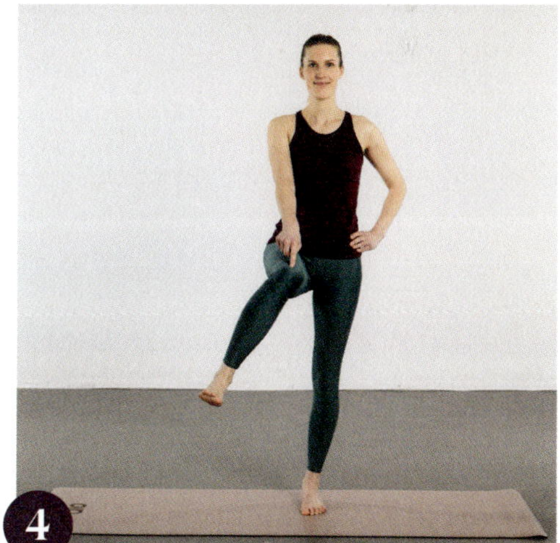

4

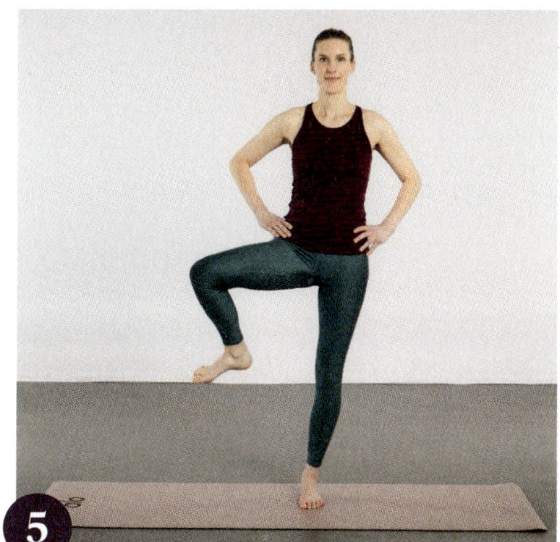

5

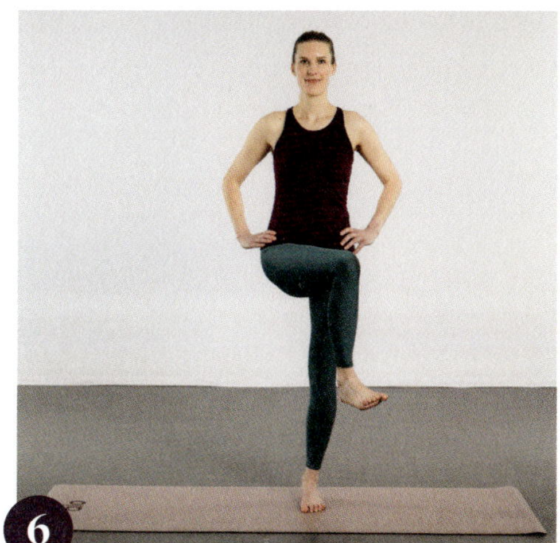

6

7. **Hüft-CARs:** Das Hüftgelenk ist ein Kugelgelenk und kann damit auch kreisende Bewegungen durchführen:
   a. Beginne mit dem Knie vor der Hüfte. Führe das gebeugte Bein über die Seite nach außen und rotiere die Hüfte dabei nach innen.
   b. Das Knie zieht weiter nach hinten, dabei dreht sich die Hüfte wieder gerade.
   c. Über eine leichte Adduktion und Außenrotation bringe das Knie wieder nach oben.
   d. Nun bist du wieder in der Ausgangsposition und darfst die Übung in der anderen Richtung ausprobieren. Lockere deine Beine, bevor du die Übung auf der anderen Seite wiederholst.

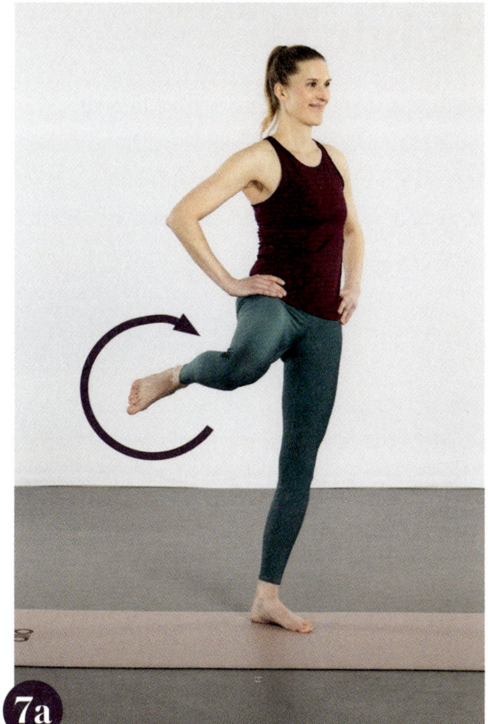

7a

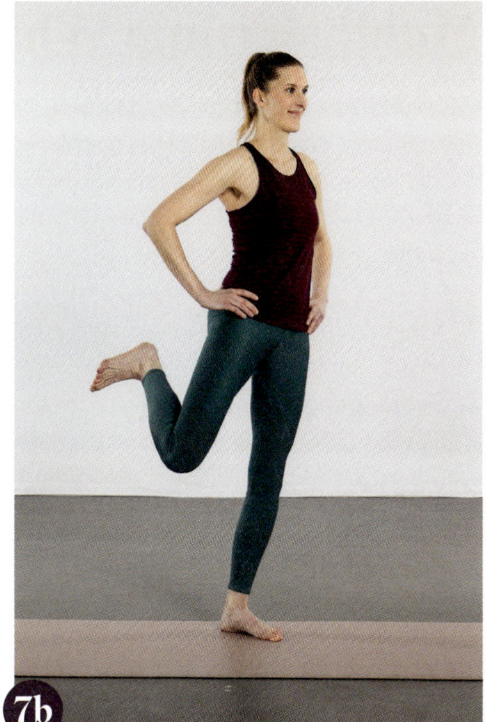

7b

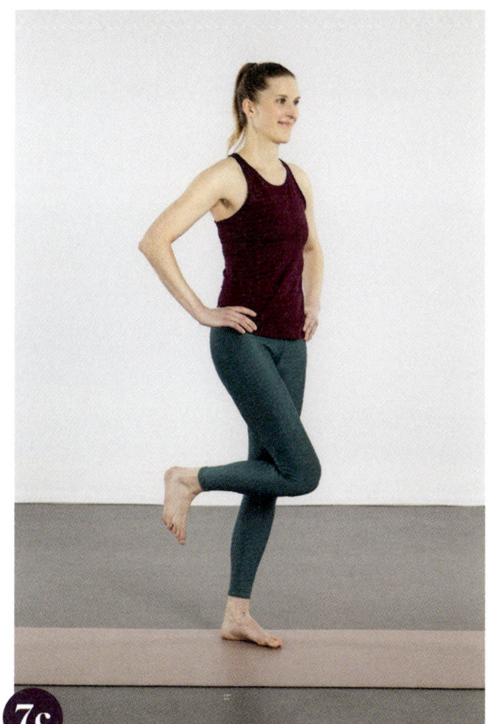

7c

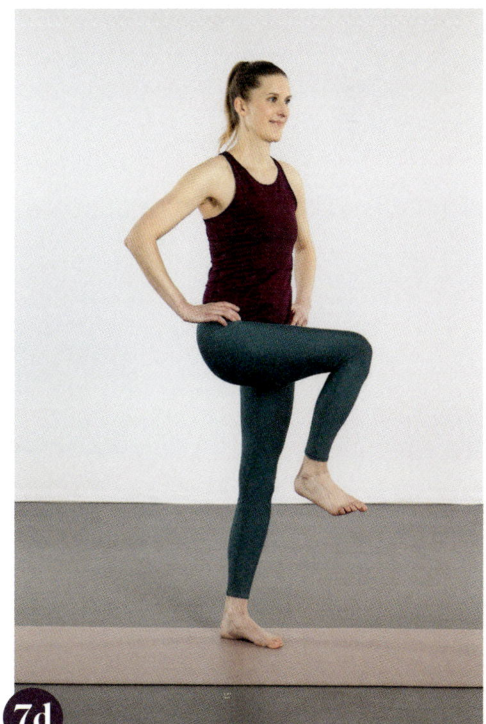

7d

Mobilisierung: Wirbelsäule

Die Wirbelsäule ist das zentrale Stabilitäts- und Bewegungszentrum des Körpers und sorgt für eine aufrechte Haltung und Anpassungsfähigkeit im Alltag. Diese Mobilisierungsübungen helfen, die Beweglichkeit zu erhalten, Verspannungen zu lösen und die Körperwahrnehmung zu verbessern. Vor allem aber schaffen sie innere Sicherheit, wenn wir merken, dass wir uns auf unser Rückgrat verlassen können.

1. **Start:** Wähle einen hüftweiten, stabilen Stand, beuge die Knie sanft, sodass du dein Becken neutral aufrichten kannst.
2. **Seitneigung:** Bringe den linken Arm nach oben, der rechte Arm bleibt seitlich am Körper. Aus der Länge heraus neige dich zur rechten Seite, sodass die rechte Hand am seitlichen Oberschenkel etwas Richtung Knie rutscht. Bleibe hier für einen Atemzug und komme in die Mitte zurück. Übe die Seitneigung dann mit der anderen Seite.
3. **Rotation:** Strecke deine Arme auf Schulterhöhe nach vorn aus und lege die Handflächen aufeinander. Schaffe einatmend bewusst Länge in der Wirbelsäule, mit der Ausatmung drehe deinen gesamten Körper zur rechten Seite. Die Füße bewegen sich dabei nicht. Komme dann langsam in die Mitte zurück und wiederhole die Drehung zur linken Seite.
4. **Vorbeuge:** Rolle dich Wirbel für Wirbel mit dem Oberkörper in die Vorwärtsbeuge nach unten Richtung Boden. Versuche, die Beine möglichst gestreckt zu lassen. Achte darauf, dass dein Kinn nahe am Brustbein bleibt. Prüfe, wie das Gefühl auf der Beinrückseite und am Rücken ist und wie groß der Abstand der Finger zum Boden ist (vor allem dann, wenn du die Vorbeuge als Testübung verwenden möchtest, wie unter »Erkunden« ab Seite 176 erklärt).

Auf der nächsten Seite geht es weiter ➔

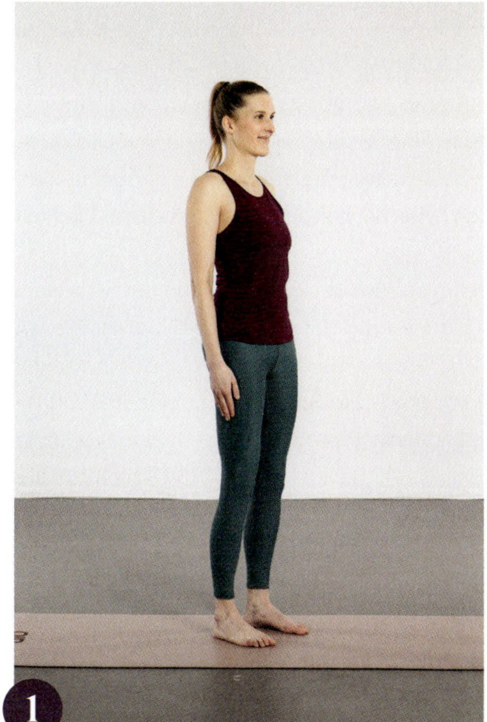
1

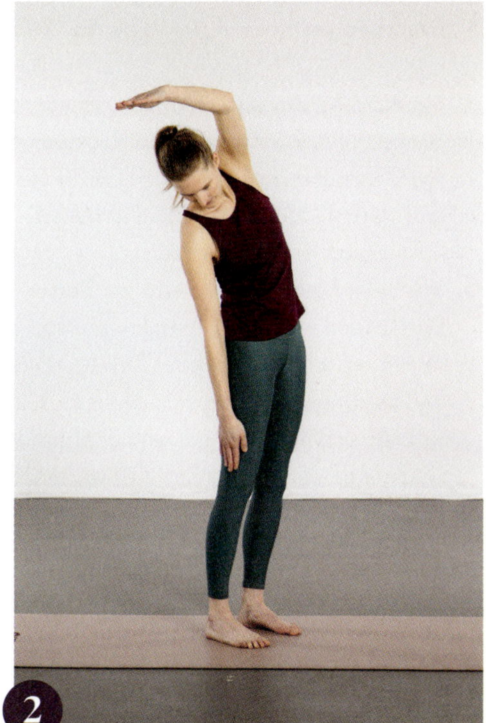
2

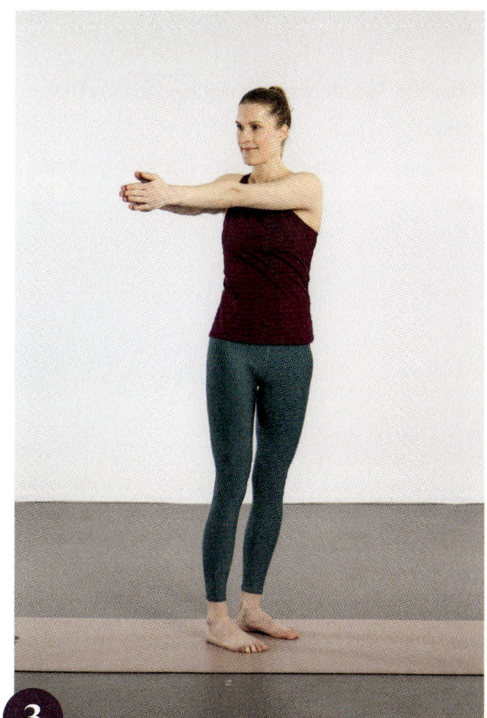
3

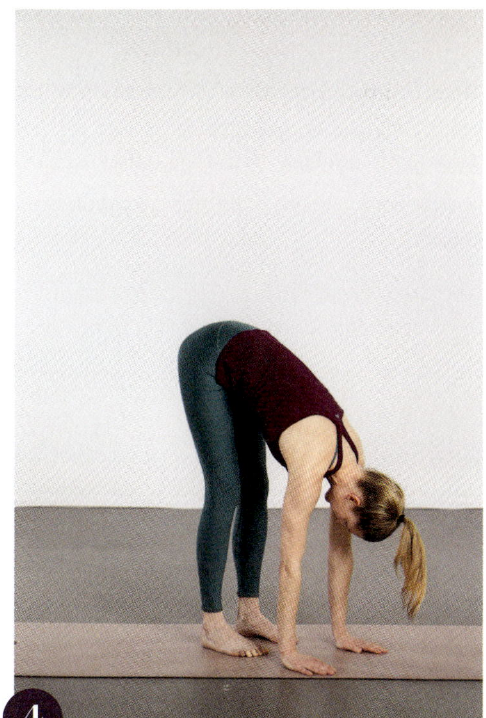
4

5. **Rückbeuge:** Rolle dich Wirbel für Wirbel nach oben in den aufrechten Stand. Bringe Länge in deine Wirbelsäule, ziehe das Brustbein Richtung Decke und schaffe einen größeren Abstand zwischen Rippen und vorderen oberen Darmbeinstacheln. Dabei bleibt das Becken neutral aufrecht. Dein Rücken sollte so in eine leichte Rückbeuge kommen. Deine Arme kannst du mit gebeugten Ellenbogen zur Seite halten; das erleichtert das Zueinander- und Herunterziehen der Schulterblätter, die den Oberkörper gefühlt stützen. Den Nacken kannst du strecken oder auch neutral halten.
6. **Wirbelschieben von Seite zu Seite:** Starte im aufrechten stabilen Stand mit neutralem Becken und aktivierter Rumpfmuskulatur. Es ist hilfreich, die Hände seitlich zu den Rippen zu führen, um das Feedback der Bewegung zu spüren. Stabilisiere deine Beine und dein Becken und beginne, die Rippen von Seite zu Seite zu schieben. Zu Beginn ist das eine eher ungewöhnliche Bewegung, du wirst aber merken, dass diese Bewegung umso flüssiger wird, je häufiger du sie übst.
7. **Wirbelschieben von vorn nach hinten:** Stabilisiere dein Becken und beginne, deine Wirbel nach vorn und nach hinten zu bewegen. Stelle dir eine Katze-Kuh-Bewegung (siehe Seite 116) im Stehen vor, ohne dass du dein Becken mitbewegst. Vielleicht hilft dir auch die Vorstellung, dass dein Brustbein an einem unsichtbaren Faden nach vorn und nach hinten gezogen wird.
8. **Kreisende Wirbel-Bewegungen:** Nun kombiniere die verschiedenen Bewegungsrichtungen zu einer kreisenden Bewegung. Achte darauf, dass du stabil stehst und dein Becken sich bei dieser Übung nicht mitbewegt. Wechsle nach einer Weile die Richtung.

Tipp: Wenn du nach dem Wirbelschieben und den kreisenden Wirbelbewegungen noch einmal in die Seitneigung gehst, wird sie sich jetzt wahrscheinlich deutlich angenehmer und vielleicht auch tiefer anfühlen. Durch die differenzierten Bewegungen hast du deinen Körper gelockert und deinem Gehirn Sicherheit gegeben, sodass sich ein größerer Bewegungsradius nun stabil anfühlt.

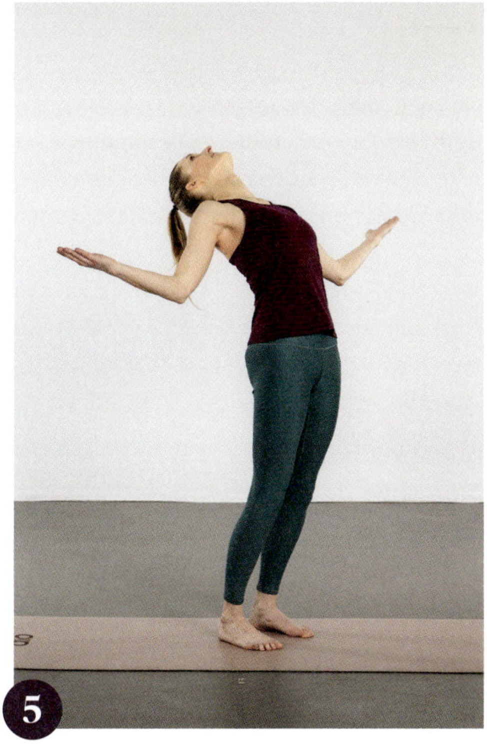

5

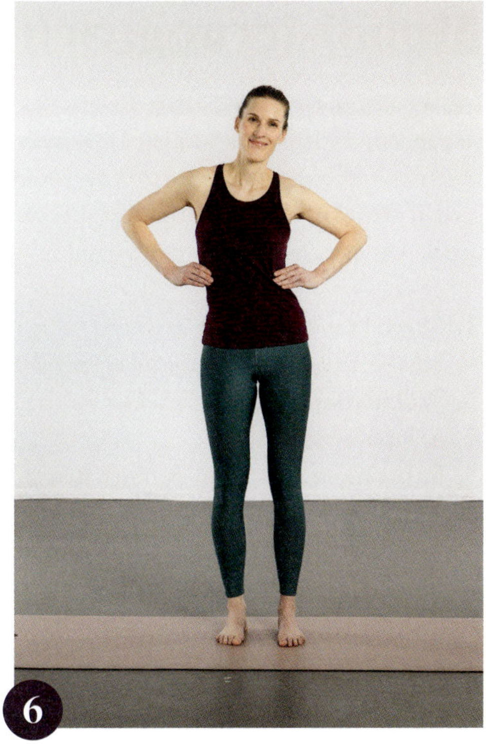

6

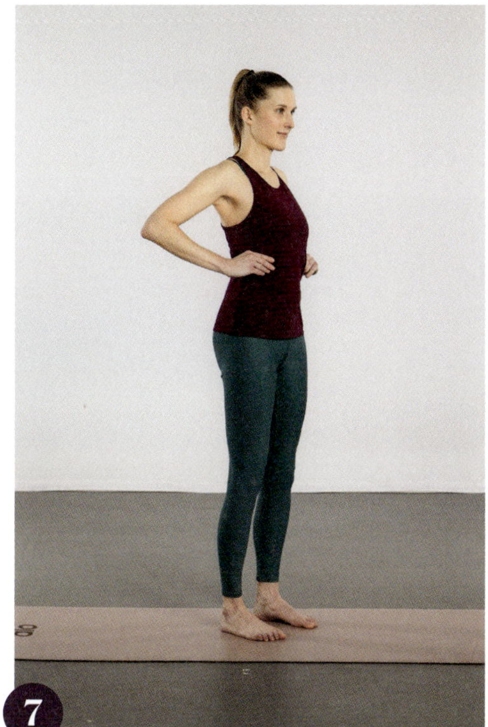

7

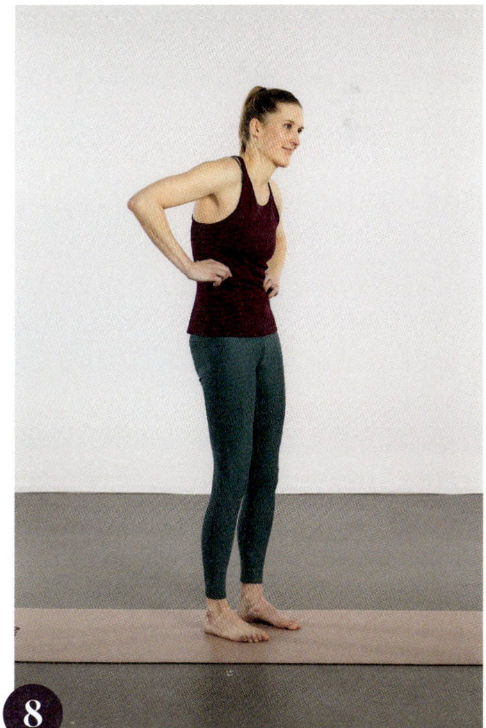

8

Mobilisierung: Schultern

Die Schulter ist das beweglichste Gelenk des Körpers und spielt eine zentrale Rolle bei Armbewegungen und der Körperhaltung. Sie besteht aus dem Schulterblatt und dem Glenohumeralgelenk (siehe Abbildung auf Seite 69), die zusammen für eine reibungslose und stabile Bewegung sorgen. Die folgenden Mobilisierungsübungen fördern die Beweglichkeit, lösen Verspannungen und verbessern die Kontrolle des Gelenks.

1. **Start:** Wähle einen stabilen Stand, beuge die Knie sanft, sodass du dein Becken neutral aufrichtest. Strecke einen Arm auf Schulterhöhe nach vorn.
2. **Protraktion:** Schiebe die Finger weit nach vorn; spüre, wie sich dabei dein Schulterblatt mit nach außen schiebt.
3. **Retraktion:** Lasse den Arm nach vorn ausgestreckt, aber ziehe dein Schulterblatt nun zurück, als wenn du es an die Wirbelsäule heranziehen möchtest. Versuche, den Arm dabei gestreckt zu lassen, sodass die Bewegung nur aus dem Schulterblatt kommt.
4. **Entspannung:** Lasse den Arm entspannt an der Seite deines Körpers hängen. Achte nochmals auf einen aufrechten Stand.
5. **Elevation:** Hebe dein Schulterblatt zum Ohr nach oben.
6. **Depression:** Ziehe das Schulterblatt nach unten in Richtung des Beckens.
7. **Seite:** Strecke deinen Arm auf Schulterhöhe zur Seite aus und beuge deinen Ellenbogen so, dass die Fingerspitzen nach vorn zeigen.

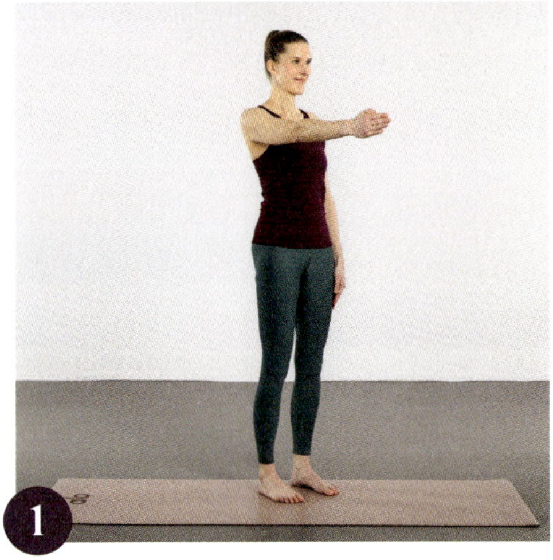
1

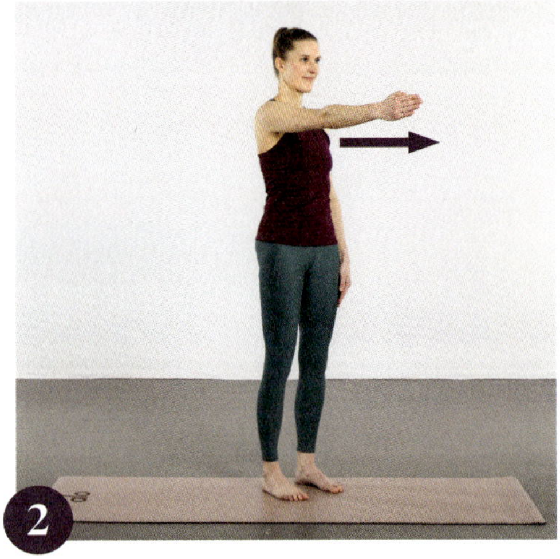
2

Auf der nächsten Seite geht es weiter ➔

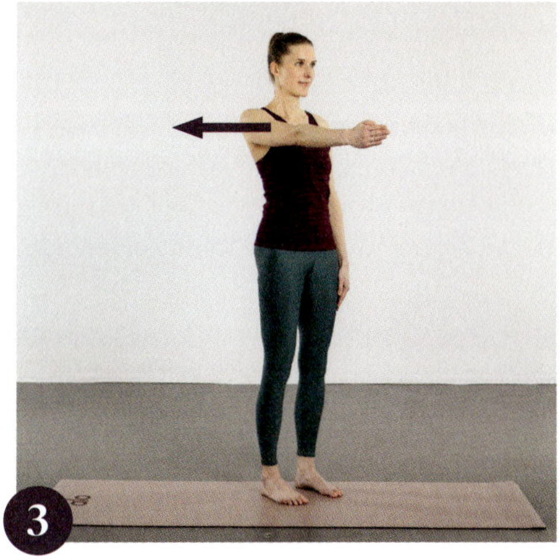
3

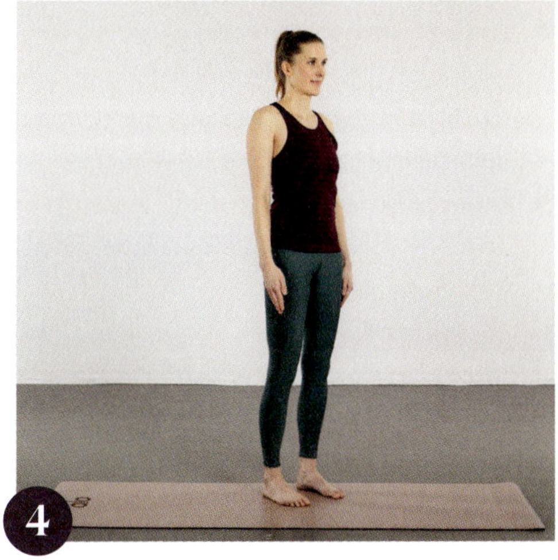
4

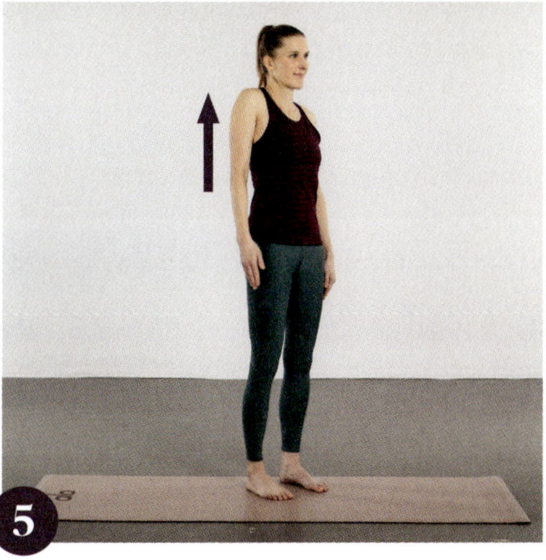
5

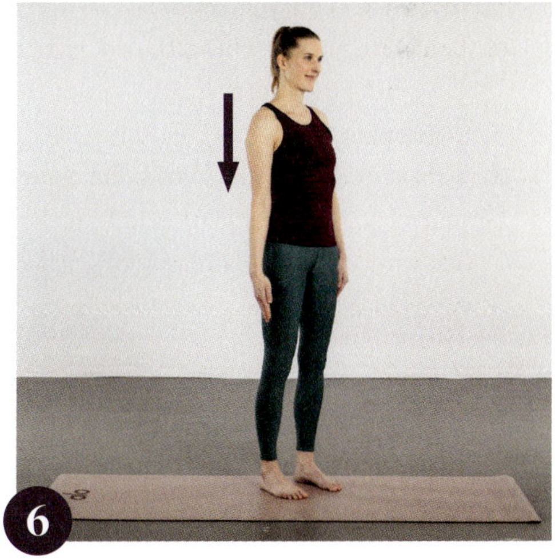
6

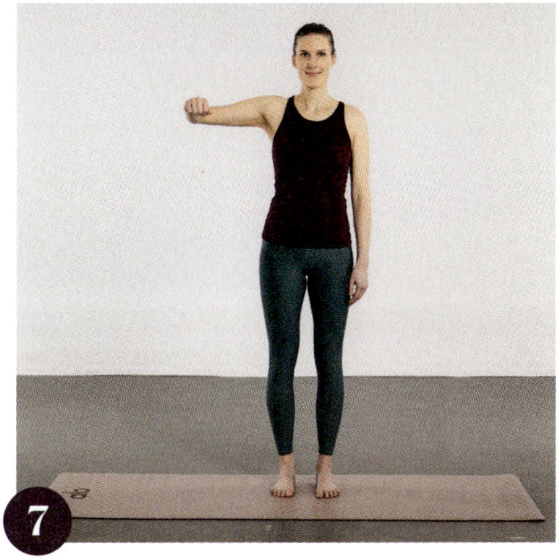
7

8. **Außenrotation:** Der Ellenbogen bleibt auf Schulterhöhe, wenn du den Unterarm nach hinten (oben) rotierst. Die Finger zeigen dann nach oben oder vielleicht auch nach schräg hinten. Diese Bewegung kommt aus dem Schultergelenk; auch dein Schulterblatt bewegt sich dabei und unterstützt die Bewegung.
9. **Innenrotation:** Drehe den Unterarm wieder zurück nach vorn und soweit nach unten, wie dein Bewegungsradius dies schmerzfrei zulässt. Die Finger zeigen nach schräg unten oder ganz nach unten.
10. **Schulter-CARs:** Die kreisenden Bewegungen des Arms, die aus dem Schultergelenk gesteuert werden, vereinen viele dieser Bewegungsrichtungen und passen gut in verschiedenen Yogahaltungen. Um zu beginnen, stelle dich aufrecht hin.
    a. Strecke einen Arm auf Schulterhöhe nach vorn. Wie bei der Protraktion schiebe die Finger weiter vor.
    b. Hebe den Arm über den Kopf; dabei zeigen die Finger Richtung Decke und das Schulterblatt hebt zu den Ohren.
    c. Drehe dann den Arm so, dass die Handfläche nach außen zeigt, und bewege ihn weiter nach hinten. Dabei versuche – so gut es geht –, den Arm eng an der Körperlinie entlang zu führen.
    d. Sobald der Arm etwa Brusthöhe hinter dir erreicht, drehe die Handfläche wieder nach innen und führe den Arm weiter nach unten. Spüre bei der Armdrehung vor allem auch, was sich intuitiv richtig anfühlt. Nimm wieder die Ausgangshaltung ein. Kehre den Bewegungsablauf einmal um und wiederhole die Bewegungen dann auf der anderen Seite.

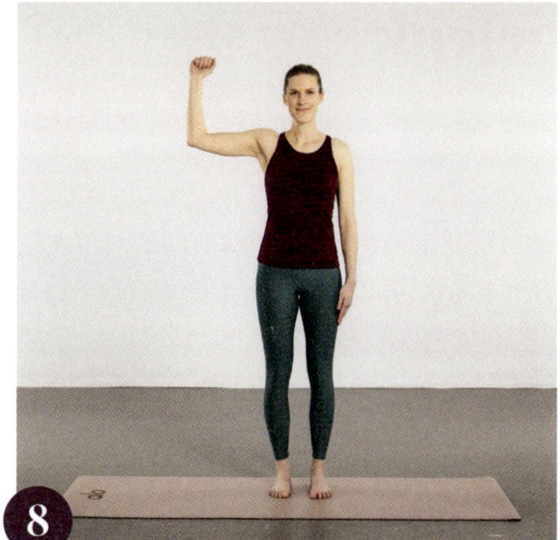
8

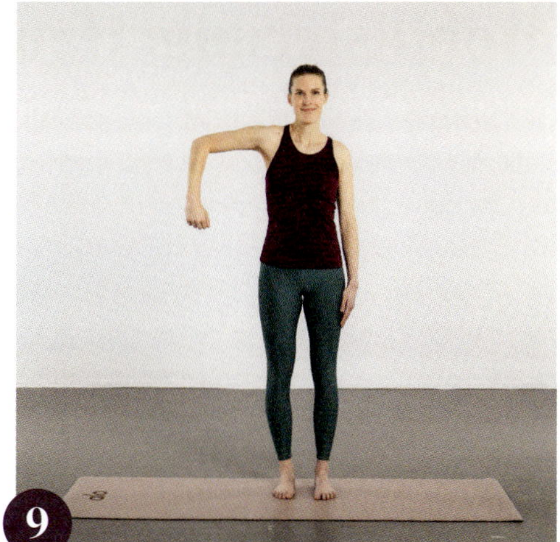
9

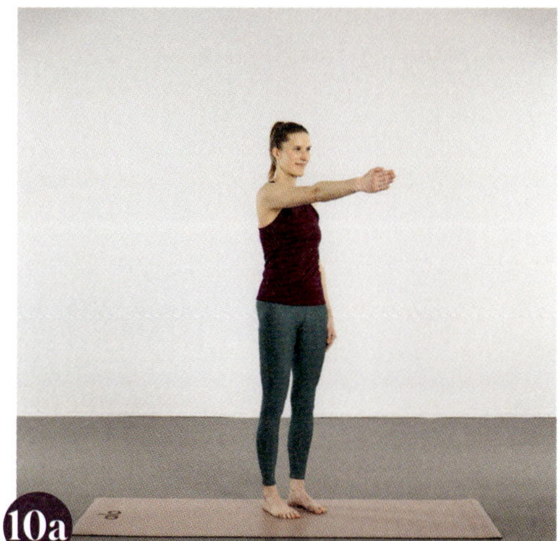
10a

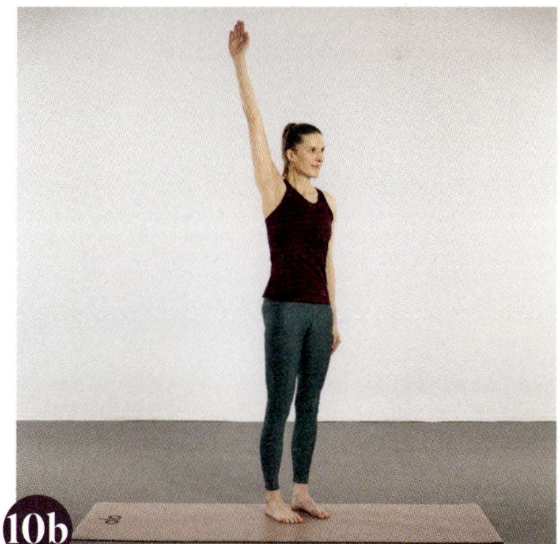
10b

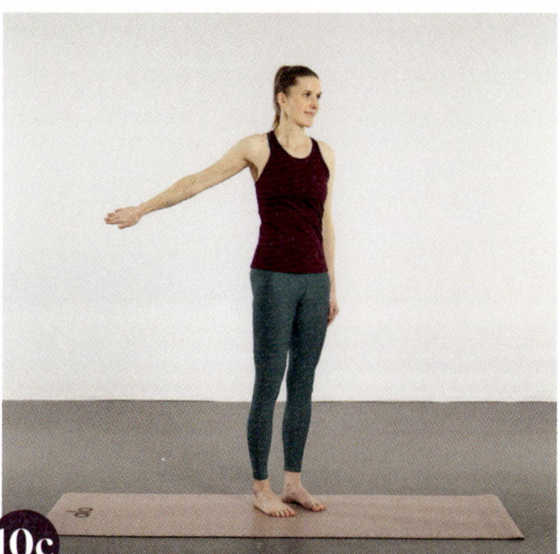
10c

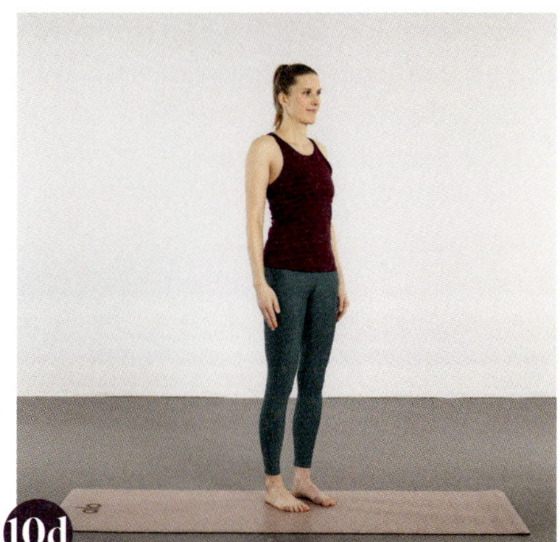
10d

Mobilisierung: Handgelenk

Die Handgelenke sind essenziell für Griffkraft und Beweglichkeit der Hände und müssen sowohl stabil als auch flexibel sein. Diese Mobilisierungsübungen helfen, die Gelenkgesundheit zu erhalten, die Beweglichkeit zu verbessern und Überlastungen vorzubeugen. Darüber hinaus haben die Hände eine große Repräsentation auf der somatosensorischen und motorischen Hirnrinde, da wir sie sehr feinbeweglich steuern können und im Alltag viel nutzen. Folglich sprechen wir durch diese Übung auch ein besonders großes und verfestigtes Netzwerk in unserem Gehirn an. Umso wichtiger werden bei dieser Übung die Aufmerksamkeit und das Suchen der neuromuskulären Herausforderung, wenn dir diese Bewegungen schon relativ leichtfallen.

1. Stelle dich stabil und aufrecht hin, beuge einen Ellenbogen so, dass du dein Handgelenk sehen kannst. Stelle dir vor, du würdest eine Uhr tragen und das Ziffernblatt soll immer nach oben Richtung Decke zeigen. Die Finger kannst du locker einrollen.
2. Beginne, deine Hand aus dem Handgelenk kreisen zu lassen. Mache dabei die Kreise so groß, langsam und flüssig wie möglich, ohne dabei deinen Unterarm oder Ellenbogen zu bewegen.
3. Nach einigen Wiederholungen wechsle die Richtung und dann die Seite. Ist dies sehr einfach für dich, probiere liegende und stehende Achten anstatt Kreise.

Tipp: Wenn du eine größere Herausforderung suchst, probiere auch Folgendes aus: Stelle dir vor, dein Arm ist in einem schwerelosen Raum. Du bewegst den Unterarm – auch hier zeigt das Ziffernblatt deiner unsichtbaren Uhr immer nach oben – und das Handgelenk bewegt sich entgegen der Richtung des Unterarms (Beispiel: Ziehst du den Unterarm nach oben, knickt das Handgelenk nach unten und der Daumen zeigt Richtung Boden). Dadurch erzeugst du auch eine kreisende Bewegung des Handgelenks, aber es dürfte sich zunächst sehr ungewohnt anfühlen, da die Bewegung über den Unterarm gesteuert wird. Du kannst hier mit Seitwärtsbewegungen starten, dann den Arm nach oben und unten bewegen und schließlich tastest du dich an die Kreise heran. Dadurch forderst du dein Gehirn und übst dich in Anpassungsfähigkeit. Die Kontrolle der nicht-dominanten Hand wird wahrscheinlich schwerer sein; besonders bei dieser Seite lohnt es sich zu trainieren.

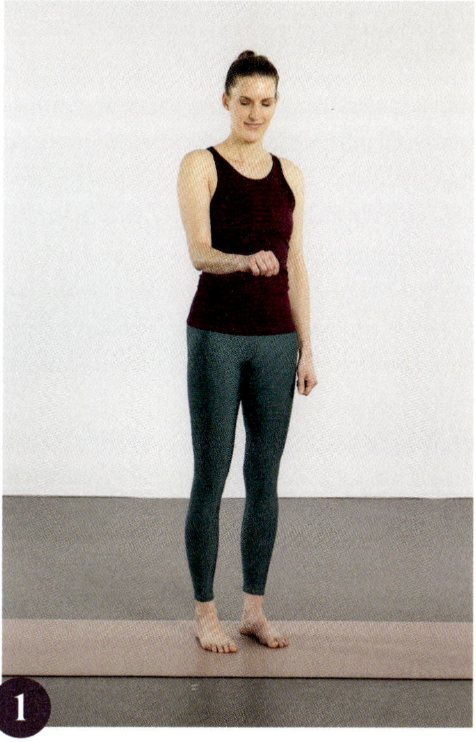

1

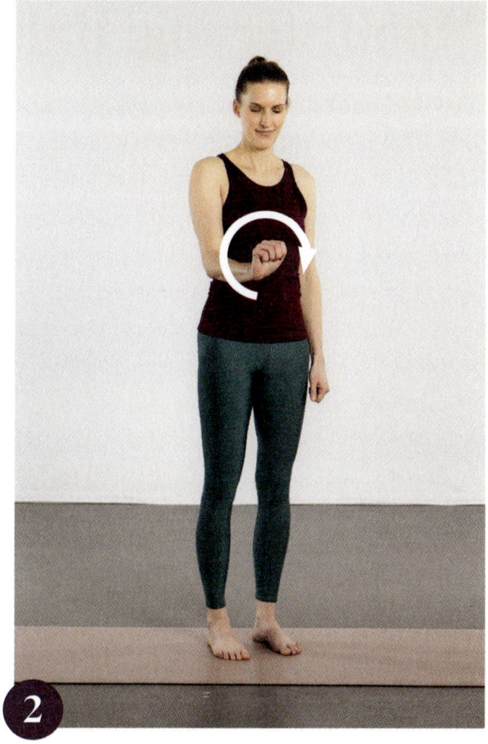

2

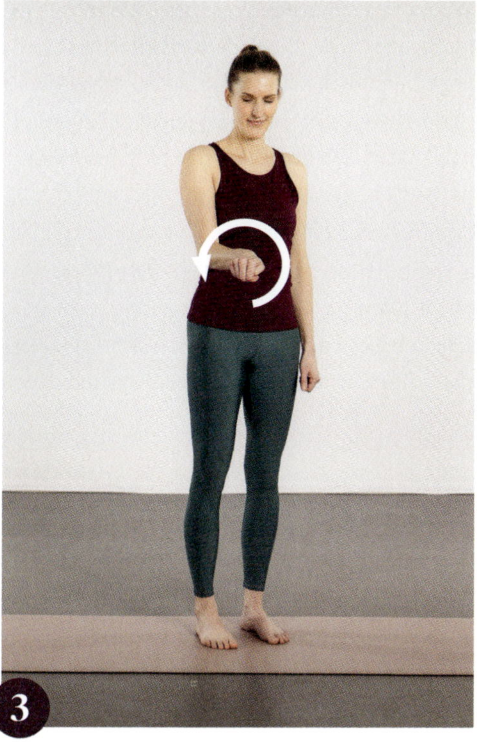

3

Mobilisierung: Halswirbelsäule

Die Halswirbelsäule (HWS) ermöglicht die Beweglichkeit des Kopfs und beeinflusst Körperhaltung, Gleichgewicht und Koordination. Aus neurowissenschaftlicher Sicht spielt sie eine zentrale Rolle, da ihre freie Bewegung eng mit dem Gleichgewichtssinn und der Augensteuerung verknüpft ist. Einschränkungen oder Fehlhaltungen in diesem Bereich können daher zu Schwindel, Unsicherheit beim Gehen oder sogar Kopfschmerzen führen. Zudem beeinflusst die Ausrichtung des Nackens die Blutversorgung des Gehirns, da wichtige Arterien durch die Halswirbelsäule verlaufen und eine Fehlhaltung den Blutfluss beeinträchtigen kann. Diese Mobilisierungsübungen helfen, Verspannungen zu lösen, die Beweglichkeit zu fördern und die neuronale Steuerung zu verbessern.

1. **Start:** Wähle einen hüftweiten Stand, beuge die Knie sanft, sodass du deine Wirbelsäule neutral aufrichten kannst. Stelle dir vor, dein Kopf wird an einem unsichtbaren Faden nach oben gezogen. Für die folgenden Übungen ist eine aufrechte HWS sehr wichtig, daher überprüfe die Position auch gern mit deinen Händen und denke daran, dass auch die Ausrichtung deines Beckens sich auf deine HWS auswirkt.
2. **Rotation 1:** Drehe den Kopf langsam nach rechts. Achte darauf, dass Nase und Kinn in einer vertikalen Linie übereinander stehen bleiben und du den Kopf nicht dabei neigst.
3. **Rotation 2:** Bringe den Kopf in die Mitte zurück und drehe ihn dann kontrolliert nach links.
4. **Streckung:** Starte aus der neutralen Position und rolle langsam Wirbel für Wirbel den Kopf in die Streckung der Halswirbelsäule. Dein Hinterkopf nähert sich dabei deinem Rücken.
5. **Beugung:** Komme langsam zurück in die neutrale Position und beuge deinen Kopf langsam nach vorn. Versuche, die Bewegung kontrolliert durchzuführen: erst das Kinn Richtung Brust zu kippen, ohne den Kopf nach vorn zu schieben, und die Bewegung dann weiter nach unten fortzuführen.
6. **Seitneigung 1:** Aus der neutralen Aufrichtung heraus neige das linke Ohr in Richtung der linken Schulter. Spüre, wie du diese Bewegung aus der Länge der HWS von oben am Schädel beginnend bewusst ausführst.
7. **Seitneigung 2:** Bringe den Kopf dann behutsam wieder nach oben, bevor du ihn zur rechten Seite neigst. Die Schulter darf entspannt unten bleiben. Komme danach wieder in die Mitte zurück.

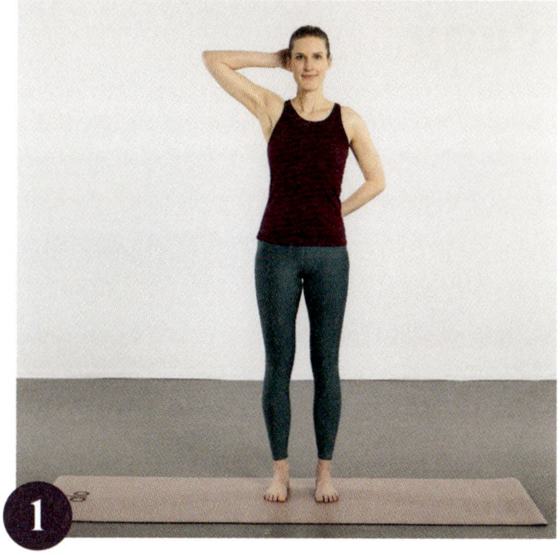
1

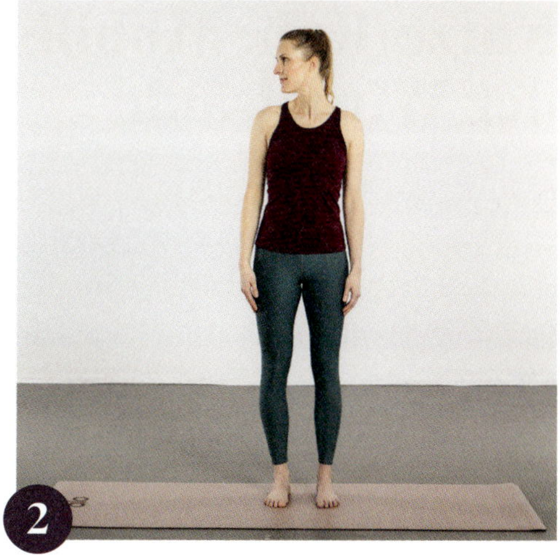
2

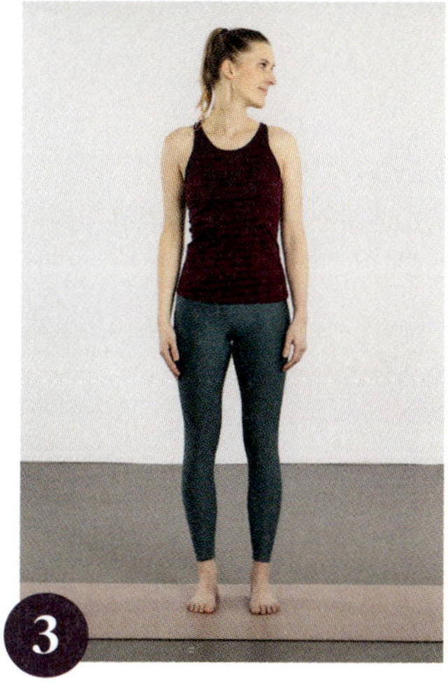
3

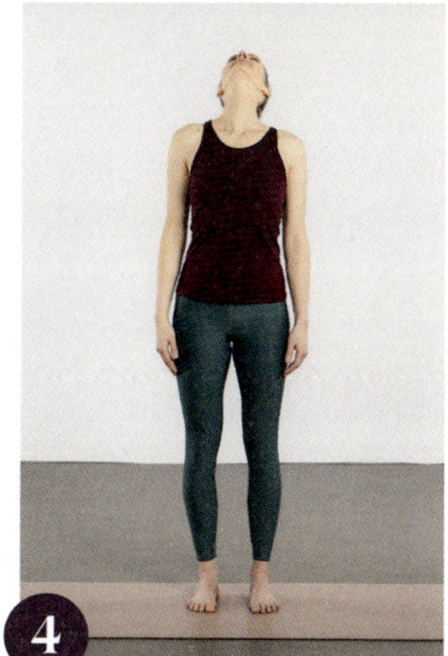
4

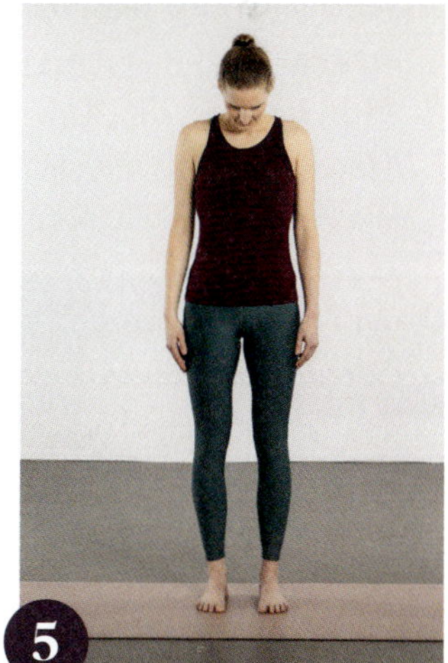
5

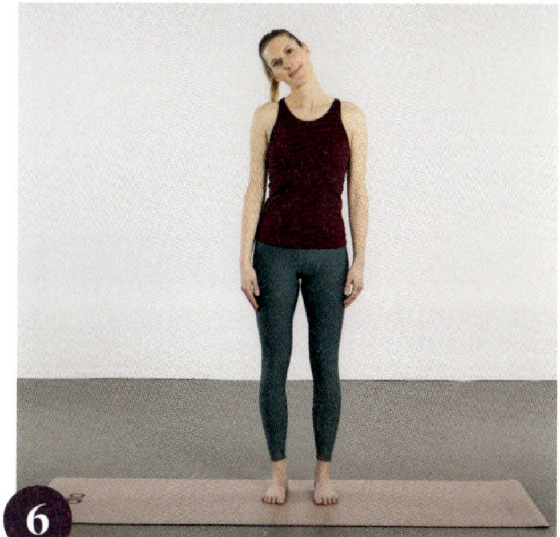
6

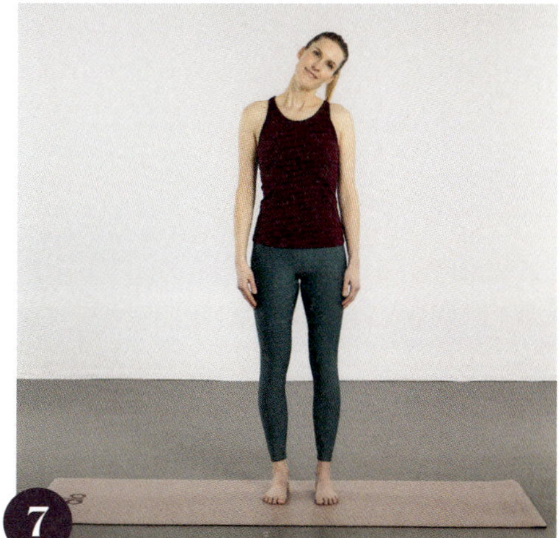
7

Katze-Kuh: Mobilisierung der Wirbelsäule

Die Katze-Kuh-Bewegung ist eine sanfte Übung zur Mobilisierung der Wirbelsäule, die hilft, Verspannungen zu lösen und die Flexibilität zu erhöhen. Eine synchrone Durchführung des Streckens und Beugens der Wirbelsäule mit dem eigenen Atemrhythmus hilft dabei, dich innerlich ruhiger werden zu lassen.

1. **Gehe in den Vierfüßlerstand:** Stelle die Hände unterhalb der Schultern auf, die Knie stehen unterhalb der Hüften oder etwas näher zu den Händen.
2. **Nimm die Katze-Haltung ein:** Drücke die Hände in die Matte, die Schulterblätter ziehen auseinander, der Bauchnabel zieht nach oben Richtung Decke und das Steißbein nach unten Richtung Matte. Das Kinn ist am Brustbein. Dein runder Rücken erinnert an einen Katzenrücken.
3. **Nun gehe in die Kuh-Haltung:** Kehre die Bewegungen der Wirbelsäule um, ziehe die Hände auf der Matte gefühlt nach hinten zu den Knien und die Schulterblätter etwas zueinander und nach unten; hebe das Brustbein, der Nacken bleibt lang. Dein Steißbein zieht jetzt eher nach oben, ohne dass du deine Bauchspannung verlierst. Deine Rückenform erinnert an einen Kuhrücken.

   Wiederhole diese beiden Bewegungen einige Male im Wechsel: Wenn du ausatmest, mache einen runden Katzenrücken. Wenn du einatmest, forme einen Kuhrücken.

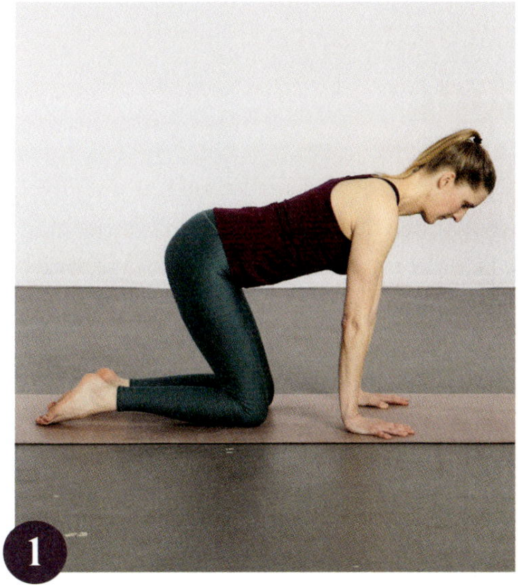

1

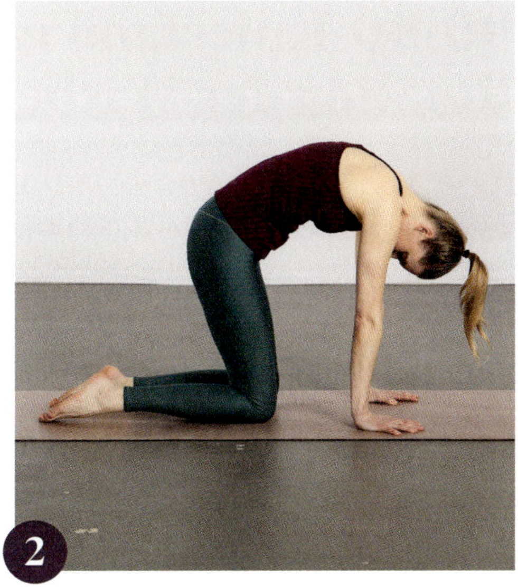

2

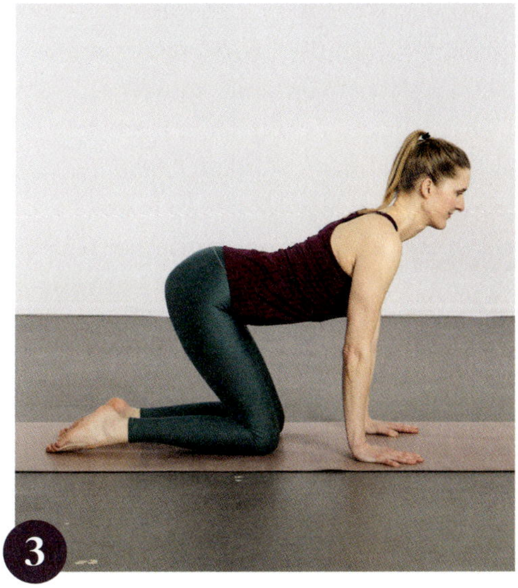

3

90-90-Kniestand mit Rotation der Wirbelsäule

Der 90-90-Kniestand erfordert ein wenig Balance, stärkt die Muskulatur, die uns aufrichtet, und dehnt den Hüftbeuger-Muskel, der bei vielen Menschen durch langes Sitzen verspannt ist. Durch die Rotation der Brustwirbelsäule kräftigen wir nicht nur die schrägen, tiefen Bauchmuskeln, sondern schaffen auch Bewusstsein für die notwendige Stabilisierung des Beckens.

1. Beginne im Vierfüßlerstand. Der Rücken ist neutral und der Kopf in Verlängerung der Wirbelsäule, sodass dein Blick gerade nach unten zur Matte geht.
2. Setze den rechten Fuß nach vorn; dabei kannst du die rechte Hand heben, um mehr Platz für deinen Fuß zu schaffen.
3. Richte den Oberkörper auf, um im 90-90-Kniestand anzukommen. Aktiviere die rechte Gesäßmuskulatur, sodass du dein Becken neutral aufrichtest. Stelle dir vor, ein unsichtbarer Faden an deiner Kopfkrone richtet deinen ganzen Oberkörper nach oben auf. Die unteren Rippenbögen bleiben durch Aktivität der Bauchmuskeln am Körper zueinandergezogen. Mache nun Fäuste und bringe sie vorm Brustbein zusammen, sodass sich die Fingerknöchel berühren und die Daumen aufs Brustbein zeigen. Die Ellenbogen sind zur Seite ausgerichtet.
4. Einatmend schaffe noch einmal bewusst Länge im Oberkörper. Ausatmend drehe dich nach rechts. Die Rotationsbewegung mag hier nur sehr klein sein – anders als bei der Mobilisierungsübung im Stehen. In dieser Übung bleibt das Becken nämlich nach vorn ausgerichtet und die Drehbewegung beginnt ab dem Bauchnabel aufwärts, da sie gezielt aus dem mittleren und oberen Bereich der Wirbelsäule kommen soll. Kehre einatmend in die Mitte zurück. Wiederhole die Drehbewegung einige Male synchron zur Atmung.
   Komme dann zurück in den Vierfüßlerstand und wiederhole die Übung auf der anderen Seite.

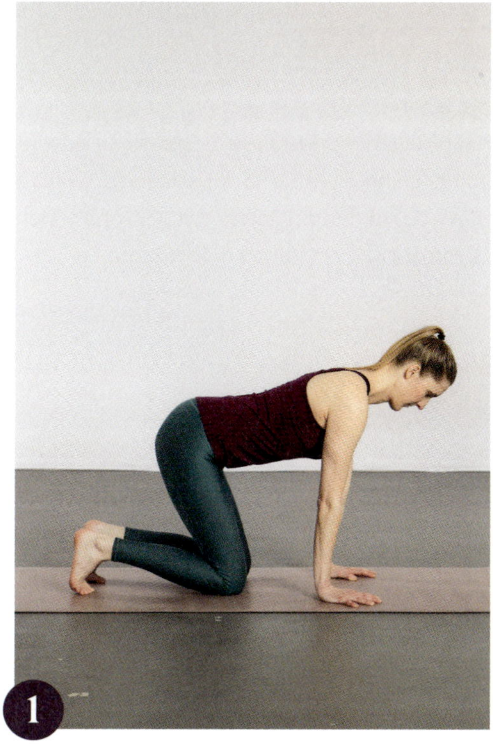

1

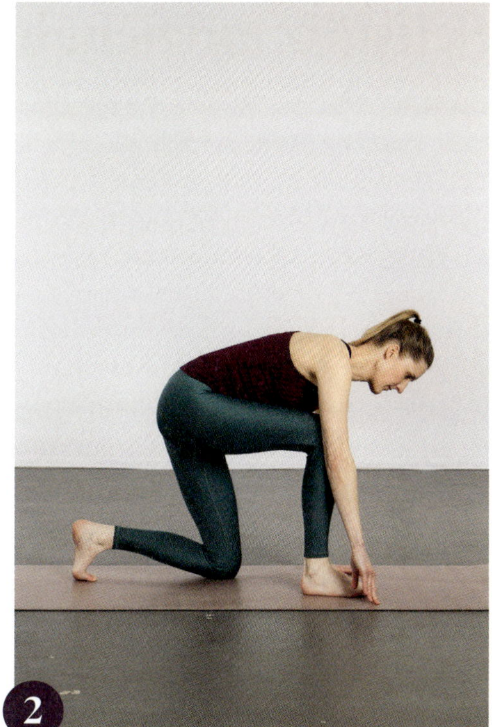

2

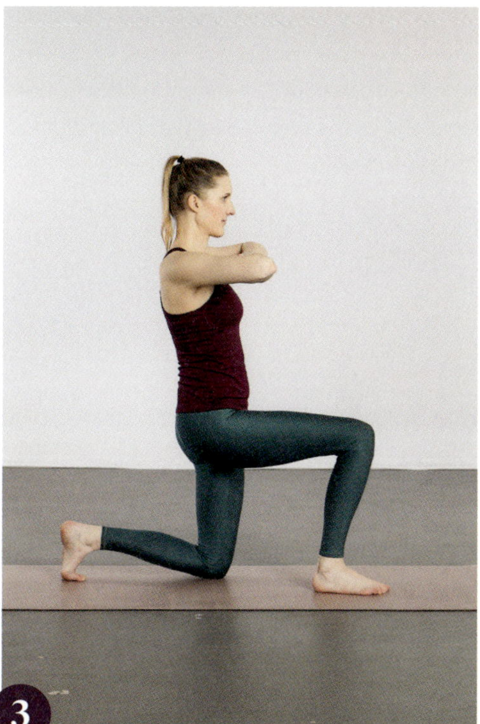

3

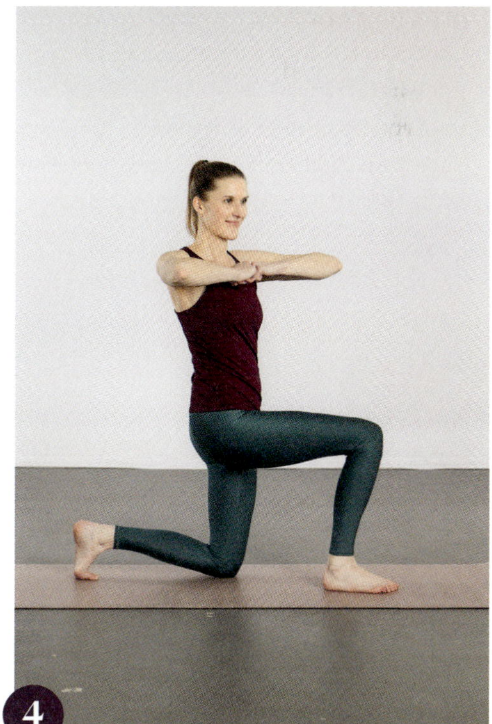

4

Seitstütz mit Schulterkreisen

Der Seitstütz ist eine Variante des seitlichen Bretts, die herausfordernder ist, als sie aussieht. Denn sobald wir den Rumpf nicht ausreichend durch Aktivierung der Gesäß- und tiefen Bauchmuskeln stabilisieren, wird es wackelig. Diese Haltung schafft nicht nur Bewusstsein für unsere Ausrichtung und Kraft in der Körpermitte, sondern sie dehnt den seitlichen Körper im Bereich der Hüfte und des Oberkörpers und sie erlaubt uns, die obere Schulter zu mobilisieren.

1. Um in die Haltung des Seitstützes zu kommen, beginne im Vierfüßlerstand.
2. Strecke das rechte Bein nach hinten aus, die Zehen stehen am Boden. Ziehe die Hände energetisch nach hinten, um vor allem das linke Schulterblatt zu stabilisieren.
3. Stelle den Fuß hinten flach auf den Boden, parallel zum hinteren Mattenrand.
4. Drehe die rechte Schulter und den rechten Arm nach oben Richtung Decke. Hier ist es nun besonders wichtig, die Gesäßmuskulatur auf beiden Seiten und die tiefe Bauchmuskulatur zu aktivieren. Stelle dir vor, du schließt die unteren Rippenbögen und ziehst sie in die Körperrückseite hinein, ohne rund zu werden. Ist die Haltung dennoch zu wackelig, kannst du den unteren Fuß zur Seite herausdrehen. Hier funktioniert er wie eine Stütze, die deine Basis vergrößert.
5. Hast du Stabilität gefunden, so beginne, die Schulter-CARs mit dieser Übung zu kombinieren. Ziehe den oberen Arm nach hinten, dann nach unten und über vorn wieder nach oben. Dabei dreht sich deine Handfläche ähnlich wie in der oben beschriebenen Mobilisierungsübung mit. Führe die Bewegung langsam und kontrolliert aus, sodass du spürst, dass auch dein Schulterblatt sich dabei bewegt. Nach einigen Kreisbewegungen stelle die Hand wieder auf den Boden und bringe beide Knie unter die Hüften, um wieder in den Vierfüßlerstand zu kommen. Nun wiederhole das Gleiche auf der anderen Seite.

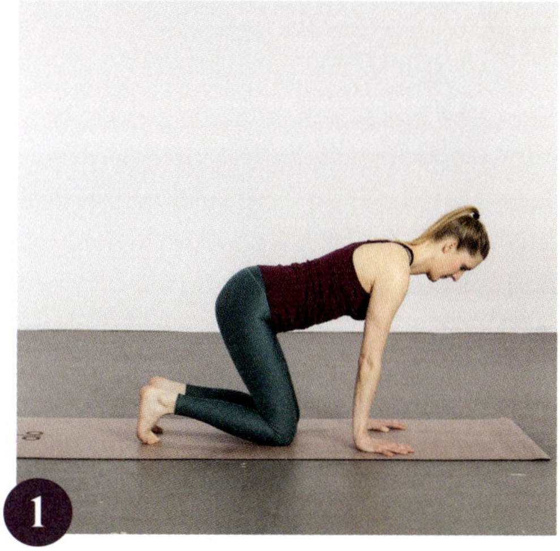

1

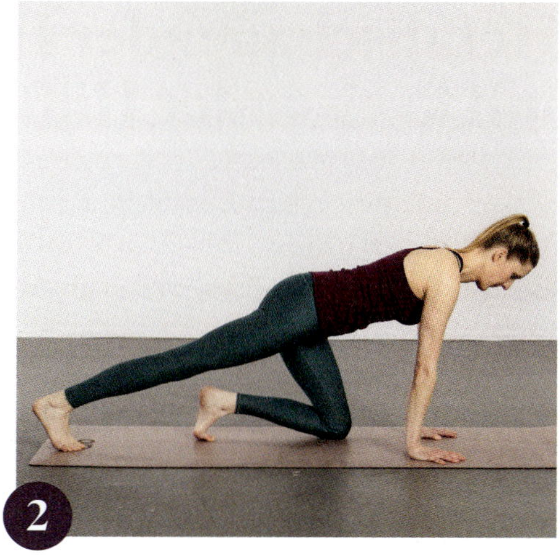

2

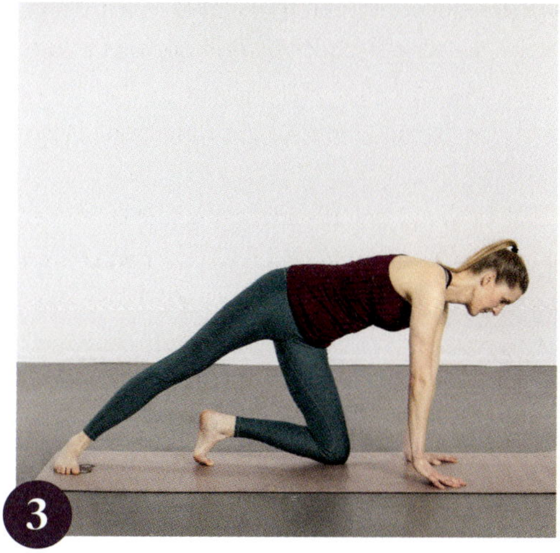

3

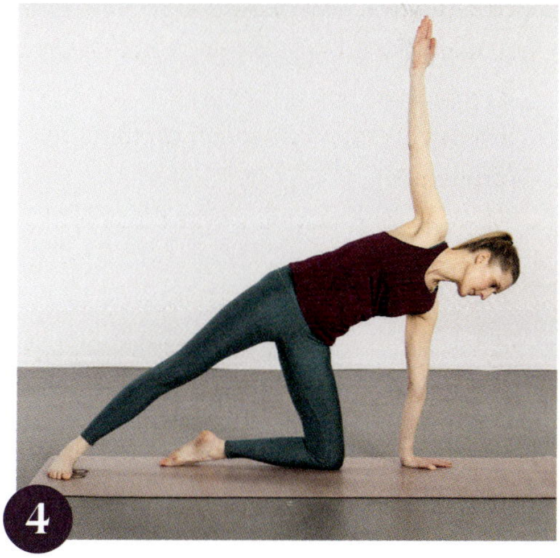

4

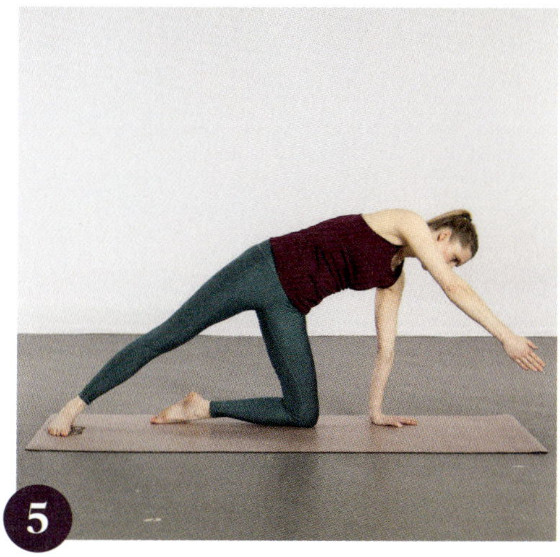

5

Herabschauender Hund mit kreisender Hüfte

Die kreisende Bewegung aus der Hüfte im herabschauenden Hund mag sich für dich ganz anders anfühlen als Hüftkreise im Stehen, da du deinen Körper anders stabilisieren musst. Beginne mit kleineren Bewegungen, sodass du Rumpf und Becken stabil halten kannst.

1. Aus dem Vierfüßlerstand heraus hebe die Knie und komme in den herabschauenden Hund.
2. Hebe von hier dein rechtes Bein lang nach oben. Die Zehen zeigen nach unten und das Becken bleibt parallel.
3. Beuge das Knie des angehobenen Beins und stabilisiere dein Becken für die folgende Bewegung.
4. Nun beginne, dein Bein aus der Hüfte zunächst nach vorn kreisen zu lassen. Das Knie bewegt sich im Kreis. Stelle dir vor, dass du mit deinem Knie eine möglichst gleichmäßige runde Bewegung in der Luft ziehen möchtest.
5. Wiederhole die kreisenden Bewegungen etwa 3- bis 5-mal, dann stoppe für einen kurzen Moment.
6. Wechsle die Richtung, bevor du den Fuß am Boden absetzt und die Übung auf der anderen Seite wiederholst.

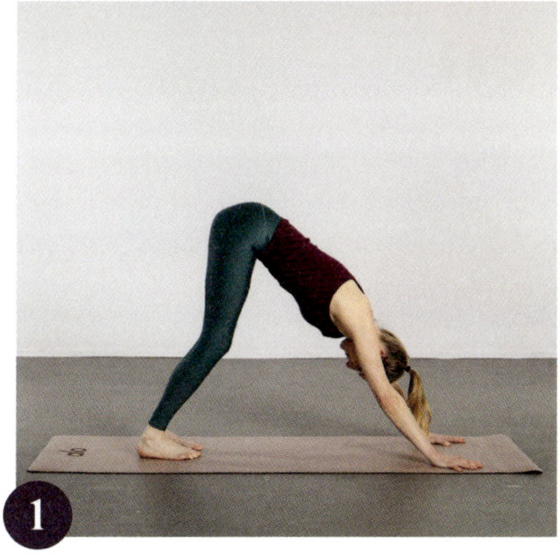
1

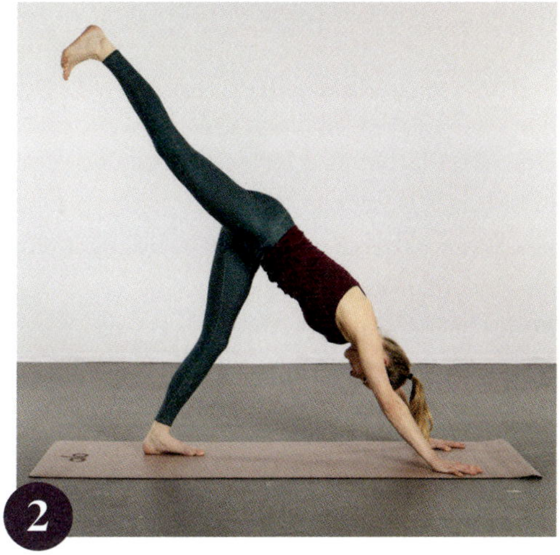
2

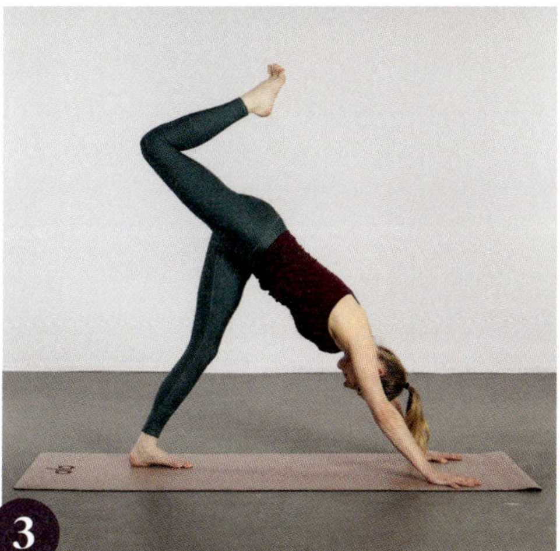
3

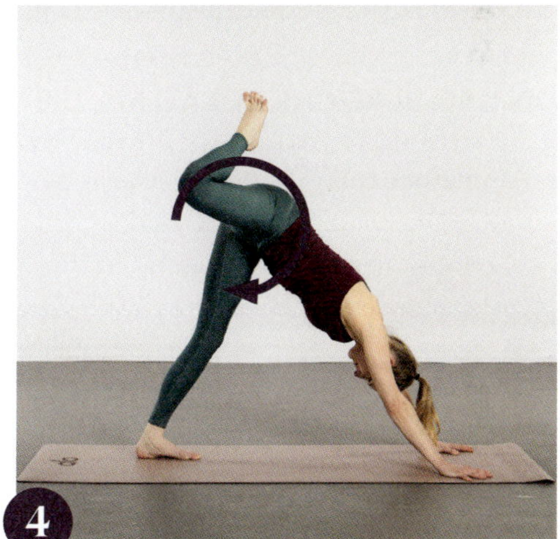
4

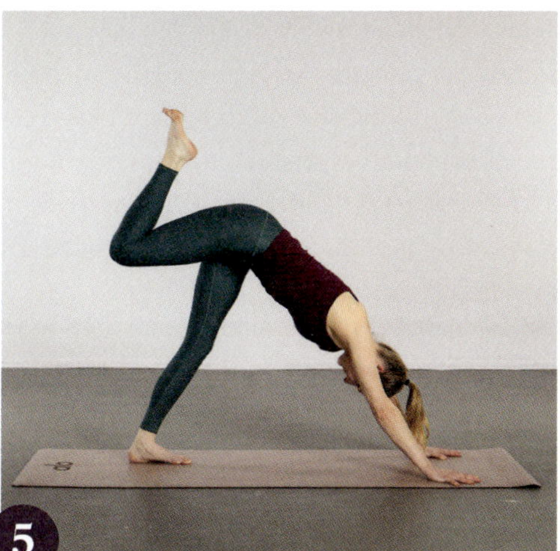
5

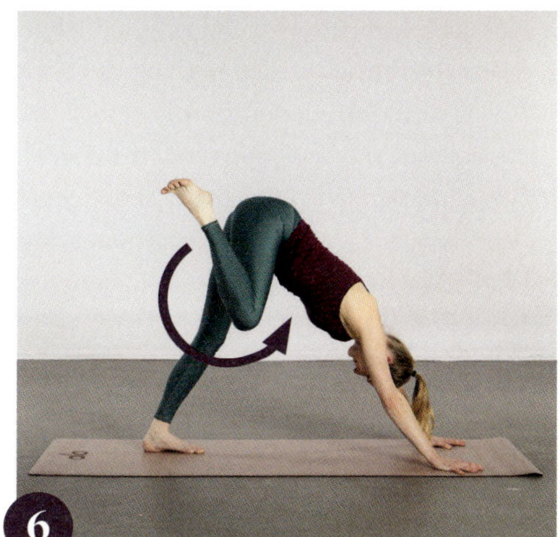
6

Atmen

Der Atem ist Sinnbild für das Leben und gleichzeitig führt er uns vor Augen, wie endlich unser Leben ist. Für manche Menschen kann es daher eine Überwindung sein, sich näher mit dem eigenen Atem zu beschäftigen, ihn zu beobachten oder gar zu beeinflussen. Da die innere Sicherheit die oberste Priorität des neurozentrierten Yoga ist, sollten die entsprechenden Übungen in der Weise ausgeführt werden, dass sie unser Nervensystem nicht zusätzlich stressen.

Durch die Atembeobachtung können wir viel über unseren mentalen und emotionalen Zustand lernen. Dies üben wir im Prinzip »Fühlen« (ab Seite 142). In diesem Prinzip »Atmen« geht es darum, aktiv mit dem Atem zu arbeiten, ihn in verschiedener Weise bewusst zu steuern und zu lernen, wie wir durch bestimmte Übungen gezielt Einfluss auf unser Wohlbefinden, auf unsere gefühlte Energie oder unseren Entspannungszustand nehmen können.

DIE DREI BEREICHE DES ATEMS, DIE WIR BEWUSST BEEINFLUSSEN KÖNNEN

- **Atemmechanik:** Die Atemmechanik beschreibt, wie unsere Atemmuskulatur – vor allem das Zwerchfell und die Zwischenrippenmuskeln – ineinandergreift, um den Atemvorgang zu ermöglichen. Durch bewusstes Training können wir lernen, unseren Atem effizienter zu gestalten, indem wir beispielsweise die Zwerchfellatmung nutzen. Dies hilft, Verspannungen zu reduzieren, und fördert eine entspanntere Körperhaltung.
- **Atemvolumen:** Das Atemvolumen bezeichnet die Menge an Luft, die wir bei jedem Atemzug ein- und ausatmen. Ein reduziertes Atemvolumen in alltäglichen Situationen zu bewegen – also weniger Luft pro Atemzug –, kann sich positiv auf unsere Gesundheit auswirken, da es ein ausgeglichenes Verhältnis von Kohlenstoffdioxid und Sauerstoff im Körper bewahrt. Durch gezieltes Training lernen wir, weniger, aber bewusster zu atmen, was das autonome Nervensystem beruhigt und zu einem insgesamt ausgeglicheneren Wohlbefinden beiträgt.
- **Atemrhythmus:** Der Atemrhythmus bezieht sich auf die zeitliche Abfolge von Einatmen, Anhalten und Ausatmen. Ein gleichmäßiger und bewusst gesteuerter Atemrhythmus kann das autonome Nervensystem direkt beeinflussen. Je nachdem, ob wir die Ein- oder die Ausatmung verlängern, können wir unterschiedliche Effekte erzielen. Durch das Anpassen der Atemfrequenz – etwa durch langsames, rhythmisches Atmen – können wir unsere mentale Klarheit verbessern und Stresssituationen effektiver begegnen.

Diese drei »Stellschrauben« hängen unmittelbar miteinander zusammen und wirken sich entsprechend aufeinander aus. In den folgenden Übungen geht es um jeweils einen dieser Schwerpunkte. Zusätzlich wird die Bewegung des Körpers mit dem Atem kombiniert, sodass eine verkörperte Atemübung entsteht. Dieser Ansatz kann helfen, die mentalen und emotionalen Aspekte von Atemübungen zu verstärken.

Die natürliche Atmung und Übungen zur Zwerchfellsteuerung

Die folgenden Übungen zielen darauf ab, die Atemmechanik zu verbessern und eine funktionale Atmung zu trainieren. Gleichzeitig hat diese Art des Atmens eine entspannende Wirkung auf unser Nervensystem.

Das Zwerchfell kann – wie jeder andere Muskel – gezielt trainiert werden, um seine Kraft, Ausdauer und Koordination zu verbessern. Dabei spielt die neuronale Ansteuerung durch das Gehirn eine entscheidende Rolle: Ist das Gehirn daran gewöhnt, das Zwerchfell als primären Atemmuskel einzusetzen, funktioniert die Atmung effizienter. Allerdings können sich durch Stress, Fehlhaltungen oder flache Brustatmung andere Atemmuster etablieren, bei denen das Zwerchfell weniger aktiv genutzt wird – ähnlich wie es bei den Gesäßmuskeln passieren kann, wenn wir überwiegend sitzen und sie nicht bewusst für die Körperhaltung einsetzen. Durch gezieltes Atemtraining kann das Gehirn jedoch lernen, das Zwerchfell wieder optimal für die Atmung zu nutzen.

Das Zwerchfell wird vom *Nervus phrenicus* innerviert, der das Rückenmark auf beiden Seiten des Körpers auf Höhe der Halswirbelsäule verlässt und durch den Brustraum zum Zwerchfell verläuft. Die beiden Hälften des Zwerchfells werden also jeweils von einem separaten Zweig des *Nervus phrenicus* gesteuert, was dem Gehirn ermöglicht, die Aktivität jeder Seite individuell zu beeinflussen. So können wir Disbalancen durch gezieltes Training des Zwerchfells ausgleichen.

Natürliche Atmung

In dieser Übung geht es darum, dir deiner Atemräume bewusst zu werden. Du übst, den unteren Atemraum stärker zu nutzen und dein Zwerchfell gezielt anzusteuern, dennoch aber sanft und entspannt zu atmen.

1. Setze dich bequem mit natürlich aufrechtem Oberkörper hin. Lege eine Hand auf die Brust, die andere auf den Oberbauch (zwischen Bauchnabel und unterer Brustbeinspitze). Schließe die Augen oder schaue auf einen Punkt am Boden, sodass du dich auf deinen Atem fokussieren kannst.
2. Nimm dir zunächst etwa 1 bis 2 Minuten, in denen du deinen Atem nicht veränderst und nur spürst, ob du Bewegung im oberen Atemraum (Brust) beziehungsweise im unteren Atemraum (Bauch) wahrnehmen kannst. Beobachte ohne Wertung.
3. Beginne dann, deine Atmung bewusst in den unteren Atemraum zu lenken, sodass die Brust sich so wenig wie möglich bewegt. Spüre, wie sich die obere Bauchdecke einatmend etwas weitet und ausatmend zurückzieht. Vielleicht kannst du auch eine Weitung der unteren Rippen zu den Seiten oder in den Rücken wahrnehmen.
4. Entspanne dich bewusst in die Ausatmung hinein und erlaube der Einatmung, von selbst wiederzukommen. Lasse den Atem so sanfter und ruhiger werden. Behalte die bewusste 360-Grad-Ausdehnung unterhalb deines Zwerchfells bei, aber nur so weit, wie es notwendig ist. Der Fokus liegt auf dem Loslassen mit der Ausatmung.
5. Übe diesen natürlichen Atem für 5 bis 10 Minuten.

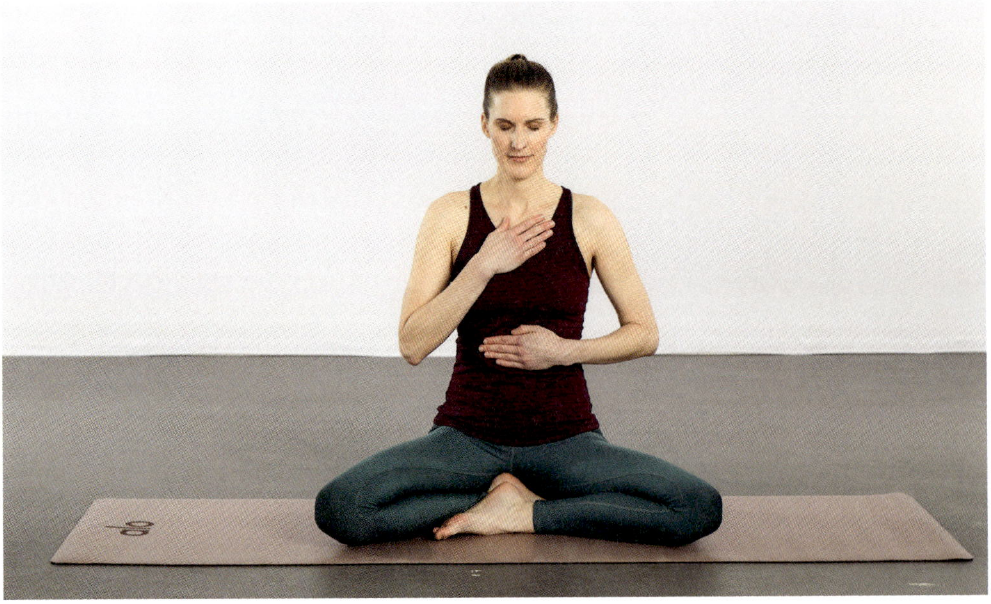

Zwerchfelltraining

Hier geht es darum, die Ansteuerung des Zwerchfells durch das Gehirn zu trainieren und dabei die Bewegung beider Seiten auszugleichen.

1. Setze dich bequem mit aufrechtem Oberkörper hin. Lege deine Hände seitlich auf deine unteren Rippen und finde zunächst einen natürlichen Atem, wie in der vorherigen Übung beschrieben.
   - Stelle dir ein starkes, breites Gummiband vor, das auf Höhe deiner unteren Rippen straff um deinen Körper gespannt ist. Dehne dieses Gummiband bei der Einatmung so langsam und weit, wie du kannst.
   - Lasse deinen Atem mit der Ausatmung sanft aus dir herausfließen – so langsam wie möglich.
   - Mache 3 bis 5 solcher langsamen Atemzüge.
   - Atme dann etwa 1 Minute lang normal mit natürlicher Atmung. Bleibe nach jeder Ausatmung einige Sekunden in der Atempause, wenn es sich gut anfühlt.
   - Wiederhole die Übung dann zwei weitere Male. Achte nun bewusst auf die unterschiedlichen Seiten.

2. Wenn du merkst, dass eine Seite etwas später reagiert oder sich weniger ausdehnt, kannst du versuchen, dies durch bewusste Ansteuerung auszugleichen.
   - Möchtest du die schwächere Seite mehr trainieren, dann neige dich seitlich zu dieser Seite hin und versuche, die Rippen zu deiner Hand hin auszudehnen. Dies ist durch die Seitdehnung etwas schwerer und gibt den Impuls für die Muskeln, stärker zu arbeiten. Übe dann eine Runde (3 bis 5 langsame Atemzüge) in der Seitneigung.
   - Wenn du dich wieder aufrichtest, spüre in der dritten Runde der Übung, ob sich die Ansteuerung beider Seiten angeglichen hat.

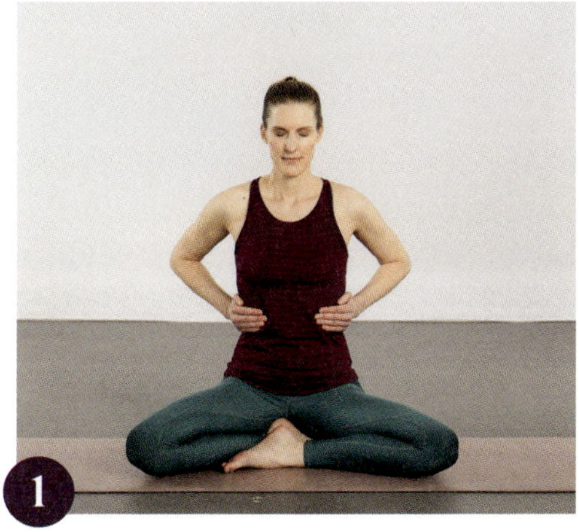
1

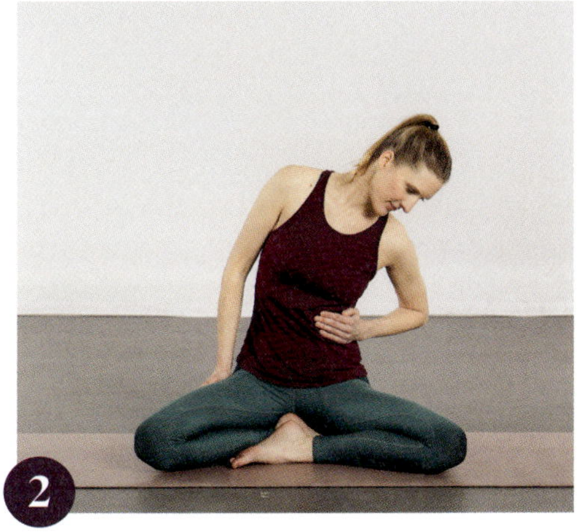
2

Atemraum erweitern

Wenn es dir schwerfällt, den unteren Atemraum aktiv zu nutzen, kann die folgende Übung helfen. Zudem wirkt sie sehr entspannend.

1. Lege dich in Bauchlage auf eine zusammengefaltete Decke. Die Decke sollte etwa zwischen den vorderen oberen Darmbeinstacheln und deinen Rippen liegen. Probiere aus, welche Höhe der Decke angenehm für dich ist. Wenn du dich auf die Decke legst, wirst du spüren, dass dadurch Länge im unteren Rücken entsteht. Deinen Kopf kannst du auf deinen Händen ablegen.
2. Nun lenke deinen Atem bewusst in deine Körperrückseite, in Richtung der hinteren Rippen, wenn du einatmest – als würdest du weg von der Decke atmen wollen. Das dehnt deine Rückenmuskulatur und schafft Bewusstsein für die Atemlenkung. Ausatmend entspanne dich Richtung Boden.
3. Bleibe so lange in dieser Haltung, wie es für dich angenehm ist.

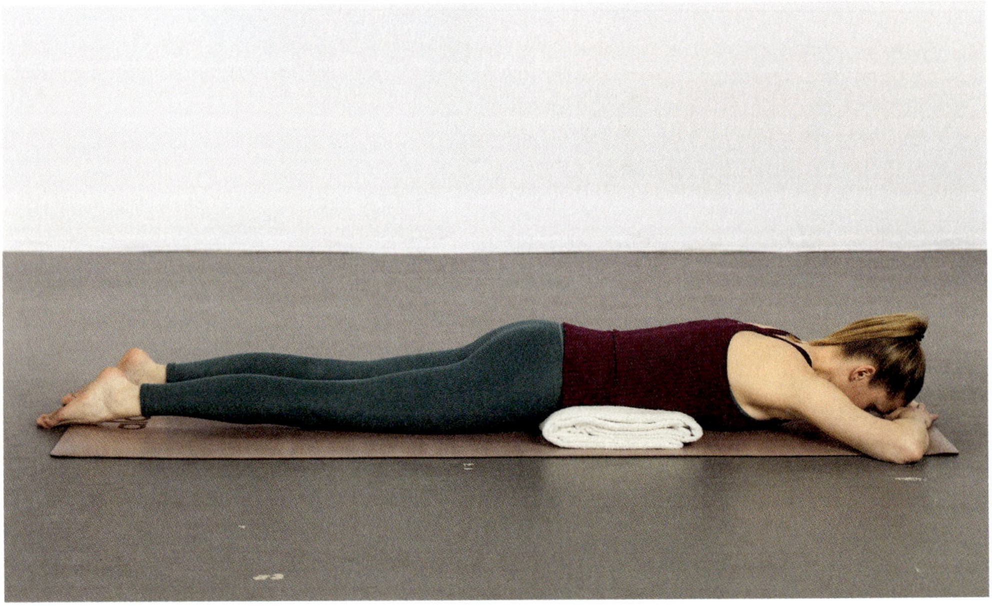

Überatmung erkennen und mehr CO_2-Toleranz aufbauen

Die folgenden Übungen adressieren vor allem das Atemvolumen, also die Menge an Luft, die wir mit jedem Atemzug aufnehmen, unter anderem das weitverbreitete Phänomen der chronischen Überatmung. Sie bleibt oft unbemerkt, kann aber durch subtile Anzeichen wie häufiges Seufzen, ein Gefühl von Luftnot trotz normaler Sauerstoffversorgung oder eine flache, angespannte Atmung auffallen. Wer häufig ohne ersichtlichen Grund tief durchatmet oder Atempausen unangenehm findet, könnte unbewusst dauerhaft mehr Luft einatmen, als der Körper tatsächlich benötigt. Diese Übungen ersetzen nicht die klassische Buteyko-Atempraxis, die bei chronischer Überatmung systematisch zu einer Normalisierung des Atemvolumens führt. Dennoch können sie bei regelmäßiger Anwendung helfen, mehr CO_2 im Körper zu tolerieren. Und vor allem wirken sie unmittelbar entspannungsfördernd, denn wenn wir mehr CO_2 im Körper behalten, weiten sich die Gefäße und die Durchblutung nimmt zu.

Atemübung zur akuten Linderung von Angst und Panik

Angst und Panik gehen oft mit einer verstärkten Atmung einher, da das Gehirn in einer Stresssituation den Sympathikus aktiviert und den Körper auf eine schnelle Reaktion vorbereitet. Dabei wird das Atemvolumen erhöht, um mehr Sauerstoff aufzunehmen – doch wenn dies übermäßig geschieht, kann es zu einem Ungleichgewicht im Kohlendioxid-Haushalt kommen, was Symptome wie Schwindel oder Engegefühl verstärken und die Panik weiter antreiben kann. Diese Übung kann dir in Akutsituationen helfen, da du die ausgeatmete Luft wieder einatmest. Diese enthält nur noch etwa 13 Prozent Sauerstoff (in der atmosphärischen Atemluft befinden sich 21 Prozent Sauerstoff), aber eine höhere Konzentration an CO_2 (etwa 5 Prozent versus 0,04 Prozent in der atmosphärischen Atemluft).

1. Falte die Hände vorm Gesicht, sodass sie Mund und Nase überdecken und möglichst wenig Luftaustausch nach außen erlauben. Entspanne deine Schultern und versuche, ruhig und sanft zu atmen. Nach 10 Atemzügen löse deine Hände. Die Übung kannst du bei Bedarf auch mehrfach wiederholen.

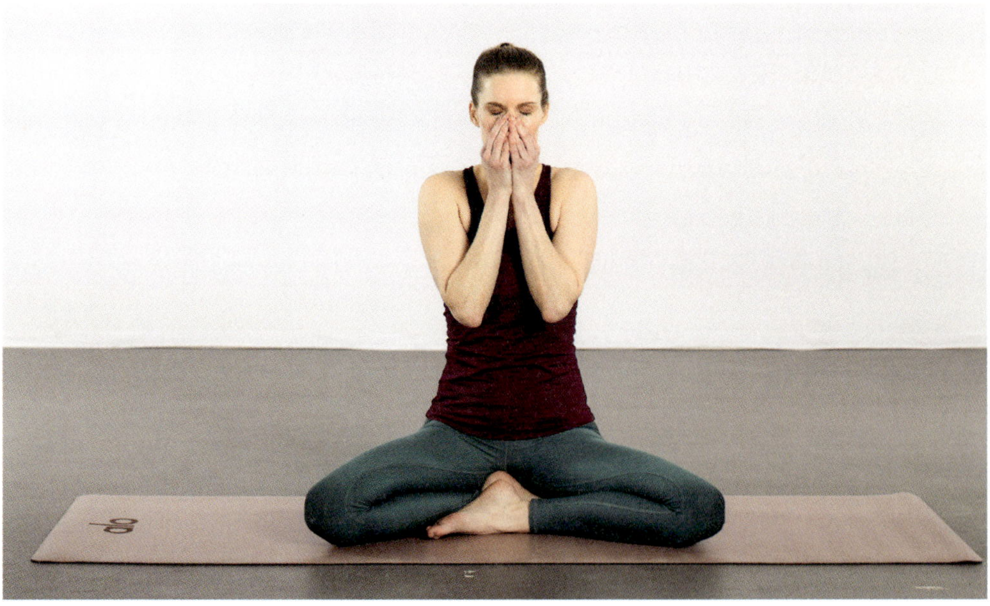

Atemübung zum Aufbau von mehr CO_2-Toleranz

Eine gute Kohlendioxid-Toleranz ist entscheidend für eine effiziente Atmung und eine bessere Sauerstoffversorgung der Zellen. Diese Übung hilft bei regelmäßiger Durchführung, das Atemzentrum im Gehirn an höhere CO_2-Werte zu gewöhnen, wodurch Atemnot reduziert und die allgemeine Stressresistenz verbessert werden kann. Zudem wirst du merken, dass diese Art und Weise des Atmens deinen Körper entspannt und die Durchblutung fördert – möglicherweise werden deine Hände und Füße warm und der Speichelfluss nimmt zu.

1. Setze dich bequem, aber aufrecht hin und gib dir einen Moment, um zur Ruhe zu kommen. Wenn du magst, schließe die Augen. Atme durch die Nase.
2. Atme so, wie du es in der natürlichen Atmung gelernt hast: Entspanne dich in die Ausatmung hinein. Einatmend weiten sich die seitlichen Rippenbögen.
3. Nun beginne, nach der Ausatmung einen Moment in der Ruhe zu bleiben. Ein inneres Bild kann dir dabei helfen: Stelle dir einen Anker vor, der, während du ausatmest, langsam auf den Meeresgrund sinkt. Dort verweilt er einen kurzen Moment und mit der Einatmung hebt er sich wieder.
4. Wenn du dieses Bild verinnerlicht hast und den Moment der Ruhe auf dem Meeresboden genießen kannst, probiere, den Anker mit der Einatmung nicht mehr ganz so hoch zu heben. Fokussiere dich vielmehr auf das Loslassen mit der Ausatmung und die kleine Rast danach.
5. Wenn du eine Weile so atmest, merkst du vielleicht, wie sich ein leichter Lufthunger einstellt. Versuche, dich darauf einzulassen und dich dabei zu entspannen. Wenn der Lufthunger zu groß wird, hebe den Anker einfach wieder etwas höher mit der Einatmung. Achte darauf, die Rippen seitlich zu weiten und in einer ruhigen, entspannten Atmung zu bleiben.
6. Diese Übung kannst du mehrfach am Tag zwischen 5 und 15 Minuten durchführen. Nimm am Ende einer Übung bewusst einige Atemzüge in in deinem natürlichen Atemrhythmus und spüre, wie die Übung auf dich gewirkt hat.

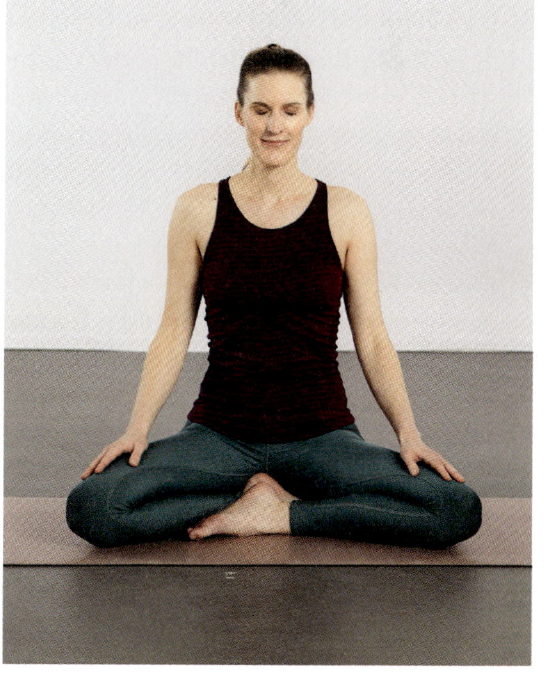

Lufthunger-Übung im Sonnengruß

Wenn wir uns bewegen, beispielsweise einen Sonnengruß üben, dann verbraucht unser Körper durch die Aktivität mehr Sauerstoff und es entsteht in der Folge mehr CO_2. Daher erzeugt das Luftanhalten bei einer Ganzkörperbewegung relativ schnell ein sogenanntes Lufthunger-Gefühl; zumindest schneller, als wenn wir im Sitzen üben. Genau darin liegt aber auch die Stärke dieser Übung: Sie bietet dir ein sehr effizientes Training.

Solltest du dich bei der Übung unwohl fühlen oder kommt sogar ein Panikgefühl auf, so solltest du sie zunächst zurückstellen und dich auf die vorherigen beiden Übungen fokussieren.

1. Wenn du ausprobieren möchtest, wie diese Übung auf dein Nervensystem wirkt, kannst du dir 3 bis 5 Mobilisierungsübungen aus dem Prinzip »Stärken« (ab Seite 68) auswählen, die dir schwerfallen oder bei denen du Einschränkungen spürst (zum Beispiel Vor- und Rückbeuge, Schulterinnenrotation, Rotation der Wirbelsäule und HWS-Seitneigung). Prüfe deine Beweglichkeit und wie sich die Testübungen anfühlen, bevor du zum nächsten Schritt gehst.
2. Stelle dich an den Anfang deiner Matte und bereite dich darauf vor, den Sonnengruß durchzuführen. Nimm zunächst einige Atemzüge, in denen du natürlich atmest. Nach der nächsten Ausatmung halte den Atem an und beginne mit der Durchführung des Sonnengrußes. Wann immer du das starke Bedürfnis hast, wieder einatmen zu wollen, bleibe genau in der Haltung, in der du bist, und atme 2-mal entspannt und natürlich durch die Nase ein und aus. Wenn du nach Luft schnappen oder durch den Mund atmen musst, war die Atempause zu lang.
3. Danach halte die Luft noch einmal nach der Ausatmung an. Führe den Sonnengruß fort (wenn du die Runde beendest, beginne einfach eine neue). Atme wieder ein, wenn das Bedürfnis stark ist, aber halte den Atem nur so lange an, dass du danach möglichst direkt gleichmäßig und normal weiteratmen kannst. Nach zwei ruhigen Atemzügen in der Haltung, in der du angekommen bist, komme direkt wieder an den Anfang der Matte in den Stand.
4. Nun prüfe noch einmal die 3 bis 5 Mobilisierungsübungen, um zu schauen, ob sich die Qualität der Testübungen für dich verändert hat. Oft verbessert sich die Beweglichkeit nach dieser Übung. Ist deine Beweglichkeit eingeschränkter als vorher, solltest du die Atempausen nicht so lange halten oder dich zunächst mit den vorherigen Übungen sanfter an das Lufthunger-Gefühl herantasten.

Atemübungen für mentale und autonome Prozesse

Atemübungen bieten uns einen direkten Zugang zur Beeinflussung mentaler und autonomer Prozesse, da der Atem eng mit unserem autonomen Nervensystem verknüpft ist. Durch bewusstes, kontrolliertes Atmen – etwa durch langsame, tiefe Atemzüge und eine verlängerte Ausatmung – können wir den Parasympathikus aktivieren und damit eine Reduktion von Stresshormonen, eine verbesserte emotionale Regulation und Entspannung fördern. Gleichzeitig hilft uns der bewusste Atem, in einen Zustand der Achtsamkeit und mentalen Klarheit zu gelangen, wodurch wir sowohl unser inneres Gleichgewicht als auch unsere körperliche Gesundheit nachhaltig unterstützen können.

Da wir in den folgenden Übungen mit dem Atemrhythmus arbeiten und das innere Zählen für manche Personen weniger entspannend wirkt, kannst du dir das entsprechende Tempo auch über ein Metronom vorgeben oder visuell anzeigen lassen. Hierfür gibt es diverse Apps.

Box-Atmung: Übung für mehr Fokus

Die Box-Atmung ist eine strukturierte Atemtechnik, die in vielen Kontexten angewendet wird – vom Stressmanagement über die mentale Fokussierung im Alltag bis hin zum Training von Soldaten, Spitzensportlern und Meditierenden. Durch das gleichmäßige Einhalten von vier Atemphasen (Einatmen, Halten, Ausatmen, Halten) hilft diese Technik, das autonome Nervensystem zu regulieren, die Konzentration zu verbessern und eine innere Ruhe zu fördern. Sie ist besonders wirksam, um Stressreaktionen zu dämpfen, die Herzfrequenz zu senken und gleichzeitig geistige Klarheit zu schaffen. Die Zeiteinheit kann angepasst werden; wichtig ist die gleiche Länge der jeweiligen Phasen.

1. Setze dich bequem und aufrecht hin. Schließe die Augen oder schaue auf einen Punkt vor dir am Boden.
2. Beginne, leise für dich zu zählen. Um den Rhythmus beizubehalten, kann es hilfreich sein, mit dem Finger sanft auf dein Bein zu klopfen. Atme für 4 Zählzeiten durch die Nase ein. Spüre dabei die Ausdehnung der seitlichen Rippen.
3. Halte den Atem für 4 Zählzeiten an, ohne die Schultern anzuspannen.
4. Atme langsam für 4 Zählzeiten aus, während du jegliche Anspannung loslässt.
5. Halte nach dem Ausatmen den Atem erneut für 4 Zählzeiten an.
6. Wiederhole diesen Zyklus mehrmals – idealerweise für mindestens 5 Minuten oder so lange, wie es sich angenehm anfühlt.

Tipp: Du darfst so schnell oder langsam zählen, wie es sich für dich passend anfühlt, und musst dich nicht an Sekunden halten. Bist du in einem aufgewühlten Zustand, so wird sich eine schnellere Zählweise besser anfühlen, als wenn du bereits entspannt und ruhig bist.

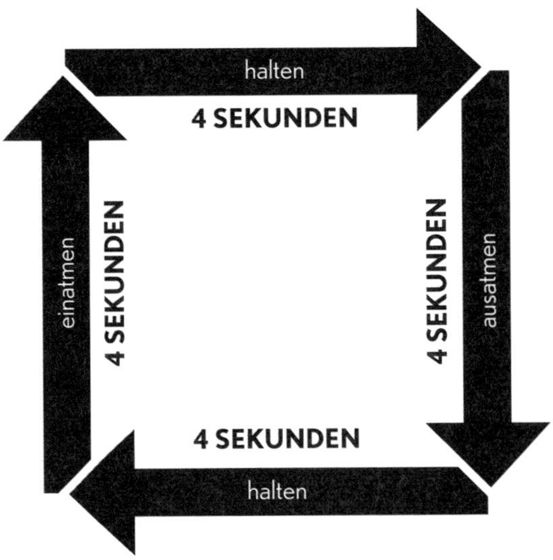

Atemübung zur Anregung

Da die Einatmung mit der Aktivität des Sympathikus und die Ausatmung mit dem Parasympathikus assoziiert ist, können wir diesen Wirkmechanismus nutzen, um das eine oder andere System etwas zu verstärken. In dieser Übung wird die Einatmung betont, indem du sie etwas verlängerst; daher wirkt sie eher belebend. Sie kann dir helfen, dich zu aktivieren, wenn du dich müde und träge fühlst. Unmittelbar vor dem Schlafengehen solltest du diese Übung daher nicht durchführen.

1. Setze dich bequem, aber aufrecht hin. Schließe die Augen oder suche dir einen Punkt am Boden.
2. Beginne, leise für dich zu zählen, und versuche, einen gleichbleibenden Rhythmus zu finden. Atme zunächst gleich lang ein und aus.
3. Wenn du deinen Rhythmus gefunden hast, verlängere die Einatmung um 1 bis 2 Zählzeiten. Du kannst die Dauer für dich so anpassen, dass du gut und angenehm 5 bis 10 Minuten so atmen kannst. Atme also jeweils 6 Zählzeiten ein und 4 Zählzeiten aus oder wähle eine andere Länge. Versuche, dabei dennoch sanft und entspannt zu atmen.
4. Wenn du die Übung beendest, nimm dir einen kurzen Moment zum Nachspüren.

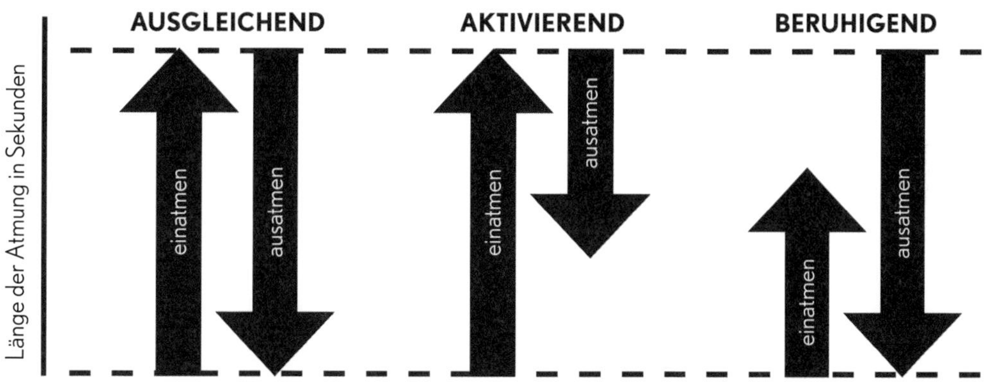

Atemübung zur Entspannung

Die meisten von uns brauchen zwischendurch eher Entspannungspausen, sodass wir hier eine verlängerte Ausatmung üben, um den Parasympathikus anzuregen. Eine klassische Variante der folgenden Atemübung ist die 4-7-8-Übung, in der für 4 Zählzeiten eingeatmet, für 7 Zählzeiten die Luft angehalten und für 8 Zählzeiten ausgeatmet wird. Auch diese Übung hat dementsprechend einen entspannenden Effekt. Du kannst für dich entscheiden, ob du gern eine Atempause einbauen möchtest oder erst einmal wie folgt üben magst:

1. Komme in einen bequemen aufrechten Sitz. Schließe die Augen oder schaue auf einen Punkt am Boden.
2. Beginne, leise für dich zu zählen, und versuche, einen gleichbleibenden Rhythmus beim Zählen zu finden. Du kannst zunächst deinen natürlichen Atem zählen und schauen, wie lange du ein- und ausatmest.
3. In dieser Übung wird länger aus- als eingeatmet. Beginne daher, deine Ausatmung sanft um 1 bis 2 Zählzeiten zu verlängern. Ein Beispiel wäre, dass du für 4 Zählzeiten einatmest und für 6 Zählzeiten ausatmest.
4. Gern darfst du die Ausatmung weiter verlängern: Atme zum Beispiel für 4 Zählzeiten ein und 8 Zählzeiten aus. Finde ein Verhältnis von der Ein- zur Ausatmung, bei dem du das Gefühl hast, dass du auf diese Weise gut 10 Minuten atmen kannst, ohne dich dabei unter Druck zu setzen. Vielleicht ist auch eine kleine Atempause nach der Ausatmung für dich angenehm.
5. Nach einer Weile wirst du vermutlich spüren, dass du ruhiger wirst. Lasse das Einatmen sanft kommen und die Ausatmung über die Dauer der Zählzeit los.
6. Wenn du die Übung beendest, nimm dir einen kurzen Moment zum Nachspüren.

Bienenatmung

Die Bienenatmung *(Bhramari Pranayama)* ist eine beruhigende Atemtechnik, bei der summende Geräusche erzeugt werden, die an das Brummen einer Biene erinnern. Diese sanfte Vibration stimuliert den Vagusnerv, fördert daher die Aktivierung des Parasympathikus und hilft dabei, Stress und innere Unruhe abzubauen. Bei der klassischen Bienenatmung werden die Finger gezielt am Gesicht platziert, um die Sinne nach innen zu lenken und die Wirkung der Atemtechnik zu verstärken: Durch das sanfte Verschließen der Ohren wird der Klang der summenden Ausatmung intensiviert und äußere Geräusche werden gedämpft, was die meditative Wirkung verstärkt. Die Finger über den Augen und auf der Stirn helfen, die Aufmerksamkeit nach innen zu richten und visuelle Ablenkungen zu minimieren. Die unteren Finger lenken die Aufmerksamkeit auf den Atemfluss und die Vibration. Du kannst die Übung dennoch auch ohne die Handhaltung durchführen. Probiere aus, was bei dir am besten wirkt.

1. Setze dich bequem und aufrecht hin. Schließe sanft die Augen.
2. Entspanne deine Schultern und platziere die Finger beider Hände wie folgt:
    a. **Daumen:** auf den Knorpel vor den Ohren *(Tragus)*
    b. **Zeigefinger:** auf den Punkt oberhalb der Augenbrauen oder sanft auf die Mitte der Stirn
    c. **Mittelfinger:** sanft und ohne Druck auf die geschlossenen Augenlider
    d. **Ringfinger:** an die Seiten der Nase
    e. **Kleiner Finger:** auf die Oberlippe oder in der Nähe der Mundwinkel
3. Atme durch die Nase ein. Beim Ausatmen lasse einen sanften, summenden Ton entstehen, ähnlich dem Brummen einer Biene. Entspanne deinen Kiefer und dein Gesicht. Wiederhole dies für etwa 3 bis 5 Minuten und spüre die Vibration in deinem Kopf und Brustraum, während du dich zunehmend entspannst.

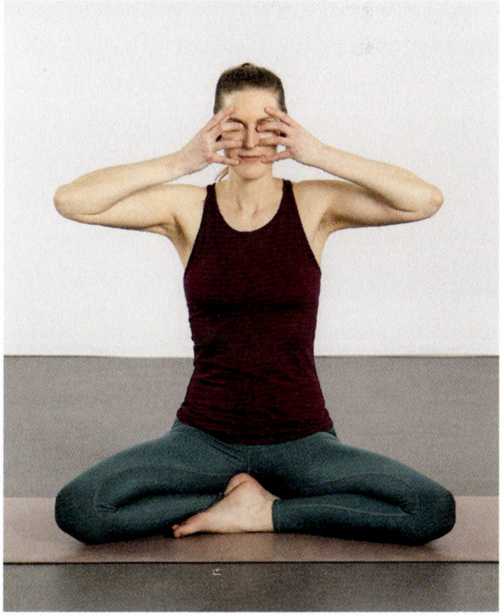

Verkörperte Atemübungen

Besonders spannend ist es, das Prinzip des Embodiment wortwörtlich mit Atemübungen zu kombinieren. Denn nicht nur unser Körper und seine Bewegungen stehen unmittelbar mit unserer Stimmung und unseren Emotionen in Verbindung, sondern auch unser Atem. In den folgenden beispielhaften Sequenzen zeige ich dir, wie du besonders die Arme, die stark mit dem Herzbereich verbunden sind, in der Göttinnen-Haltung (siehe Seite 92) als verstärkendes Ausdrucksmittel und gleichzeitig als Taktgeber für die Atemübungen nutzen kannst.

Loslassen von Emotionen

Im Folgenden geht es um das Loslassen von Emotionen. Wenn du magst, kannst du bei dieser Übung ausprobieren, durch den Mund zu atmen, vor allem bei der Ausatmung. Starke Gefühle sind oft mit Mundatmung assoziiert und so kann es dir helfen, wenn dich etwas aufgewühlt hat, Zugang zu diesen Emotionen zu bekommen, um sie zu akzeptieren, sie dir anzuschauen und loszulassen. In Kapitel 2 (ab Seite 61) hast du erfahren, dass der gesamte Rumpfbereich vom Becken bis zu den Schultern sehr bedeutend für die Assoziation mit unseren Emotionen ist. Mit der folgenden Armbewegung bringen wir sie aus dem Becken, Bauch und Brustbereich nach oben, schauen sie uns vor dem Herzen an und versuchen, dies unvoreingenommen, mit Offenheit und Mitgefühl zu tun, um sie dann mit neuer Energie nach oben hin freizulassen. Wenn sich diese Bewegung oder ein Teil davon für dich nicht stimmig anfühlt, dann wandle die Übung gern so ab, dass sie zu deiner Assoziation passt. Hierbei ist die exakte Einhaltung der Durchführung weniger wichtig als die Bedeutung, die du dieser Übung gibst, sodass du sie mit Überzeugung verinnerlichen kannst.

1. Stelle dich in die Göttinnen-Haltung, die Knie müssen nur leicht gebeugt sein, sodass du einen stabilen, aufrechten Stand hast. Die Arme hältst du entspannt vorn am Körper.
2. Mit der Einatmung hebe die Arme vor deinem Oberkörper an, die Handflächen zeigen dabei nach oben. Am Ende der Einatmung befinden sich die Arme etwa auf Herz- bis Halshöhe. Stelle dir dabei vor, wie du die mit deinem Körper assoziierten Emotionen nach oben an die Oberfläche hebst und sie mit einem dir selbst zugewandten, liebevollen Blick anschaust.
3. Drehe dann in einer kurzen Atempause deine Handflächen um, sodass sie nach unten Richtung Boden schauen. Bringe die Fingerspitzen zueinander, sodass deine Hände einen Schirm spannen, unter dem du die Emotionen noch geschützt hältst.
4. Mit einer schwungvollen Ausatmung schwinge die Arme öffnend nach oben, um die Emotionen freizulassen, als wenn du einen Schmetterling in die Freiheit entlassen würdest.

In einer kurzen Atempause nach der Ausatmung führst du die Arme über die Seite wieder nach unten vor deinen Körper. Wiederhole diese Sequenz etwa 6- bis 10-mal oder so oft du magst.

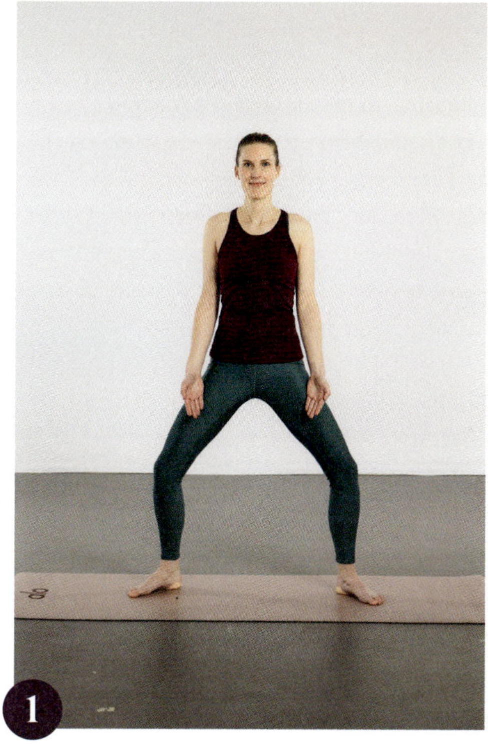
1

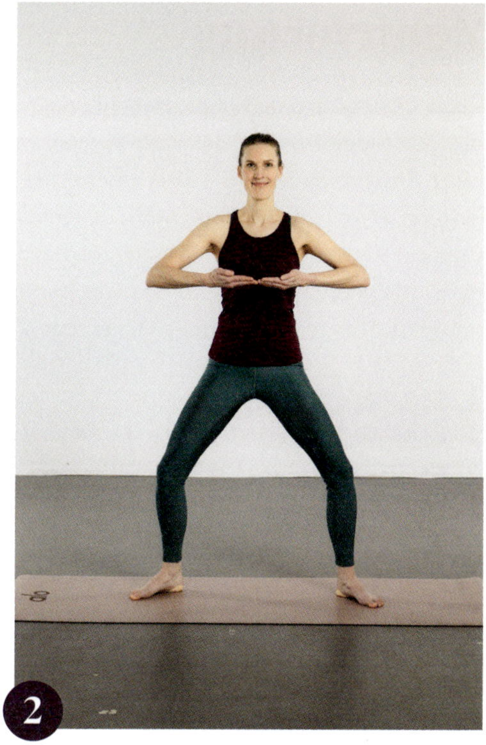
2

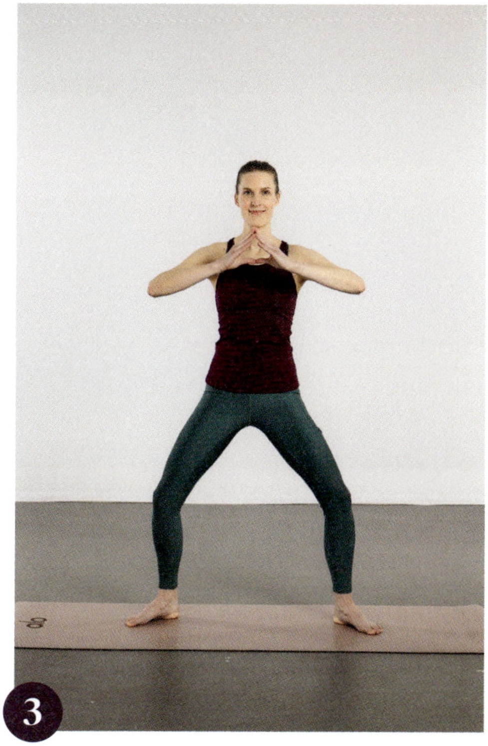
3

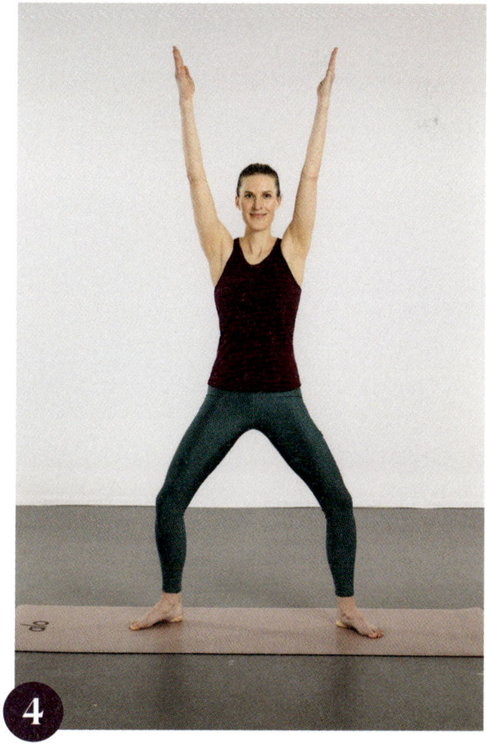
4

Zentrierung

Diese Übung kann dir helfen, wenn du das Gefühl hast, dass du unruhig bist, viele Gedanken durcheinanderrasen und du dir etwas mehr Fokus, aber auch Körperbewusstsein wünschst. Die lange Ausatmung und das Führen der Hände entlang der Körpermitte zusammen mit der Blicklenkung wirken zentrierend und beruhigend, sodass dich die Übung dabei unterstützt, deine eigene Mitte wiederzufinden. Auch hierbei gilt, dass die exakte Einhaltung der Durchführung nicht im Vordergrund steht, sondern die Bedeutung, welche die Bewegung für dich hat. Sollte es sich für dich anders stimmiger anfühlen, passe die Bewegungen gern an.

1. Stelle dich in die Göttinnen-Haltung (Seite 92), die Knie müssen nur leicht gebeugt sein, sodass du einen stabilen, aufrechten Stand hast. Die Arme hältst du entspannt vorn am Körper.
2. Mit der Einatmung führe die Arme über die Seiten locker nach oben. Lasse deine Rippen seitlich weiter werden.
3. Am Ende der Einatmung – in einer kurzen Atempause – bringe deine Finger zueinander, sodass die Hände einen Schirm bilden, die Finger nach oben zeigend. Schaue zu deinen Fingern.
4. Ausatmend führe die Hände zentral vor der Mitte deines Körpers langsam nach unten. Folge ihnen dabei mit dem Blick. Lasse die Ausatmung so lang und entspannt wie möglich werden und synchronisiere die Armbewegung. Erst am Ende der Ausatmung kommen die Hände unten etwa vor deinem Becken an.
   Wiederhole diese Sequenz etwa 6- bis 10-mal oder so oft du magst.

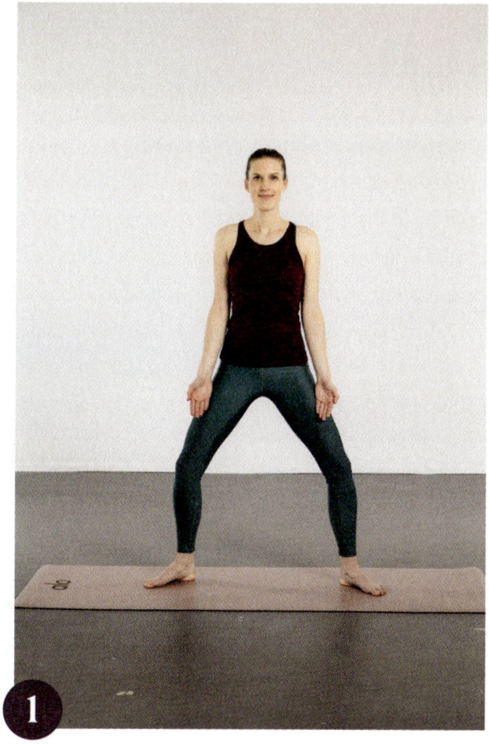
1

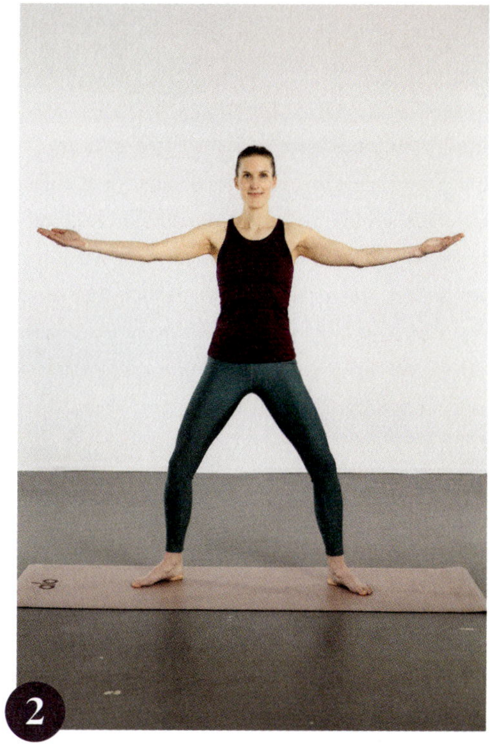
2

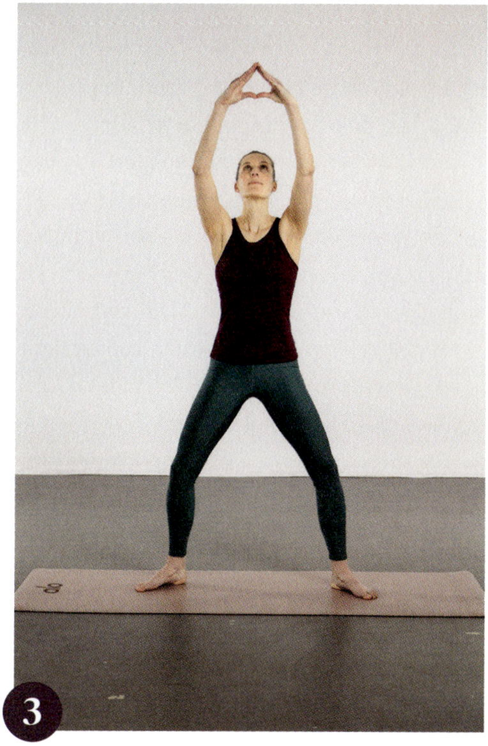
3

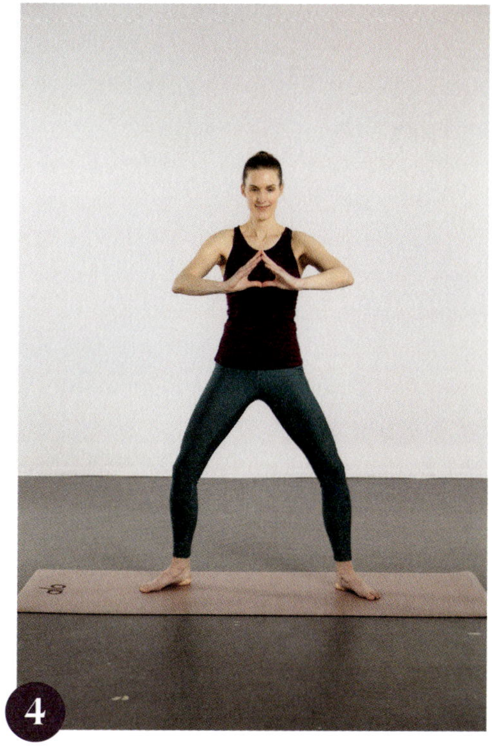
4

Fühlen

Indem wir uns erlauben, in die Stille einzutauchen und nach innen zu schauen, schaffen wir Raum, um Empfindungen, Emotionen und Spannungen bewusst wahrzunehmen – ohne sie zu bewerten. Das Fühlen und das bewusste In-Verbindung-Gehen mit sich selbst spielen dabei eine zentrale Rolle. Besonders in länger gehaltenen Positionen können wir mit Neugier und Offenheit erkunden, wie sich diese körperlich und emotional anfühlen, welche Energie entsteht und wie der Atem fließt. Dieses bewusste Spüren hilft uns, unser Bewusstsein zu schulen, Akzeptanz zu üben und durch das Annehmen loszulassen – eine wichtige Voraussetzung für innere Balance und nachhaltige Veränderung. Es gibt uns zudem die Möglichkeit zu erkennen, was uns in diesem Moment guttut und was wir brauchen, um uns in unserer Mitte zu fühlen. Durch das Wahrnehmen und Beobachten unserer Körperempfindungen, Gedanken und Emotionen ermöglichen wir uns, all diese Wahrnehmungen zu integrieren. Gleichzeitig erkennen wir, dass Empfindungen und Gedanken immer nur den aktuellen Moment widerspiegeln, während unser innerer Kern – unser wahres Selbst – der Raum ist, in dem all diese Erfahrungen ihren Platz finden.

Schulung der Körperwahrnehmung

Die folgenden Übungen helfen dir, dein Bewusstsein auf die Körperwahrnehmung zu lenken und sie zu verfeinern. Durch den Kontakt zum eigenen Körper und das bewusste Wahrnehmen seiner Informationen bietest du deinem Gehirn die Möglichkeit, dein Körperbild zu verifizieren, und schaffst ein Gefühl innerer Sicherheit. Einige der Übungen wirken über die reine Wahrnehmung des Körpers, andere über das Berühren und wieder andere über die Verarbeitung propriozeptiver Signale, wenn du dich selbst aktiv bewegst. Dementsprechend aktivieren sie verschiedene Bereiche des Gehirns, wie den somatosensorischen Kortex, die Inselrinde, das Kleinhirn und weitere Areale. Indem du deinen Körper bewusst spürst, bist du immer im Hier und Jetzt. Daher eignen sich die Übungen dafür, im Alltag kurze Pausen einzulegen und zur Ruhe zu kommen. Einige der Übungen, wie die Ohrmassage, stimulieren über den Vagusnerv gezielt dein parasympathisches Nervensystem und wirken sehr entspannend auf Körper und Geist.

Check-in

Genauso wie du in einem Meeting ein Check-in machen kannst, um die aktuelle Stimmung der Teilnehmenden zu erfassen, kannst du auch bei dir selbst ein Check-in durchführen. Dabei halte kurz inne, um bewusst wahrzunehmen, wie es dir gerade geht – ohne zu bewerten. Diese kleine Selbstreflexion hilft dir, deinen momentanen Zustand anzunehmen und deine eigenen Bedürfnisse klarer zu erkennen. Die Übungen kannst du im Sitzen, aber genauso im Gehen oder Stehen durchführen. Fokussiere dich dabei auf drei Punkte:

1. **Körper:** Wie ist deine Körperhaltung? Wo spürst du Spannung oder Leichtigkeit? Wie fühlst du dich in deinem Körper?
2. **Atmung:** Wo in deinem Körper kannst du deine Atmung wahrnehmen? Ist die Atmung ruhig oder schnell? Welches Gefühl gibt dir deine Atmung gerade?
3. **Gedanken:** Welche Gedanken sind gerade da? Was beschäftigt dich? Welches Bild oder Wort könnte deinen mentalen Zustand beschreiben?

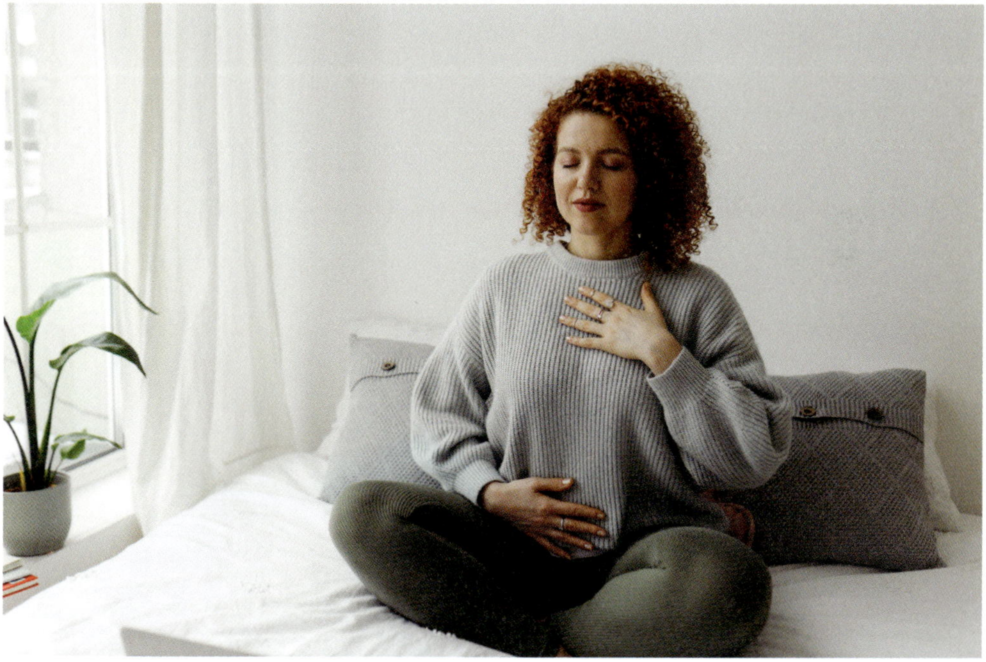

Sensorische Ganzkörperstimulation

Bei dieser Übung geht es darum, deinen somatosensorischen Kortex durch Berührung deines gesamten Körpers zu aktivieren. Indem wir Körperteile berühren, reduzieren wir die motorische Aktivierungsschwelle und damit die erforderliche Energie für eine folgende Bewegung. Um zu überprüfen, wie diese Übung auf Körper und Gehirn wirkt, kannst du vor und nach der Übung zum Vergleich im Stehen eine Vor- und Rückbeuge ausführen. Bei vielen Menschen führt diese kleine Übung bereits zu mehr Beweglichkeit. So kannst du diese Übung auch als sensorisches Aufwärmen sehen und im Stehen, Liegen oder Sitzen durchführen.

1. Beginne, die Hände aneinanderzureiben und dadurch Wärme zu erzeugen.
2. Führe dann deine rechte Hand über den linken Arm bis zur Schulter nach oben. Die Berührung sollte gut spürbar sein, aber ohne Druck, und möglichst alle Seiten abdecken, als wenn du dich mit Duschgel einschäumst. Wechsle dann die Seite und fahre mit der linken Hand den rechten Arm entlang.
3. Du kannst dann beide Hände gleichzeitig nutzen und den gesamten Körper berühren. Streiche über Nacken, Hals, Kopf, Gesicht und Schultern.
4. Führe die Hände weiter und streiche über Brust, Bauch und Rücken.
5. Fahre fort mit Gesäß und Oberschenkeln.
6. Zum Schluss berühre Unterschenkel und Füße.
7. Danach spüre einen Moment mit geschlossenen Augen nach, wie sich dein Körper nun anfühlt.

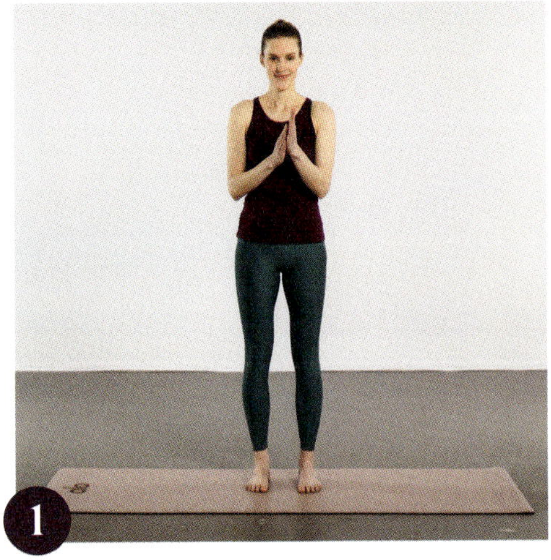
1

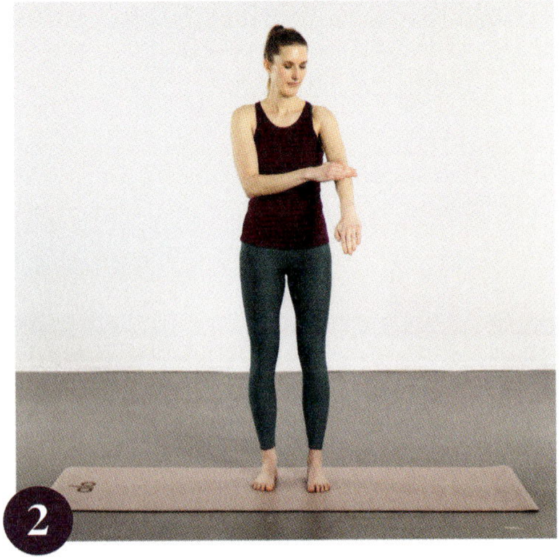
2

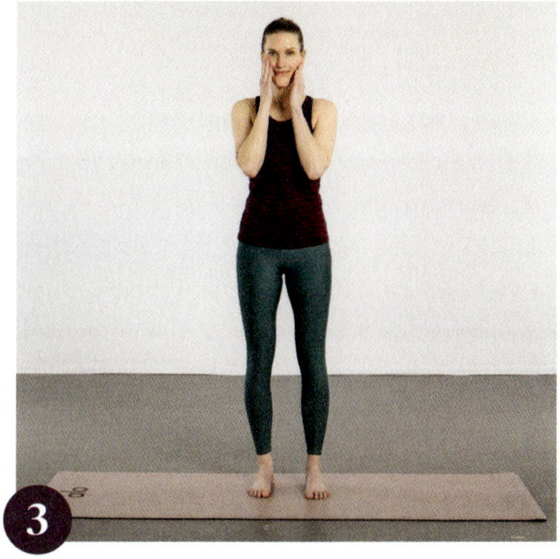
3

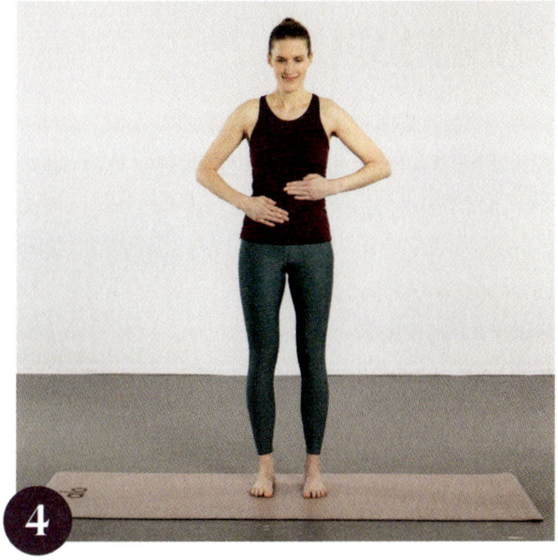
4

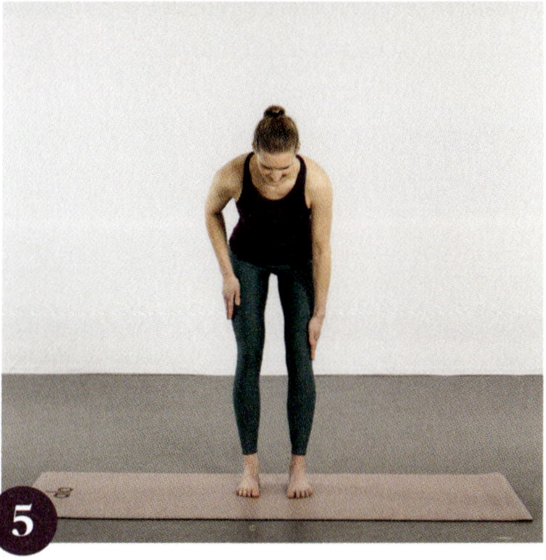
5

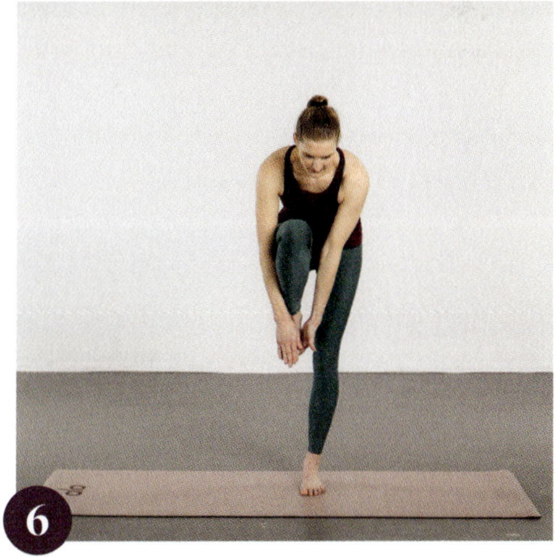
6

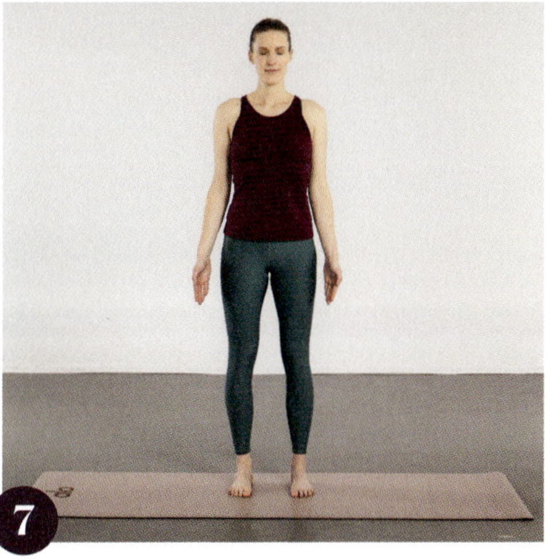
7

Bodyscan

Das Ziel des Bodyscans ist es, Entspannung und Körperwahrnehmung zu fördern. Klassischerweise wird diese Übung von Kopf bis Fuß oder umgekehrt durchgeführt. Unter Berücksichtigung der Abbildung des Körpers auf der somatosensorischen Hirnrinde legen wir den Schwerpunkt auf die Hände, Finger und das Gesicht, ähnlich wie es im Yoga Nidra praktiziert wird. Diese Bereiche belegen auf der Hirnrinde vergleichsweise mehr Raum als der Rest des Körpers (siehe Abbildung des *Homunkulus*, Seite 52). Sie bekommen darum in dieser Übung mehr Aufmerksamkeit, um den gesamten somatosensorischen Bereich relativ gleichmäßig anzusprechen – der Fokus wird von Punkt zu Punkt gelenkt. Durch das bewusste Wahrnehmen gelingt eine Entspannung des Körpers, die wiederum den Geist beruhigt. Hierbei werden zunächst beide Körperseiten getrennt voneinander angesprochen und damit die jeweiligen Gehirn-Hemisphären. Im nächsten Schritt liegt die Wahrnehmung auf beiden Seiten gleichzeitig. Der Fokus auf die einzelnen Zehen ist dabei als Trainingsaspekt zu sehen, da es den meisten Menschen sehr schwerfällt, die Zehen separat zu spüren. Die Augen sind während der Übung geschlossen, um die Aufmerksamkeit nach innen zu richten. Daher empfiehlt es sich, die Sequenz anzuhören, um sich auf die Übung einlassen zu können. Wenn du das ausprobieren magst, nutze gern den QR-Code.

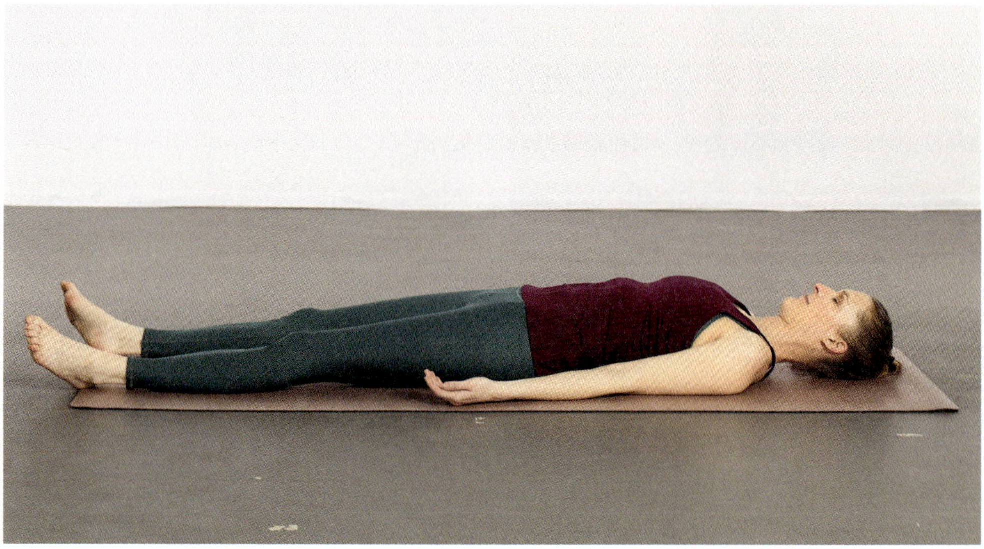

m-vg.de/link/Neuro-Yoga_1

1. Lege dich auf den Boden in Rückenlage, decke dich zu und lege dich so hin, dass du bequem liegst. Schließe deine Augen.
2. Durchkreise mit deiner Aufmerksamkeit zunächst die rechte Seite deines Körpers: rechte Hand, Daumen, Zeigefinger, Mittelfinger, Ringfinger, kleiner Finger, Handfläche, Handrücken, Handgelenk, Unterarm, Ellenbogen, Oberarm, Schulter, Achselhöhle, Taille, Hüfte, Oberschenkel, Knie, Unterschenkel, Sprunggelenk, Ferse, Fußsohle, großer Zeh, zweiter Zeh, dritter Zeh, vierter Zeh, kleiner Zeh.
3. Gehe nun mit deiner Aufmerksamkeit zur linken Seite deines Körpers: linke Hand, Daumen, Zeigefinger, Mittelfinger, Ringfinger, kleiner Finger, Handfläche, Handrücken, Handgelenk, Unterarm, Ellenbogen, Oberarm, Schulter, Achselhöhle, Taille, Hüfte, Oberschenkel, Knie, Unterschenkel, Sprunggelenk, Ferse, Fußsohle, großer Zeh, zweiter Zeh, dritter Zeh, vierter Zeh, kleiner Zeh.
4. Bringe die Aufmerksamkeit zur Körperrückseite: Gesäß, unterer Rücken, mittlerer Rücken, oberer Rücken, die ganze Wirbelsäule, Schulterblätter, Nacken, Hinterkopf, Kopfkrone.
5. Die Körpervorderseite: Stirn, rechte Augenbraue, linke Augenbraue, Augenbrauenzentrum, rechtes Augenlid, linkes Augenlid, rechtes Auge, linkes Auge, rechte Schläfe, linke Schläfe, rechtes Ohr, linkes Ohr, rechte Wange, linke Wange, Nase, rechtes Nasenloch, linkes Nasenloch, Nasenspitze, Oberlippe, Unterlippe, beide Lippen zusammen, Zunge, Rachen, Kiefer, Kinn, Kehlkopf, Hals, Brustbein, rechtes Schlüsselbein, linkes Schlüsselbein, Brust, Oberbauch, Bauchnabel, Unterbauch, Beckenboden
6. Die großen Körperteile: das ganze rechte Bein, das ganze linke Bein, beide Beine zusammen, der ganze rechte Arm, der ganze linke Arm, beide Arme zusammen, der ganze Rücken, der Bauch, die Brust, der ganze Rumpf, der ganze Kopf, der ganze Körper, der ganze Körper, der ganze Körper
7. Bereite dich darauf vor, wach zu werden. Beginne, den Körper langsam und behutsam zu bewegen, öffne die Augen und wenn du bereit bist, setze dich auf.

Blindfold-Yoga

Die Yogapraxis mit einer Augenbinde schult die Innenwahrnehmung, da wir uns nun nicht mehr auf unseren Sehsinn verlassen können – den Sinn, dem wir im Alltag am meisten Vertrauen schenken, wenn es um die Wahrnehmung der Außenwelt geht. In unserem inneren Satellitensystem, bestehend aus Propriozeption, Gleichgewichtssinn und Sehsinn, fällt Letzterer nun als Informationsquelle weg. Dadurch werden die beiden anderen Sinne verstärkt genutzt und geschult. Zusätzlich entfällt jegliche mögliche visuelle Ablenkung und die Innenwahrnehmung rückt in den Fokus. Folglich entwickelst du während der Blindfold-Yogapraxis mehr Vertrauen in die Körpersignale. Bei Dunkelheit, wenn kein Licht mehr an die Netzhaut gelangt, beginnt die Zirbeldrüse im Gehirn, vermehrt Melatonin zu produzieren. Dieser Prozess setzt typischerweise innerhalb von etwa 30 Minuten Dunkelheit ein. Es ist also sinnvoll, die Augenbinde mindestens 40 bis 60 Minuten zu tragen. Melatonin spielt eine entscheidende Rolle bei der Regulierung des Schlaf-Wach-Rhythmus, indem es die innere Uhr des Körpers synchronisiert und die Schlafbereitschaft fördert. Es lässt unseren Körper entspannen. Blindfold-Yoga eignet sich daher auch besonders gut vor dem Schlafengehen. Darüber hinaus wirkt Melatonin als Antioxidans und schützt die Nervenzellen vor oxidativem Stress. Du brauchst für die Blindfold-Yogapraxis eine Augenbinde oder alternativ einen leichten Schal oder ein Tuch.

1. Bevor du mit der Yogapraxis beginnst, stelle sicher, dass der Platz um die Matte herum frei von möglicherweise störenden Gegenständen ist. Beginne im Sitzen und setze deine Augenbinde auf. Schließe deine Augen unter der Abdeckung, sodass wirklich kein Licht mehr an deine Augen gelangt. Gib dir genügend Zeit, um dich an die Situation zu gewöhnen. Du kannst jederzeit im Vierfüßlerstand mit Händen und Füßen die Ränder der Matte tasten und dich so orientieren.
2. Nach etwa 10 bis 15 Minuten wirst du dich etwas mehr an die verbundenen Augen gewöhnt haben und du beginnst, den anderen Sinnen mehr zu trauen. Übe die Haltungen, mit denen du dich sicher fühlst: Bodennahe Haltungen im Liegen oder Sitzen sind für den Anfang gut geeignet, ebenso die Katze-Kuh-Bewegung, der herabschauende Hund oder andere Haltungen, in denen du mit Händen und Füßen gleichzeitig am Boden bist. Wenn du dich sicherer fühlst, kannst du dich nach und nach an den Sonnengruß und an stehende Haltungen herantasten.
3. Wenn du die Praxis beenden möchtest, nimm dir einen kurzen Moment, um die Wirkung der Praxis im Sitzen zu spüren. Reibe deine Handflächen aneinander, um Wärme zu erzeugen. Lege die Handflächen auf deine Augen und ziehe ganz langsam die Augenbinde herunter. Lasse dabei in jedem Fall die Augen noch geschlossen und beginne erst nach der Gewöhnung an die Helligkeit, langsam zu blinzeln.

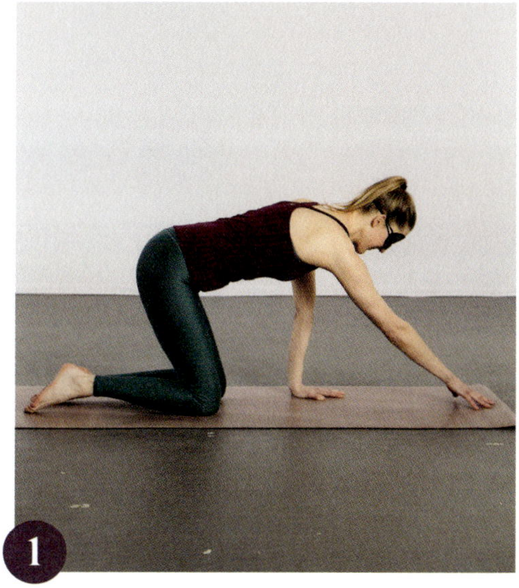

1

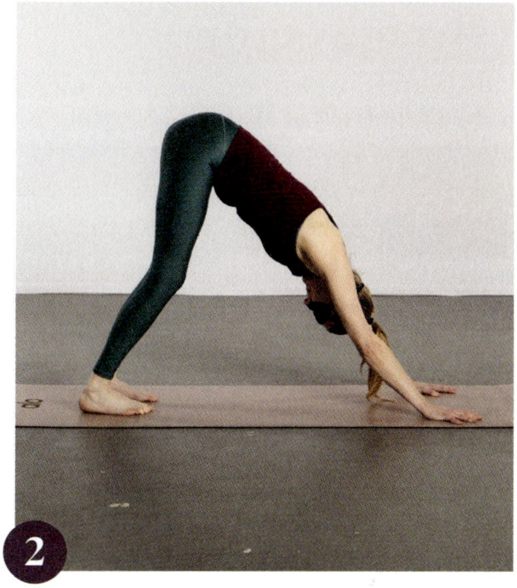

2

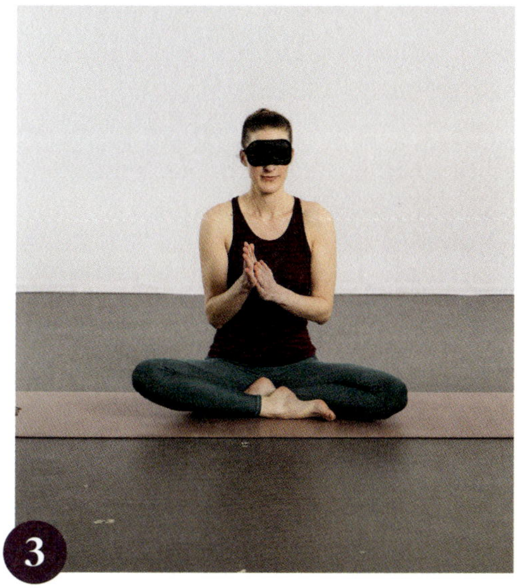

3

Ohrmassage

Die Stimulation des Vagusnervs am Ohr kann durch manuelle Techniken wie Massage, Druck oder sanften Zug erfolgen. Diese Methoden können zwar nicht so präzise oder tief wirken wie elektrische Stimulation, bieten jedoch eine einfache und natürliche Möglichkeit, den aurikulären (zum Ohr gehörenden) Ast des Vagusnervs anzuregen, insbesondere wenn sie regelmäßig angewendet werden. So können wir die Selbstmassage ganz ohne Hilfsmittel mit der Yogapraxis kombinieren und für mehr Entspannung sorgen. Der aurikuläre Ast des Vagusnervs versorgt bestimmte Bereiche des äußeren Ohrs, darunter:

- die Ohrmuschelgrube *(Concha auricula)*
- der Ohrknorpel und die Umgebung *(Tragus)*
- der obere Bereich der Ohrmuschel *(Cymba conchae)*

Diese Bereiche sind besonders sensitiv und direkt mit dem parasympathischen System verbunden.

1. Halte das Ohrläppchen zwischen Daumen und Zeigefinger und ziehe es sanft nach unten oder zur Seite.
2. Massiere mit dem Zeigefinger oder auch zwischen Zeigefinger und Daumen sanft den *Tragus*.
3. Führe sanft kreisende Bewegungen im Bereich der Ohrmuschel (*Concha* und *Cymba conchae*) aus oder übe leichten Druck auf diese Punkte aus.

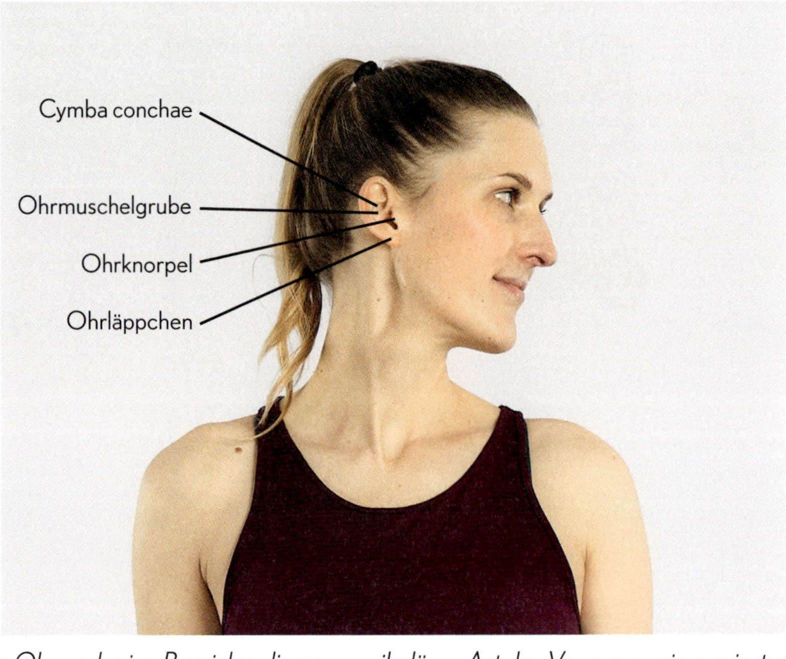

Das Ohr und seine Bereiche, die vom aurikulären Ast des Vagusnervs innerviert werden

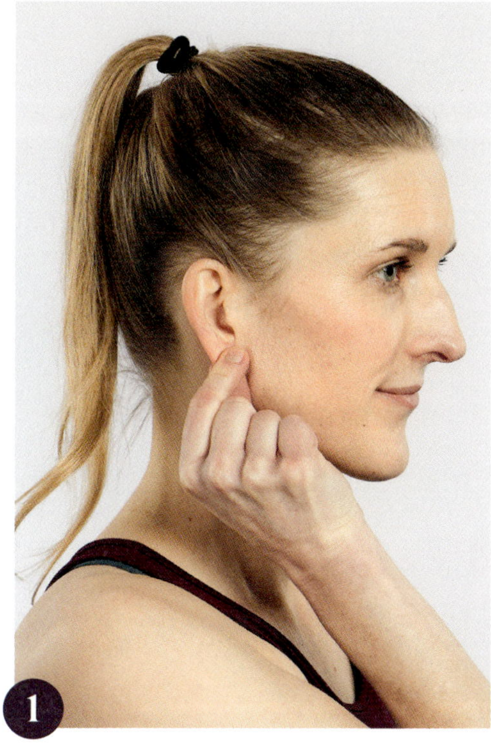
1

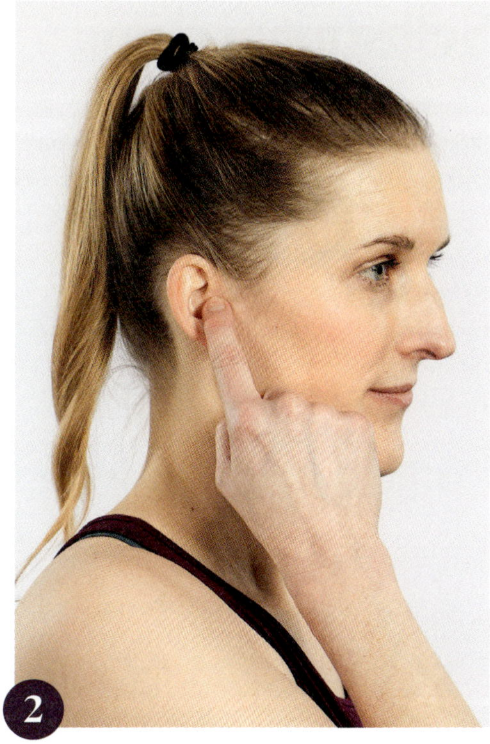
2

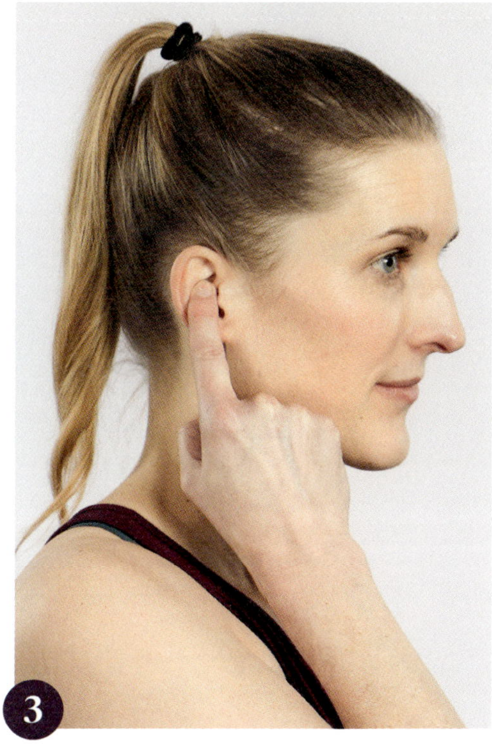
3

Selbstumarmung

Selbstumarmungen haben messbare physiologische und psychologische Effekte. Sie können Stress und Angst reduzieren, das emotionale Gleichgewicht fördern und insgesamt das Wohlbefinden steigern. Diese Übung lässt sich auch mit Affirmationen verbinden.

Du kannst dich hinsetzen oder stehen. Überkreuze deine Arme und umfasse deine Schultern mit den gegenüberliegenden Händen. Übe für mindestens 1 Minute sanften Druck aus oder streiche sanft nach vorn und hinten über die Schultern. Schließe gern deine Augen und nimm einige ruhige Atemzüge.

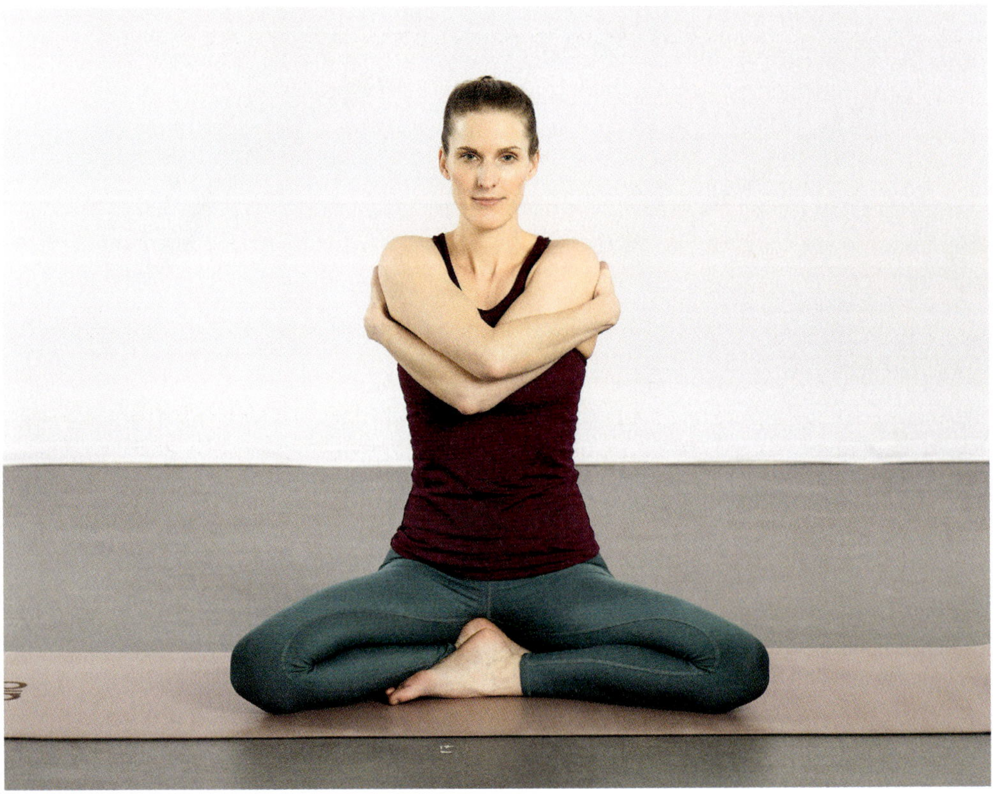

Zungenkreisen

Die Zunge spielt aus neurowissenschaftlicher Sicht eine zentrale Rolle für unser Wohlbefinden. Auf der somatosensorischen und motorischen Hirnrinde nimmt sie eine überproportional große Fläche ein, was ihre Bedeutung für die Wahrnehmung und Bewegung widerspiegelt – vergleichbar mit den Händen. Funktionell ist die Zunge nicht nur für die Nahrungsaufnahme entscheidend, sondern auch für Sprache und Mimik im sozialen Kontext. Die Zunge wird von mehreren wichtigen Hirnnerven innerviert, die auch die autonomen Funktionen regulierend beeinflussen (darunter auch der Vagusnerv). Über Verbindungen zur Inselrinde beeinflusst die Zunge unsere Innenwahrnehmung, sodass sich das Training der Zunge auch auf unsere Körperwahrnehmung auswirken kann. Darüber hinaus kann eine angespannte oder falsch positionierte Zunge zu Verspannungen im Nacken und einer veränderten Körperhaltung führen, während eine bewusste Entspannung der Zunge eine Lockerung des gesamten Körpers unterstützt.

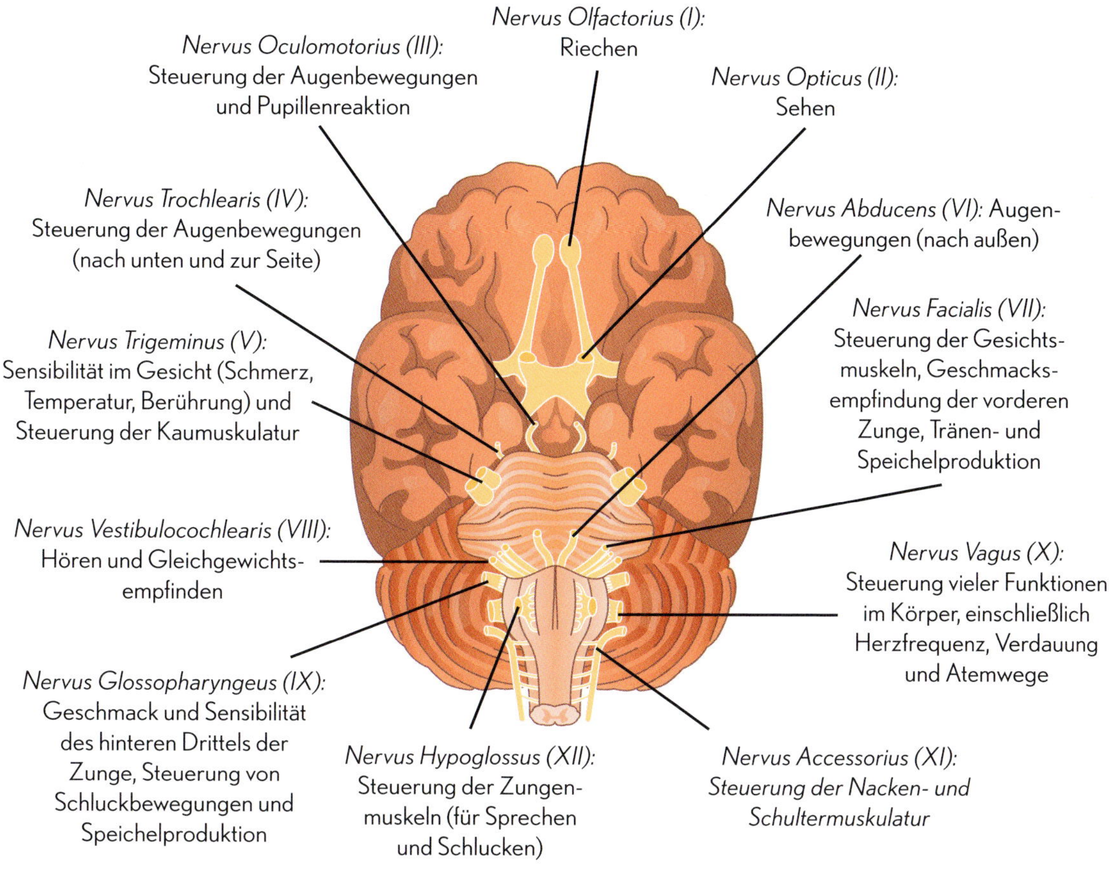

Die Zunge wird von fünf der zwölf Hirnnerven innerviert.

Eine optimale Zungenposition liegt vor, wenn die Zungenspitze sanft am oberen Gaumen ruht (etwa hinter den oberen Schneidezähnen), jedoch ohne direkten Druck auszuüben. Gleichzeitig sollte der Zungenrücken breitflächig am Gaumen anliegen, sodass die gesamte Zunge entspannt gehalten wird. Die Lippen sind dabei sanft geschlossen und die Zähne berühren sich nicht, um eine unbewusste Kieferanspannung zu vermeiden. Diese Position fördert eine entspannte Kiefer- und Nackenmuskulatur, verbessert die Nasenatmung und trägt zu einer stabilen Kopf- und Körperhaltung bei.

Um die Zunge zu trainieren und die Koordination zu verbessern, eignen sich Zungenkreise. Je besser es gelingt, die Zunge zu koordinieren und im maximalen Umfang zu bewegen (ähnlich wie bei den Mobilisierungsübungen des Körpers), desto zahlreicher und hochwertiger die Informationen, die wir über die Zunge vermittelt bekommen. Die Übung kannst du in jeglicher Körperhaltung durchführen, am besten im Sitzen oder Stehen, sodass die Wirbelsäule aufgerichtet ist.

1. Setze dich aufrecht hin und entspanne Kiefer, Nacken und Gesicht. Wenn du magst, schließe die Augen, sodass du dich ganz auf die Empfindungen fokussieren kannst. Schließe deine Lippen sanft und beginne, mit der Zunge Kreise hinter den geschlossenen Lippen auszuführen. Führe die Übung langsam und kontrolliert und mit viel Aufmerksamkeit durch. Achte darauf, wie sich die Zunge während der Bewegungen anfühlt.
2. Versuche, auch den hinteren Teil der Zunge mitzubewegen und die Bewegungen mit der Zeit größer werden zu lassen. Führe 5 bis 8 Kreise in jede Richtung durch.

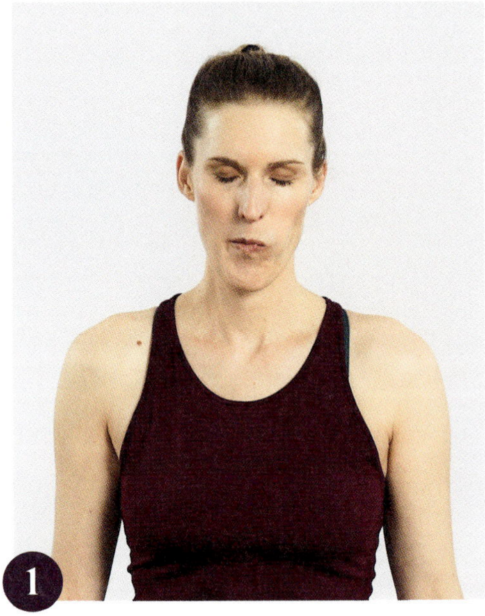

1

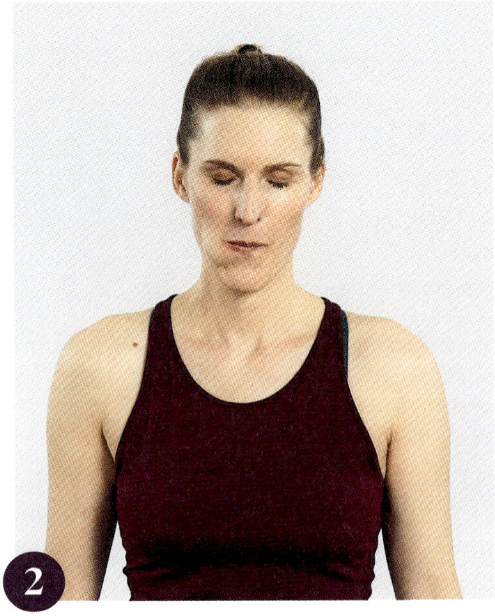

2

Meditation

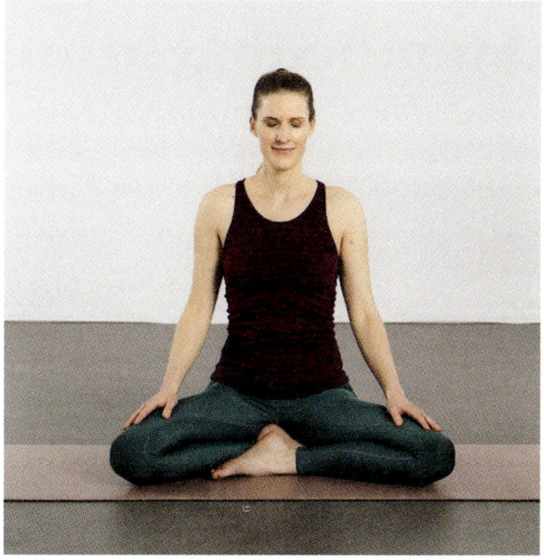

Meditation ist eine jahrhundertealte Praxis, die dabei hilft, den Geist zu beruhigen, die Selbstwahrnehmung zu schärfen und das Nervensystem in einen ausgeglichenen Zustand zu bringen. Durch bewusste Achtsamkeit oder gezielte Visualisierungen kann Meditation Stress reduzieren, die Konzentration verbessern und die emotionale Resilienz stärken. Ob für mehr innere Ruhe, mentale Klarheit oder tiefere Körperwahrnehmung – die folgenden Übungen bieten verschiedene Ansätze, um Meditation in den Alltag zu integrieren.

Die geeignete Sitzposition

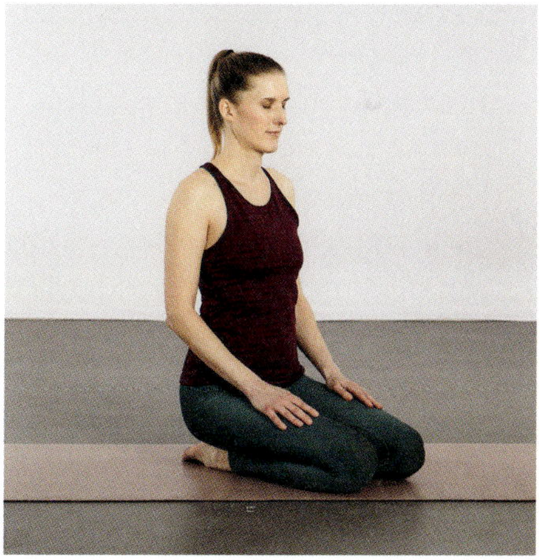

Klassischerweise wird die Meditation im Sitzen durchgeführt. Dabei solltest du einen Sitz wählen, bei dem du bequem deine Wirbelsäule aufrichten und dich dennoch entspannen kannst. Im Folgenden zeige ich dir drei Varianten, die du hierfür wählen kannst.

Wenn du auf dem Boden sitzt, nutze gern ein Meditationskissen oder eine zusammengefaltete Decke, sodass du etwas erhöht sitzt. Meist fällt es dann leichter, das Becken neutral aufzurichten und die Knie am Boden abzulegen, sodass Hüfte und Beine entspannen können. Die Hände dürfen dabei auf deinen Beinen ruhen, damit sich die Position natürlich anfühlt.

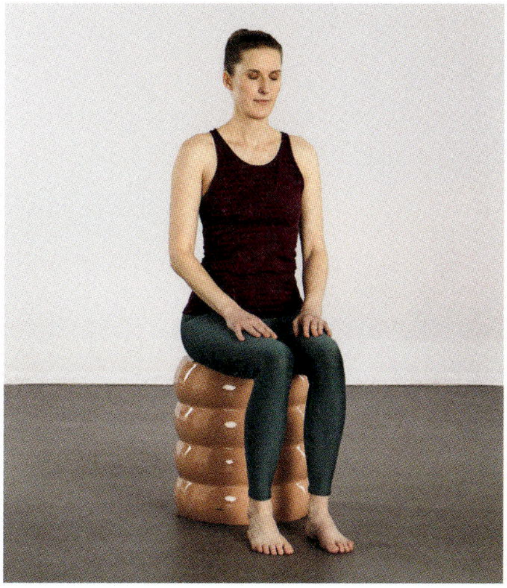

Alternativ zum Schneidersitz kannst du auch den Fersensitz einnehmen oder dich auf ein Sitzkissen, einen Hocker oder einen Stuhl setzen. Nur anlehnen solltest du dich nicht, damit deine Wirbelsäule möglichst aufrecht und dennoch entspannt bleibt.

Atembeobachtung

Die Atembeobachtung erlaubt dir, deine Gedanken zu fokussieren und die Aufmerksamkeit auf den jetzigen Moment zu bringen. Zudem lehrt sie das Annehmen dessen, was ist – wir lernen zu beobachten, ohne direkt etwas anpassen oder verändern zu müssen. Dies kann uns helfen, innerliche Ruhe zu finden. Die Atembeobachtung kannst du überall und jederzeit als kleine Pause im Alltag einsetzen.

1. Setze dich aufrecht, aber bequem hin. Schließe deine Augen oder richte deinen Blick Richtung Boden.
2. Spüre deinen Körper und nimm wahr, wie dein Atem einströmt und ausströmt. Lasse ihn ganz von allein kommen – beobachte nur. Versuche, deinen Atem nicht zu verändern, nur zuzuschauen.
3. Was kannst du wahrnehmen? In welchen Bereichen deines Körpers spürst du die Atmung: Kannst du den Luftzug in der Nase und im Rachen wahrnehmen? Wo und wie bewegt sich dein Körper, wenn du ein- und wenn du ausatmest? Welches Gefühl gibt dir dein Atem? Fließt er sanft, frei, schnell, weich?
4. Der Atem kommt und geht ganz von allein. Ändere deinen Atem nicht. Er kommt und geht wie Wellen, die an den Strand spülen, sie sind vielleicht nicht immer gleich groß, aber dennoch stetig und gleichmäßig. Du schaust nur zu.
5. Um die Übung zu beenden, öffne die Augen. Du kannst für 2 Minuten oder auch für 15 Minuten oder länger üben, je nach Zeit und Belieben.

Innere Synchronisation: Körper, Geist und Emotionen

m-vg.de/link/Neuro-Yoga_2

Das Ziel dieser Meditation ist es, Körper, Emotionen und Gedanken bewusst wahrzunehmen, um diese Ebenen zu integrieren und eine Kohärenz mit unseren momentanen Empfindungen herzustellen.

1. **Körperhaltung:** Setze dich aufrecht, aber bequem hin. Schließe deine Augen oder richte deinen Blick Richtung Boden.
2. **Beginn der Meditation:** Nimm dir einige bewusste Atemzüge, um ganz bei dir und in diesem Moment anzukommen.
3. **Mentale Ebene:** Nimm wahr, welche Gedanken präsent sind. Ist dein Kopf laut und aktiv oder eher ruhig? Versuche nicht, diese Gedanken wegzuschieben oder dich gar hineinziehen zu lassen, sondern nimm sie erst einmal bewusst wahr. Schaue zu und beobachte die Gedanken wie aus einer dritten Perspektive.
4. **Körperliche Ebene:** Bringe deine Aufmerksamkeit zu deinem Körper und nimm wahr, wie er sich anfühlt. Aus welchen Bereichen fließen gerade Informationen an dein Gehirn, welche Bereiche fühlen sich präsent an? Und wie fühlen sie sich an: offen, frei, entspannt, aktiv, energiegeladen oder kannst du Anspannung, Festigkeit, vielleicht auch Taubheit, Trägheit oder Schwere wahrnehmen? Konzentriere dich nun auf Bereiche deines Körpers, die deinem Gehirn gerade wenige oder keine Informationen schicken. Wenn du dich auf diese Bereiche konzentrierst, kannst du vielleicht doch etwas wahrnehmen? Auch hier versuche nicht zu bewerten, nur wahrzunehmen. Wenn du Stress oder Anspannung in deinem Körper spürst, fokussiere dich auf diesen Bereich, während du dir vorstellst, deine Atmung genau zu diesen Punkten deines Körpers zu führen, die sich blockiert oder gestresst anfühlen. Atme in diesen Bereich und mit der Ausatmung lasse los. Erlaube diesem Bereich deines Körpers, mit jedem Atemzug etwas weicher zu werden.
5. **Emotionale Ebene:** Beobachte, ob Emotionen gerade präsent sind. Kannst du ein Gefühl wahrnehmen oder ist gerade nichts greifbar? Vielleicht sind da auch mehrere oder gar widersprüchliche Gefühle. Egal ob du ein Gefühl wahrnehmen kannst oder nicht, bewerte das nicht. Spüre, ob sich Emotionen in deinem Körper äußern. Vielleicht spürst du auch, wie Emotionen mit deinem Körpergefühl oder bestimmten Bereichen im Körper verbunden sind. Beobachte wie ein neutraler Beobachter, der von außen zuschaut.
6. **Wahrnehmung:** All diese Informationen stehen uns jederzeit zur Verfügung und dennoch hast du vielleicht gerade etwas wahrgenommen, das dir vorher nicht bewusst war. Es geht dabei nicht darum, das Wahrgenommene zu bewerten oder einzuordnen, sondern zunächst einfach nur darum, hinzuspüren und es für diesen Moment anzunehmen.
7. **Beenden der Meditation:** Nimm 2 bis 3 sanfte und bewusste Atemzüge, bringe kleine Bewegungen in deinen Körper und öffne die Augen.

Innere Wetterkarte als Spiegel deiner Emotionen

m-vg.de/link/Neuro-Yoga_3

Wenn es dir gerade schwerfällt, Zugang zu deinen eigenen Emotionen zu bekommen, kann die folgende kurze Meditation helfen, in der du wie ein neutraler Beobachter auf die Wetterkarte schaust – nur dass du dir in diesem Fall deine innere Wetterlage anschaust. Wir nutzen zudem die Verbindung zwischen Körperempfindungen und Emotionen, wie sie in Kapitel 2 (ab Seite 61) als Aktivierungskarte des Körpers beschrieben wurde.

1. Setze dich aufrecht, aber bequem hin. Schließe deine Augen oder richte deinen Blick Richtung Boden.
2. Nimm dir einige bewusste Atemzüge, um ganz bei dir und in diesem Moment anzukommen.
3. Richte deinen Blick nun nach innen: Stelle dir vor, dass sich dein innerer Zustand als Wetter widerspiegelt. Was kannst du wahrnehmen? Vielleicht Wind (stärker oder schwächer), dichten Nebel, tiefhängende Wolken oder einen klaren Himmel ohne viel Bewegung? Vielleicht nimmst du auch eine wohlige Wärme von sanften Sonnenstrahlen wahr oder auch ein aufziehendes Gewitter. Ohne das zu bewerten – kannst du das aktuelle Wetter als das sehen, was es ist: eine temporäre Erfahrung, die vorüberziehen wird?
4. Ebenso sind unsere Emotionen temporär – auch wenn sie sich intensiv und stark anfühlen. Sie helfen uns zu erkennen, was uns wichtig ist. Schau dir noch einmal dein inneres Wetter an, ob du etwas erkennen kannst, was du bisher nicht gesehen hast. Oder vielleicht hat sich auch etwas geändert. Bleibe neugierig und offen.
5. Kannst du Wärme oder Kälte in bestimmten Bereichen deines Körpers wahrnehmen, vielleicht auch in Form von Aktivierung und Deaktivierung? Fühlen sich deine Hände und Arme eher lebendig oder träge an? Welche Aktivität oder Energie kannst du im Hals spüren, im Brustraum, im Bauchraum? Wandere innerlich durch deinen Körper und bilde eine Aktivitätslandkarte. Wenn du deine Körperempfindungen als innere Handlungsaufforderung verstehst, wozu könnte dich die Aktivierung in bestimmten Körperbereichen auffordern? Empfange deine Erfahrung mit Mitgefühl.
6. Wenn du die Übung beenden magst, nimm dir noch einige sanfte Atemzüge, um deinen Körper zu spüren und ausatmend jegliche Anspannung loszulassen. Öffne dann deine Augen.

Innere Reise: Organe bewusst spüren

Diese Meditation schult die Innenwahrnehmung und die Verbindung mit deinen Organen. Damit wird vor allem die Inselrinde angesprochen, die für die interozeptive Wahrnehmung zuständig ist. Das Trainieren der Innenwahrnehmung kann langfristig die Selbstregulation des autonomen Nervensystems unterstützen und die emotionale Regulation verbessern.

1. Setze dich aufrecht, aber bequem hin. Schließe deine Augen oder richte deinen Blick Richtung Boden.
2. Spüre deinen Körper und nimm wahr, wie dein Atem einströmt und ausströmt. Dein Zwerchfell arbeitet gleichmäßig und sorgt dafür, dass sich deine Lungen mit der Einatmung ausdehnen, wenn es sich nach unten bewegt. Dadurch saugen die Lungen neue Atemluft an. Mit der Ausatmung zieht das Zwerchfell wieder zurück nach oben und drückt verbrauchte Luft aus den Lungen wieder heraus.
3. Oberhalb des Zwerchfells sitzt auch dein Herz. Es ist über Gewebe mit deinem Zwerchfell verbunden und jedes Mal, wenn du einatmest, schlägt dein Herz ein kleines bisschen schneller. Wenn du ausatmest, wird es wieder etwas langsamer. Schau mal, ob du deinen Herzschlag spüren kannst. Strenge dich nicht zu sehr an, höre entspannt nach innen.
4. Mit jedem Atemzug bewegt dein Zwerchfell die Organe darunter: Leber, Magen, Nieren, Blase, Bauchspeicheldrüse, Darm. All diese Organe arbeiten dafür, dass du Energie bekommst, dass dein Körper das erhält, was er braucht, und das loslässt, was er nicht mehr benötigt. Mit jedem Atemzug bringe sanfte Bewegung in diesen Bereich und stimuliere die Organe und das umgebende Gewebe, damit es geschmeidig bleibt.
5. Gehe nun mit deiner Aufmerksamkeit noch etwas gezielter in den Körper hinein und verlagere deinen Fokus auf ein Organ (such dir einfach eins aus, zum Beispiel deinen Magen oder dein Herz). Spüre, ob du zu diesem Organ eine Verbindung aufbauen kannst. Hast du dort ein Gefühl von mehr oder weniger Energie, Lebendigkeit, Entspannung oder Anspannung? Nimm intuitive Eindrücke wahr, vielleicht auch Bilder oder Gedanken, die dir dazu in den Sinn kommen.
6. Komme dann mit deiner Aufmerksamkeit zurück zu der Bewegung deines Zwerchfells und zu deiner Atmung. Spüre, wie sie ganz von allein fließt. Dann öffne die Augen.

Affirmationen nutzen

Unsere Einstellung beeinflusst unsere Wahrnehmung und unsere Gedanken. Um deine innere Haltung positiv zu verändern, eignen sich sogenannte Affirmationen. Es sind kraftvolle Sätze, die ausdrücken, was du dir wünschst, die du aber so formulierst, als sei es so (zum Beispiel »ich bin mutig und gelassen«). Damit sie wirksam sind, ist es wichtig, dass du Affirmationen wählst, die sich für dich stimmig anfühlen und mit deinen inneren Werten im Einklang stehen. Eine Affirmation wirkt am besten, wenn du sie mit Überzeugung aussprichst - entweder laut oder in Gedanken. In dieser Meditation wirst du deine eigene Affirmation nutzen, um sie bewusst in Körper, Geist und Herz zu verankern. Affirmationen wirken am besten, wenn sie regelmäßig wiederholt werden - sei es in einer Meditation, vor dem Spiegel oder leise im Alltag.

1. Setze dich bequem und aufrecht hin. Schließe sanft die Augen und bringe deine Aufmerksamkeit auf den Atem. Erlaube dir, ganz im Hier und Jetzt anzukommen.
2. Überlege dir nun eine Affirmation, die dich in diesem Moment stärkt oder unterstützt. Falls dir keine Affirmation in den Sinn kommt, spüre in deinen Körper und warte einfach auf einen positiven Impuls.
3. Wiederhole nun deine Affirmation im Rhythmus deines Atems: Einatmend nimm die Worte tief in dich auf. Ausatmend lasse alle Zweifel und Anspannung los. Wiederhole dies einige Atemzüge lang und spüre, wie sich die Worte in deinem Körper verankern.
4. Bringe nun deine Aufmerksamkeit in den Körper: Wo kannst du die Energie deiner Affirmation spüren? Vielleicht als Wärme im Brustraum, als Leichtigkeit in deinem Kopf oder als Ruhe in deinen Schultern? Lasse dieses Gefühl sich in dir ausbreiten, als würdest du dich mit jeder Wiederholung mehr damit verbinden.
5. Lasse die Affirmation nun los. Wann immer du möchtest, kannst du sie im Alltag wiederholen, um dich mit dieser inneren Haltung zu verbinden.

Tipp: In Studien wurde festgestellt, dass du die Wirkung der Affirmation durch deine Körperhaltung oder Körperbewegung verstärken kannst. Denn: Affirmationen wirken auf sprachlicher Ebene und somit auf unseren Verstand. Mit deinem Körper verstärkst du die Wirkung auf emotionaler Ebene, allerdings sollte sich dies für dich stimmig anfühlen. Folgende Möglichkeiten gibt es:

- Nicke gleichzeitig mit dem Kopf als Bejahung des Satzes.
- Ziehe zeitgleich die Hände nach oben (zum Beispiel könntest du mit den Handflächen von unten gegen eine Tischplatte drücken), als würdest du die Affirmation zu dir heranziehen wollen.

Visualisierung von Dankbarkeit

Dankbarkeit ist eine der einfachsten und zugleich wirkungsvollsten Methoden, um das Wohlbefinden zu steigern und die Haltung zum Leben positiv zu verändern. Dankbarkeit lenkt unsere Aufmerksamkeit auf das, was bereits in unserem Leben vorhanden ist, und kann uns helfen, dass wir mehr Positives wahrnehmen.

1. Setze dich aufrecht, aber bequem hin. Schließe deine Augen und lasse den Atem ruhig fließen.
2. Stelle dir vor, dass du an einem Ort bist, an dem du dich sicher und wohlfühlst. In diesem Raum erscheint eine Person und setzt sich vor dich. Es ist eine Person aus deinem Leben, für die du tiefe Dankbarkeit empfindest, vielleicht jemand, der oder die dein Leben in irgendeiner Form verändert hat oder dir in einer schwierigen Situation in deinem Leben geholfen hat. Wähle die erste Person, die dir in den Sinn kommt, ohne dies zu bewerten. Stelle dir vor, wie diese Person vor dir sitzt und wie sie dich mit Warmherzigkeit und Respekt anschaut. Schaue ihm oder ihr in die Augen und lasse deine Dankbarkeit aus deinem Blick strahlen. Spüre das Gefühl von Dankbarkeit in deinem Herzen und lasse es größer werden, als wenn du deine Dankbarkeit in Form von Wärme zurückgeben könntest.
3. Erlaube, dass sich das Bild der vor dir sitzenden Person langsam vor deinem inneren Auge wieder auflöst, aber behalte das Gefühl der Dankbarkeit in dir.
4. Wann immer du so weit bist, öffne deine Augen.

Tipp: Dankbarkeit entfaltet ihre größte Wirkung, wenn sie regelmäßig praktiziert wird. Nimm dir einen Moment am Tag, um drei Dinge aufzuschreiben, für die du dankbar bist – ob klein oder groß. Diese einfache Übung kann deine Sicht auf das Leben nachhaltig verändern.

Offenes Gewahrsein

Das offene Beobachten der Gedanken stärkt die Aktivität im präfrontalen Kortex, der für Selbstregulation, Aufmerksamkeitslenkung und bewusste Entscheidungsfindung zuständig ist. Gleichzeitig wird bei regelmäßiger Praxis die Aktivität im Ruhezustandsnetzwerk – das Netzwerk, das oft mit Grübeln oder unbewusstem Gedankenwandern in Verbindung gebracht wird – reguliert, sodass wir mehr Klarheit und weniger gedankliche Verstrickung im Alltag erleben. Wenn du bisher noch nicht regelmäßig meditierst, starte zunächst mit wenigen Minuten. Wenn es dir gelingt, die Aufmerksamkeit zu halten, kannst du die Übung schrittweise länger werden lassen.

1. Setze dich aufrecht, aber bequem hin. Schließe deine Augen oder richte deinen Blick Richtung Boden.
2. Bringe deine Aufmerksamkeit auf den Atem, ohne ihn zu verändern, und lasse deinen Geist zur Ruhe kommen.
3. Mit der Zeit werden Gedanken oder Bilder auftauchen. Beobachte sie, als würdest du die Wolken am Himmel beobachten: Schaue sie dir an und lasse sie wieder weiterziehen. Egal ob es sich um Erinnerungen, Planungen oder Emotionen handelt – nimm jeden Gedanken wahr, ohne ihn zu bewerten oder festzuhalten. Lasse dich nicht hineinziehen, sondern bleibe in der beobachtenden Rolle. Wenn du merkst, dass du in den Gedanken abgetaucht bist, bringe den Fokus einfach liebevoll zurück zum Beobachten. Auch das ist Teil der Meditationspraxis.
4. Lasse deine Aufmerksamkeit mit der Zeit weiter werden, als wenn du den Scheinwerfer auf Weitsicht stellst und dabei entspannt beobachtest, was auf der Bühne erscheint. Nimm alles wahr: Gedanken, Geräusche, Körperempfindungen – neugierig und offen – in dem Bewusstsein, dass es eine Momentaufnahme ist.
5. Kehre mit der Aufmerksamkeit sanft zum Atem zurück. Dann öffne die Augen.

Journaling

Das Journaling ist ein wirkungsvolles Werkzeug zur Selbstreflexion und emotionalen Verarbeitung, das uns hilft, tiefere Einsichten in unsere Gedanken und Gefühle zu gewinnen. Studien zeigen, dass expressives Schreiben die Selbstregulation erhöht, die Verarbeitung von Emotionen unterstützt und das Gefühl von Kontrolle und Klarheit über die eigene Gefühlswelt stärken kann.

Folgend findest du einige Schreibimpulse (Prompts), aber auch das freie Schreiben kann hilfreich sein. Wähle einen ruhigen Moment, in dem du ungestört bist. Versuche, den Text beim Schreiben fließen zu lassen, ohne auf Struktur oder Rechtschreibung zu achten oder Geschriebenes zu bewerten. Setze dir eine feste Zeit zwischen 3 und 5 Minuten, die du dir pro Frage nimmst:

- Wofür bin ich heute dankbar?
- Was bewegt mich gerade am meisten?
- Wann und bei welchen Aktivitäten verspüre ich tiefe Freude?
- Was belastet mich aktuell? Was davon kann ich beeinflussen?
- Was gibt mir das Gefühl von Sicherheit?
- Wovor habe ich Angst?
- Was war der glücklichste Moment in meinem Leben und warum?

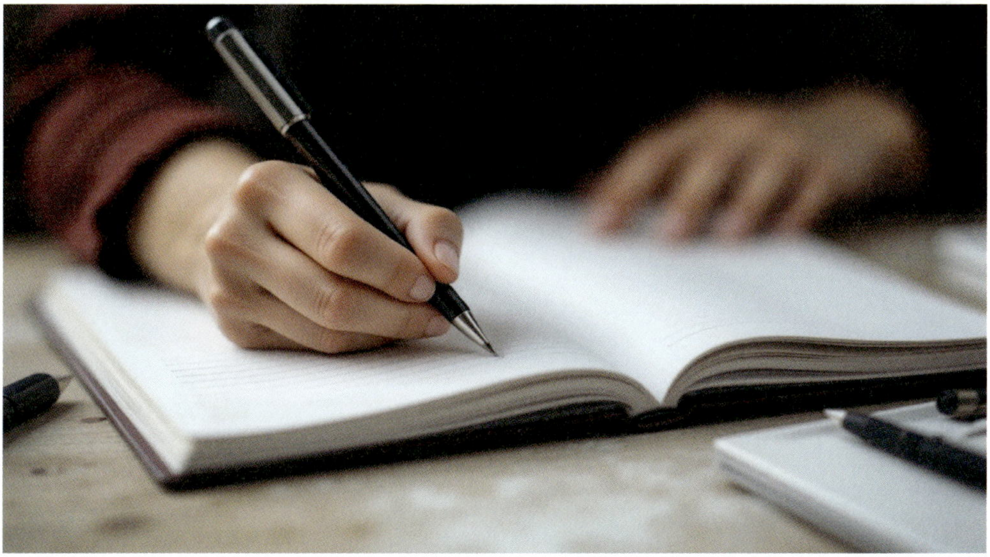

Jounaling kann ein kraftvolles Werkzeug zur Selbstreflexion und persönlichen Klarheit sein.

Ruhige Yogahaltungen

Ruhige Yogahaltungen, die sanfte Dehnungen ermöglichen, bieten eine wertvolle Gelegenheit, den Körper bewusster wahrzunehmen und das Nervensystem zu beruhigen. Durch das Loslassen in der Haltung entsteht eine tiefe Entspannung, da der Körper Zeit bekommt, Spannungen auf natürliche Weise zu lösen und das Körpergewicht an den Boden abzugeben. Die Positionen werden für gewöhnlich etwas länger gehalten, sodass nach der ersten Ausrichtung Zeit entsteht, in der keine äußeren Impulse davon ablenken, den Blick nach innen zu richten. Die folgenden Übungen eignen sich für den Abschluss einer aktiveren Praxis, können aber auch als eigene Einheit zur Entspannung geübt werden. Wenn du möchtest, kannst du dir für deine ruhige Praxis einen Fokus auswählen (zum Beispiel eine Affirmation, Summen oder Atembeobachtung) und immer wieder die Aufmerksamkeit darauf zurückbringen, solltest du merken, dass dir die Gedanken davonlaufen.

Knie zum Bauch

Diese sanfte Dehnung für die Hüfte entlastet den unteren Rücken und erlaubt, Spannung an den Boden abzugeben.

1. Lege dich auf den Rücken, stelle die Füße auf, sodass dein Becken neutral am Boden liegt.
2. Ziehe ein Knie langsam zum Bauch und umfasse es mit beiden Händen. Strecke das andere Bein am Boden in die Länge, als würdest du die Ferse wegschieben und deine Wade Richtung Boden drücken. Dadurch spürst du vielleicht eine sanfte Dehnung im vorderen Hüftbereich.
3. Bleibe für einige Atemzüge in dieser Haltung, bevor du beide Füße wieder auf dem Boden abstellst, um die Seiten zu wechseln.

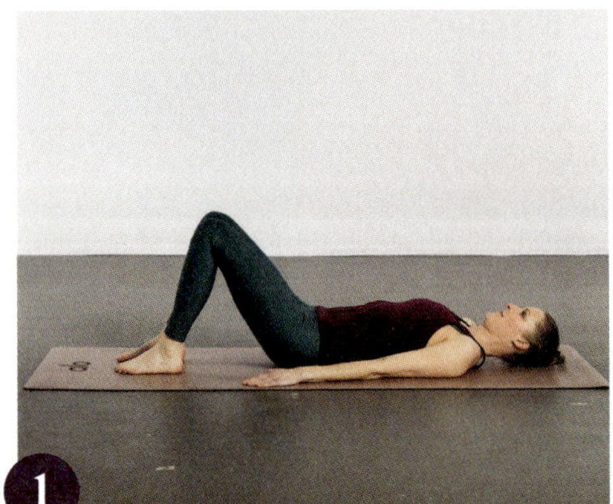

1

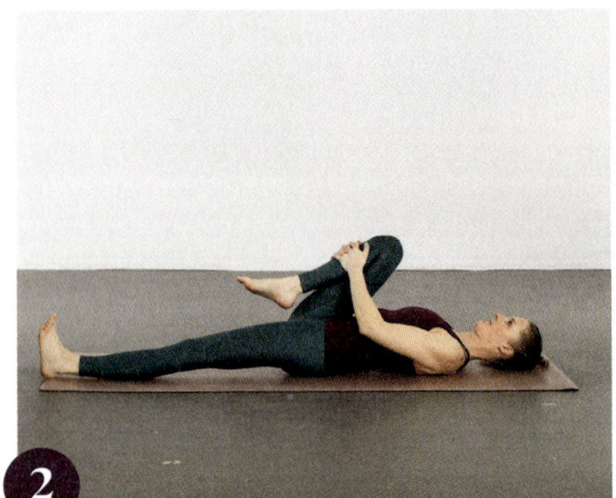

2

Krokodil: Liegender Twist

In diesem Twist am Boden geht es um die Rotation der Wirbelsäule, speziell der Brust- und Halswirbelsäule. Wir nutzen dabei die Schwerkraft, um mit jeder Ausatmung Spannung abzugeben. Die aktive Variante mit Schultermobilisation verkörpert den Prozess des Loslassens und stellt eine Alternative dar, die du je nach Belieben und Situation wählen kannst.

1. Lege dich auf den Rücken und ziehe die Knie zur Brust. Die Arme sind wie Kaktusarme am Boden abgelegt. Wenn es für dich angenehmer ist, die Arme lang zur Seite auszustrecken, kannst du auch das tun.
2. Lege die Knie sanft zur Seite ab. Dabei bleiben sie mindestens 90 Grad zum Körper angezogen oder näher, sodass der untere Rücken lang bleibt. Den Kopf kannst du nach oben oder zur gegenüberliegenden Seite drehen, sofern das angenehm für dich ist. Bleibe einige Atemzüge in dieser Haltung, sodass du dich mit jeder Ausatmung mehr entspannen kannst.
3. **Mit Block:** Wenn deine gegenüberliegende Schulter vom Boden abhebt, lege einen Block oder ein Kissen in für dich passender Höhe unter deine Knie, sodass du Schultern und Knie entspannt ablegen kannst.

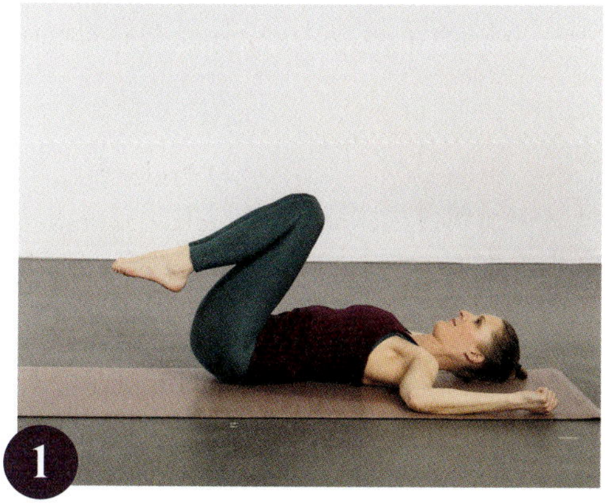

1

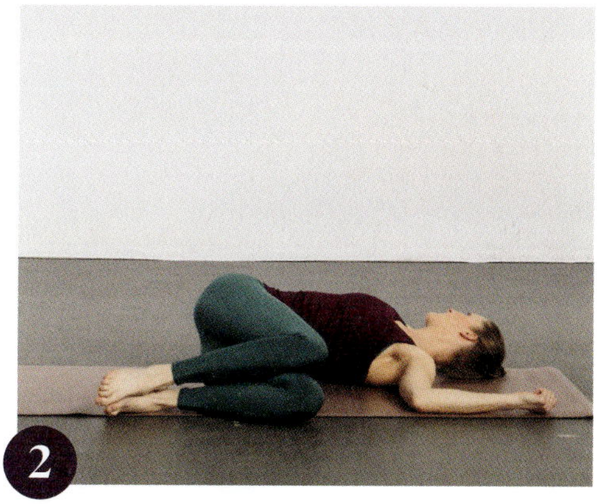

2

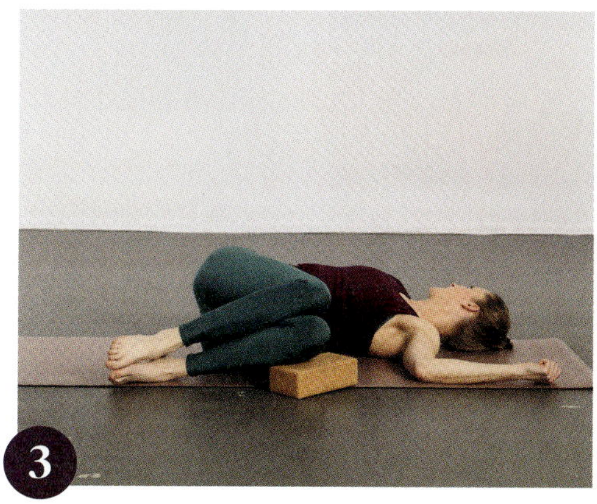

3

Variante: Verkörperter Twist

1. Lege dich auf die Seite und den Kopf auf einen querliegenden Block; die Schläfe befindet sich auf dem vorderen Blockende. Winkle beide Knie etwas an, das obere Knie ist dabei mindestens 90 Grad oder näher zum Körper angezogen. Lege das obere Knie auf einen hochkant stehenden Block, sodass Block und Knie stabilisiert sind. Strecke beide Arme aus; die Handflächen liegen aufeinander.
2. Beginne nun, mit dem oberen Arm Kreise zu ziehen: Winkle gern den Ellenbogen etwas an, wenn du den Arm nach oben über den Kopf ziehst, so als würdest du einen Pullover ausziehen. Wenn du magst, stelle dir dabei vor, wie du etwas loslässt, was du nicht mehr brauchst.
3. Führe den Arm weiter zur anderen Seite und drehe dabei zunehmend die Schulter auf, wie bei einem Twist. Der Kopf dreht natürlicherweise mit.
4. Führe den Kreis mit dem Arm weiter über unten, bis der Arm wieder auf deinem anderen liegt. Führe auf diese Weise 8 bis 10 Schulterkreise auf jeder Seite durch und versuche, die Bewegung flüssig und intuitiv werden zu lassen. Dabei fließt der Atem sanft und gleichmäßig.

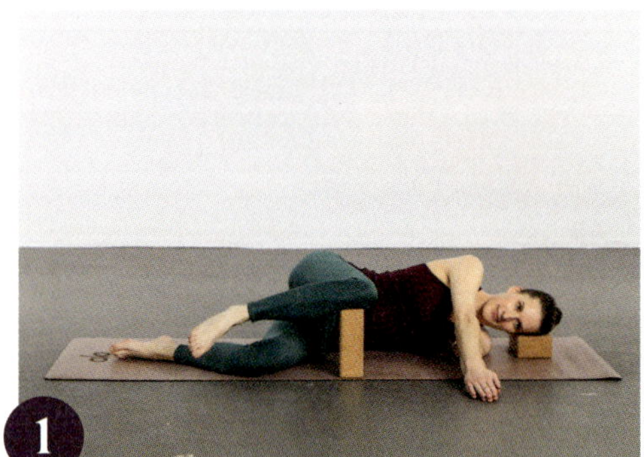
1

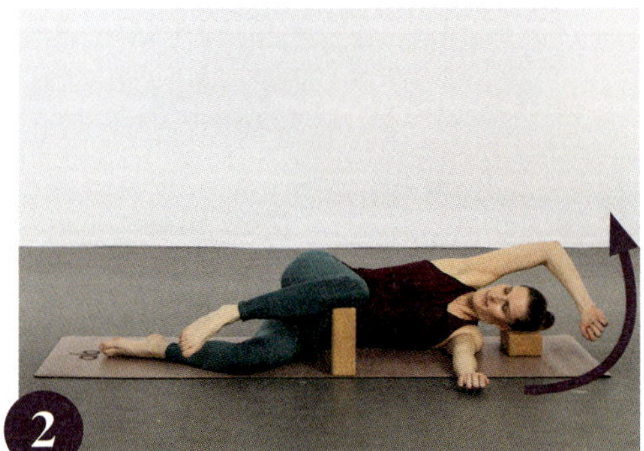
2

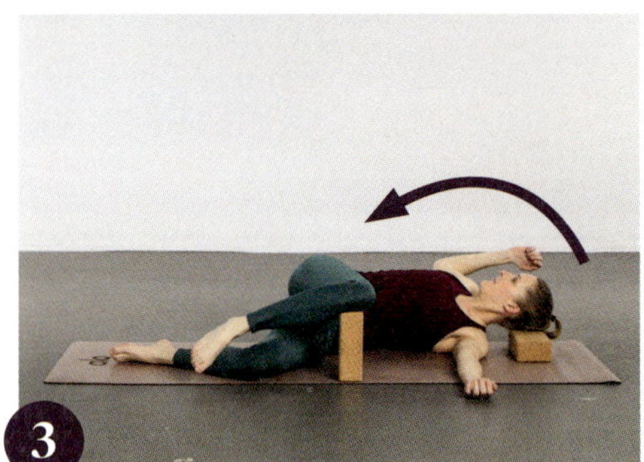
3

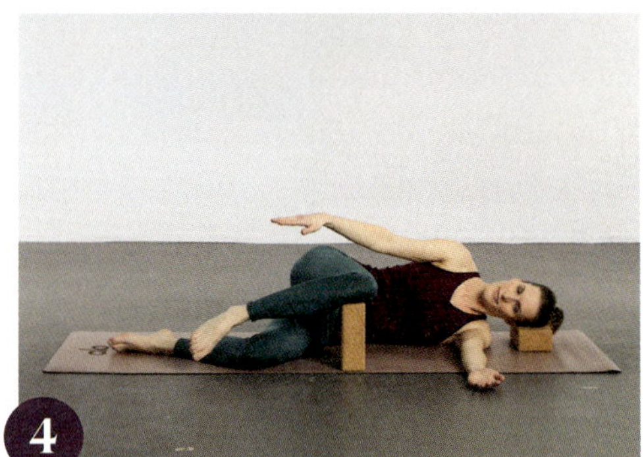
4

Nadelöhr

Die Nadelöhr-Haltung dehnt sanft die Gesäßmuskulatur, vor allem den Piriformis-Muskel, der häufig durch Verspannungen auf den Ischias-Nerv drückt. Diese Übung verbessert die Beweglichkeit der Hüfte und kann Verspannungen im unteren Rücken lösen. Das aktive Halten des Oberschenkels stärkt den Hüftbeuger-Muskel – diese Aktivität gleicht vor allem langes Sitzen aus. Durch die Variante der Beckenschaukel entspannen wir durch sanfte rhythmische Bewegung unser Nervensystem.

1. Lege dich auf den Rücken und stelle die Füße hüftweit auf, sodass dein Becken neutral am Boden liegt. Die Arme liegen entspannt neben dem Oberkörper ab.
2. Lege den linken Knöchel mit angezogenem Fuß auf den rechten Oberschenkel unterhalb des Knies, sodass eine 4-Form entsteht. Die Rotation sollte möglichst aus der Hüfte kommen.
3. Ziehe dein rechtes Knie über deine Hüfte, sodass du eine sanfte Dehnung am Gesäß spürst. Bleibe für einige Atemzüge hier und entspanne dich mit der Ausatmung.
4. **Variante Beckenschaukel:** Du kannst die Haltung durch eine sanfte Bewegung ergänzen, in der du das Becken in gleichbleibendem Rhythmus etwas nach links und rechts kippst. Die Bewegung ist so klein, dass du sie kaum siehst, aber du wirst sie spüren. Schließe dabei gern deine Augen.

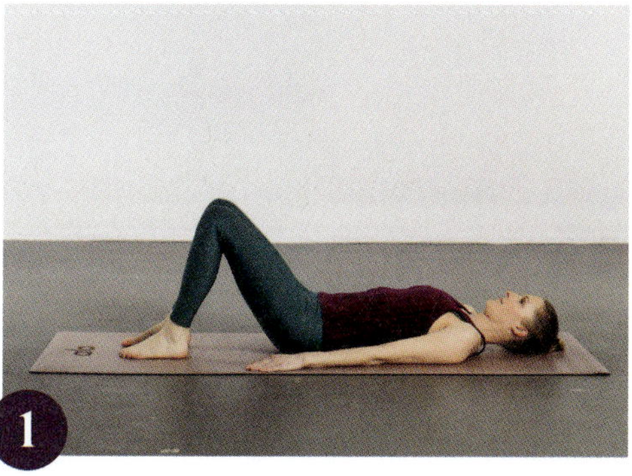
1

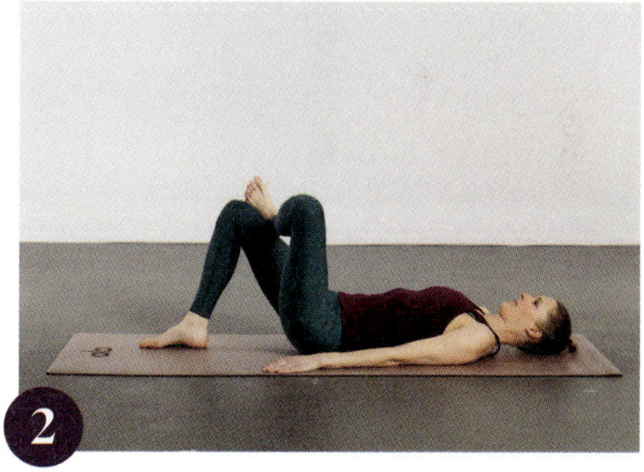
2

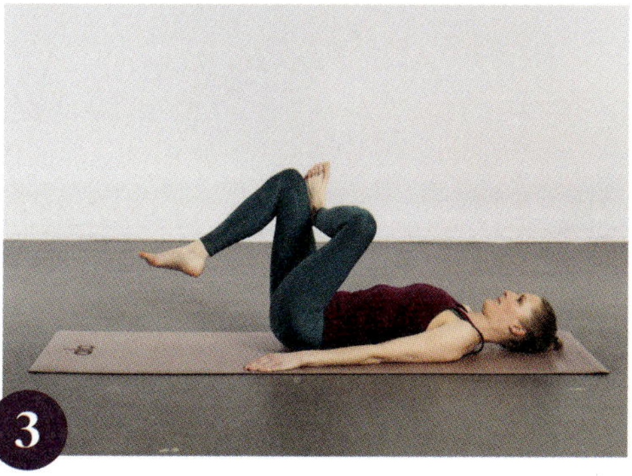
3

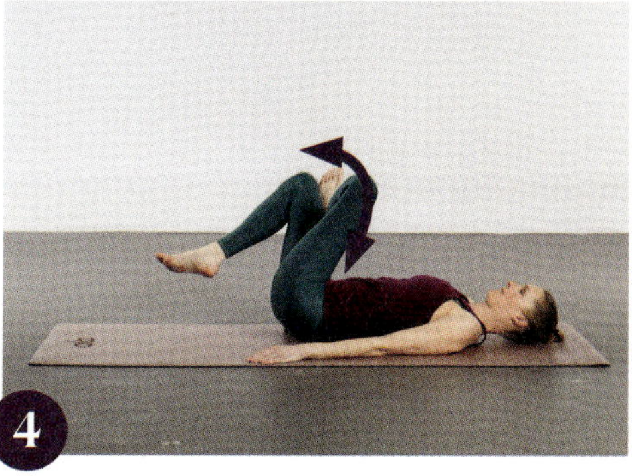
4

Liegender Schmetterling

Der liegende Schmetterling auf dem Yogabolster öffnet sanft Brust, Schultern und Hüften und fördert eine tiefe Entspannung. Wenn du kein Bolster hast, kannst du auch zwei Blöcke für diese Haltung nutzen.

1. Lege ein Bolster längs auf die Matte und setze dich mit dem Becken etwa eine Handbreit vor das kurze Ende. Die Knie sind angewinkelt.
2. Lege dich langsam mit dem Rücken auf das Bolster ab. Lasse die Knie sanft nach außen sinken, die Fußsohlen liegen aneinander. Lege die Arme mit den Handflächen nach oben zeigend an den Seiten zum Boden ab, sodass die Schultern entspannen können. Schließe die Augen und genieße die sanfte Öffnung des Brustraums und der Hüften für 3 bis 10 Minuten.
3. **Mit Blöcken und Bolster:** Ein Block jeweils auf einer Seite unter den Oberschenkeln kann dir helfen, die Hüfte zu entspannen. Für die Entspannung des Nackens kann dich ein kleines Kissen oder eine zusammengefaltete Decke unter deinem Kopf unterstützen.
4. **Mit Blöcken:** Wenn du kein Bolster oder großes Sofakissen hast, kannst du die Haltung auch mit zwei Blöcken üben, indem du sie wie in einer T-Form auf deine Matte legst. Stelle den oberen Block hochkant und quer auf.
5. Lege die Schulterblätter auf den unteren, längs ausgerichteten Block und den Hinterkopf auf den oberen. Wenn dir die Blöcke zu hart sind, kannst du darauf noch eine Decke legen.

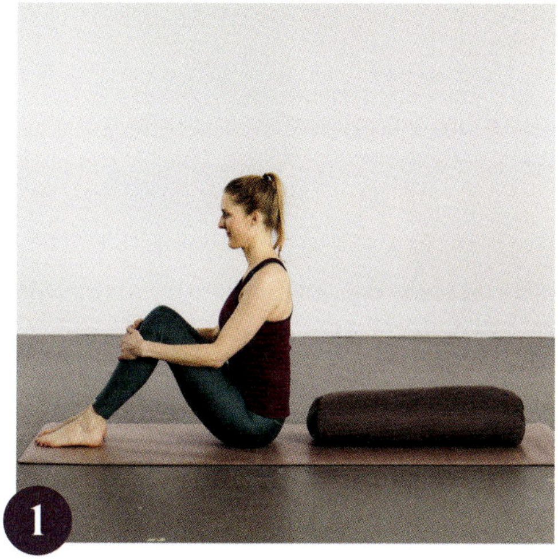
1

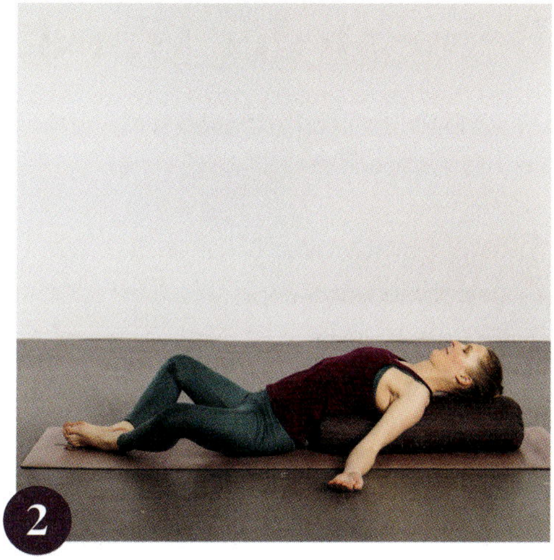
2

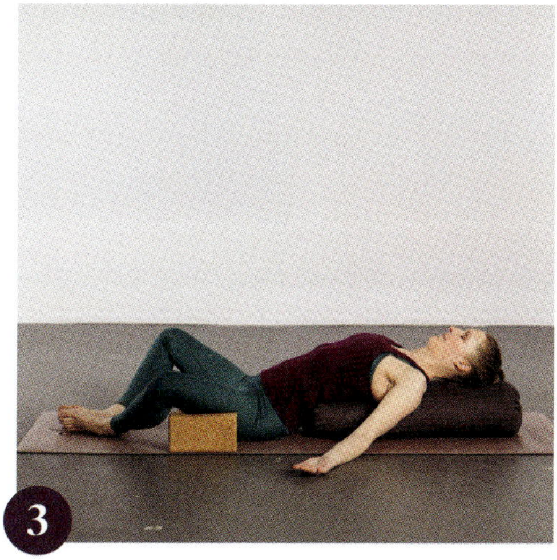
3

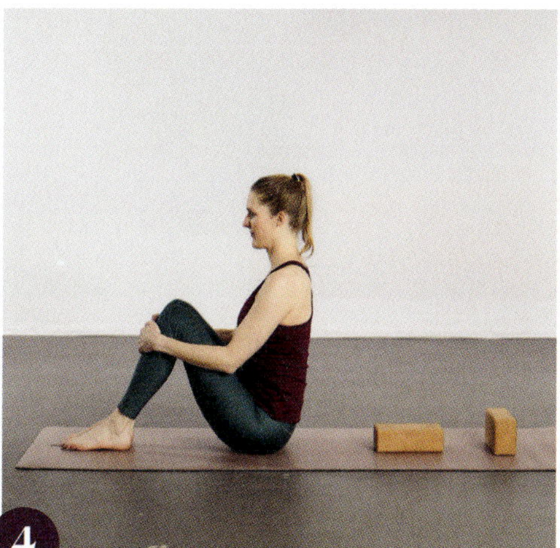
4

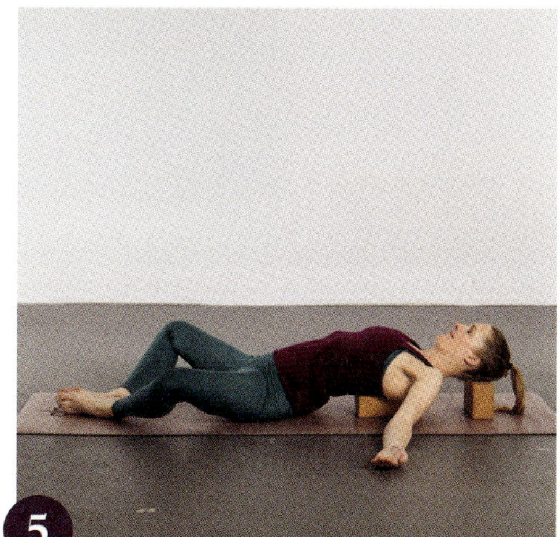
5

Beine an der Wand

Diese Haltung wirkt beruhigend, entlastet die Beine und den unteren Rücken und kann vor allem bei Stress hilfreich sein.

1. Setze dich mit dem Rücken an eine Wand und ziehe die Knie zu einer Seite hin an.
2. Schiebe den Arm der anderen Seite Richtung Knie und rolle den Oberkörper am Boden ab, bis du auf dem Rücken liegst.
3. Passe deine Position gegebenenfalls an, indem du dein Steißbein näher zur Wand schiebst; es muss aber die Wand nicht berühren.
4. Strecke deine Beine nach oben aus und lehne sie entspannt an die Wand. Überprüfe, ob dein Nacken lang ist und dein Becken neutral am Boden liegt. Die Arme liegen entspannt zur Seite ausgestreckt. Schließe, wenn du magst, die Augen und lasse jegliche Anspannung los. Die Beine werden passiv von der Wand gehalten. Bleibe 3 bis 10 Minuten in dieser Haltung.
5. Um zurückzukommen, beuge die Knie und rolle dich auf die Seite. Mit Unterstützung der Arme gelangst du wieder in eine sitzende Position.
   Variante: Wenn du ein Bolster hast, kannst du dich während der Übung mit dem Kreuzbein auf das Bolster legen, sodass das Becken etwas erhöht ist.

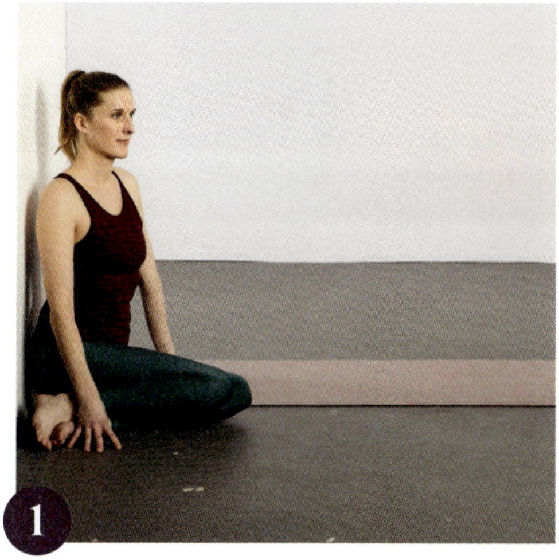
1

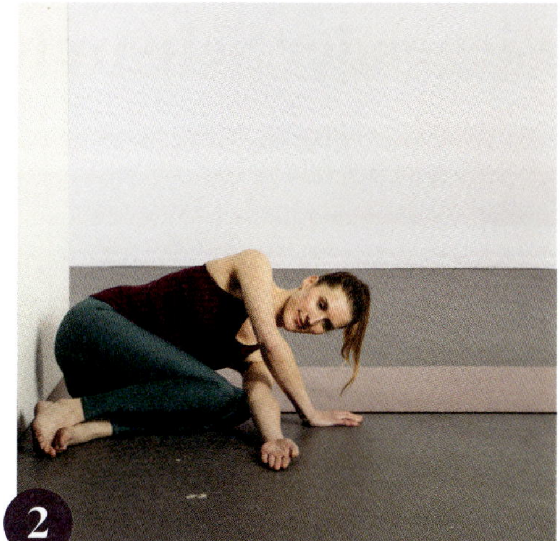
2

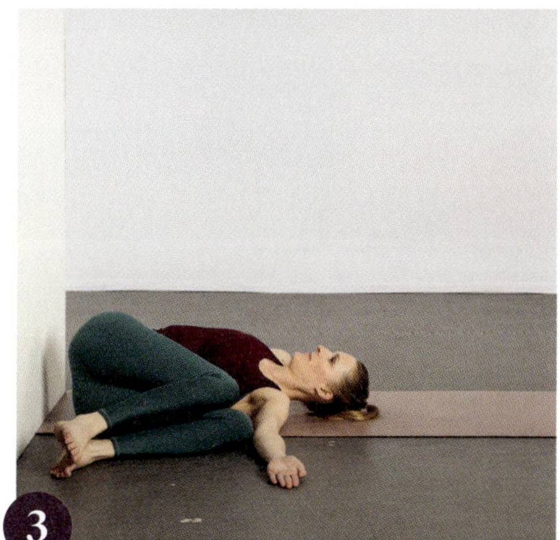
3

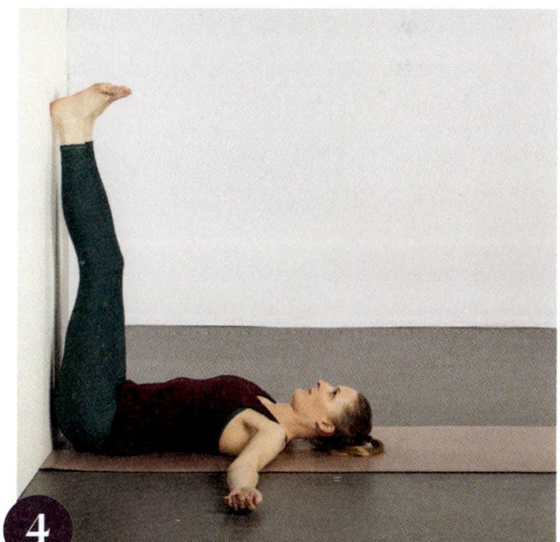
4

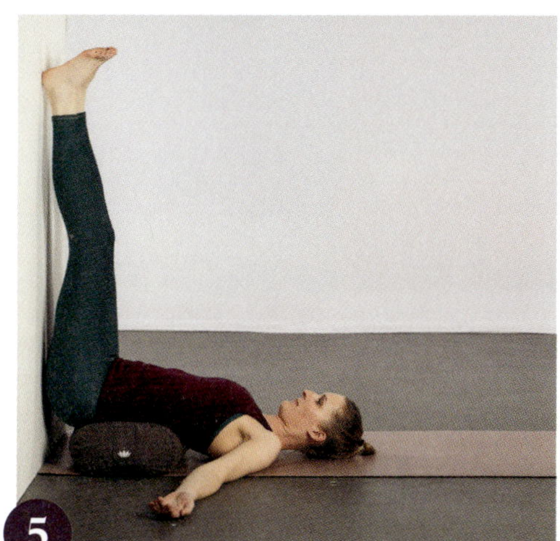
5

Liegender Seitstretch

Der liegende Seitstretch dehnt die Körperseite und die Zwischenrippenräume. Das Körpergewicht kann an den Boden und das Yogabolster abgegeben werden, sodass diese Haltung eine passive Entspannung fördert. Wenn du kein Yogabolster hast, kannst du alternativ ein großes Sofakissen nutzen.

1. Lege das Yogabolster quer auf deine Matte und setze dich daneben, sodass die linke Seite deines Beckens relativ nah am Bolster ist.
2. Lege dich nun mit deiner linken Körperseite über das Bolster. Strecke deine Arme lang über den Kopf und lege deinen Kopf auf deinem unteren Arm ab. Du solltest eine angenehme Seitdehnung der rechten Körperseite spüren. Um die Dehnung zu intensivieren, kannst du dich leicht nach hinten lehnen und die Achselhöhle nach oben öffnen. Richte dich in dieser Position so ein, dass du 2 bis 5 Minuten bleiben kannst.
3. Um aus der Haltung herauszukommen, stütze die obere Hand auf und drücke dich langsam nach oben. Wiederhole die Übung dann auf der anderen Seite.

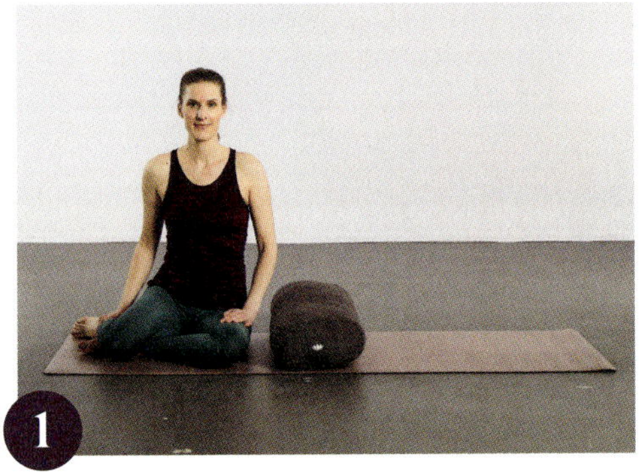
1

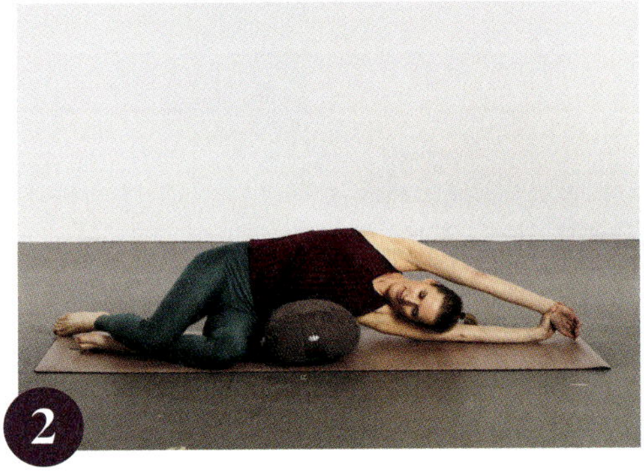
2

Shavasana

Die Entspannung am Ende von Yogaübungen - *Shavasana* (oder *Savasana*) genannt - ermöglicht Körper und Gehirn, die während der Praxis entstandenen Reize zu integrieren und das Nervensystem in einen parasympathischen Zustand zu versetzen. Studien zeigen, dass tiefe Entspannungstechniken wie *Shavasana* die Herzfrequenzvariabilität erhöhen, den Cortisolspiegel senken und somit Stress abbauen können. Zudem findet eine neuronale Konsolidierung statt, wodurch neu erlernte Bewegungsmuster und Achtsamkeitseffekte nachhaltiger im Gehirn verankert werden. Tatsächlich gibt es Hinweise darauf, dass beim Ausruhen - ohne Aufnahme weiterer sensorischer Eindrücke - direkt nach der Übung die Bewegungssequenzen mental wiederholt werden, allerdings in etwa 20-facher Schnelligkeit, und zwar in der Originalreihenfolge sowie auch rückwärts.[27] Diese Übung schließt die Yogapraxis in der Regel ab und sollte möglichst nicht ausgelassen werden.

Lege dich entspannt auf den Rücken. Decke dich gern mit einer Decke zu. Die Füße fallen sanft nach außen und die Arme liegen mit etwas Abstand zum Körper mit den Handflächen nach oben gedreht entspannt am Boden. Der Nacken ist lang, die Schultern sinken entspannt zum Boden. Schließe die Augen und lasse die Praxis nachwirken. Der Atem fließt nun von allein, ohne dass du noch etwas tun musst. Bleibe mindestens 5 bis 10 Minuten.

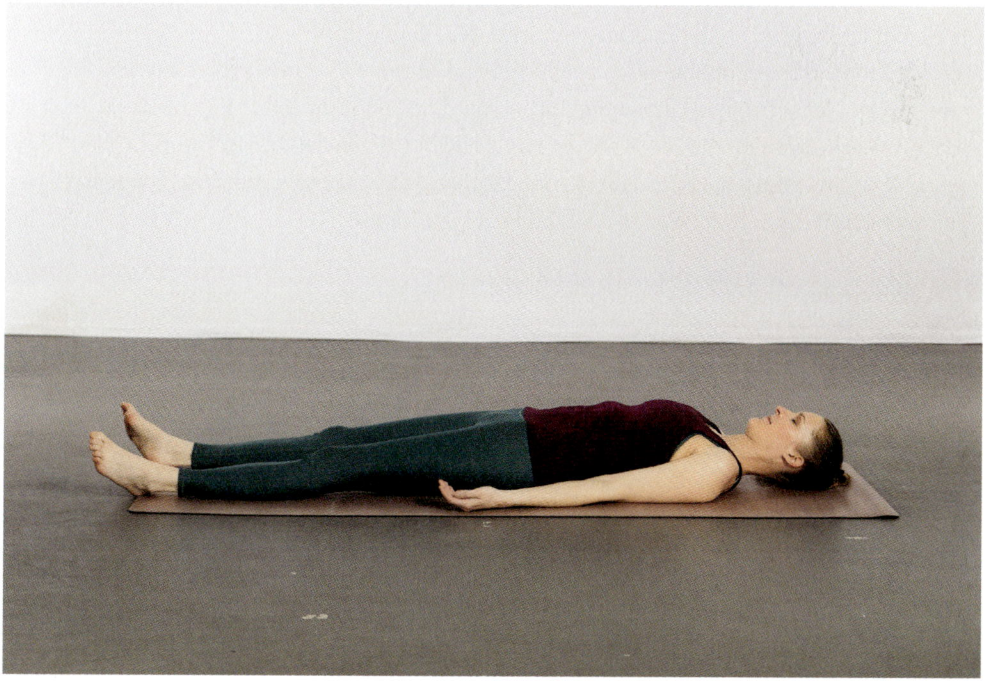

Geführte Tiefenentspannung: Yoga Nidra

Yoga Nidra, auch als »yogischer Schlaf« bekannt, ist eine geführte Tiefenentspannung, die den Körper in einen Zustand völliger Ruhe versetzt, während der Geist wach und bewusst bleibt. Dabei wird das Gehirn in einen Zustand zwischen Wachen und Schlafen geführt, wodurch tiefe Regeneration auf körperlicher, mentaler und emotionaler Ebene möglich wird.[28] Studien haben gezeigt, dass Yoga Nidra das Nervensystem in den parasympathischen Zustand versetzt, wodurch Cortisol gesenkt und die Herzfrequenzvariabilität erhöht wird – beides Indikatoren für eine bessere Stressregulation.[29] Neurowissenschaftliche Untersuchungen zeigen zudem, dass Yoga Nidra helfen kann, Angstzustände zu reduzieren und den Schlaf zu verbessern.[30] Durch die gezielte Lenkung der Aufmerksamkeit wird während Yoga Nidra nicht nur tiefe Entspannung erreicht, sondern auch die Fähigkeit geschult, bewusster mit Gedanken und Emotionen umzugehen – eine wertvolle Praxis für mehr innere Ruhe und Resilienz im Alltag.

Yoga Nidra

Yoga Nidra durchläuft verschiedene Stufen des Bewusstseins, wird nach einer strukturierten Anleitung durchgeführt und dauert meist zwischen 20 und 30 Minuten. So kann Yoga Nidra als eigene Methode geübt oder auch am Ende einer Yogapraxis durchgeführt werden. Die Praxis erfolgt im Liegen, wie bei *Shavasana*. Suche dir einen ungestörten Platz und decke dich zu, sodass du warm und bequem liegst. Folgend siehst du die Stufen der Praxis. Wenn du Yoga Nidra ausprobieren möchtest, empfehle ich dir, den QR-Code zu nutzen, sodass du dich entspannen und mit deiner Aufmerksamkeit nur der Stimme folgen kannst.

1. **Ankommen:** Körperentspannung, bewusstes Wahrnehmen der Ruheposition.
2. **Affirmation:** Formulieren eines Wunsches, eines Entschlusses oder einer positiven inneren Absicht. Wiederholung (3-mal innerlich) mit Überzeugung.
3. **Körperreise:** Systematische Wahrnehmung einzelner Körperteile zur Förderung der Tiefenentspannung, wie in der Übung des Bodyscans (siehe Seite 146).
4. **Atembewusstsein:** Lenkung der Aufmerksamkeit auf den natürlichen Atemfluss, um das Nervensystem zu beruhigen. Gedankliches Zählen der Atemzüge.
5. **Gefühle und Empfindungen:** Wahrnehmung gegensätzlicher Empfindungen – wie Schwere und Leichtigkeit oder Hitze und Kälte –, um die Emotionskontrolle zu stärken und den Druck von Emotionen zu lösen.

6. **Visualisierung oder geführte Bilderreise:** Führung des Gehirns durch symbolische Bilder oder durch lebhaft beschriebene Szenarien in einen meditativen Zustand. Beenden der Visualisierung mit Bildern, die ein Gefühl von Ruhe und tiefem Frieden vermitteln.
7. **Wiederholung der Affirmation:** Wiederholung desselben Vorsatzes (3-mal), der zu Beginn der Praxis gewählt wurde. Das Unterbewusstsein ist nun für positive Gedanken aufnahmebereit.
8. **Rückkehr ins bewusste Erleben:** Langsames Auflösen der Entspannung durch das Leiten der Wahrnehmung zurück nach außen und sanftes Erwachen.

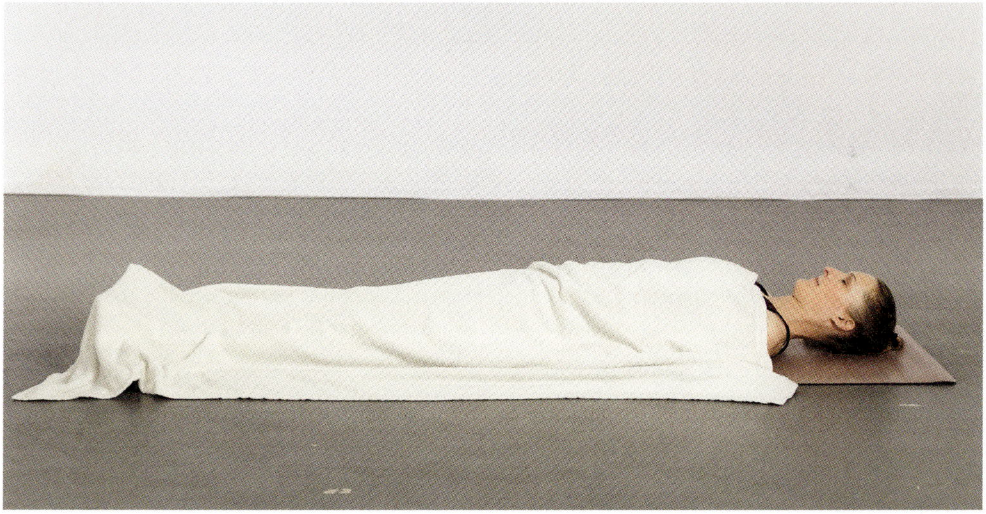

m-vg.de/link/Neuro-Yoga_4

Erkunden

Sobald die innere Sicherheit geschaffen ist und es sich nach dem richtigen Schritt anfühlt, geht es darum, neues Terrain zu betreten, zu lernen, aber vor allem Freude dabei zu entwickeln, dich selbst herauszufordern. Dabei ist eine neugierige und offene Haltung – geprägt von Mitgefühl dir selbst gegenüber – essenziell. Denn nur, wenn wir akzeptieren, dass jede*r für sich individuell beobachten und entscheiden kann, was dem eigenen Nervensystem guttut und wie wir am besten den nächsten Schritt machen, um körperliche oder mentale Grenzen zu verschieben, haben wir das Gefühl, uns in einem sicheren Rahmen auszuprobieren und zu lernen. So kann es gelingen, Freude dabei zu finden, neue Dinge auszuprobieren und spielerische Leichtigkeit zu empfinden.

Achte darauf, dass du – wenn Augen- und Gleichgewichtsübungen für dich neu sind – nicht alle Übungen hintereinander ausprobierst, sondern sie über die Zeit verteilst und dein Nervensystem nicht überforderst. Wenn du dich an diese Übungen gewöhnt hast und weißt, wie du sie in deine Praxis integrieren kannst, wirst du merken, dass sie dich nicht mehr so sehr herausfordern, und du kannst mehr Übungen auswählen oder auch miteinander verbinden. Ich möchte dich ermutigen, diese Übungen als Impuls zu sehen, selbst kreativ zu sein, und deiner Intuition zu folgen, wenn es darum geht, was dir wirklich guttut.

Durch individuelle Herausforderungen in der neurozentrierten Yogapraxis lernen wir nicht nur, regelmäßig mit Stressoren umzugehen. Durch regelmäßiges Überprüfen unserer Beweglichkeit, Kraft oder Balance erfahren wir, ob uns der spezifische Stressor geholfen hat, das Nervensystem zu entspannen und den entsprechenden Lernfortschritt zu erreichen, oder ob dies zur Überforderung unseres Nervensystems geführt hat. Die direkten Rückmeldungen erleichtern schnelle Anpassungen und führen zu effektiverem Lernen.

Um die folgenden Übungen für dich individuell zu überprüfen, eignen sich vor allem die Mobilisierungsübungen, wie die Vor- oder Rückbeuge oder spezielle Bewegungsrichtungen der Schulter oder des Nackens, bei denen du Einschränkungen festgestellt hast. Du kannst auch deine Balance testen, indem du verschiedene Standpositionen mit geschlossenen Augen ausprobierst. Manchmal macht es auch Sinn, die Kraft zu testen; dafür eignet sich die Stabhaltung, in der du aus dem Brett heraus (mit oder ohne abgelegte Knie) deine Arme einige Male beugst und streckst. Wichtig ist hierbei: Teste immer nur, ob sich relativ – also vor und nach der Übung – etwas für dich ändert, und respektiere, dass sich die Übungen an unterschiedlichen Tagen oder auch Zeitpunkten sehr verschieden anfühlen können.

Spielen und Kreativität in der Yogapraxis

Wir können Yogahaltungen statisch üben oder auch nacheinander zwischen verschiedenen Haltungen wechseln und dabei versuchen, die Übergänge fließend zu gestalten. Die sogenannten Flows, in denen mehrere Haltungen aneinandergereiht geübt werden, laden ein, kreativ zu sein, die Reihenfolge von Haltungen zu ändern, in der du sie übst, und unterschiedliche Bewegungsabläufe auszuprobieren. Kreativität entsteht meist dann, wenn wir unsere Erwartungshaltung zurücknehmen und eine spielerische Einstellung haben.

In den folgenden Übungen zeige ich dir ganz unterschiedliche Ansätze, um Vielseitigkeit in deine Praxis zu bringen. Du wirst lernen, wie du Rhythmik, Koordination und Plyometrics in deine Yogapraxis integrieren kannst. Es gibt aber natürlich noch mehr Möglichkeiten und ich möchte dich ermutigen, neugierig zu schauen, was dir wirklich Spaß macht.

Herabschauender Hund mit Schritt nach vorn

Im Sonnengruß gehen wir vom herabschauenden Hund mit einem Fuß nach vorn. Dieser Bewegungsablauf kann sehr herausfordernd sein, wenn man ihn neu lernt. Daher zeige ich dir im Folgenden, wie du diesen Ablauf üben kannst. Wenn du schon länger Yoga praktizierst, hat sich die Bewegung möglicherweise schon fast etwas automatisiert; dann lade ich dich ein, noch mal ganz genau auf den Bewegungsablauf zu achten.

1. Nimm den Vierfüßlerstand ein.
2. Schiebe dich in den herabschauenden Hund, indem du die Knie vom Boden hebst und die Sitzbeinhöcker Richtung Decke.
3. Strecke dein rechtes Bein lang nach oben.
4. Ziehe das Knie eng an deinen Körper heran, als wenn du zwischen Oberschenkel und Oberkörper etwas einklemmen möchtest. Schiebe gleichzeitig die Schultern nach vorn über deine Hände. Stelle dir vor, du möchtest zwischen dir und der Matte viel Platz schaffen, sodass du dich mit den Händen und Schultern vom Boden wegdrückst.
5. Stelle den Fuß nach vorn ab, direkt hinter deine Hände.

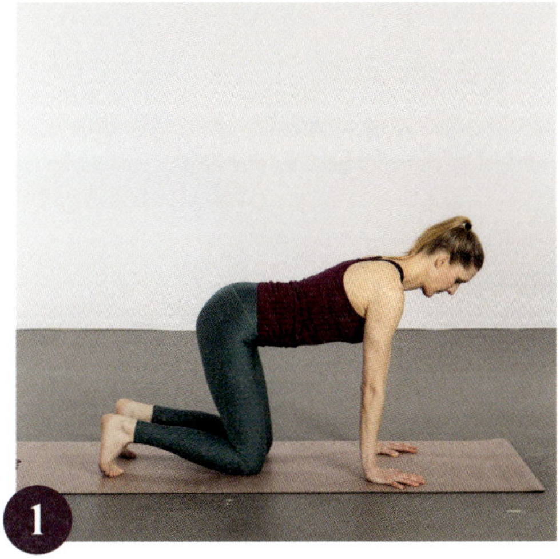
1

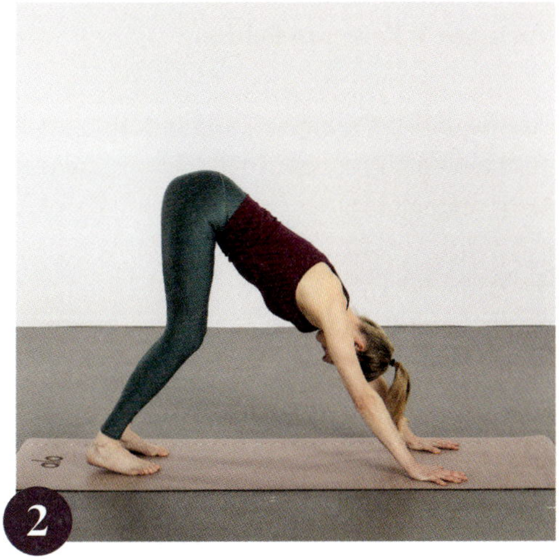
2

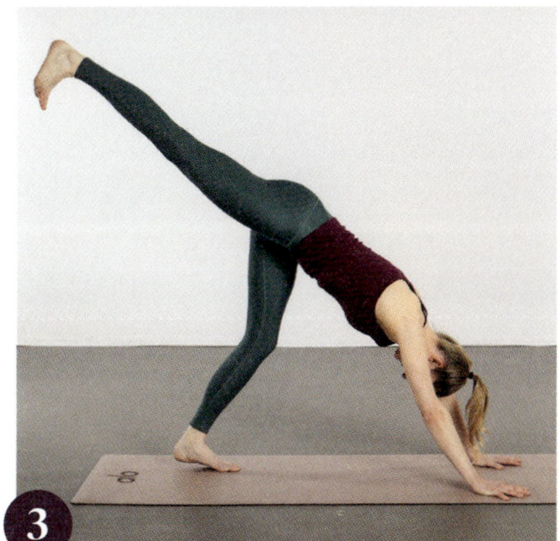
3

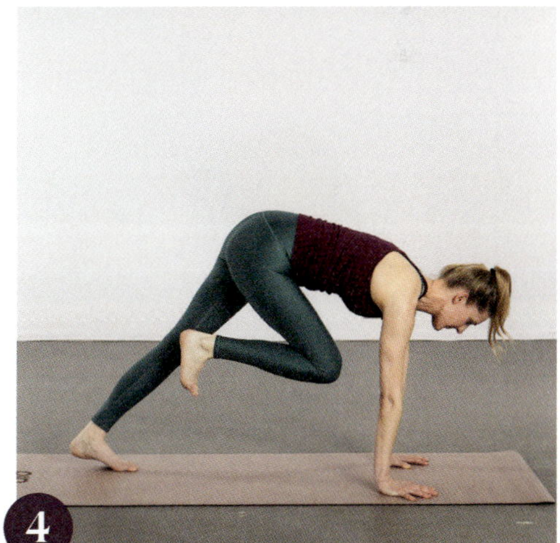
4

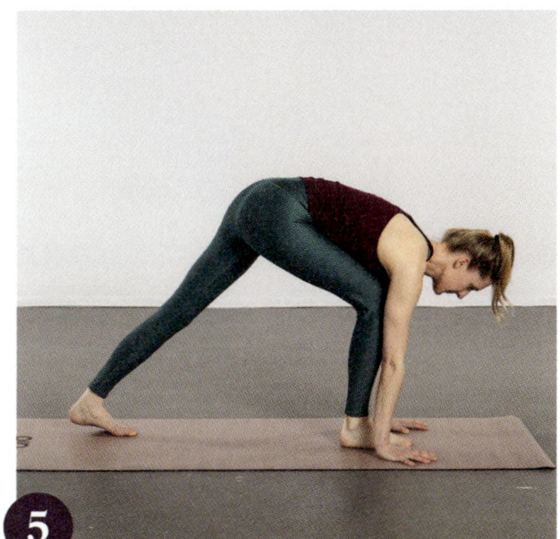
5

Variante 1: Knie am Boden

Nun landet der Fuß oft nicht beim ersten Versuch direkt hinter oder zwischen den Händen, sondern eher mittig auf der Matte. Das ist ganz normal und verbessert sich mit etwas Übung. Probiere Folgendes:

1. Stelle den Fuß so weit vorn ab, wie es für dich möglich ist.
2. Setze dein anderes Knie auf dem Boden ab.
3. Jetzt kannst du die rechte Hand vom Boden lösen und mit der Hand den Fuß etwas nach vorn versetzen. Bringe beide Hände zum Boden und hebe das hintere Knie. Mit etwas Übung gelingt auch dieser Ablauf relativ flüssig.

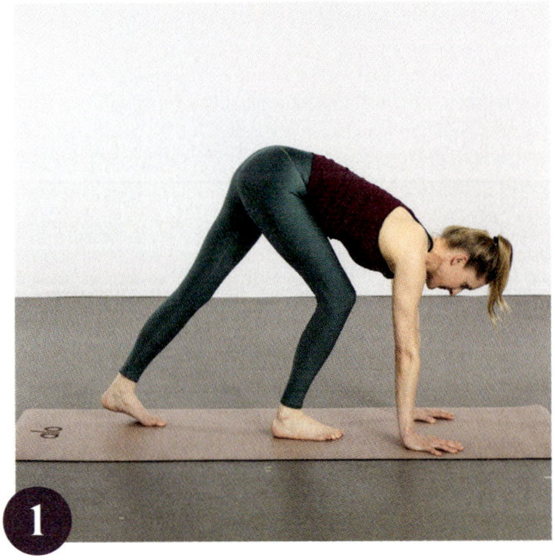
1

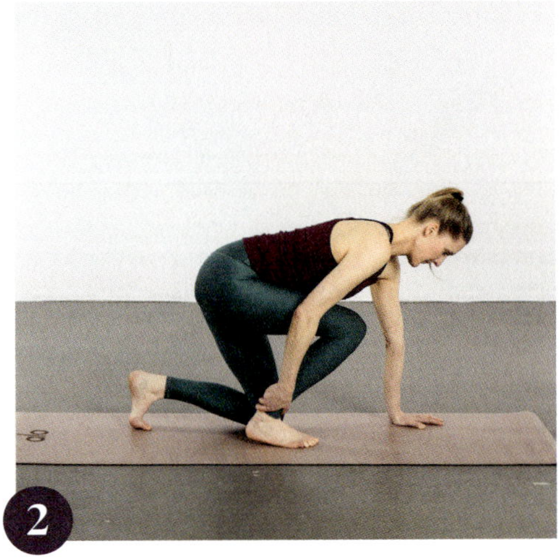
2

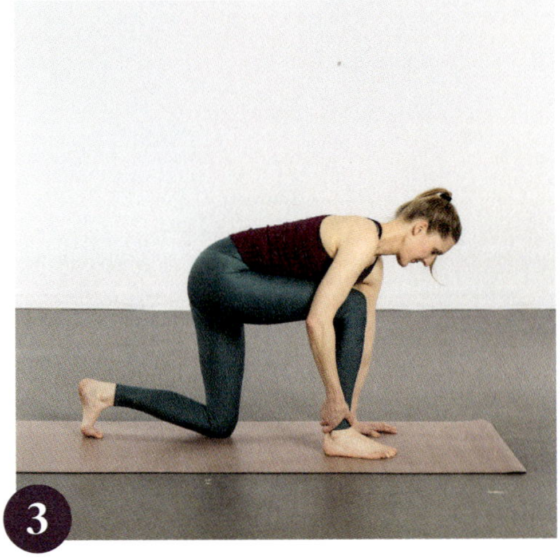
3

Variante 2: mit Blöcken

Wenn du zwei Blöcke zur Verfügung hast, nutze sie, um mehr Raum zwischen dir und dem Boden zu schaffen.

1. Stütze deine Hände auf die Blöcke (in niedrigster Höhe) und nimm die Haltung des dreibeinigen herabschauenden Hunds ein, indem du das rechte Bein nach oben streckst.
2. Ziehe das Knie eng am Oberkörper nach vorn und drücke dich von den Blöcken weg.
3. Stelle den Fuß vorn ab. Natürlich kannst du auch hier gern noch mit deiner Hand nachhelfen.

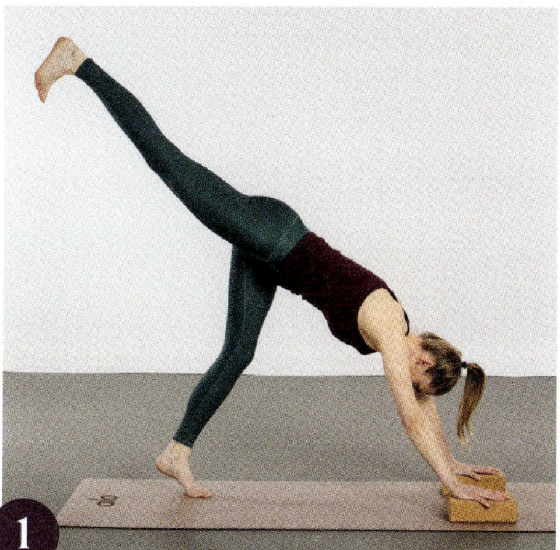
1

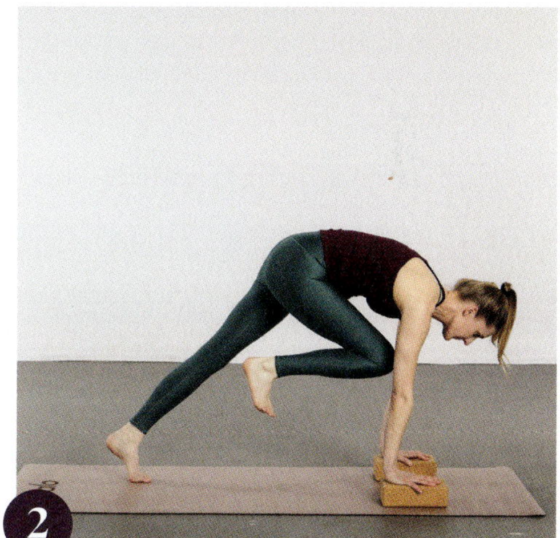
2

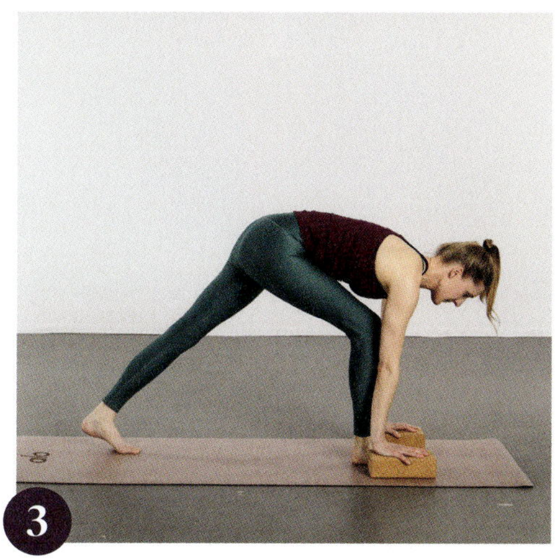
3

Flow zwischen Seitstütz und Göttinnen-Haltung

Fließende Bewegungen laden uns ein, den Atem mit der Bewegung zu synchronisieren, aber auch, den Bewegungsablauf flüssig und reibungslos werden zu lassen. Wenn wir zwischen zwei Haltungen hin- und herwechseln, können wir fast in einen meditativen Zustand kommen und das Flow-Gefühl im Bewegungsablauf finden.

1. Beginne im Vierfüßlerstand und strecke dein linkes Bein nach hinten aus, sodass die Zehen die Matte berühren.
2. Setze den linken Fuß hinten quer am Boden ab, etwa parallel zum hinteren Mattenrand. Öffne die linke Schulter und strecke den Arm nach oben, die linke Hand zieht Richtung Decke. Jetzt bist du im Seitstütz.
3. Für den Übergang in die Göttinnen-Haltung setze den linken Fuß nach vorn neben deine Hand.
4. Drehe den Körper zur Seite, richte dich langsam und kontrolliert auf.
5. Fächere die Arme dabei mit auf, sodass du in der Göttinnen-Haltung ankommst.
6. Um zurück in den Seitstütz zu wechseln, fächere die Arme wieder nach unten und drehe den Oberkörper Richtung Boden zurück.
7. Setze die Hände und das rechte Knie auf.
8. Strecke das linke Bein nach hinten aus, setze den Fuß auf und komme zurück in den Seitstütz. Wiederhole die Übung 5- bis 10-mal auf jeder Seite, um diesen Bewegungsablauf zu verinnerlichen.

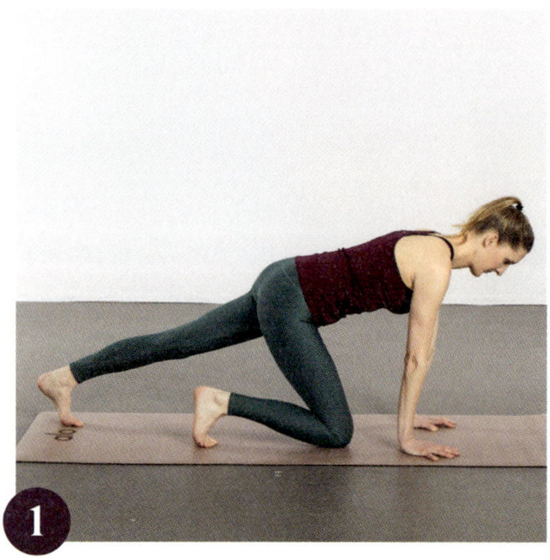

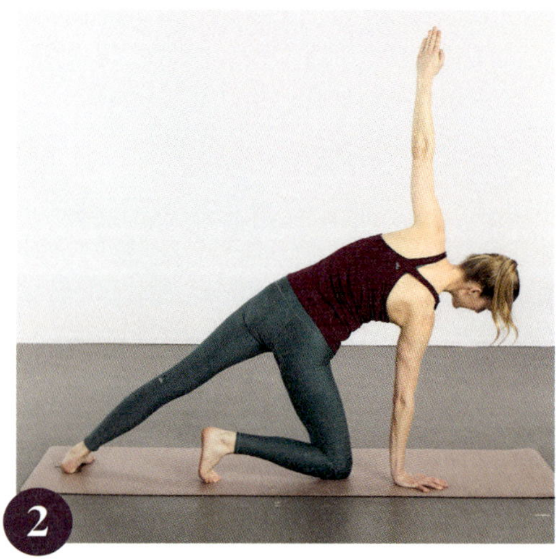

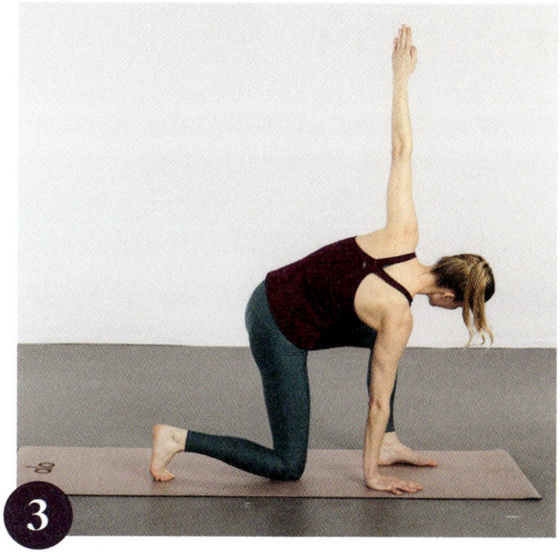

3

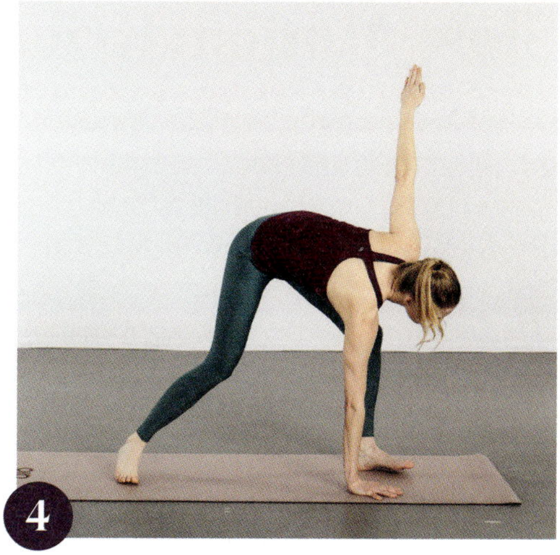

4

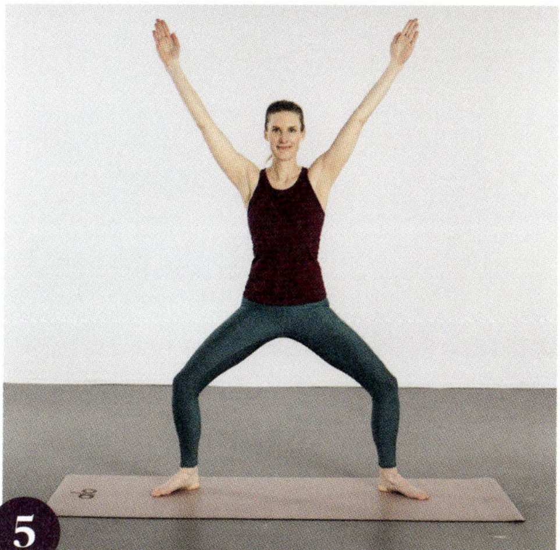

5

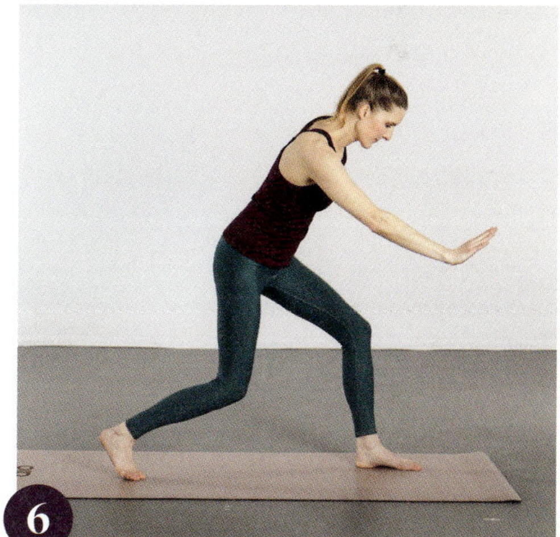

6

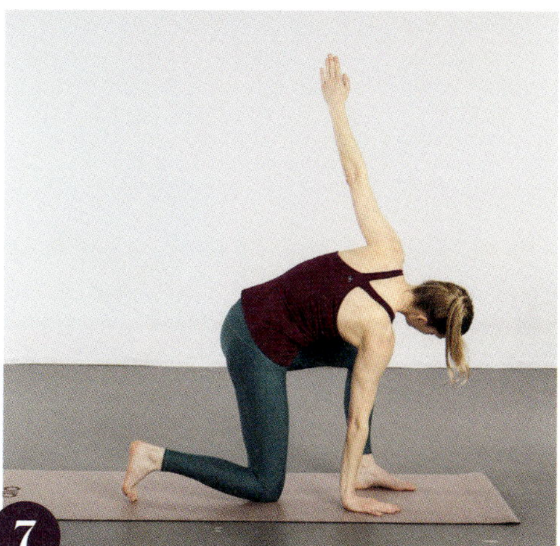

7

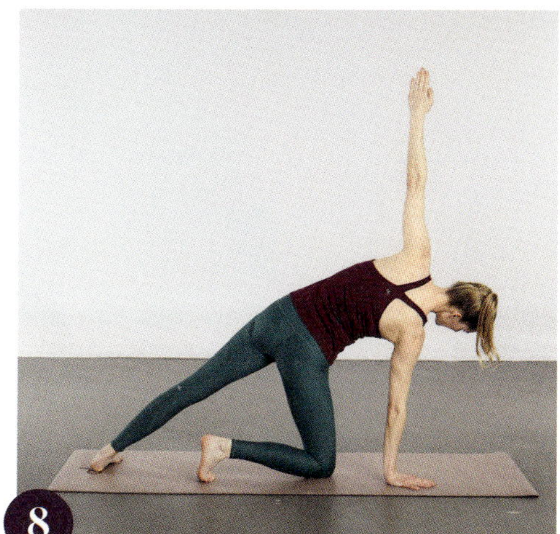

8

Slow-Motion: Krieger-2-Flow

Unser Kleinhirn spielt eine große Rolle, wenn es um das Lernen und Verfeinern von Bewegungen geht. Eine Möglichkeit, uns in gewohnten Bewegungsabläufen herauszufordern, bietet die Anpassung der Geschwindigkeit. Meist führen wir besonders die Übergänge zwischen Haltungen in einer Standardgeschwindigkeit durch. Wenn wir diese Bewegung aber verlangsamen, fühlt sie sich oft erst mal herausfordernder und ruckeliger an. Versuche, die Bewegung trotz der Langsamkeit glatt und flüssig werden zu lassen.

1. Starte im Ausfallschritt: Stelle den rechten Fuß nach hinten und strecke die Arme nach oben. Dein Becken ist aufrecht und nach vorn ausgerichtet.
2. Setze zunächst die Hände auf den Boden und drehe anschließend deinen hinteren Fuß flach zur Seite, sodass sich dein Körper seitlich ausrichtet.
3. Ziehe den rechten Arm und den Oberkörper gestreckt langsam nach oben.
4. Im Krieger 2 angekommen ist dein Becken zur Seite ausgerichtet. Das vordere Knie bleibt gebeugt, das hintere Bein ist gestreckt.
5. Ziehe den linken Arm nach oben (in die Position des friedvollen Kriegers) und zur Seite. Schaffe dabei Weite in der linken Flanke.
6. Wechsle kontrolliert in die gestreckte Krieger-2-Variante: Lege die Hand locker am linken Oberschenkel ab. Behalte die Länge in deiner Wirbelsäule und ziehe jetzt den rechten Arm über den Kopf. Spüre Weite in der rechten Flanke.
7. Drehe den Oberkörper und den hinteren Fuß parallel zur Längsseite der Matte. Bewege dich so langsam Richtung Boden, wie du dich aufgerichtet hast.
8. Setze die Hände sanft auf den Boden.
9. Richte deinen Oberkörper wieder auf, strecke die Arme nach oben, sodass du wieder in den Ausfallschritt kommst. Wiederhole auch diese Sequenz einige Male auf jeder Seite, bis sie sich flüssig anfühlt.

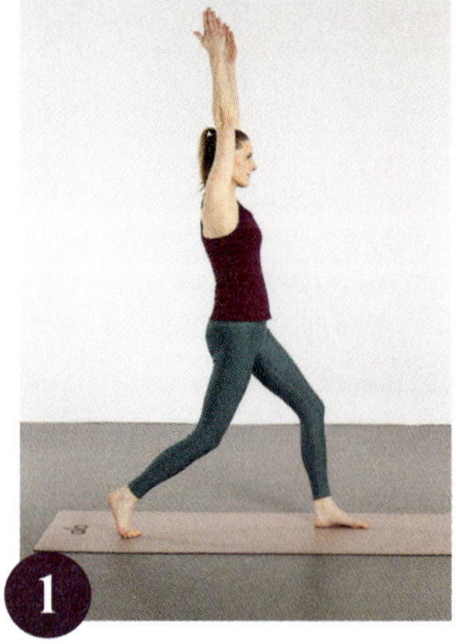
1

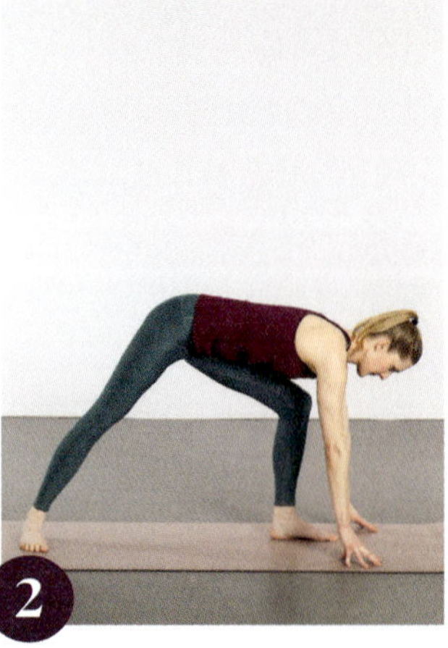
2

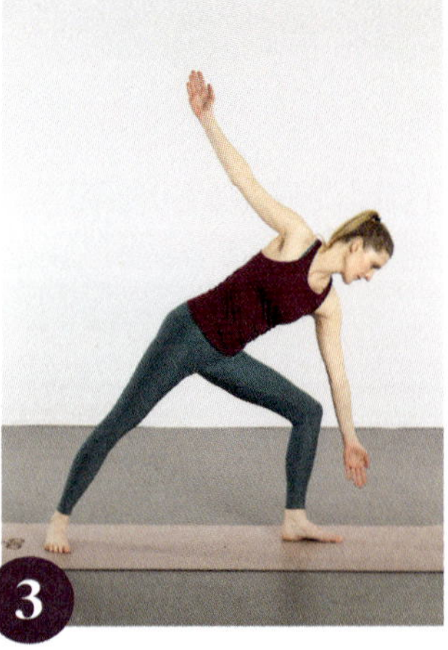
3

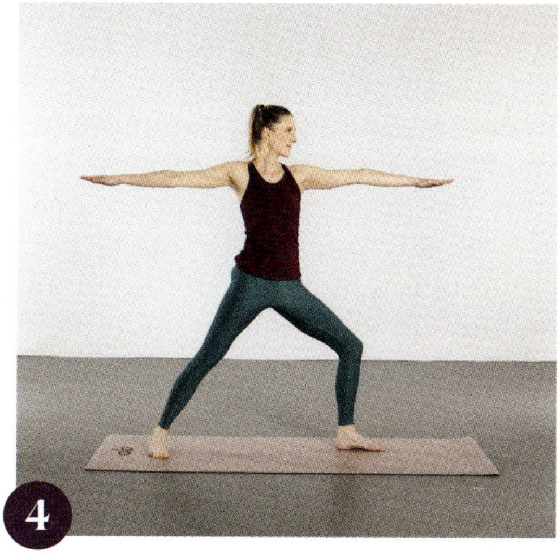
4

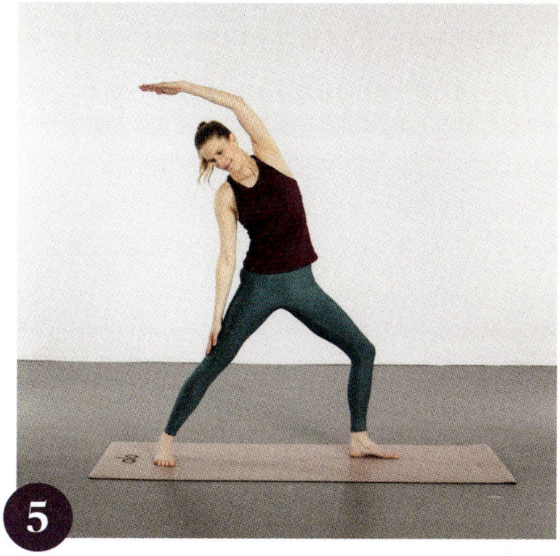
5

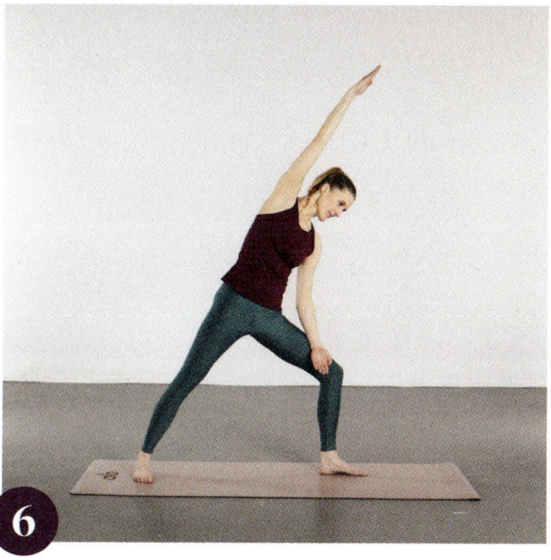
6

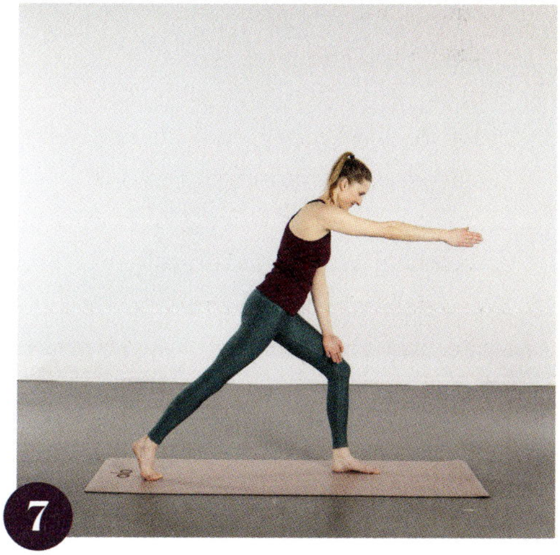
7

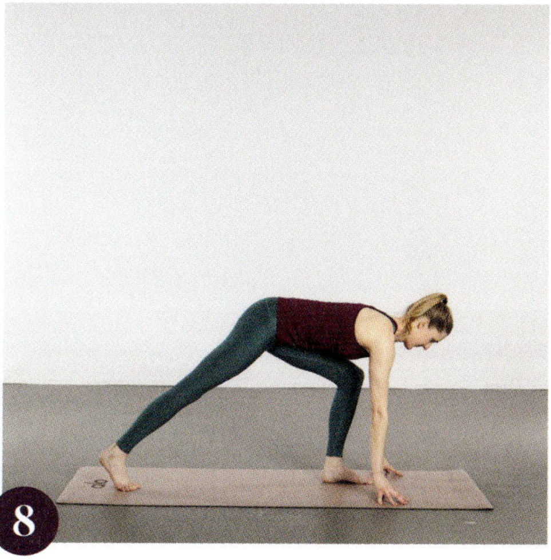
8

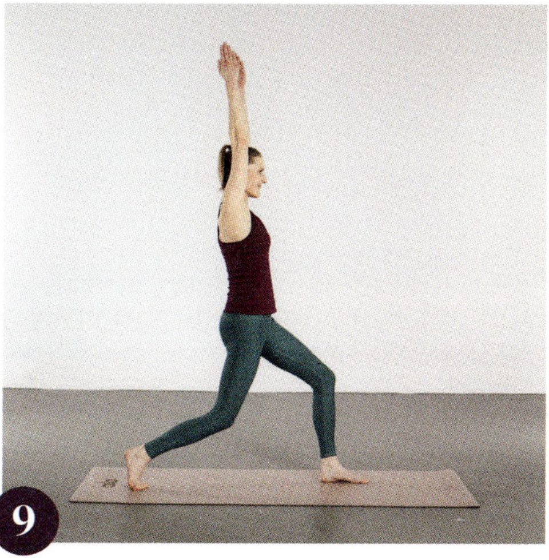
9

Armschwingen zwischen Ausfallschritt und Göttinnen-Haltung

In dieser Übung wechselst du zwischen zwei Haltungen und integrierst rhythmische Schwünge eines Arms in möglichst gleichbleibendem Tempo. Nutze dafür gern ein Metronom und versuche, Leichtigkeit in diese Bewegung zu bringen. Es gibt übrigens auch Metronom-Apps, bei denen du das entsprechende Tempo einstellen kannst. Alternativ kannst du natürlich auch Musik nutzen, die einen gleichbleibenden und passenden Takt vorgibt.

1. Beginne im Ausfallschritt mit dem linken Fuß vorn. Überprüfe mit den Händen, ob dein Becken aufrecht und neutral ist.
2. Lasse den rechten Arm von vorn nach hinten schwingen.
3. Schwinge wieder nach vorn und finde deinen Rhythmus. Gern kannst du mit den Knien ein wenig mitwippen.
4. Nun schwinge den Arm, wenn er sich nach vorn bewegt, weiter nach oben. Gleichzeitig drehe deinen Körper zur Seite und setze den rechten Fuß flach auf den Boden, um in die Göttinnen-Haltung zu kommen.
5. Schwinge deinen Arm in gleichbleibender Geschwindigkeit weiter: jetzt seitlich von links nach rechts und wieder zurück.
6. Wenn sich dein Arm wieder nach rechts bewegt, lässt du ihn weiter nach oben schwingen und drehst dich gleichzeitig wieder nach vorn in den Ausfallschritt. Der Arm schwingt nun wieder von vorn nach hinten. Wechsle einige Male zwischen diesen Haltungen und wiederhole das dann auf der anderen Seite.

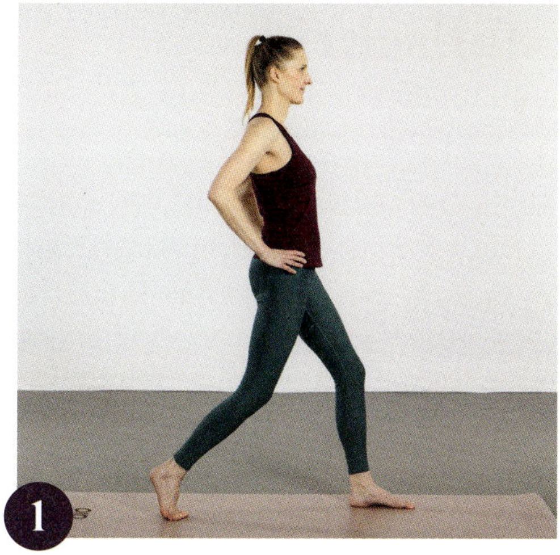
1

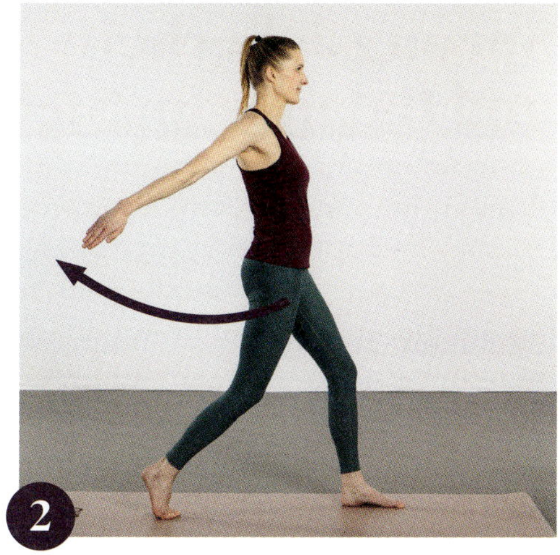
2

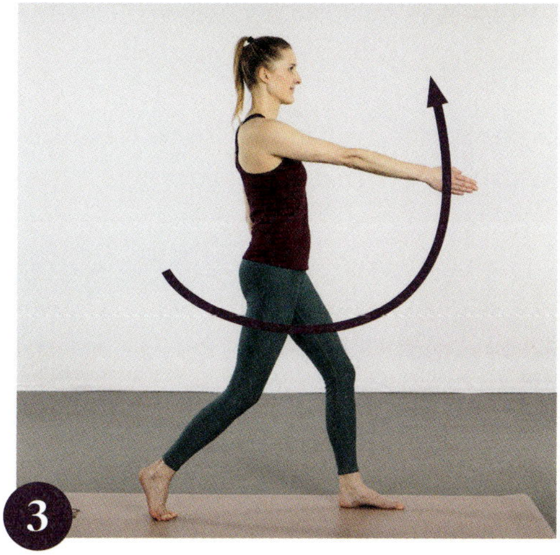
3

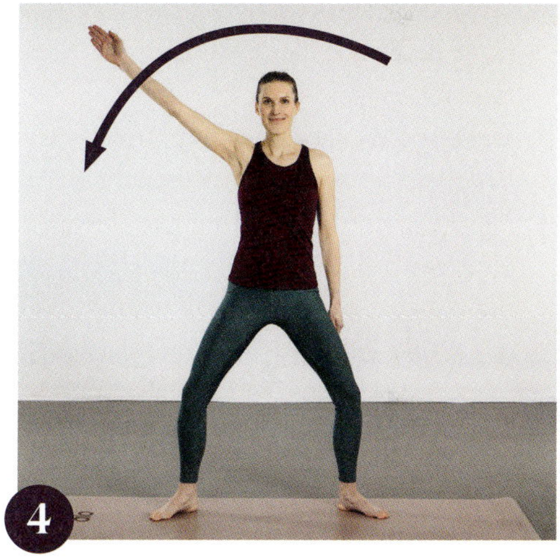
4

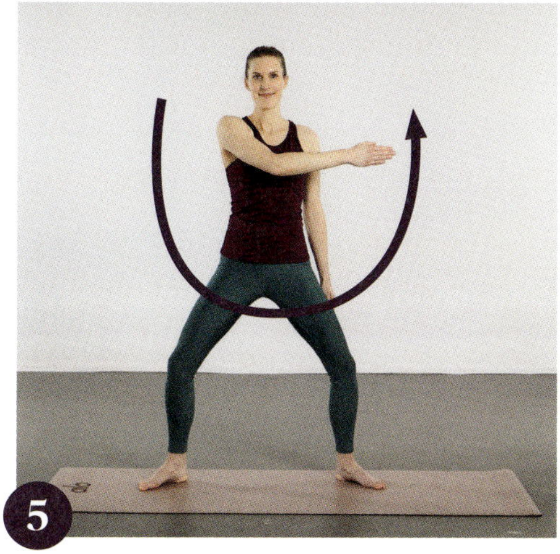
5

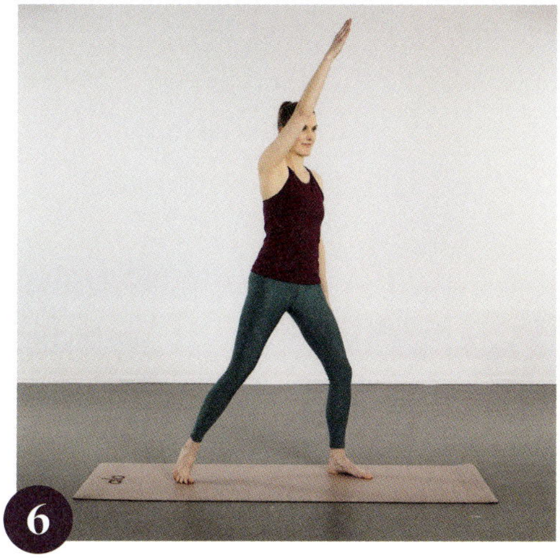
6

Sprungsicherheit: Ausfallschritt und Balance im Stehen

Plyometrisches Training umfasst Übungen, die explosive Kraft und Schnelligkeit durch schnelle Dehnungs-Kontraktions-Zyklen der Muskeln fördern. Es verbessert die neuromuskuläre Koordination und trainiert besonders effektiv die Sprungkraft, Geschwindigkeit und Agilität. In dieser Sequenz zeige ich dir, wie du Plyometrics in deine Yogapraxis einbauen kannst, um deine Anpassungsfähigkeit zu steigern.

1. Beginne im Ausfallschritt mit dem linken Fuß vorn. Strecke die Arme nach oben aus. Halte dein Becken aufrecht und die unteren Rippen vorn zueinandergezogen, sodass deine Bauchmuskeln aktiv sind.
2. Verlagere das Gewicht langsam auf den linken Fuß und hebe das rechte Knie auf Höhe der Hüfte an. Bringe die Arme über vorn nach unten und die Ellenbogen an deinem Körper vorbei nach hinten.
3. Bewege dich langsam und kontrolliert zurück in den Ausfallschritt und die Arme dabei wieder über vorn nach oben. Wiederhole diesen Ablauf einige Male auf jeder Seite.
4. Nun kannst du die Bewegung nach vorn mit etwas Schwung ausführen und dich von deinem vorderen Fuß vom Boden wegdrücken, um einen kleinen Sprung zu machen. Du landest wieder auf dem gleichen Fuß und gehst direkt in den Ausfallschritt zurück. Übe diesen Bewegungsablauf etwa 10-mal hintereinander, um deinen Rhythmus zu finden. Wenn die Sprung-Variante sehr wackelig ist, bleibe zunächst bei dem Ablauf ohne Plyometrics und versuche es später noch einmal.

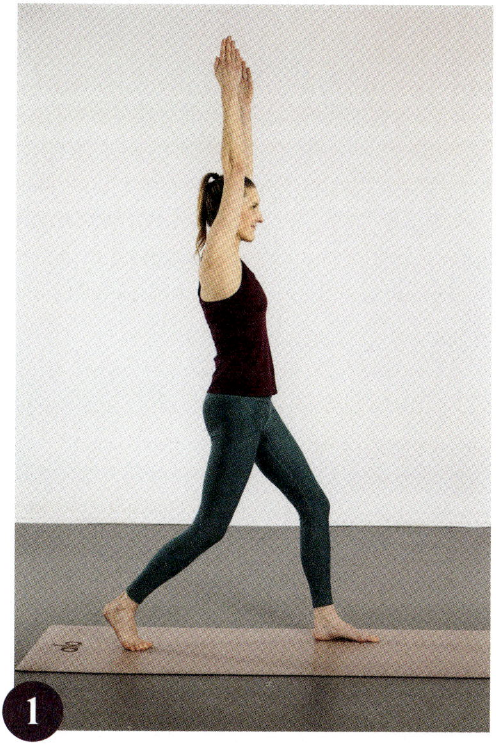

1

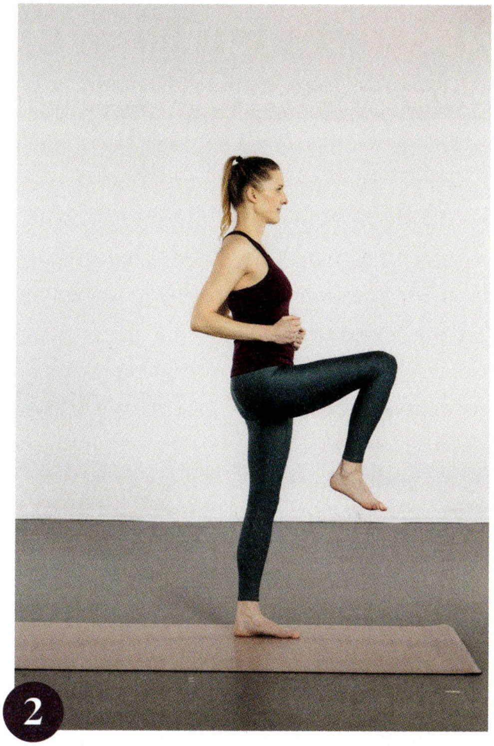

2

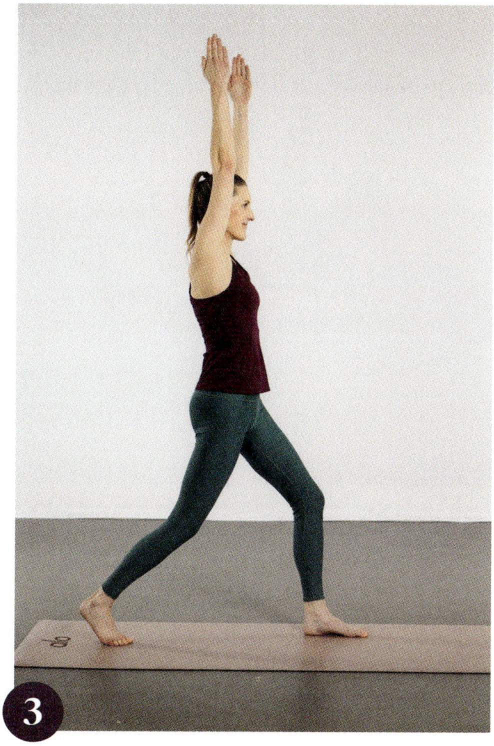

3

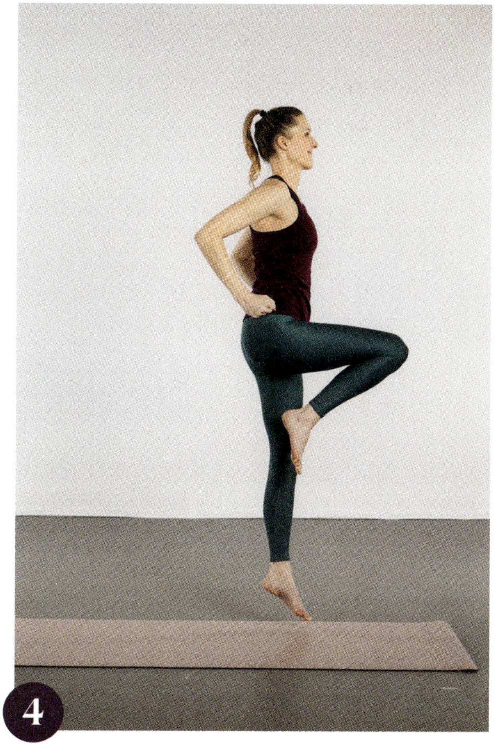

4

Dissoziierte Koordination

Unsere Bewegungssteuerung erfolgt im Alltag oft in Mustern, denn unsere Körperseiten sind stark miteinander gekoppelt, um unsere Balance zu sichern und die Fortbewegung zu ermöglichen. Im Rückenmark gibt es zudem sogenannte zentrale Mustergeneratoren, die für rhythmische Bewegungen wie Gehen oder Laufen verantwortlich sind. Diese Netzwerke sind darauf ausgerichtet, Hand- und Fußbewegungen aufeinander abzustimmen – beispielsweise den natürlichen Armschwung beim Gehen. Wird nun versucht, Hand und Fuß unabhängig voneinander zu bewegen, muss das Gehirn aktiv gegen diese automatisierten Muster arbeiten. Dies erfordert eine erhöhte Aufmerksamkeit und kognitive Kontrolle. Die Übung kannst du auch im Sitzen oder im Stehen durchführen.

1. Lege dich auf den Rücken, stelle die Füße auf.
2. Strecke das linke Bein und den rechten Arm nach oben Richtung Decke aus.
3. Beginne mit nach oben und unten klappenden Bewegungen aus dem Handgelenk, sodass du entweder die Handfläche oder den Handrücken siehst.
4. Kreise gleichzeitig mit deinem linken Fußknöchel, so wie du das bei der Mobilisierungsübung kennengelernt hast. Versuche, die Bewegungen rhythmisch durchzuführen, und wechsle nach einiger Zeit die Richtung der Fußkreise. Wechsle dann die Seite.

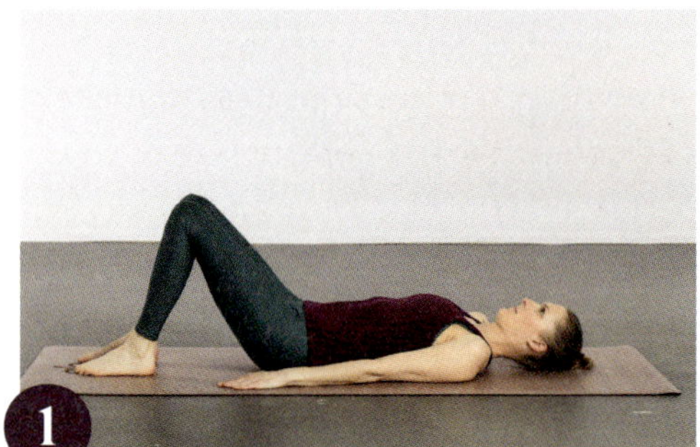
1

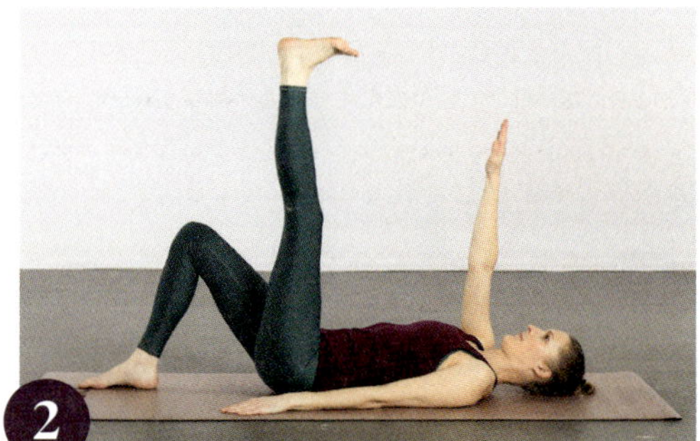
2

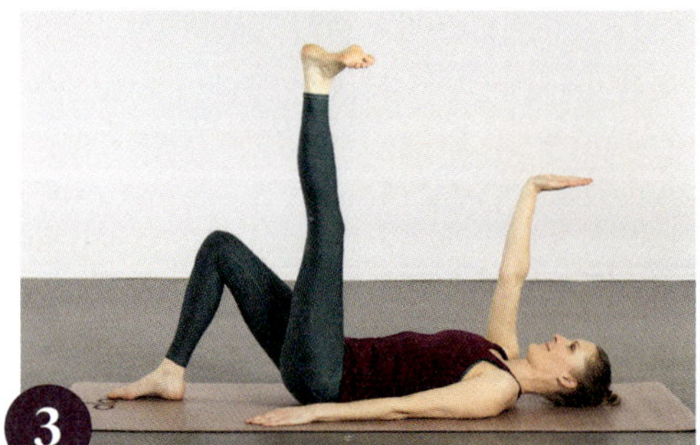
3

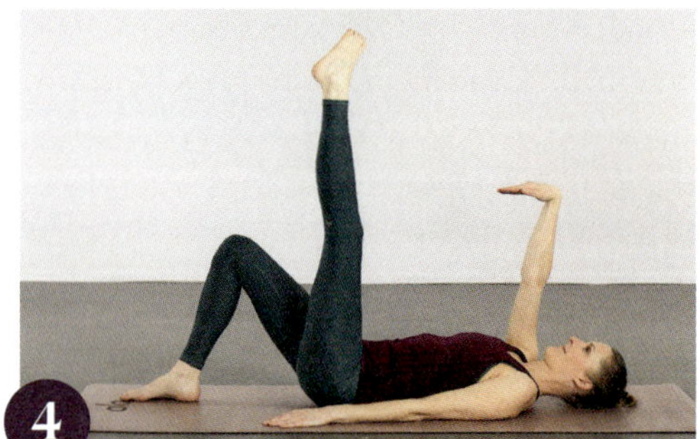
4

Augenbewegungen in der Yogapraxis

Durch das gezielte Training der Augen in Verbindung mit klassischen Yogahaltungen können wir die sensorische Rückmeldung verbessern. Das bedeutet, dass die Informationen, die unsere Augen und unser Körper über Position, Bewegung und Raum an das Gehirn senden, klarer und präziser übermittelt werden. Diese verbesserte Rückmeldung ermöglicht dem Gehirn, die Körperhaltung und das Gleichgewicht effektiver zu steuern, was zu einer optimierten Bewegungskoordination, einem gesteigerten Körperbewusstsein und letztendlich zu mehr innerer Sicherheit führt.

Mit den Augenmuskeln ist es ähnlich wie mit den Muskeln in unserem Körper. Wenn wir im Alltag viel Zeit vor dem Bildschirm verbringen und unsere Augen es gewohnt sind, eher einen nahen Punkt zu fixieren und sich zudem in nur sehr eingeschränktem Radius zu bewegen, hilft das Training der Augenmuskeln, um einseitige Bewegungsmuster auszugleichen. Je präziser wir auf einen Punkt schauen und beide Augen koordiniert bewegen können, desto eindeutiger ist das Bild, das unser Gehirn bekommt. Da unser Gehirn sich sehr stark auf das visuelle System verlässt, bedeutet Eindeutigkeit für unser Gehirn immer auch mehr Sicherheit. Umgekehrt können bereits geringe Informationsverluste oder Integrationsfehler dazu führen, dass die Situation nicht als 100 Prozent vorhersagbar eingestuft wird und unser Gehirn aufgrund des hohen Sicherheitsbedürfnisses darauf mit Einschränkung unserer Leistungsfähigkeit oder Beweglichkeit reagiert.

Unsere Augen werden von einer Gruppe spezialisierter Muskeln gesteuert, die für die feine Koordination und Bewegung notwendig sind. Sechs äußere (extraokuläre) Augenmuskeln je Auge – der obere und untere, der äußere und innere gerade Muskel sowie der obere und untere schräge Muskel – arbeiten zusammen, um alle Richtungen der Augenbewegung zu ermöglichen. Diese Muskeln werden über Hirnnerven aus dem Hirnstamm gesteuert. Das Training aktiviert daher auch Bereiche des Mittelhirns, der Brücke und des Kleinhirns, die an der Integration visueller Informationen, der Stabilität des Rumpfs und der Haltungskontrolle beteiligt sind. Für die Planung von Augenbewegungen sind allerdings auch Bereiche des frontalen und parietalen Kortex beteiligt. Ergänzend dazu spielen die Ziliarmuskeln eine wichtige Rolle bei der Akkommodation, also der Anpassung der Linse, um Objekte in unterschiedlichen Entfernungen scharf zu sehen. Zusammen sorgen diese Muskelgruppen dafür, dass wir unsere Umgebung klar und stabil wahrnehmen können. Wenn wir uns bewusst machen, welch differenzierte Augenbewegungen über verschiedene Bereiche des Gehirns gesteuert werden und jeweils in Anpassung sowohl an unsere eigenen Bewegungen als auch auf Wahrgenommenes im Umfeld, wird schnell klar, wie hochkomplex die Verschaltungen sind, um diese präzise und reibungslos ablaufende Steuerung zu ermöglichen.

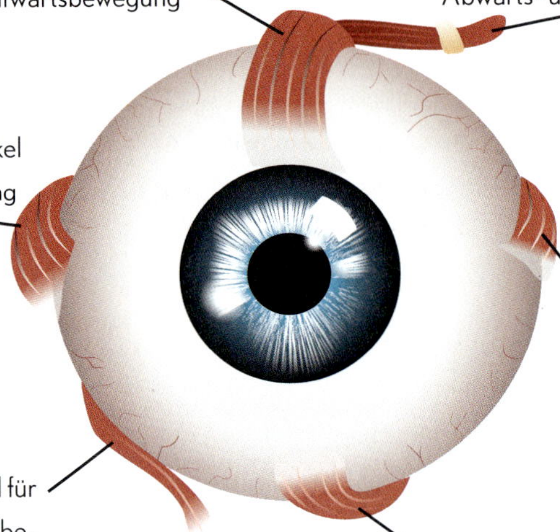

Die extraokulären Augenmuskeln bewegen unser Auge in verschiedene Richtungen.

In der Folge ist das Augentraining oft anstrengender, als man das zunächst glauben mag. Während der Yogapraxis sollten die Übungen daher bewusst und selektiv eingesetzt werden, da sie sonst sehr schnell ermüdend wirken können.

Für das Augentraining während der Yogapraxis nutzen wir den Daumennagel als Fixierungsziel. Das hat den Vorteil, dass wir keine weiteren Hilfsmittel brauchen und in jeglichen Yogahaltungen visuelle Übungen ergänzen können. Der Nachteil allerdings ist, dass der Daumennagel ein relativ großes Ziel ist und somit die Übung sehr einfach macht. Nun mag das für den Anfang ausreichen; mit der Zeit aber macht es Sinn, sich als Ziel einen bestimmten Punkt des Daumennagels zu wählen, wie beispielweise den seitlichen Nagelfalz, und das visuelle Ziel damit zu verkleinern. Möchtest du deinen Fokus auf das visuelle Training legen, kann es auch Sinn machen, dir einen Visionstick anzuschaffen, auf dem Buchstaben in unterschiedlichen Größen zu sehen sind. Dadurch kann man überprüfen, ob bei Blicksprüngen der Buchstabe klar erkennbar oder verschwommen sichtbar ist. Alternativ kannst du dir natürlich auch einen kleinen Papier-Buchstaben auf deinen Daumennagel kleben oder einen Buchstaben auf ein um den Daumen geklebtes Pflaster schreiben.

Das Augentraining wird klassischerweise bevorzugt ohne Brille durchgeführt, denn Brillen schränken oft die Nutzung der Augenmuskeln etwas ein, da über den Rand der Brille normalerweise nicht hinweggeschaut wird. Damit du den gesamten Bewegungsumfang deiner Augen nutzen kannst, ist die Durchführung der Übungen entweder mit Kontaktlinsen oder ohne Sehkorrektur (falls möglich) zu bevorzugen. Wenn das visuelle Ziel ohne Brille aber nicht klar erkennbar ist und deine Standsicherheit gegebenenfalls darunter leidet, dann solltest du sie aufbehalten. Auch hier steht wieder im Vordergrund, dass wir innere Sicherheit für unser Nervensystem schaffen wollen. Die Standsicherheit und das klare Sehen sind dabei essenziell wichtig.

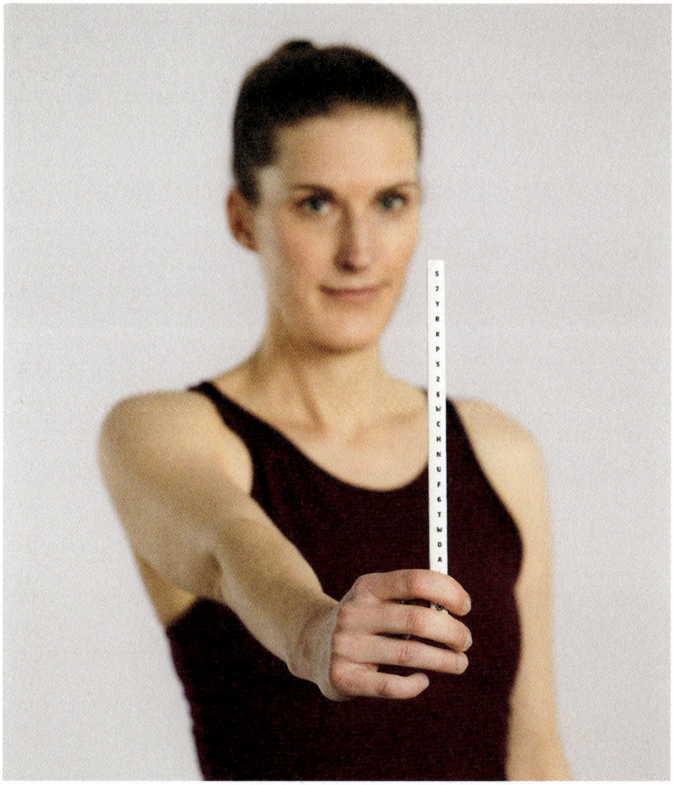

Der Visionstick ist eine Alternative zur Fixierung des Daumens, bei dem das visuelle Ziel etwas präziser und kleiner ist.

Steigerung der Schwierigkeit von Augenübungen durch Veränderung der Standsicherheit

Führst du die Übungen im Stehen durch, so achte darauf, wie dein Stand ist. Die Stabilität des Stands kann sich nämlich auch auf die Augenübungen auswirken. Fällt dir die Übung schwer, so wähle eine Position, die dir mehr Stabilität bietet; auch im Sitzen kannst du die Augenübungen durchführen. Ist die Übung sehr einfach für dich und du möchtest dich etwas herausfordern, dann verkleinere deine Standfläche oder wähle sogar eine Balancehaltung.

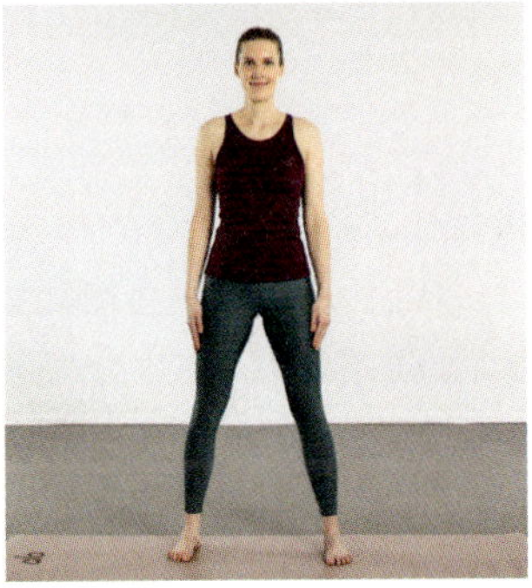

Ein breiter Stand gibt dir am meisten Stabilität.

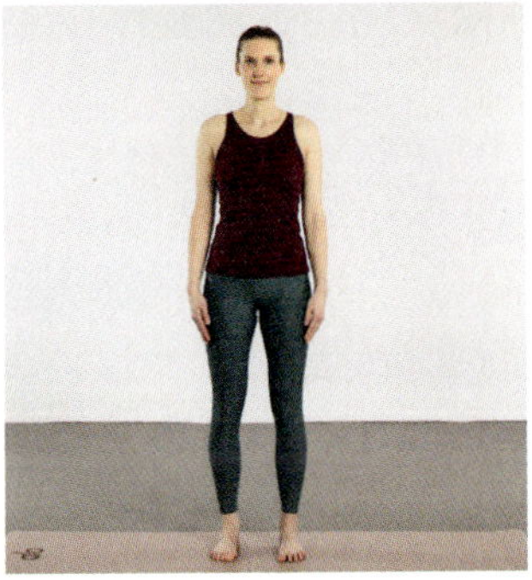

Mit einer kleineren Standfläche erhöhst du den Schwierigkeitsgrad.

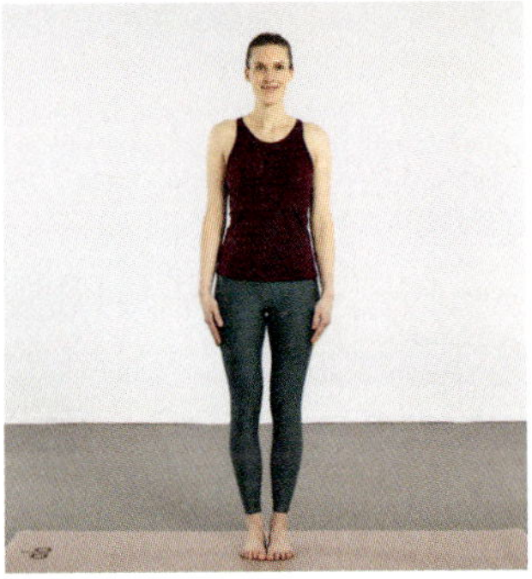

Schwieriger ist der Stand mit geschlossenen Füßen.

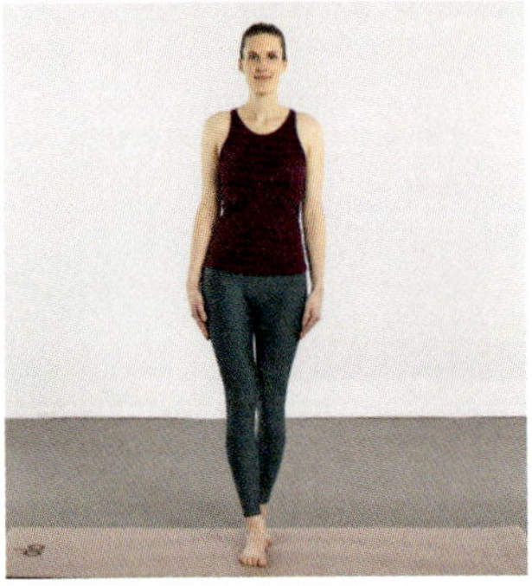

Eine noch größere Challenge: der Tandemstand, bei dem die Füße hintereinander stehen

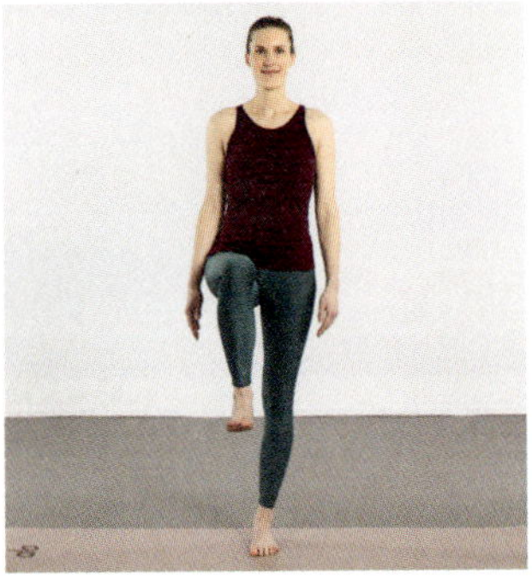

Wenn du dich ganz sicher fühlst, versuche doch einmal den Einbeinstand.

Periphere Wahrnehmung

Fixieren wir ein Objekt mit unseren Augen, so nehmen wir diesen Punkt deutlich und klar wahr. Allerdings sehen wir tatsächlich nur etwa 2 Grad im zentralen Bereich des Gesichtsfelds wirklich scharf, nämlich im Bereich des sogenannten fovealen Sehens. Der Rest des Gesichtsfelds – über 95 Prozent – wird über das periphere Sehen abgedeckt. Dieses liefert zwar weniger Detailinformationen, spielt aber eine wesentliche Rolle bei der Wahrnehmung von Bewegung und der Orientierung in unserer Umgebung. Das ist essenziell wichtig, um Gefahren frühzeitig zu erkennen und Bedrohungssituationen richtig einzuschätzen. Aus dem Alltag kennen wir zunehmend die Situation, dass Menschen spazieren gehen und dabei auf ihr Smartphone schauen. Besonders in solchen Momenten ist peripheres Sehen wichtig, um den Überblick zu behalten (und dennoch natürlich kein empfehlenswerter Trainingskontext für peripheres Sehen, da das Smartphone die Aufmerksamkeit sehr stark binden kann). Eine gute Trainingsmöglichkeit, die sich mit der Yogapraxis vereinen lässt, ist die Fixierung eines Punkts und die bewusste Wahrnehmung der Umgebung.

Schaue in deiner Yogahaltung auf einen bestimmten, gut sichtbaren Punkt. Du kannst dafür einen Arm ausstrecken und auf deinen Daumen schauen oder dir einen Punkt im Raum suchen, den du fixierst. Während du diesen fixierst, versuche, deine Augen zu entspannen und bewusst die Umgebung wahrzunehmen. Richte deine Aufmerksamkeit auf alle visuellen Felder, auf die Wände und Ecken des Raums, die Decke und den Boden. Bewege dabei nicht deine Augen. Du kannst auch innerlich die visuellen Felder miteinander vergleichen – welche Seite fällt dir leichter wahrzunehmen? Bleib neugierig bei der Übung und schaue, was du entdecken kannst.

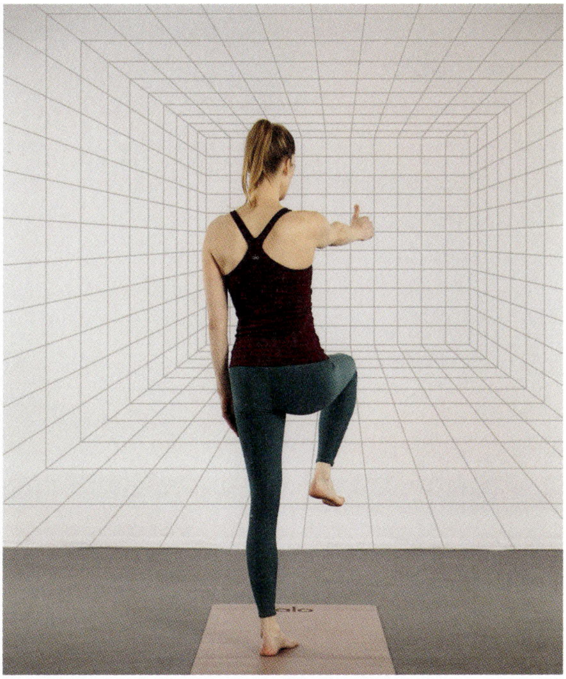

Der Blick ist auf den Daumen fokussiert, während die Aufmerksamkeit der Raumwahrnehmung gilt.

Isometrische Übung: Fixierung der Augen

Die einfachste Methode, um deine Augenmuskeln zu trainieren, ist das isometrische Augentraining, bei dem du deine Augen auf bestimmte Punkte richtest und die Fixierung für einige Sekunden stabil hältst. Ich empfehle, die Übung zunächst im stabilen Stand (oder auch im Sitzen) durchzuführen. Wenn der Ablauf bekannt ist, können diese Übungen in verschiedenen Yogahaltungen ergänzt werden, um die eigene Anpassungsfähigkeit zu trainieren.

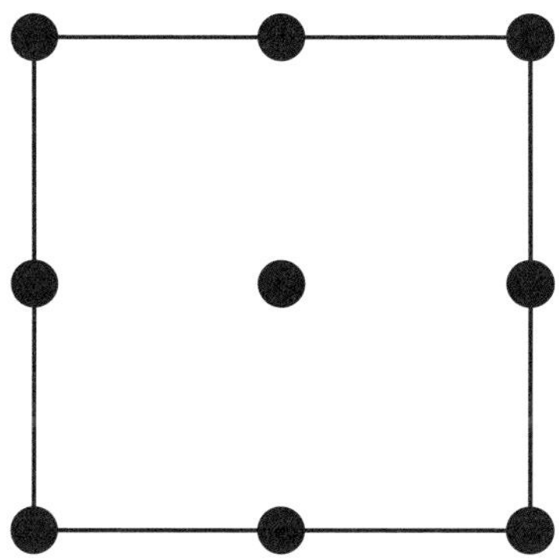

1. Beginne in einem stabilen Stand und strecke den rechten Arm auf Augenhöhe aus, sodass sich dein Daumen vor deinen Augen befindet. Schaue mit beiden Augen auf deinen Daumennagel.
2. Führe den Daumen entlang der Punkte des 9-Punkte-Diagramms zunächst nach oben. Achte darauf, dass sich dein Kopf nicht mitbewegt, sondern nur die Augen auf deinen Daumennagel schauen. Halte den Blick für etwa 5 bis 10 Sekunden.
3. Fahre mit den anderen Punkten auf der rechten Seite fort. Wenn du nach unten kommst, kannst du dann im Anschluss für die linke Seite den linken Arm nutzen. Um auf einer Linie zu bleiben, lege am besten beide Daumen nebeneinander, um den Arm dann weiter zur nächsten Ecke zu bewegen.

Tipp: Wenn du merkst, dass dein Kopf sich mitbewegen möchte, nimm den Zeigefinger der anderen Hand und lege ihn an dein Kinn.

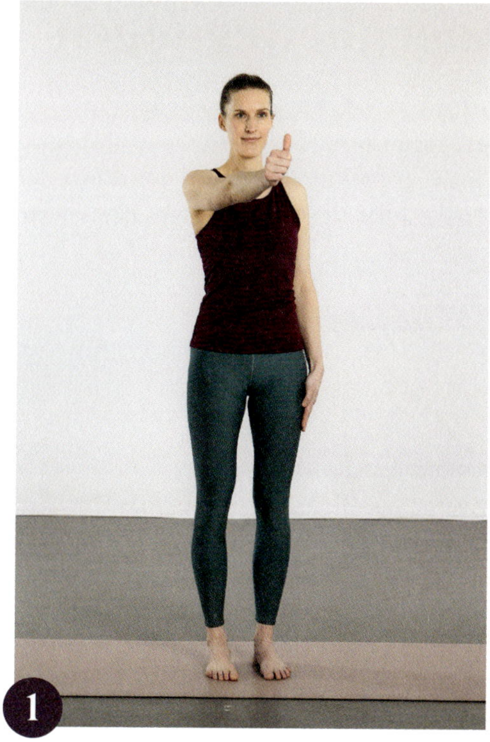

1

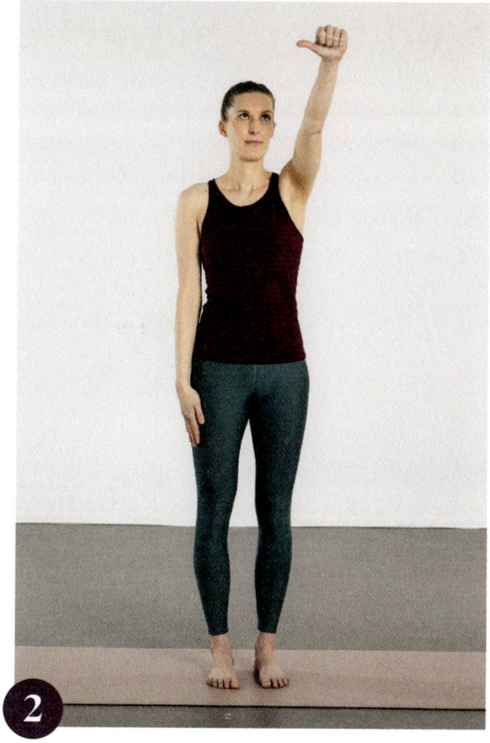

2

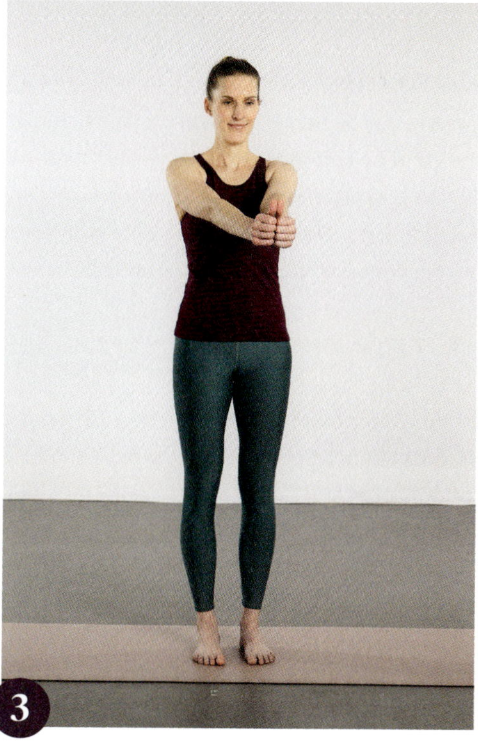

3

Sakkaden: Schnelle Augenbewegungen

Diese Übung trainiert die Fähigkeit des visuellen Systems, mit den Augen schnell und präzise von einem Punkt zum nächsten Punkt zu springen. Diese sogenannten Sakkaden sind im Alltag die wohl häufigste Art der willentlichen, bewussten Steuerung der Augen. Wir nutzen dafür wieder das 9-Punkte-Diagramm als Orientierung und bilden die jeweils gegenüberliegenden Punkte mit unseren Daumen ab. So können wir die Übung einfach in Yogahaltungen integrieren.

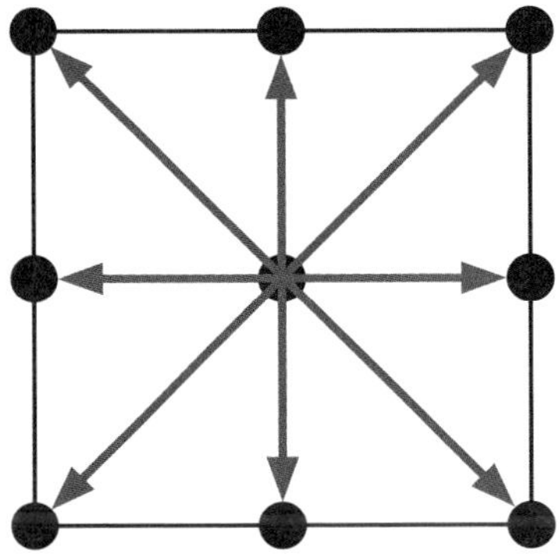

1. Beginne im stabilen, aufrechten Stand. Der Kopf ist mittig nach vorn ausgerichtet. Strecke deine Arme auf Augenhöhe aus, jeweils auf jeder Seite zunächst etwa schulterweit voneinander entfernt.
2. Blicke dann zum rechten Daumen.
3. Springe schnell und präzise mit deinen Augen zum linken Daumen. Lasse deinen Blick etwa 6- bis 10-mal von Seite zu Seite springen. Beginne erst mit der nächsten Sakkade, wenn du deinen Daumen mit seinen Einzelheiten klar und deutlich wahrgenommen hast.
4. Bilde dann die vertikale Linie mit deinen Daumen ab. Dafür lohnt es sich, die Daumen zu drehen, damit du die Arme bequem halten kannst. Auch hier springe einige Male mit deinem Blick hin und her.
5. Danach folge den beiden diagonalen Linien.

Tipp: Mit der Zeit kannst du ausprobieren, wie es ist, den Abstand zwischen den Daumen zu vergrößern. Achte darauf, dass sie gut sichtbar im Blickfeld bleiben, ohne dass du deinen Kopf drehen musst. Oder nutze doch mal ein Metronom, um zu versuchen, ein festes Tempo bei den Blicksprüngen einzuhalten.

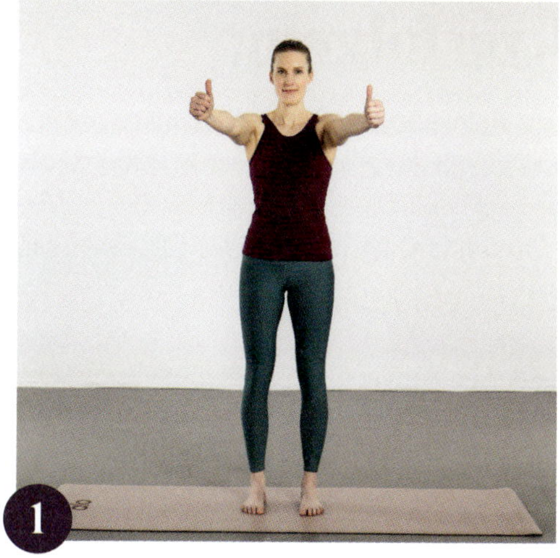
1

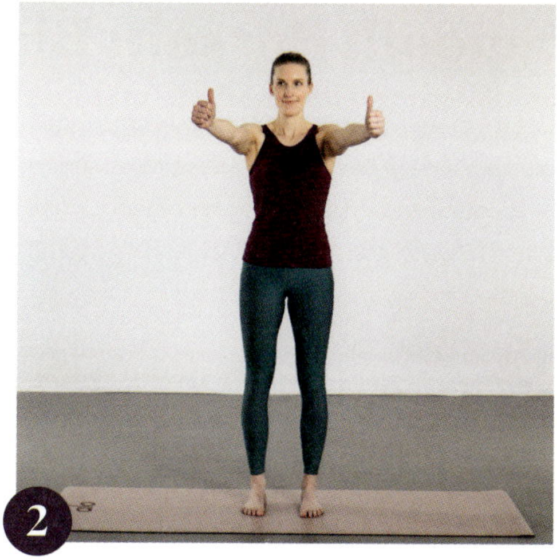
2

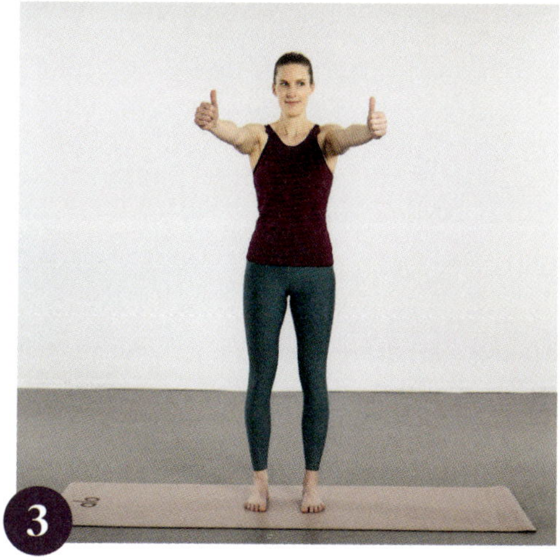
3

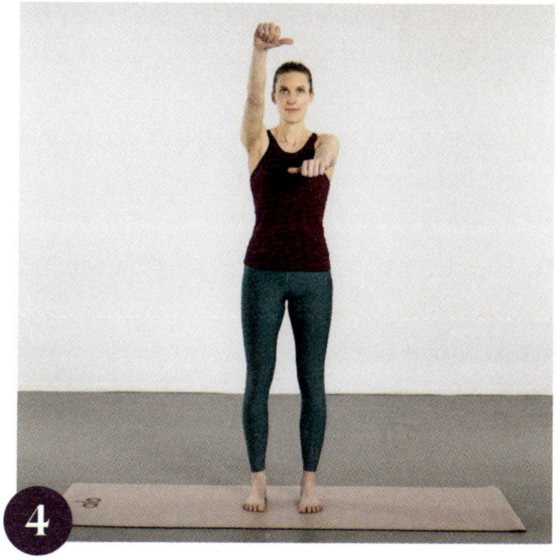
4

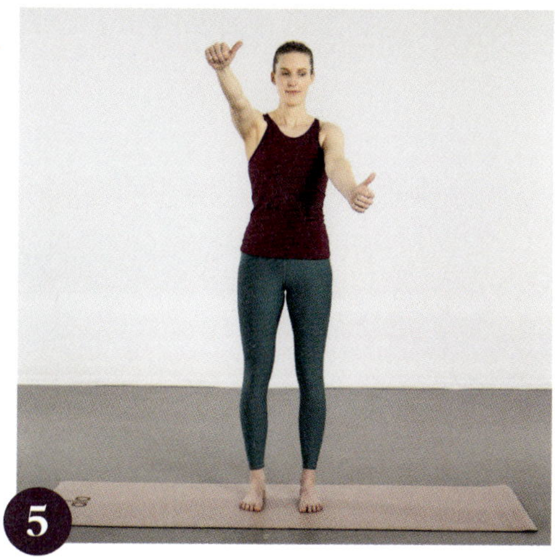
5

Smooth Pursuit: Blickverfolgung

Die Blickverfolgung (*smooth pursuit* heißt wörtlich übersetzt in etwa »geschmeidige Verfolgung«) ist die Fähigkeit des visuellen Systems, Objekten mit den Augen zu folgen. Dabei ist die Augenbewegung glatt und gleichmäßig, ohne kleine Sakkaden. Diese Fähigkeit ist wichtig für die Einschätzung von Abstand, Geschwindigkeit und Ortung von sich bewegenden Objekten, wie beispielsweise im Straßenverkehr.

1. Starte im stabilen Stand. Halte den rechten oder linken Arm auf Augenhöhe vor deine linke Schulter. Schaue auf den Daumennagel und lasse den Kopf während der gesamten Übung nach vorn ausgerichtet.
2. Führe den Arm nach rechts vor deine rechte Schulter und verfolge mit den Augen deinen Daumennagel. Wechsle die Richtung einige Male von rechts nach links und von links nach rechts. Versuche dabei, jeweils den Blick nicht vom Daumen zu lösen und die Augenbewegungen so flüssig wie möglich durchzuführen.
3. Danach bewege den Arm von unten nach oben.
4. Führe den Arm wieder zurück nach unten. Führe diese Blickverfolgung in der vertikalen Richtung je 3-mal durch.
5. Fahre diagonal fort von rechts oben nach links unten und zurück.
6. Dann bewege den Arm von links oben nach rechts unten und zurück.

Tipp: Beginne mit einer mittleren Geschwindigkeit und spiele nach einigen Wiederholungen mit schnelleren oder langsameren Bewegungen.

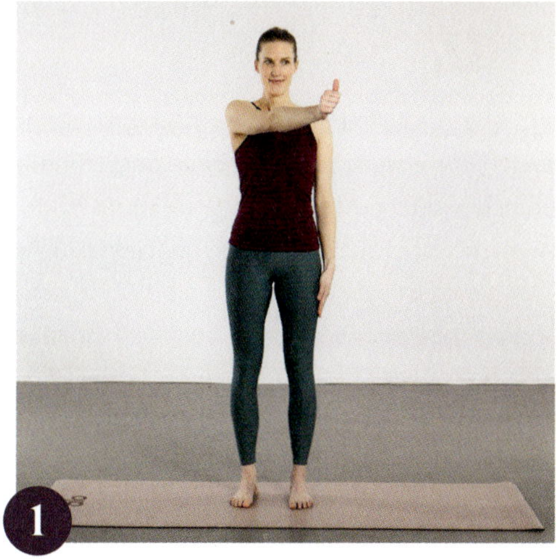
1

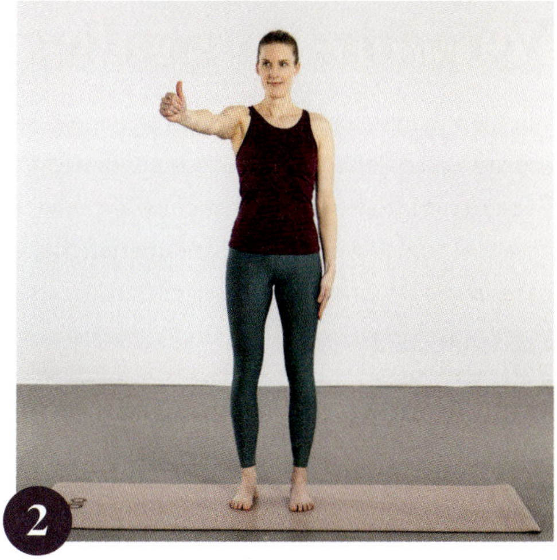
2

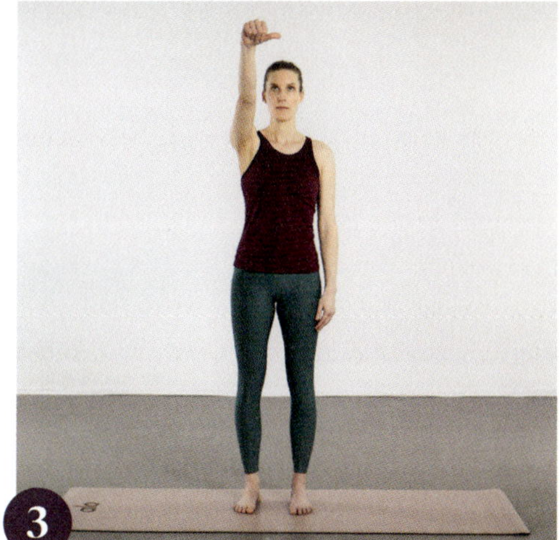
3

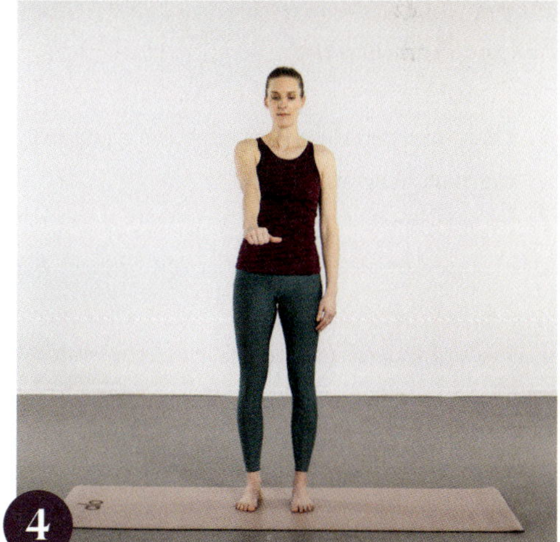
4

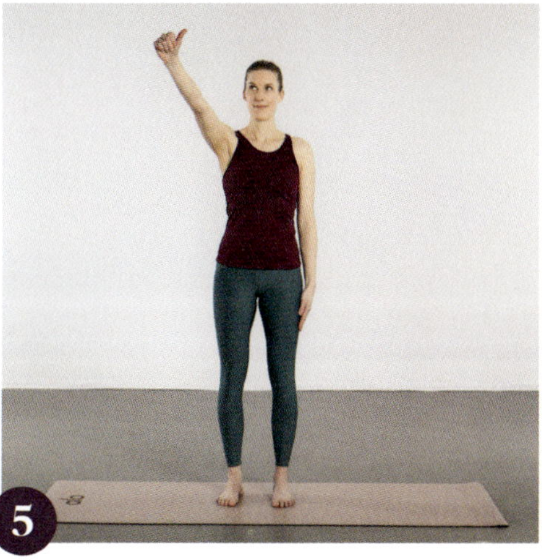
5

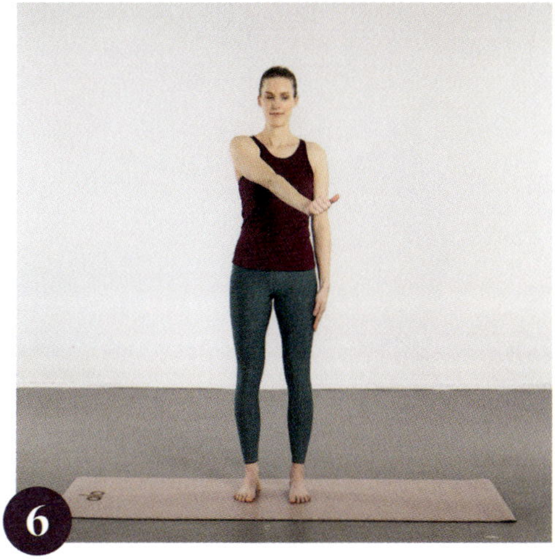
6

Vergenz: Augenliegestütz

Mit dem Augenliegestütz trainieren wir die Vergenz. Das ist die Fähigkeit, den Blick präzise zu kreuzen, also beide Augen aufeinander zuzubewegen (Konvergenz) oder auseinanderzuführen (Divergenz). Sich synchron nach innen oder außen zu bewegen, erfordert eine akkurate Koordination beider Augen. Diese Augenübung ist daher etwas herausfordernder, aber umso lohnenswerter. Denn diese Funktion unseres visuellen Systems ist sehr wichtig für die Beurteilung von Entfernung, vor allem, wenn Objekte auf uns zukommen oder wir auf sie zugehen. Präzise Informationen sind für die Beurteilung unserer Sicherheit sehr wichtig und Ungenauigkeiten – seien sie noch so klein – können unser Gehirn verunsichern. Die Konvergenz der Augen wird von Muskeln ausgeführt, die aus dem Mittelhirn gesteuert werden, die Divergenz hingegen wird aus der Brücke gesteuert. Der Augenliegestütz – je nachdem, in welche Richtung wir ihn ausführen – aktiviert daher die jeweiligen Bereiche im Hirnstamm.

Für die Konvergenz

1. Beginne im stabilen, aufrechten Stand und strecke den Arm auf Augenhöhe aus. Schaue auf deinen Daumennagel.
2. Führe den Daumen langsam zu deiner Nasenwurzel heran, bis das Bild unscharf wird – stoppe kurz davor. Schaue mit beiden Augen auf deinen Daumennagel. Schließe dann die Augen, strecke deinen Arm wieder aus. Erst dann öffne die Augen und wiederhole das Heranführen des Daumens noch 2- bis 5-mal.

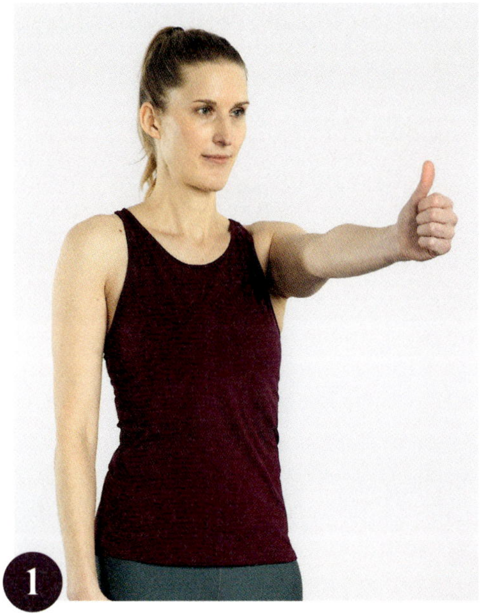

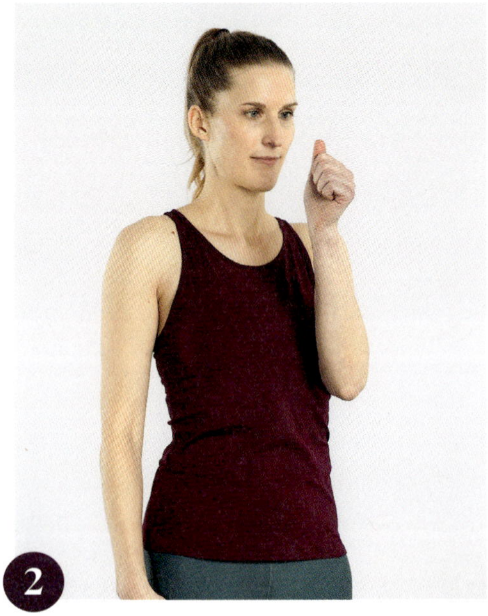

Variante: Divergenz

Du kannst das Muster auch umgekehrt üben. Starte mit dem Daumen dicht vor deinen Augen. Führe den Daumen dann von dir weg, verfolge ihn mit deinen Augen. Am Ende schließe die Augen, bringe ihn wieder kurz vor deine Nasenwurzel, öffne die Augen und wiederhole die Übung noch einige Male.

Tipp: Teste doch mal vor und nach dieser Übung deine Beweglichkeit und prüfe, ob sich die Konvergenz auf deine Flexion (Vorbeuge, Nackenbeugung) und die Divergenz auf deine Extension (Rückbeuge, Nackenstreckung) positiv auswirkt. Um die Divergenz zu üben, kannst du auch den Blick aus dem Fenster weit in die Ferne richten.

Variante: Halber Spagat mit Augenliegestütz

Die Konvergenz-Übung kannst du mit Vorbeugen, wie beispielsweise mit dem halben Spagat, in deiner Yogapraxis kombinieren und dabei prüfen, ob dir dies etwas mehr Flexibilität schenkt.

1. Starte dafür im Vierfüßlerstand und nutze für diese Übung gern Blöcke unter den Händen.
2. Setze den linken Fuß nach vorn zwischen deine Hände.
3. Schiebe den Fuß weiter nach vorn und strecke dein Bein so weit, wie es sich für dich gut anfühlt. Ist die Dehnung zu intensiv, beuge das Knie einfach etwas mehr. Schaffe Länge in deiner Wirbelsäule.
4. Löse dann die rechte Hand vom Block und führe den Augenliegestütz etwa 3-mal durch, sodass die Hand auf dich zukommt. Prüfe dann, ob sich die Vorbeuge etwas besser anfühlt.

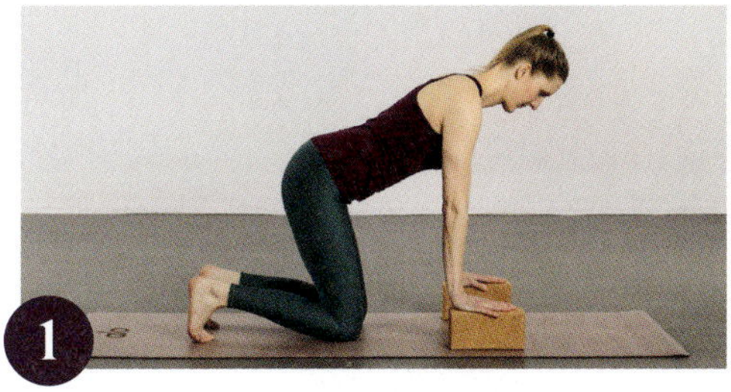

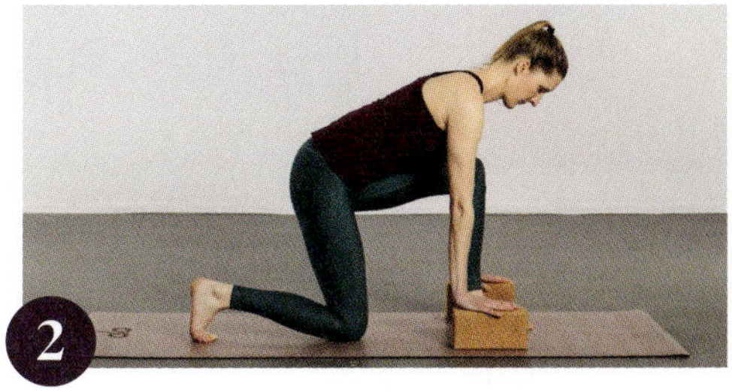

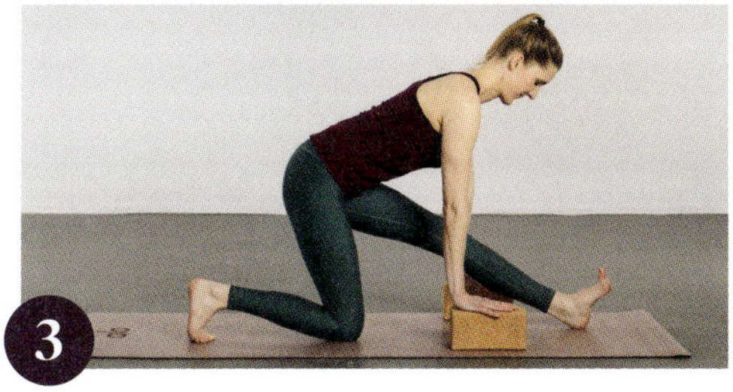

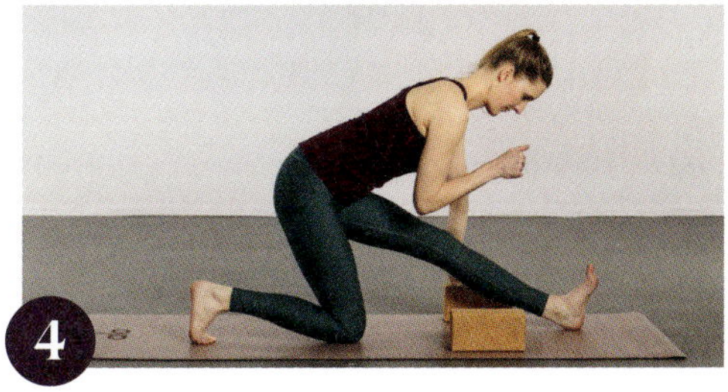

Akkommodation: Nah-Fern-Anpassung

Das Training der Akkommodation fordert unsere Augen heraus, die Fokuslänge auf verschiedenen Distanzen optimal einzustellen. Je genauer wir die Raumtiefe einschätzen und je schneller wir Objekte in verschiedenen Distanzen scharf stellen können, desto präziser können wir die Situation hinsichtlich lauernder Gefahren beurteilen. Der Blicksprung zwischen einem nahen und einem fernen Punkt fühlt sich vielleicht ähnlich wie die Sakkade an – die Steuerung funktioniert allerdings anders. Für diese Anpassung nutzen wir nicht die extraokulären Augenmuskeln (zumindest, wenn das Ziel in einer Linie liegt), sondern die Ziliarmuskeln, die durch Kontraktion und Entspannung die Form der Linse verändern, sodass die Brennweite angepasst wird.

1. Stelle dich aufrecht und stabil hin. Strecke einen Arm lang auf Augenhöhe aus. Halte den anderen Daumen etwa 15 Zentimeter vor deine Augen, sodass du beide Daumen etwa auf einer Linie gut sehen kannst.
2. Nun beginne, zwischen diesen Punkten mit deinem Fokus zu wechseln, aber immer erst dann, wenn du dein Ziel klar und deutlich erkannt hast und die Fokuslänge exakt eingestellt ist. Die Übung kannst du zwischen 30 und 60 Sekunden durchführen. Dann entspanne deine Augen.

Tipp: Wenn dir die Übung im stabilen Stand leichtfällt, probiere sie mal in einer Yogahaltung aus, die etwas mehr Balance erfordert, wie dem Ausfallschritt oder der einbeinigen Balance-Haltung. Wenn sich deine Umgebung gut eignet, kannst du dir auch einen Fokuspunkt auf Augenhöhe in größerer Distanz suchen.

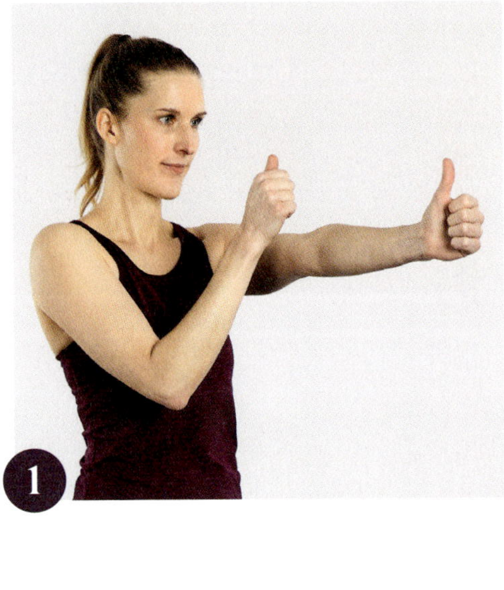

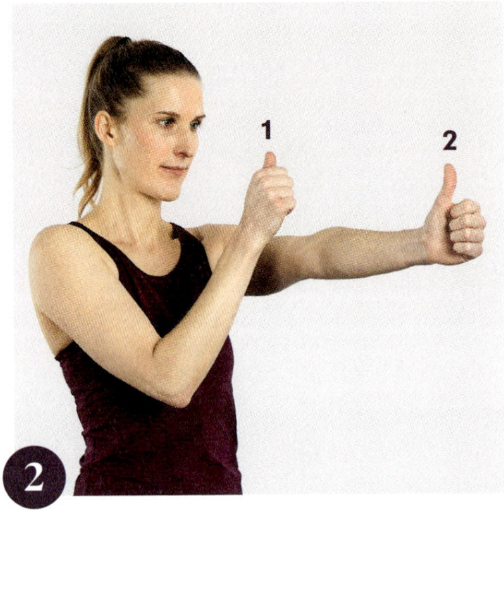

Wenn die Übungen für dich zu einfach oder zu schwer sind

Über die folgenden Faktoren kannst du die Augen- und Gleichgewichtsübungen anpassen und Abwechslung in deine Praxis bringen:

- Verkleinere das visuelle Ziel: Nimm nicht den ganzen Daumennagel, sondern fixiere nur einen einzelnen Punkt.
- Vergrößere oder verkleinere die Standfläche.
- Integriere die Übungen in Yogahaltungen (hier mit zunehmender Herausforderung aufgelistet):
  - Aufrechter hüftweiter Stand (siehe Seite 194)
  - Göttinnen-Haltung (siehe Seite 92)
  - 90-90-Kniestand (siehe Seite 84)
  - Ausfallschritt (siehe Seite 91)
  - Einbeinige Balance (siehe Seite 194)
- Erhöhe oder reduziere die Geschwindigkeit.
- Halte das Tempo ein, eventuell mit Metronom.
- Beachte Licht und Hintergrund.
- Führe die Übung in Bewegung durch.

Wirkung der Blickrichtung auf die Beweglichkeit in Yogahaltungen

Die extraokulären Augenmuskeln werden über unseren Hirnstamm gesteuert und bewirken reflexartige Muster von Muskelaktivierung und -hemmung, um unsere Körperhaltung zu stabilisieren oder Bewegungen in die Richtung, in die wir schauen, zu begünstigen. Diese Effekte können wir auch in Yogahaltungen spüren, wenn wir Sakkaden oder Augenfolgebewegungen in die jeweilige Richtung durchführen:

Blickrichtung	Begünstigte Bewegungsrichtung des Körpers
Rechts	Rotation nach rechts: Extension auf der rechten Seite, Flexion auf der linken Seite
Links	Rotation nach links: Extension auf der linken Seite, Flexion auf der rechten Seite
Unten	Flexion
Oben	Extension

Augenübungen für Flexibilität: Twist mit Blick zur Seite

1. Beginne im Vierfüßlerstand, setze den rechten Fuß nach vorn und richte deinen Oberkörper in den 90-90-Kniestand auf. Bringe die Hände vor deinem Brustbein zusammen, die Ellenbogen zeigen nach außen und die Daumen sind auf deinem Brustbein aufgelegt. Drehe dich vom Bauchnabel aufwärts zur rechten Seite. Dein Kopf und Blick sind in die gleiche Richtung wie dein Oberkörper ausgerichtet.
2. Führe deine Augen (nicht deinen Kopf) dann nach rechts (wie bei einer Sakkade) und halte die Augen hier.
3. Prüfe dann, ob du dich etwas weiter nach rechts drehen kannst. Komme anschließend in die Mitte zurück und wechsle über den Vierfüßlerstand zur anderen Seite.

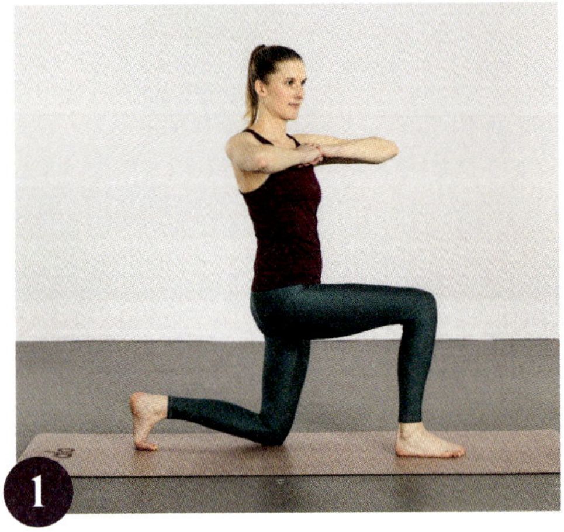

1

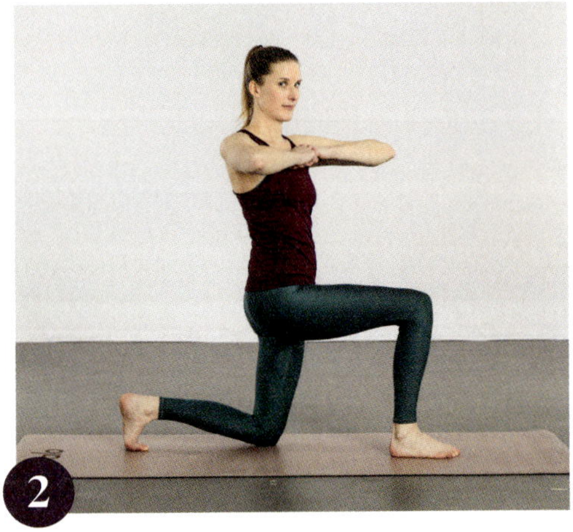

2

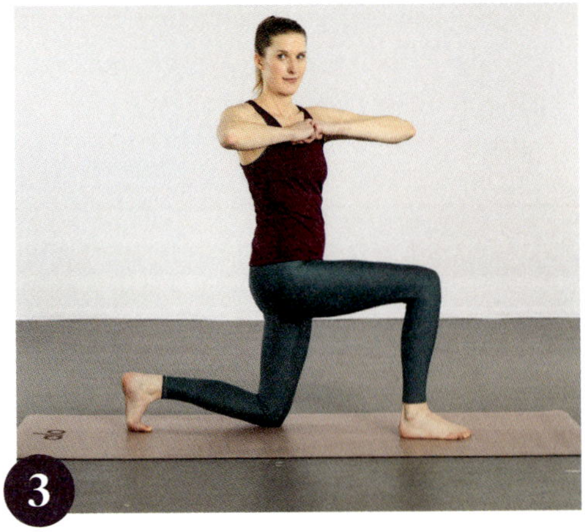

3

Augenübungen für Flexibilität: Kleine Kobra mit Blick nach oben

1. Wenn du im Vierfüßlerstand bist, setze deine Füße nach hinten und lege dich sanft über die Knie auf dem Bauch zum Boden ab. Die Hände sind unter deinen Schultern aufgestellt, die Füße liegen mit dem Fußspann am Boden. Drücke dein Schambein auf den Boden, schaue zunächst noch Richtung Boden.
2. Hebe dann dein Brustbein in die Haltung der kleinen Kobra. Der Nacken bleibt lang. Spüre, wie sich deine Rückbeuge anfühlt. Dann bewege deine Augen (nicht den Kopf) nach oben und prüfe, ob du etwas tiefer in die Rückbeuge gehen kannst oder ob sie sich angenehmer anfühlt. Lege dich dann wieder ab und komme zurück in den Vierfüßlerstand.

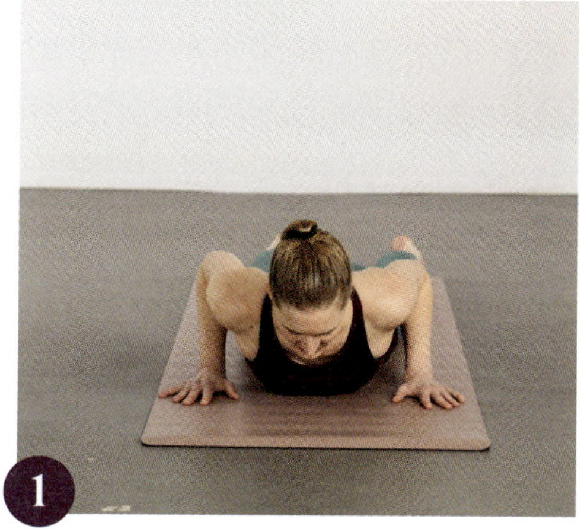

1

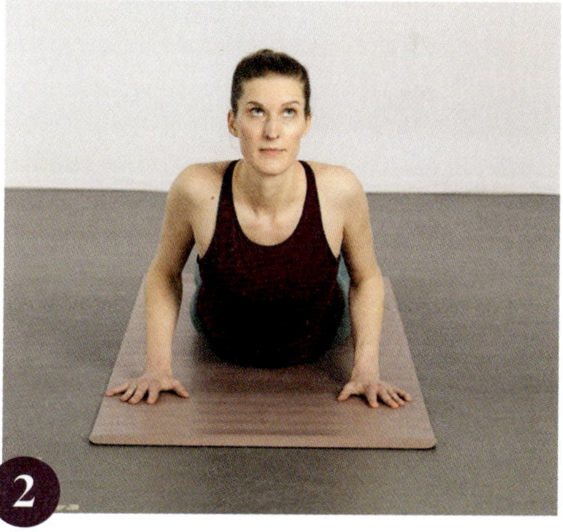

2

Augenentspannung: Palming

Das Augentraining kann recht herausfordernd sein, vor allem, wenn man es nicht gewohnt ist. Die folgende Übung eignet sich für eine kurze, aber effektive Regeneration des visuellen Systems. Diese kannst du jederzeit auch am Tag als kurze Pause durchführen oder aber vor oder nach dem Augentraining. Das sogenannte Palming verdunkelt die Augen – wirkt also ähnlich wie die Augenbinde, nur dass du keine Hilfsmittel benötigst und für einen kurzen Moment wirklich alle Lichtstrahlen vom Auge fernhältst.

1. Führe die Übung am besten im Sitzen durch. Reibe die Handflächen schnell aneinander, sodass die Hände warm werden.
2. Lege die Hände dann mit geschlossenen Fingern und leichter Überdeckung so über deine Augen, dass sie einen blickdichten Schutz bilden. Die Hände sollten die Augen selbst nicht berühren. Schließe die Augen unter deinen Händen. Bleibe mindestens 30 Sekunden in dieser Position, sodass sich das Bild komplett verdunkelt und keine Lichteffekte mehr nachwirken. Lasse den Atem dabei ruhig und entspannt fließen.

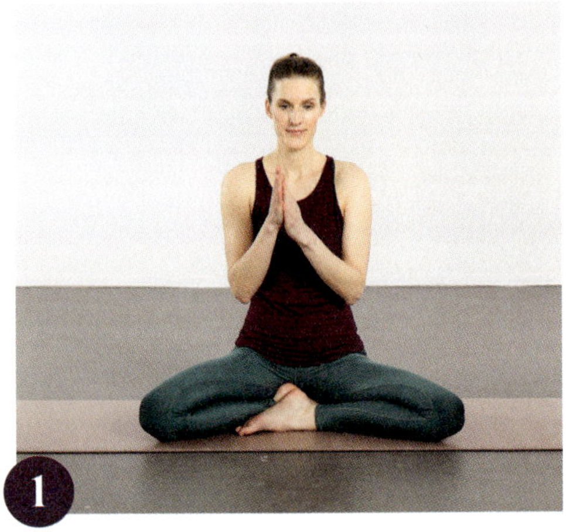

1

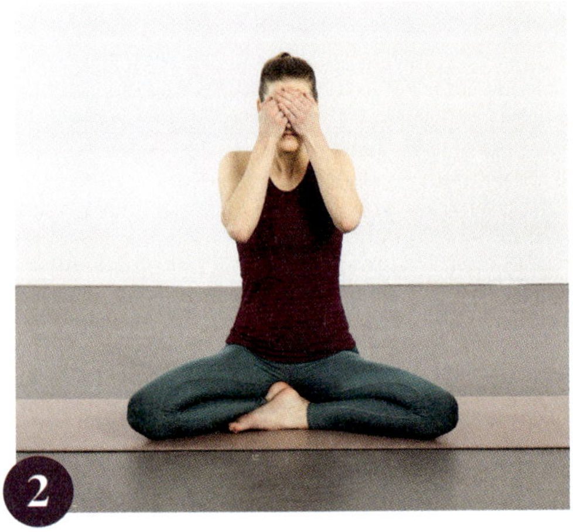

2

Gleichgewichtsübungen in der Yogapraxis

Die Kombination von Gleichgewichtsübungen mit traditionellen Yogahaltungen stärkt das Körperbewusstsein und die propriozeptive Wahrnehmung, verbessert die Integration visueller und vestibulärer Informationen und fördert ein ausgeglichenes autonomes Nervensystem, sodass wir uns in unserer Umgebung sicher und flexibel fühlen und bewegen können.

Das Gleichgewichtsorgan befindet sich im Innenohr und besteht aus den Bogengängen sowie den Otolithen-Organen. Die drei Bogengänge erfassen Drehbewegungen des Kopfs, während die Otolithen-Organe lineare (vertikale und horizontale) Beschleunigungen in Bezug auf die Schwerkraft registrieren. Diese Informationen werden an das Gehirn weitergeleitet, wo sie verarbeitet werden, um uns zu helfen, in Bewegung klar zu sehen, unsere Haltung zu kontrollieren und uns hinsichtlich der Schwerkraft zu orientieren – essenziell wichtige Fähigkeiten, um unsere Sicherheit zu bewahren.

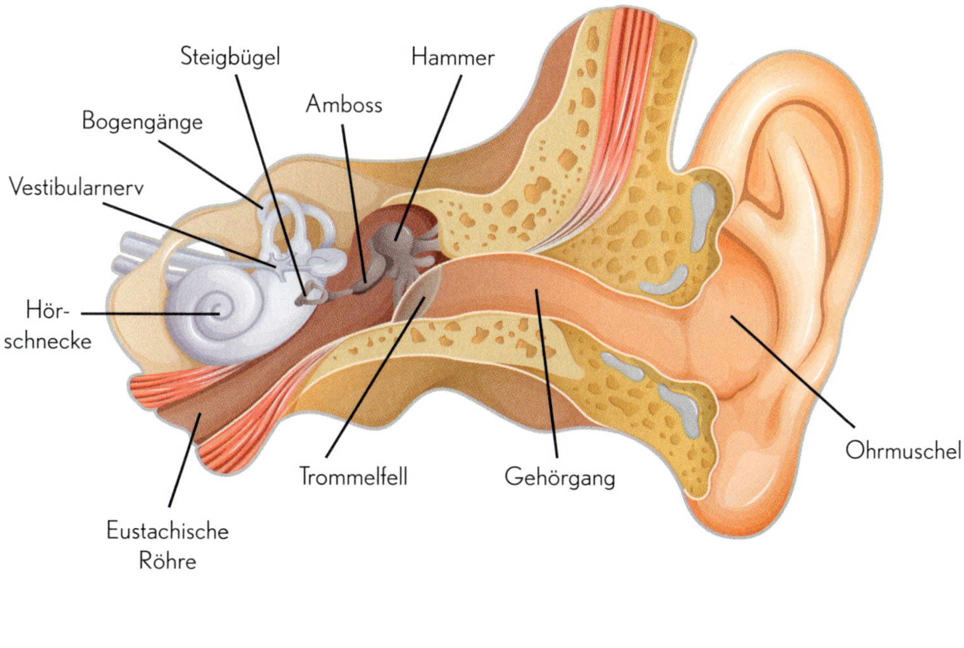

Das Gleichgewichtsorgan befindet sich im Innenohr.

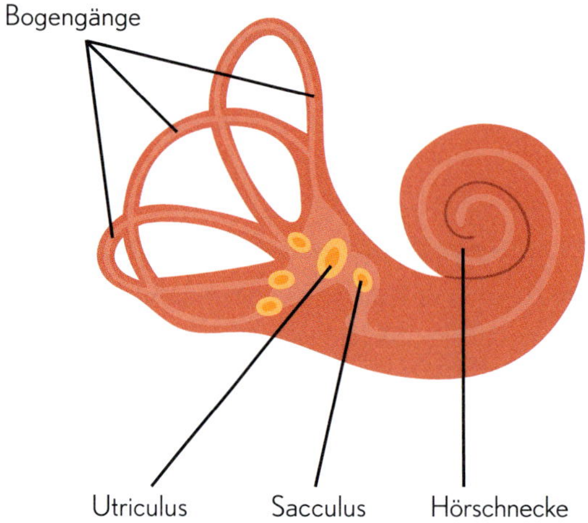

Die Bogengänge und die Otolithen-Organe bilden unser Gleichgewichtsorgan.

Die drei Bogengänge einer Seite werden jeweils bei einer spezifischen Kopfdrehrichtung aktiviert. Daher führen wir beim Gleichgewichtstraining gezielt diese Kopfbewegungen aus.

Kopfdrehrichtungen und Aktivierung der Bogengänge	
Kopfbewegung	Aktivierter Bogengang
Rotation	Horizontaler Kanal (auf der gleichen Seite)
Bewegung diagonal nach oben	Hinterer Kanal (auf der gleichen Seite)
Bewegung diagonal nach unten	Vorderer Kanal (auf der gegenüberliegenden Seite)

Bei jeder Bewegung reagieren genau genommen tatsächlich jeweils beide Seiten: Bei einer beispielhaften Rotation des Kopfs nach rechts wird der rechte horizontale Kanal aktiviert und der linke horizontale Kanal gehemmt; hier entsteht ein entgegengesetztes Signal. Dies führt durch den beidseitigen Vergleich der Signale zu einer präziseren Wahrnehmung.

Die Gleichgewichtsinformationen werden an den Hirnstamm gesendet, sowie an das Kleinhirn und an die Inselrinde. Die Informationen werden genutzt, um unsere muskuläre Spannung für die Aufrichtung zu regulieren und für reflexive Stabilität zu sorgen. Defizite in den Funktionen unseres Gleichgewichtssystems können zu muskulären Disbalancen, Muskelspannungs-, Haltungs- und Koordinationsproblemen führen. Ein gut funktionierendes Gleichgewichtssystem hingegen optimiert und stabilisiert unsere Augenbewegungen sowie unsere Haltung und motorische Koordination.

Da sich das Gleichgewichtssystem auf den Muskeltonus auswirkt, ist es nicht ungewöhnlich, wenn die folgenden Übungen deine Beweglichkeit verändern. Um das zu testen, kannst du vor und nach den jeweiligen Gleichgewichtsübungen einige der Mobilisierungsübungen aus dem Prinzip »Stärken« auswählen, die dir schwerfallen oder bei denen der Bewegungsradius eingeschränkt ist. Beobachte, ob sich nach der Übung für das Gleichgewichtssystem (auch vestibuläres System genannt) der Bewegungsradius oder das Spannungsgefühl in den Muskeln verändert hat.

Ebenso wie bei den Augenübungen ist der Stand bei den Gleichgewichtsübungen zu berücksichtigen. Starte bei den Übungen am besten in einem sehr stabilen Stand und erhöhe den Schwierigkeitsgrad durch eine kleinere Standbasis nur, wenn dir die Übungen leichtfallen. Probiere dich gern durch dir Standhaltungen, die ich dir auf Seite 194 vorgestellt habe.

Kopfbewegung mit Blickstabilisierung

In dieser Übung wird der Kopf entlang des 9-Punkte-Diagramms in die sechs Richtungen bewegt, die jeweils einen der Bogengänge aktivieren. Mit dieser Übung bereiten wir den Ablauf zur Aktivierung des vestibulo-okulären Reflexes vor, der schnellere Kopfbewegungen erfordert. Zu Beginn kann es sehr ungewohnt sein, den Kopf in die diagonalen Richtungen zu bewegen. Daher geht es in dieser Übung erst einmal um die dafür notwendigen Kopfbewegungen mit Blickstabilisierung, sodass du dich langsam an den Ablauf gewöhnen kannst, ohne dadurch in Stress zu geraten.

1. Beginne in einem stabilen Stand. Halte deinen ausgestreckten linken oder rechten Arm auf Augenhöhe, sodass du auf deinen Daumen schauen kannst. Dein Blick bleibt bei dieser Übung die ganze Zeit auf dem Daumen fixiert.
2. Drehe deinen Kopf jetzt kontrolliert nach rechts und langsam wieder zurück in die Mitte. Du solltest deinen Daumen zu jeder Zeit deutlich sehen können. Wiederhole die Kopfbewegung in jede Richtung etwa 3- bis 4-mal.
3. Stelle dir vor, deine Nase fährt die Linie zu einem gedachten Punkt am Ende des 9-Punkte-Diagramms entlang. Wiederhole den Ablauf nun in die folgenden Richtungen: horizontal nach links
4. diagonal nach rechts oben
5. diagonal nach links unten
6. diagonal nach links oben
7. diagonal nach rechts unten

Tipp: Wenn dir die Übung im stabilen Stand leichtfällt, kannst du beginnen, sie in Yogahaltungen zu integrieren, in denen etwas mehr Balance gefordert ist, beispielsweise in einem Ausfallschritt. Du wirst merken, dass deine Muskeln nun stärker arbeiten müssen, um dich zu stabilisieren.

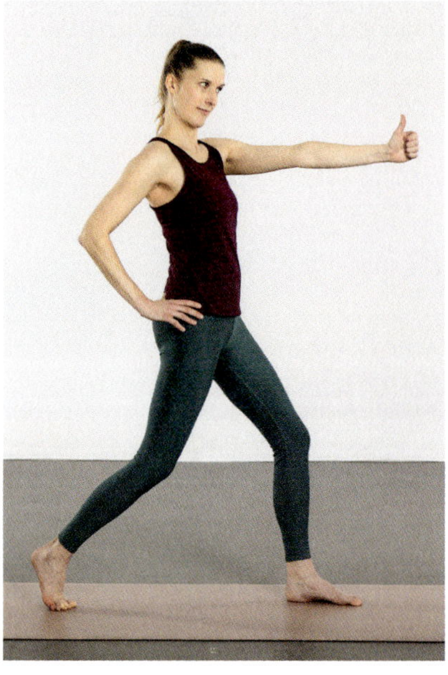

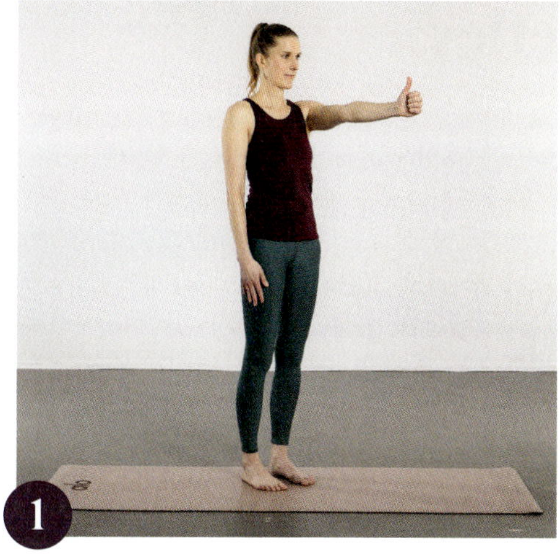
1

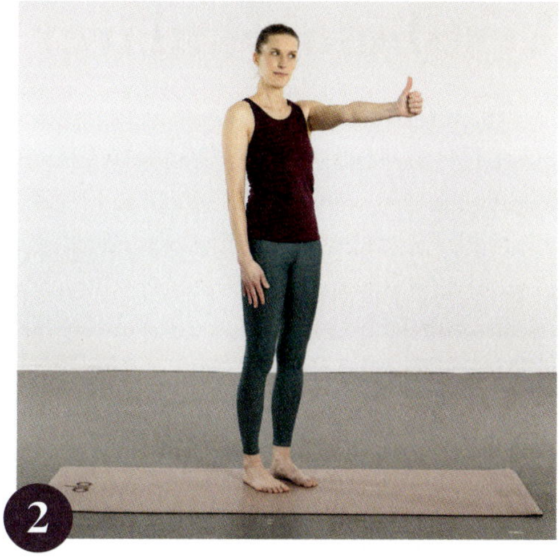
2

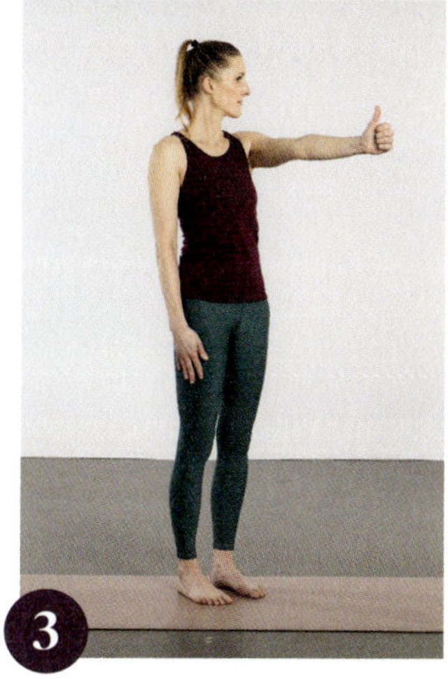
3

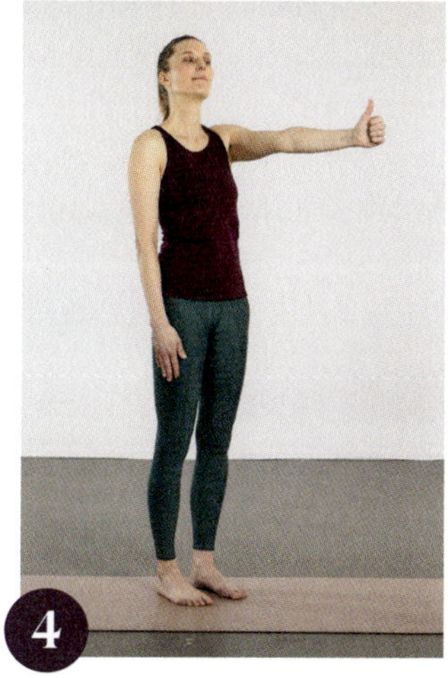
4

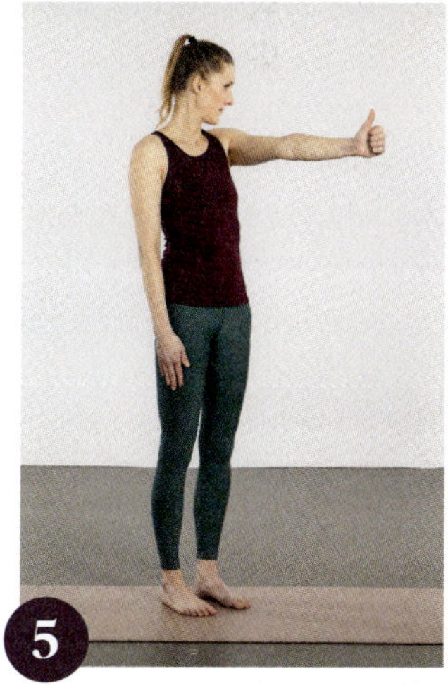
5

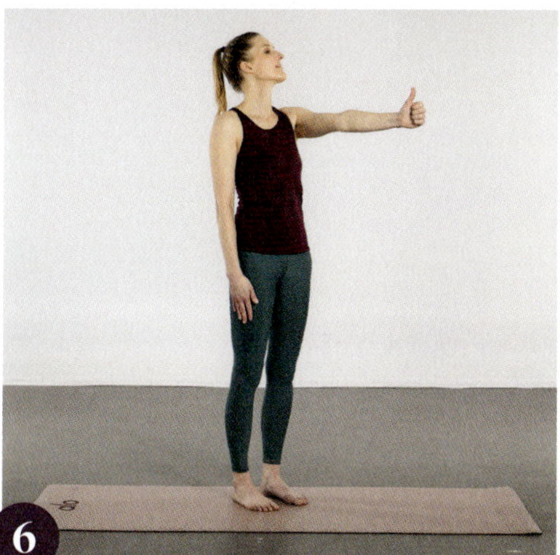
6

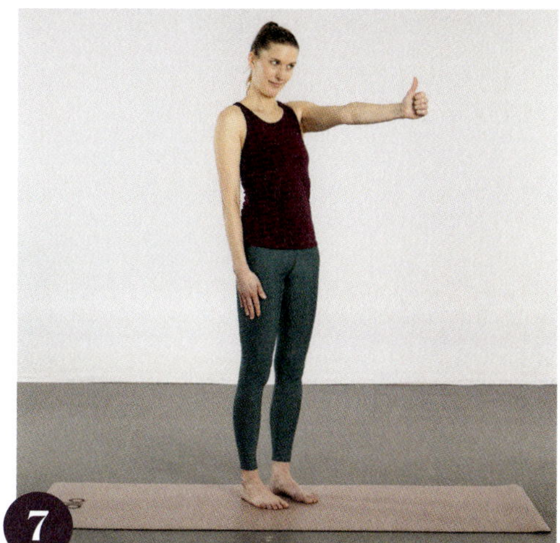
7

Vestibulo-okulärer Reflex

Die Blickstabilisierung erfordert eine enorme Koordination zwischen Augen und Kopfbewegung. Der vestibulo-okuläre Reflex (VOR) hilft deinem Gehirn, deine Augen auf einem Ziel fixiert zu halten, während dein Kopf sich bewegt. Er verbessert also die Fähigkeit, klare und präzise Informationen bei Kopfbewegungen zu erhalten. Stelle dir vor, dass sich direkt vor dir ein Ziel befindet, das du weiterhin beobachten musst, auch wenn du deinen Kopf relativ schnell nach rechts drehst – in diesem Fall werden währenddessen deine Augen nach links wandern. Diese komplexe Koordination muss reflexartig ablaufen, damit uns während alltäglicher Bewegungen kontinuierlich visuelle Informationen zur Verfügung stehen. In dieser Übung trainieren wir den Reflex und führen die gleichen Kopfbewegungen aus wie in der vorherigen Übung.

1. Beginne in einem stabilen Stand, der Kopf ist mittig ausgerichtet. Schaue auf deinen Daumen.
2. Nun führe jeweils in die sechs unterschiedlichen Richtungen relativ ruckartig eine Kopfdrehung aus, innerhalb von etwa 0,5 bis 1 Sekunde. Verliere den Fokuspunkt dabei nicht aus den Augen und führe die Bewegung nur so schnell aus, dass du das Ziel noch klar und deutlich erkennen kannst.
3. Schließe zunächst in dieser gedrehten Position die Augen.
4. Bewege den Kopf ganz langsam zurück in die Mitte; nimm dir dafür etwa 3 Sekunden Zeit. Wiederhole den Ablauf zu jeder Seite jeweils 3- bis 4-mal.

Tipp: Du kannst die Schwierigkeit der Übung anpassen. Sie wird anspruchsvoller, wenn du deinen Stand verkleinerst. Du kannst auch vor und nach dieser Übung durch Mobilisierungsübungen oder Balancehaltungen testen, welche Wirkung die Übung auf dein Nervensystem hat; passe die Bedingungen gegebenenfalls an (wie Standstabilität, Geschwindigkeit oder Lichtverhältnisse).

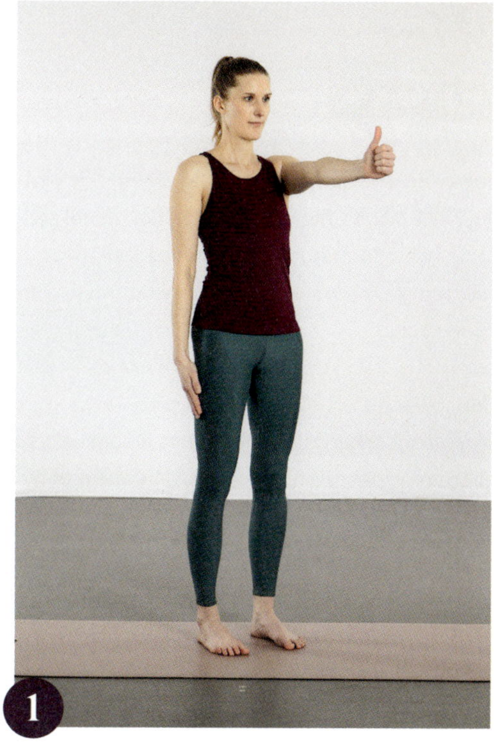
1

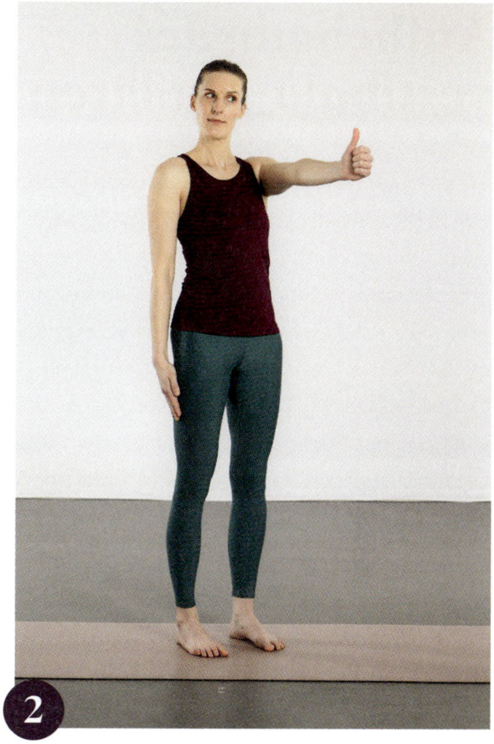
2

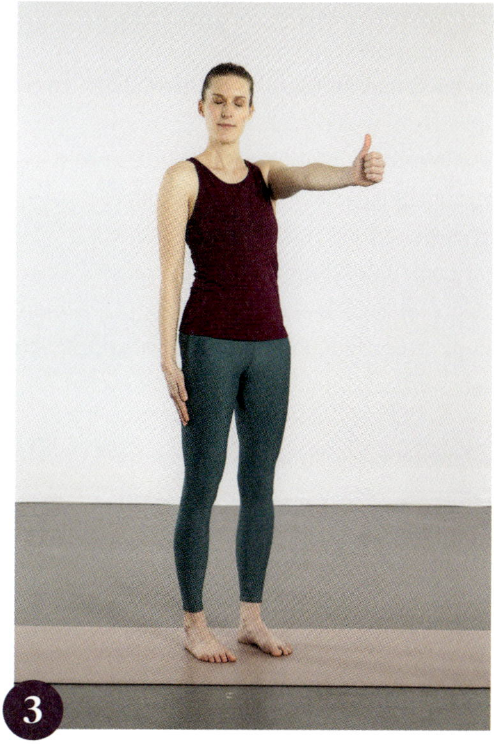
3

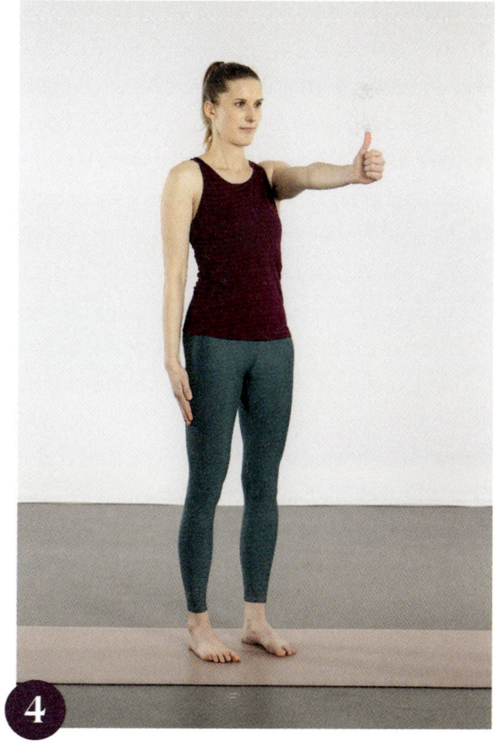
4

Aufhebung des vestibulo-okulären Reflexes

Wenn wir unseren Kopf und die Augen synchron bewegen und einem Ziel mit unserem Blick folgen, dann müssen wir den vestibulo-okulären Reflex willentlich unterdrücken. Daher nennt sich diese Übung VOR-C, wobei das C für die Aufhebung (im Englischen *cancellation*) steht. Durch unterdrückende Signale des Frontalhirns an die für den VOR zuständigen Hirnstammzentren wird dieser stabilisierende Augenreflex gezielt aufgehoben.

Das Üben des VOR-C verbessert die Koordination zwischen Augen- und Kopfbewegungen, was zu einer flüssigeren und präziseren visuellen Wahrnehmung führt. Zudem fördert diese Übung die Integration von vestibulären und visuellen Informationen, wodurch sich die motorische Kontrolle und das Gleichgewicht verbessern.

1. Beginne im stabilen, aufrechten Stand. Strecke den rechten Arm auf Augenhöhe aus und schaue auf deinen Daumen.
2. Drehe Arm und Kopf gleichzeitig und gleichmäßig zur rechten Seite und wieder zurück in die Mitte. Dabei sollte deine Nase immer eine Linie mit deinem Daumen bilden und dein Daumen sollte durchgängig deutlich erkennbar bleiben. Passe also die Geschwindigkeit der Bewegung entsprechend an. Dein Körper bleibt nach vorn ausgerichtet.
3. Wiederhole die synchronen Kopf-Arm-Augenbewegungen zur linken Seite.
4. Übe dann die diagonalen Seiten; je Seite etwa 3- bis 4-mal. Nutze für die Ziele auf der linken Seite den linken Arm, für die Ziele auf der rechten Seite den rechten Arm.
5. Die Übung lässt sich gut in verschiedene Yogahaltungen integrieren. Somit trainierst du deine Balance und Stabilität in effizienter Weise, zum Beispiel beim Ausfallschritt.
6. Bei der einbeinigen Balance kannst du genauso vorgehen wie im aufrechten Stand.
7. Im Seitstütz solltest du Arm und Kopf zunächst nach unten Richtung Matte zeigen lassen und synchron nach oben Richtung Decke drehen. Der Blick bleibt dabei auf dem Daumen. Probiere diese Varianten erst, wenn du dich ohnehin in den Haltungen stabil fühlst und du den Ablauf der VOR-C-Übung mehrfach geübt hast.

Tipp: Als Alternative kannst du die Bewegungen auch durchgängig von rechts nach links sowie in den Diagonalen zum Beispiel von links unten nach rechts oben durchführen. Natürlich kannst du auch die vertikale Linie üben; dann aktivierst du gleichzeitig jeweils zwei Bogengänge deines Gleichgewichtsorgans.

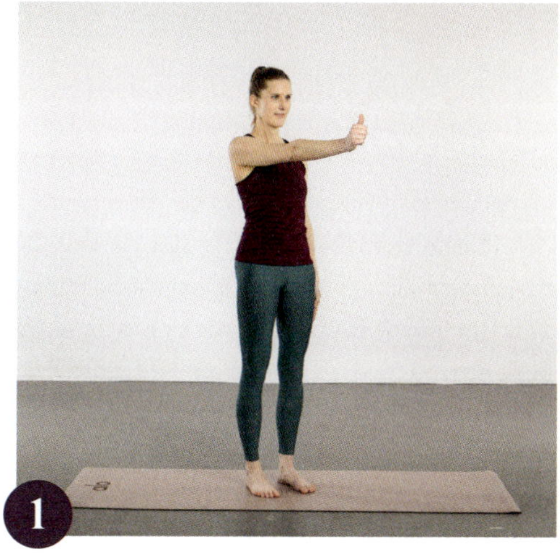
1

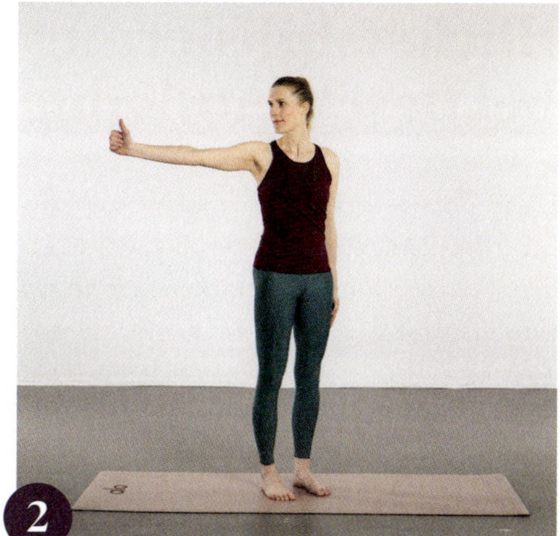
2

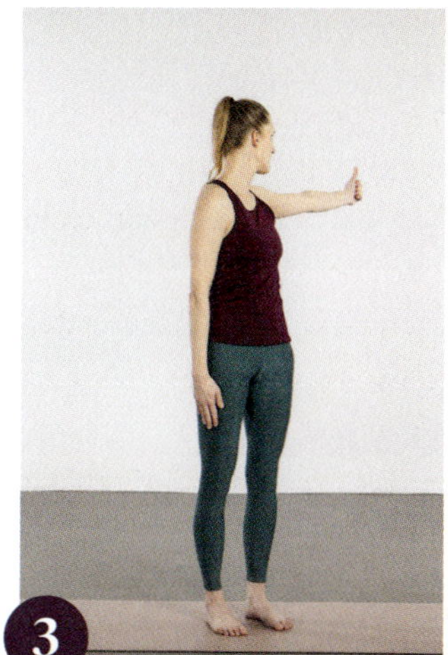
3

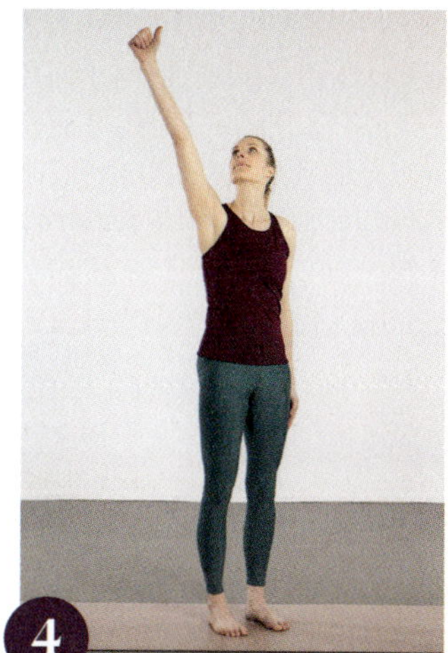
4

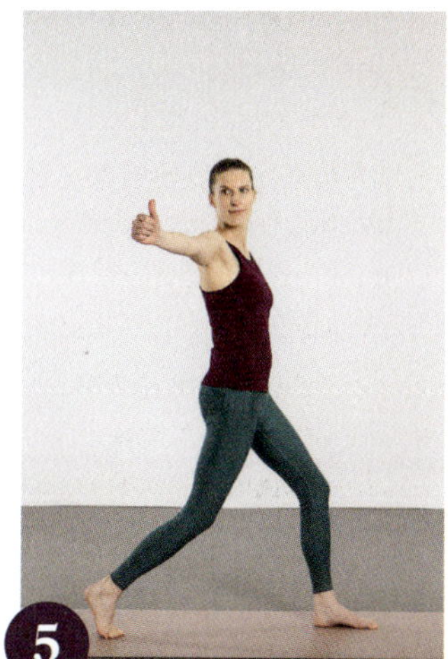
5

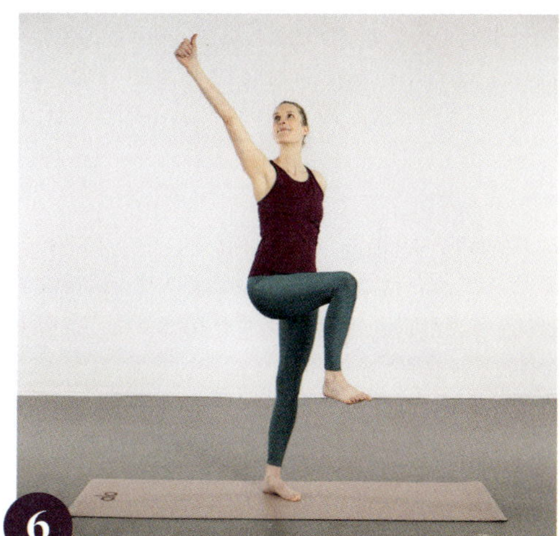
6

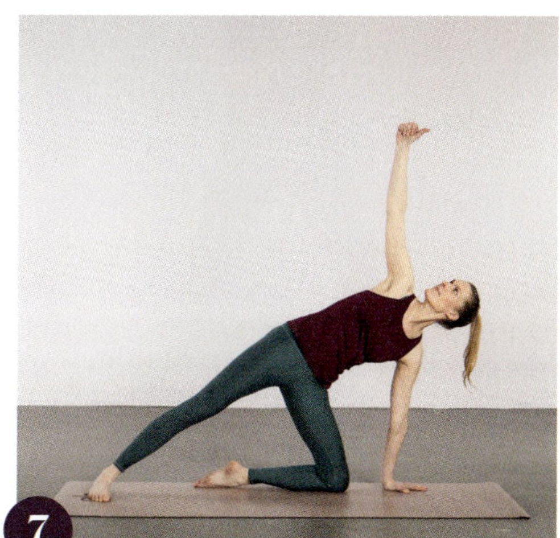
7

Blickstabilisierung bei Beschleunigung

Diese Übung erfordert eine komplexere Kombination aus Blickstabilisierung bei Beschleunigung und rhythmischer Bewegung des Körpers. Wir spielen die Übung am Beispiel des seitlichen Ausfallschritts durch; du könntest sie aber auch analog in einer linear nach vorn gerichteten Bewegungsabfolge üben. Wenn wir unseren Körper linear in eine Richtung bewegen oder auch nach oben und unten beschleunigen und abbremsen, dann aktiveren wir damit die Otolithen-Organe.

1. Starte seitlich aufgerichtet auf deiner Matte im weiten Stand. Strecke einen deiner Arme auf Augenhöhe vor dir aus und fixiere deinen Daumen. Lege die andere Hand auf deine unteren Rippen, um zu spüren, wie du die Bauchmuskeln während der folgenden Bewegung bei langer Wirbelsäule aktiv hältst.
2. Beuge das rechte Knie und setze dich gefühlt mit dem Gesäß nach hinten, sodass dein Knie hinter deinen rechten Zehen bleibt. Beuge den Oberkörper aus der Hüfte heraus mit langer Wirbelsäule etwas nach vorn. Achte darauf, dass du deinen Arm bei der Bewegung nicht nach oben schiebst. Kopf und Nacken sollten die gleiche Ausrichtung bei der Bewegung behalten. Komme wieder in den Stand zurück und wiederhole den Bewegungsablauf 5- bis 10-mal auf jeder Seite.

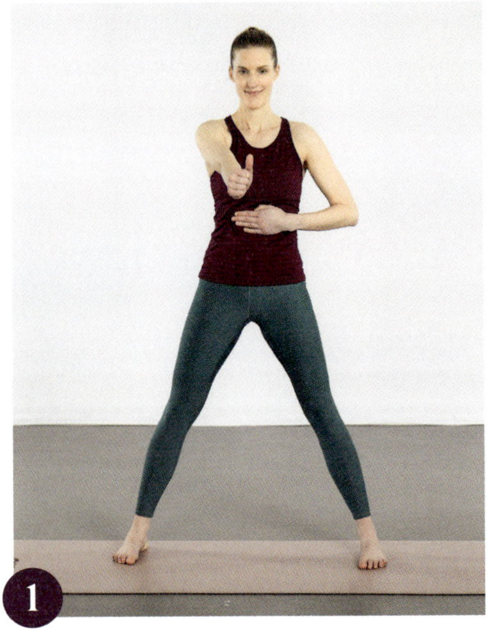
1

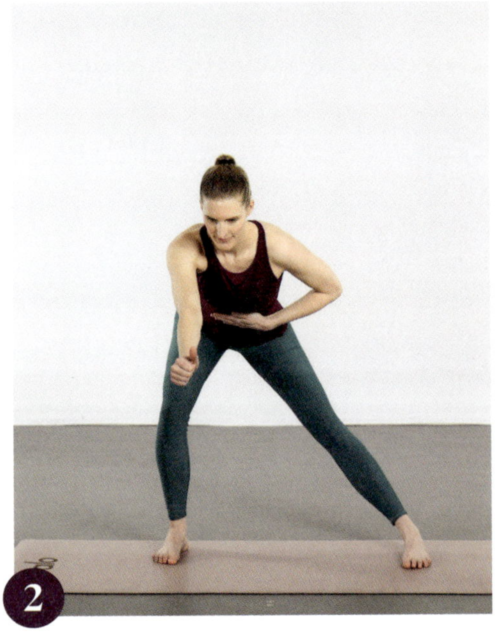
2

Neuromechanische Übungen für periphere Nervenbahnen

Unsere peripheren Nerven sind wichtig für die motorische Steuerung unserer Muskeln sowie für die Rückmeldungen, die wir von der Haut und vom propriozeptiven System bekommen. Betrachtet man das Nervensystem als Ganzes, wird deutlich, dass wir nicht aus isolierten, separaten Nerven bestehen, sondern vielmehr aus einem einzigen, riesigen Netzwerk, das in verschiedene, klar abgegrenzte Bereiche unterteilt ist. Bringen wir Spannung auf einen Teil dieses Systems, kann dies auch in anderen Bereichen zu einer leichten Spannung oder Bewegung führen. Aus diesem Grund beinhalten die neuromechanischen Übungen auch Bewegungen der Wirbelsäule. Mithilfe einer dynamischen Lockerung wird die Dehnung des jeweiligen Nervs kurzzeitig aufgelöst, was zu einer verbesserten Gleitfähigkeit innerhalb des Gewebes führen kann.

Da die peripheren Nerven meist über mehrere Gelenke verlaufen, verändert sich ihre Länge und ihr Verlauf mit jeder Bewegung der Gliedmaßen. Das bedeutet, dass sich jede periphere Nervenstruktur in Abhängigkeit von der jeweiligen Bewegung verformen oder verschieben muss, um ihre optimale Funktion beizubehalten. Unzureichende Bewegung, suboptimale Bewegungsmuster und langes Sitzen können sich auf die Qualität des Gewebes auswirken. Schlechte neuromechanische Bedingungen können sich durch Einschränkungen in der Kraft, Ansteuerung und Koordination äußern oder auch zu Kribbeln oder Taubheitsgefühlen führen. Daher kann es sinnvoll sein, Gleitfähigkeitsübungen zur besseren Ansteuerung der beteiligten Muskelgruppen in die Yogapraxis zu integrieren.

Im Folgenden werden ausgewählte periphere Nerven und ihre Dehnungssequenzen vorgestellt. Diese können auch in gängigen Yogahaltungen geübt werden. Die Bewegungsreihenfolge der einzelnen Gelenke kann geändert werden, um Spannung aufzubauen. Es empfiehlt sich, die Dehnung nicht nur für einige Sekunden statisch zu halten, sondern einzelne Gelenke gezielt zu bewegen. Die Ausrichtung aller anderen Gelenke veränderst du dabei nicht. So lockerst du bewusst die Spannung, löst sie etwas auf und verstärkst sie wieder. Insgesamt sollte nach einigen Wiederholungen das Spannungsgefühl nachlassen.

Wichtig: Beachte, dass die gefühlte Spannung nie zu stark werden sollte. Eine leichte Dehnspannung mit einer gefühlten Sensitivität von 3 auf einer Skala von 10 ist absolut ausreichend, um das Gewebe zu mobilisieren (dabei ist 0 nicht wahrnehmbar, 10 steht für starke Schmerzen). Die Nerven sind sensibel und bei zu starker Spannung können sie gereizt werden. Häufig müssen nicht alle einzelnen beschriebenen Schritte ausgeführt werden, um den Grad 3 von 10 zu erreichen. Wenn bereits vorher eine gewisse Spannung entsteht, solltest du hier zunächst bleiben. Erinnere dich daran, dass wir unser Nervensystem nicht so sehr stressen wollen, dass der Impuls als Gefahr wahrgenommen wird. Daher führe die folgenden Übungen behutsam durch.

Medianus-Nerv-Dehnung

Der Medianus-Nerv ist einer der zentralen Nerven im Arm, der vom *Plexus brachialis* ausgeht und vom Oberarm über den Unterarm bis in die Hand verläuft. Er spielt eine wesentliche Rolle bei der Feinmotorik und liefert wichtige sensorische Informationen, insbesondere von der Handfläche und den Fingern, was für alltägliche Aktivitäten wie Greifen, Schreiben oder Tasten unerlässlich ist. Aufgrund seiner Funktion in der Steuerung und Wahrnehmung der Hand ist er auch häufig in klinischen Zusammenhängen, etwa beim Karpaltunnelsyndrom, von Bedeutung. Insgesamt ist der Medianus-Nerv ein Schlüsselfaktor für unsere Handkoordination und das feine Zusammenspiel zwischen Bewegung und Empfindung. Die Dehnung dieses Nervs kann deine Unterarmkraft in Stützhaltungen oder auch beim Aufdrehen eines Konservenglases verbessern.

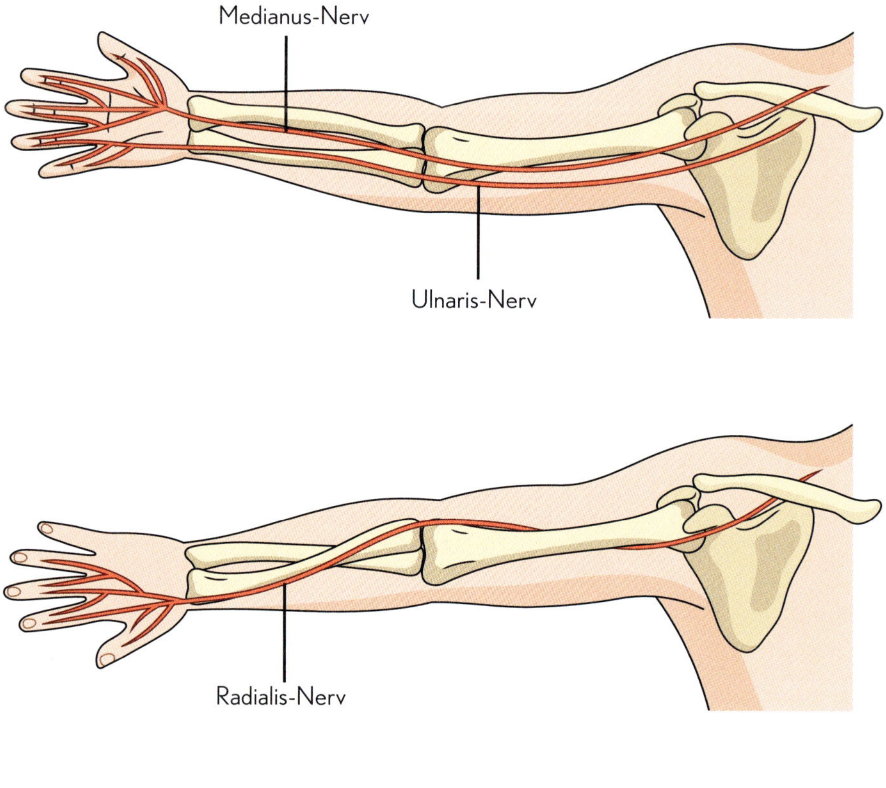

Die peripheren Nerven des Arms: Medianus, Ulnaris und Radialis

Du kannst die Übung sitzend, stehend oder auch in einer Yogahaltung durchführen, wie etwa in der Göttinnen-Haltung (siehe Seite 92), in der der Oberkörper und die Halswirbelsäule aufrecht und die Arme frei sind.

1. Diese Dehnung kannst du im Stehen durchführen oder auch im Sitzen. Beginne mit dem linken Arm relativ eng am Oberkörper. Strecke die Finger und das Handgelenk des linken Arms, sodass die Handfläche Richtung Boden zeigt. Der Ellenbogen ist gestreckt. Rotiere den Oberarm aus der Schulter nach außen, sodass sich die Finger dadurch nach schräg hinten drehen. Ziehe das linke Schulterblatt bewusst nach unten und führe den Arm dann seitlich etwas nach außen, sodass ein wenig Abstand zwischen Arm und Körper entsteht. Sofern sich die Dehnung noch nicht intensiver als etwa 3 von 10 anfühlt, neige deinen Kopf nun zur rechten Seite, also in die entgegengesetzte Richtung. Du kannst dir nun ein Zielgelenk aussuchen und die Dehnung durch Bewegung dieses Gelenks etwas auflösen und wieder verstärken. Hier eignet sich die Rotation des Schultergelenks, das Heben und Senken des Schulterblatts, das Neigen und Aufrichten des Kopfs oder das Beugen und Strecken des Ellenbogens. Nach etwa 10 bis 20 Sekunden löse die Spannung auf. Wiederhole die Sequenz auf der anderen Seite.
2. **Göttinnen-Haltung:** Die Medianus-Nerv-Dehnung kann in vielen Yogahaltungen angewendet werden, wie in der Göttinnen-Haltung. Achte dabei auf ein neutrales, aufrechtes Becken, sodass Schulterblätter und Schädel vertikal darüber ausgerichtet sind. Führe die Schritte behutsam durch.

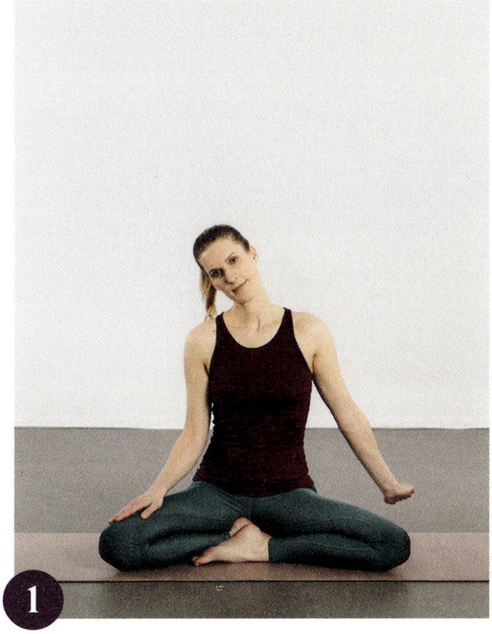

1

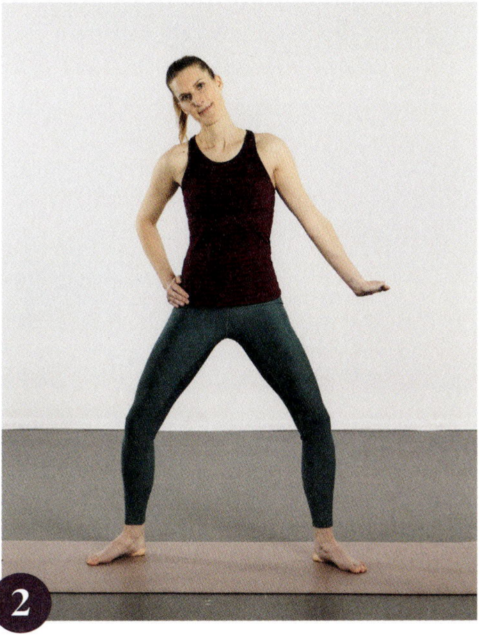

2

Radialis-Nerv-Dehnung

Der Radialis-Nerv ist ein weiterer Hauptnerv des Arms, der dem *Plexus brachialis* entspringt. Er verläuft entlang der Rückseite des Oberarms und teilt sich im Ellenbogenbereich, um die Streckmuskulatur des Unterarms zu versorgen und sensorische Informationen aus der Rückseite des Arms sowie einem Teil der Hand zu übermitteln. Dadurch spielt er eine zentrale Rolle bei der Beugung und Streckung des Ellenbogens, bei der Koordination von Bewegungen und der Feinabstimmung alltäglicher Hand- und Armfunktionen. Diese Dehnung kann helfen, den Trizeps besser anzusteuern, was du an deiner Kraft in der Stabhaltung *(Chaturanga Dandasana)* merken wirst, sowie bei Nacken- und Schulterproblemen und Problemen mit einem Tennisellenbogen.

1. Diese Dehnung kannst du im Stehen durchführen oder auch im Sitzen. Lege den Daumen der rechten Hand in die Handinnenfläche; die anderen Finger bleiben gestreckt. Beuge dein rechtes Handgelenk, sodass der Handrücken nach unten zum Boden zeigt. Strecke den Ellenbogen, ziehe das Schulterblatt nach unten und drehe aus dem Schultergelenk nach innen, sodass die Finger schräg nach außen zeigen. Führe den Arm nun noch etwas seitlich von der Hüfte weg nach außen. Sofern sich die Intensität der Dehnung weniger als 3 von 10 anfühlt, neige noch den Kopf zur linken Seite. Wiederhole die Sequenz auf der anderen Seite. Um auch hier die Dehnung etwas abzumildern und wieder zu verstärken, beuge und strecke den Ellenbogen, drehe den Arm nach vorn und hinten oder hebe und senke das Schulterblatt. Du kannst ausprobieren, welche Gelenkbewegung für dich gut funktioniert.
2. **90-90-Kniestand:** Die Radialis-Nerv-Dehnung kann in vielen Yogahaltungen ausgeführt werden, zum Beispiel in sitzenden, stehenden oder auch in knienden Haltungen wie hier gezeigt. Sollte sich diese Haltung für dich noch etwas wackelig anfühlen, empfehle ich dir, eine andere, stabile Position zu wählen, wie die Göttinnen-Haltung. Achte im 90-90-Kniestand auf eine aufgerichtete Wirbelsäule und führe die Schritte behutsam durch.

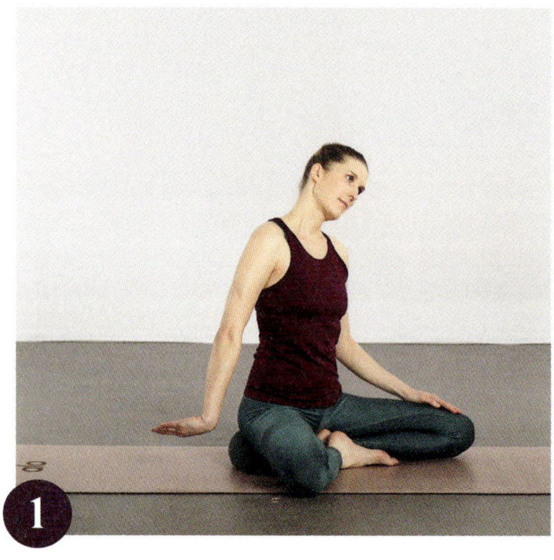

1

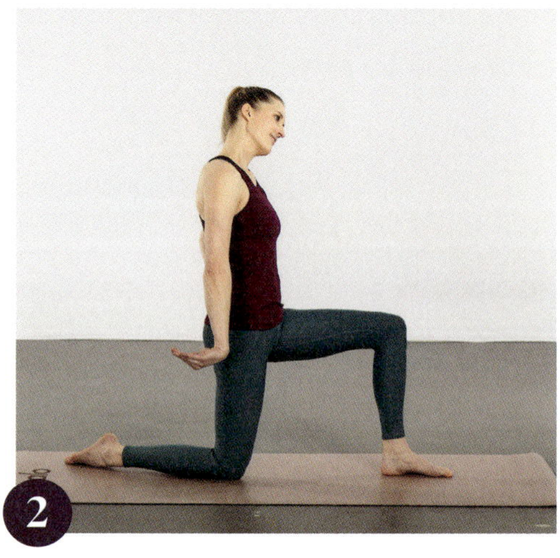

2

Ulnaris-Nerv-Dehnung

Der Ulnaris-Nerv ist ein weiterer wesentlicher Nerv des Arms, der aus dem *Plexus brachialis* stammt und entlang der Innenseite des Arms verläuft. Er übermittelt sensorische Informationen, vor allem vom kleinen Finger und einem Teil des Ringfingers, und steuert wichtige motorische Funktionen der Hand und des Unterarms. Aufgrund seiner anatomischen Lage in der Ellenbogenregion, wo er eng an benachbarten Strukturen vorbeiführt, ist der Ulnaris-Nerv auch oft Gegenstand klinischer Untersuchungen, insbesondere im Zusammenhang mit Nervenkompressionen. Insgesamt spielt er eine entscheidende Rolle bei der Feinmotorik und der Koordination alltäglicher Handbewegungen. Die Dehnung des Ulnaris-Nervs kann die Unterarmkraft auf der Außenseite des Arms verbessern, sodass du dich beispielsweise besser an einer Klimmzugstange festhalten kannst. Zudem kann sie bei Schmerzen beim Beugen der Finger und der Handgelenke helfen.

1. Diese Dehnung kannst du im Stehen durchführen oder auch im Sitzen. Strecke deine linke Hand und die Finger so, dass die Handfläche Richtung Boden zeigt. Beuge deinen Ellenbogen und rotiere den Arm aus dem Schultergelenk etwas nach außen – die Handfläche zeigt dann eher zur Seite als nach vorn. Schiebe den Ellenbogen dann auf Schulterhöhe zur Seite und ziehe das Schulterblatt nach unten. Deine Handfläche zeigt in dieser Position nach oben und die ausgestreckten Finger zeigen hinter deinen Kopf. Wenn vom Grad der Intensität für dich passend, kannst du noch den Kopf zur rechten Seite neigen. Für die dynamische Lockerung der Dehnung strecke oder beuge den Ellenbogen etwas oder ziehe das Schulterblatt nach oben und nach unten. Nach etwa 10 bis 20 Sekunden löse die Dehnung wieder auf.
2. **Krieger 2:** Die Ulnaris-Nerv-Dehnung kann – wie die anderen Armdehnungen auch – in vielen Yogahaltungen ausgeführt werden, wie zum Beispiel in sitzenden, knienden oder stehenden Haltungen. Besonders passend finde ich die Haltung im Krieger 2 (siehe Seite 184), die optimal dafür ausgerichtet ist. Wenn beide Arme zu den Seiten ausgestreckt sind, beuge den vorderen Ellenbogen, strecke das Handgelenk, drehe die Schulter etwas nach außen und neige den Kopf weg von deiner Hand. Mit der hinteren Hand kannst du dich in der Hüfte abstützen. Achte auch hier auf eine aufrechte Wirbelsäule und behutsame Ausführung.

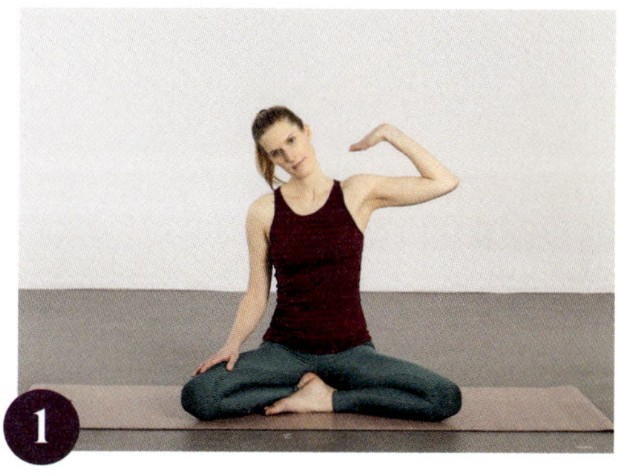
1

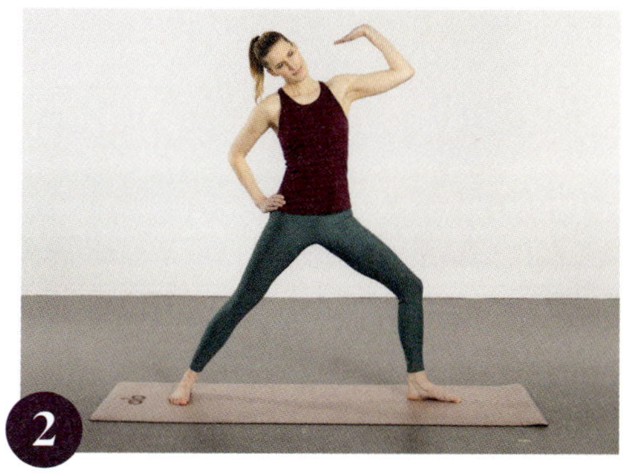
2

Tibialis-Nerv-Dehnung

Der Ischias-Nerv, den viele von den Ischias-Schmerzen kennen, entsteht aus dem lumbosakralen Plexus im unteren Rücken, verläuft durch das Gesäß und zieht weiter in die Beine und Füße. Im oberen Kniebereich teilt sich der Ischias-Nerv in zwei Hauptäste: den Tibialis-Nerv und den Peroneus-Nerv (siehe Abbildung). Der Tibialis-Nerv verläuft entlang der Rückseite des Unterschenkels und versorgt vor allem die hintere Bein- und Fußmuskulatur. Er versorgt die Wadenmuskulatur motorisch und leitet sensorische Informationen von der Fußsohle an das Gehirn weiter, wodurch er maßgeblich zur Bewegungskoordination und Stabilität beim Gehen, Laufen und Stehen beiträgt.

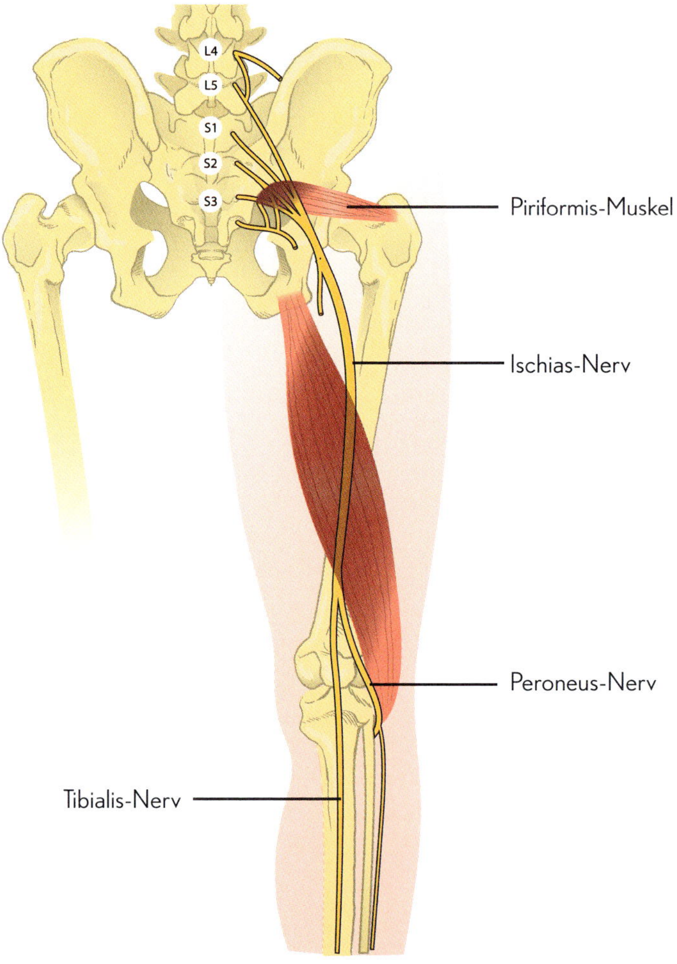

Der Ischias-Nerv trennt sich im oberen Kniebereich auf der Beinrückseite in zwei Hauptäste: den Tibialis- und den Peroneus-Nerv.

Die folgende Nervendehnung für den Tibialis-Nerv kann sich ebenso auf den Ischias-Nerv auswirken und betrifft sowohl die Versorgung des Piriformis-Bereichs am Gesäß als auch die Muskeln auf der Beinrückseite sowie die Plantarfaszie.

1. Setze dich vorn auf eine Stuhlkante und strecke das rechte Bein aus. Bewege es ein wenig Richtung Körpermitte nach innen (Adduktion) und rotiere die Hüfte leicht nach innen, sodass dein Knie ebenso nach innen dreht. Ziehe den Fuß und die Zehen zu deinem Schienbein heran und drehe den Fuß nach außen, sodass sich die Außenkante des Fußes ein wenig zur Decke dreht. Nun rolle dein Kinn und die Wirbelsäule vorsichtig nach vorn in die Beugung, als wenn du einen Buckel machen möchtest. Wähle ein Gelenk aus, wie die Wirbelsäule (etwas nach oben aufrichten und wieder beugen) oder das Knie (beugen und strecken), das du für 10 bis 20 Sekunden sanft aus dieser Position herausführst und wieder zurück in diese Ausrichtung bringst. Falls du eine Dehnung spürst, wird sie sich dadurch vermutlich abmildern.
2. **Halber Spagat:** Die gleiche Bewegungsabfolge kannst du nun auch in einer Yogahaltung wie dem halben Spagat üben (siehe Seite 203). Dabei empfehle ich dir, zwei Blöcke unter deinen Händen zu nutzen, um den Oberkörper etwas zu erhöhen und die Spannung sanfter aufzubauen. Ist dir die Spannung zu intensiv, so übe dies zunächst auf dem Stuhl und taste dich sanft Gelenk für Gelenk an diese Dehnung heran.

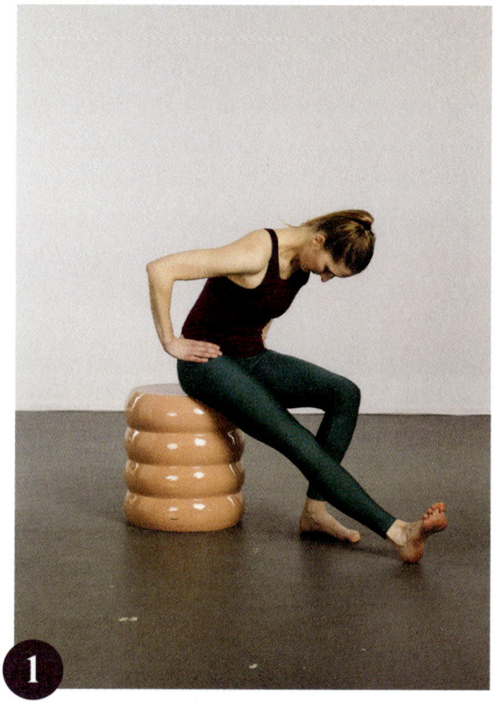

1

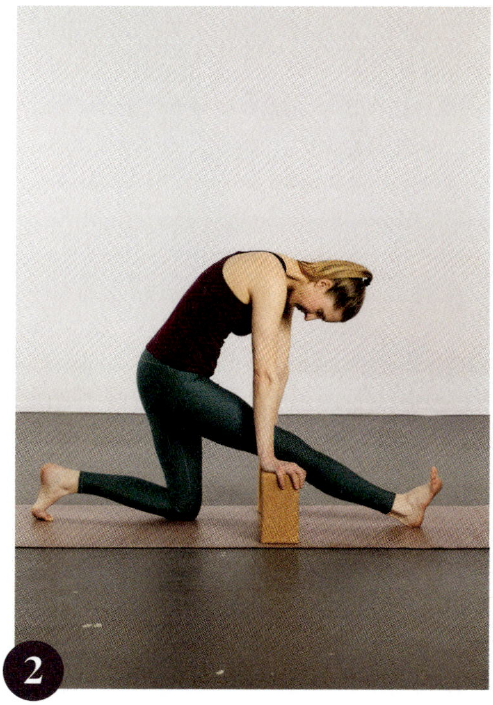

2

Peroneus-Nerv-Dehnung

Der Peroneus-Nerv ist ein wesentlicher Nerv im Unterschenkel, der vom Ischias-Nerv abzweigt und um den Kopf des Wadenbeins verläuft. Er teilt sich weiter in oberflächliche und tiefe Äste auf, die für die motorische und sensorische Versorgung der seitlichen und vorderen Bereiche des Unterschenkels sowie des Fußes verantwortlich sind. Er übermittelt sensorische Informationen aus der seitlichen Fußregion, was entscheidend für das Gleichgewicht und die Koordination beim Gehen ist. Aufgrund seiner oberflächlichen Lage ist der Peroneus-Nerv besonders anfällig für Verletzungen.

Ebenso wie bei der Dehnung des Tibialis kann sich die folgende Dehnung auch unmittelbar auf den Ischias-Nerv auswirken. Daher kann sich diese Bewegungsabfolge, bei der etwas Spannung auf den Peroneus-Nerv und das umliegende Gewebe gebracht wird, sowohl auf den Bereich der Lendenwirbelsäule und des Piriformis auswirken als auch auf den Bereich des Unterschenkels und Fußes.

1. Setze dich vorn auf eine Stuhlkante und strecke das rechte Bein aus. Bewege es ein wenig Richtung Körpermitte nach innen und rotiere die Hüfte leicht nach innen, sodass dein Knie ebenso nach innen dreht. Strecke den Fuß und die Zehen über das Sprunggelenk Richtung Boden und drehe den Fuß nach innen, sodass sich die Innenseite des Fußes ein wenig zum Boden dreht. Nun rolle dein Kinn und die Wirbelsäule vorsichtig nach vorn in die Beugung, als wenn du einen Buckel machen möchtest. Wähle ein Gelenk aus, wie die Wirbelsäule (etwas nach oben aufrichten und wieder beugen) oder das Knie (beugen und strecken), das du für 10 bis 20 Sekunden sanft aus dieser Position herausführst und wieder zurück in diese Ausrichtung bringst. Falls du eine Dehnung spürst, wird sie sich dadurch vermutlich abmildern.
2. **Halber Spagat:** Die gleiche Bewegungsabfolge kannst du nun auch in einer Yogahaltung wie dem halben Spagat üben (siehe Seite 203). Dabei empfehle ich dir, zwei Blöcke unter deinen Händen zu nutzen, um den Oberkörper etwas zu erhöhen und die Spannung sanfter aufzubauen. Ist dir die Spannung zu intensiv, so übe dies zunächst auf dem Stuhl und taste dich sanft Gelenk für Gelenk an diese Dehnung heran.

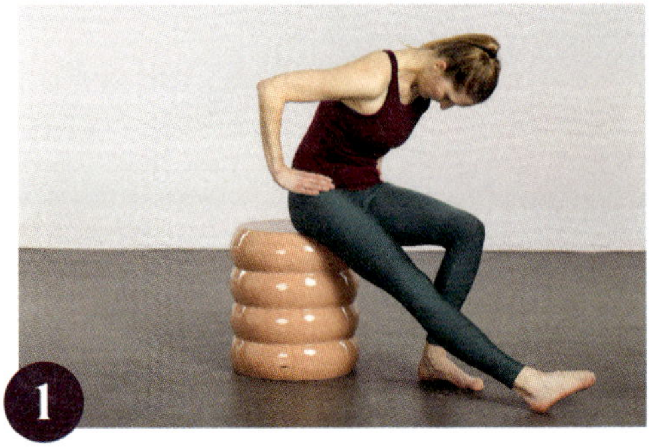

1

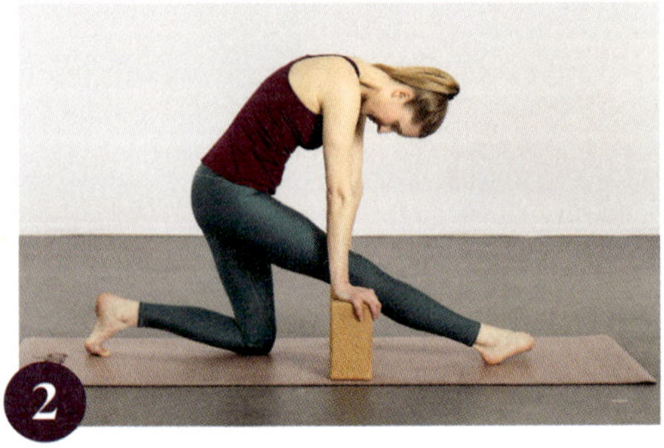

2

Weitere Möglichkeiten, das Gehirn in Yogaübungen anzusprechen

Nun hast du eine Vielzahl von Übungen kennengelernt, anhand derer du dein Nervensystem gezielt ansprechen kannst. Aufgrund der Komplexität und Vielzahl der Aufgaben, die unser Gehirn überwacht und steuert, gibt es darüber hinaus natürlich zahlreiche weitere Ansätze und Übungen, die bei verschiedenen Bedürfnissen wirksam sein können. Ich möchte dir noch einige weitere Ideen auf den Weg geben, um deine Neugier zu wecken.

- **Bewegung von Gesichtsmuskeln:** Die bewusste Ansteuerung der Gesichtsmuskulatur – etwa durch Lachen oder das gezielte Formen von Lauten wie »Wu-ah-ih« – aktiviert den *Nervus facialis* (7. Hirnnerv), der für die Steuerung der Gesichtsmuskeln zuständig ist. Diese Bewegungen haben eine direkte Rückkopplung ins Gehirn, insbesondere in limbische Strukturen, die Emotionen und die Stressregulation beeinflussen. Gleichzeitig kann diese Übung in Kombination mit den Lauten das autonome Nervensystem über den Vagusnerv (10. Hirnnerv) positiv beeinflussen, indem sie den Parasympathikus aktiviert. Dies kann Entspannung und Wohlbefinden fördern.
- **Singen:** Singen und Summen haben eine direkte Wirkung auf unser Nervensystem, da dabei mehrere wichtige Hirnnerven aktiviert werden. Der Vagusnerv wird stimuliert, was die Aktivierung des Parasympathikus fördert und somit zu Entspannung, einer Senkung der Herzfrequenz und einer verbesserten Atemregulation beiträgt. Zusätzlich werden durch die Vibrationen im Hals- und Brustbereich sensorische Signale an das Gehirn gesendet, die beruhigend wirken, das emotionale Gleichgewicht fördern und Stress abbauen.
- **Ausschütteln:** Das aktive Ausschütteln des Körpers ist eine Praxis, die in verschiedenen Traditionen zur Förderung von Entspannung und Stressabbau eingesetzt wird. Obwohl spezifische wissenschaftliche Studien zu den direkten Auswirkungen des aktiven Ausschüttelns begrenzt sind, gibt es Hinweise darauf, dass solche Bewegungen körperliche und emotionale Spannungen lösen und das autonome Nervensystem beeinflussen können. Und vielleicht bringt es dich sogar zum Lachen – auch das entspannt dein Nervensystem.

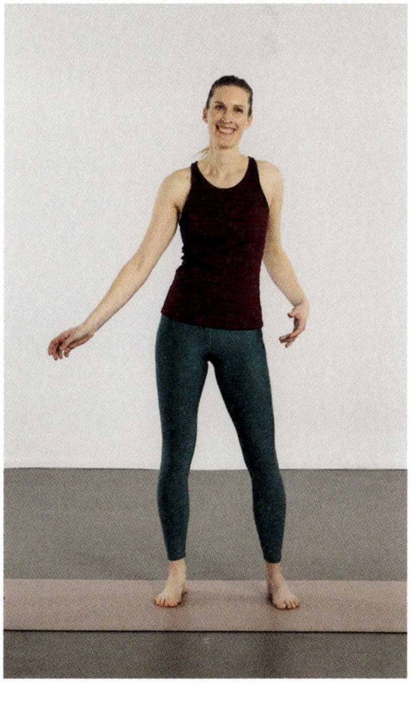

Das Ausschütteln des Körpers kann helfen, Spannungen zu lösen.

KAPITEL 4

Yogasequenzen für deine Bedürfnisse

Wir bringen SAFE in die Anwendung: Du lernst acht verschiedene Übungssequenzen für unterschiedliche Ziele kennen, die die SAFE-Prinzipien für die neurozentrierte Yogapraxis effektiv kombinieren. Durch die Übung der folgenden Sequenzen wirst du die wohltuende Wirkung für dein Nervensystem direkt spüren. Zusätzlich wirst du in diesem Kapitel Tipps für das neurozentrierte Unterrichten und das eigene Zusammenstellen von neurozentrierten Übungssequenzen erhalten.

Übungsflows erstellen

Die SAFE-Prinzipien sollen es dir einfach machen, dir deine eigene neurozentrierte Yogapraxis zusammenzustellen. Sie können als Leitlinie gesehen werden, sodass du mit dem Stärken beginnst, dich dann dem Atmen und Fühlen widmest und zum Abschluss das spielerische Erkunden übst. Auf diese Weise stellst du sicher, dass du für Körper und Gehirn eine ausgeglichene Praxiseinheit erstellst und dabei die innere Sicherheit als Erstes berücksichtigst. Aber natürlich kannst du die Reihenfolge auch verschieben oder dir einen Schwerpunkt auswählen, sodass andere Prinzipien in den Hintergrund rücken. In den folgenden Sequenzen wirst du jeweils sehen, wie diese Prinzipien je nach Intention unterschiedlich gewichtet sind. Wichtig ist für deine Yogapraxis vor allem, dass du selbst immer mehr spürst, was dir guttut, und dies als Motivation nutzt. Wenn du nicht genau weißt, wie du starten kannst, orientiere dich an dem SAF+E-Prinzip.

Erst SAF

Die Basis kommt zuerst: Schaffe zunächst innere Sicherheit und nimm dir etwas Zeit, um wirklich in Kontakt mit dir und deinem Körper zu kommen. Manchmal ist unser Alltag so dicht gepackt, dass wir den Ladezustand unserer eigenen Batterie gar nicht spontan bestimmen können. Du kannst deine Praxis immer mit dem Stärken beginnen: Einige Kräftigungsübungen für die Gesäß- und tiefen Bauchmuskeln sowie Mobilisierungsübungen helfen dir, dich mit deinem inneren Kern zu verbinden und dich in deinem Körper zu Hause zu fühlen. Prüfe als Nächstes neugierig und mitfühlend, was deiner Batterie Energie entzieht, und spüre, was sie aufladen kann. Suche dir Atem- oder Meditationsübungen aus, die dich unterstützen, deine Batterie aufzuladen, oder dir helfen, dich selbst und deine Bedürfnisse besser zu spüren. Schaue, ob du mehr Aktivierung und Stimulation brauchst oder ob eher ruhige Haltungen dein Nervensystem ausgleichen können.

Dann SAF+E

Es gibt viele Möglichkeiten, dich dem Teil des Erkundens zu widmen. Du solltest dir die entsprechenden Übungen sehr individuell und bewusst abhängig von deinem eigenen Zustand auswählen. Vielleicht bedeutet für dich Erkunden, dass du Mobilisierungsübungen in eine bestimmte Yogahaltung integrierst und damit deine Balance herausforderst. Möglicherweise ist es für dich auch passend, dich mit Augenbewegungen herauszufordern oder eine bestimmte Bewegungssequenz im festen Rhythmus zu verfeinern. Das Erkunden ist deshalb so individuell, weil nicht nur der Erfahrungsgrad von Person zu Person unterschiedlich ist, sondern auch der momentane

Zustand. Und was dir tatsächlich guttut, kannst nur du selbst spüren. Das Schöne aber ist: Wenn du dir unsicher bist, kannst du durch Beweglichkeits-, Kraft- oder Balancetests selbst prüfen, ob dir eine Übung guttut. Der wahrscheinlich wichtigste Indikator aber ist die Freude an den Übungen. Vielleicht musst du dich überwinden, auf deine Yogamatte zu gehen und anzufangen; aber du solltest dich nicht zwingen müssen, eine Übung zu Ende zu bringen. Denke daran, dass es die spielerische Leichtigkeit ist, die dein inneres Sicherheitsgefühl bewahrt. Und wenn du deine Yogapraxis so gestaltest, dass sie dir Freude macht, du etwas Neues ausprobieren kannst, aber im sicheren Kontext, dann wird dies nicht nur deine Batterie aufladen, sondern du wirst dich beim nächsten Mal auch wieder viel einfacher motivieren können.

Neurozentriertes Unterrichten von Yoga

- Beim Unterrichten von Gruppen sollten wir berücksichtigen, dass die Wahrnehmung von Herausforderung und Stress individuell sehr unterschiedlich ist. Es macht daher Sinn, Optionen anzubieten, die darauf abzielen, allen Teilnehmenden das Gefühl von Sicherheit und Selbstkontrolle zu geben.
- Im 1:1-Unterricht und in Workshops eignet sich das Überprüfen der Wirkung einzelner Übungen (Anspannung versus Entspannung) und die entsprechende Anpassung auf der Grundlage der Rückmeldung.
- Neurowissenschaftliche Studien zeigen, dass Anweisungen, die sich auf den Effekt der Bewegung oder äußere Referenzpunkte beziehen (externer Fokus), effektiver sind als Anweisungen, die den Fokus auf die Bewegung des eigenen Körpers oder einzelner Muskelgruppen legen (interner Fokus). Beispiel: »Richte deine Wirbelsäule auf« (interner Fokus) versus »Stelle dir vor, du schiebst deinen Kopf an eine Decke, die über dir schwebt«. Interne Fokusansagen helfen, die Körperwahrnehmung zu verfeinern, können aber manchmal zu einem Übermaß an Selbstkontrolle und Anspannung führen. Externe Fokusansagen hingegen erleichtern eine flüssigere, natürlichere Bewegung und verbessern die Effizienz der Haltung, indem sie sich auf den Effekt der Bewegung konzentrieren. Eine Mischung beider Fokusarten kann sinnvoll sein, je nach Ziel der Übung und den Bedürfnissen der Teilnehmenden.
- Wenn wir vor möglichen Verletzungen warnen, sollten wir uns bewusst sein, dass wir durch den Hinweis auf Gefahren das Angst-Netzwerk aktivieren. Daher sollten verbale Anweisungen zur Ausführung von Übungen bewusst erfolgen. In seltenen Fällen und vor allem bei der Ausbildung von Yogalehrenden kann es sinnvoll sein, in der Tiefe auf Gefahren einzugehen; in einzelnen Yogaeinheiten kann dies durch andere Formulierungen in den meisten Fällen umgangen werden.

Übungssequenz zur Stärkung der Körperverbindung

Um die Verbindung mit dem Körper zu intensivieren, die Interozeption zu trainieren und dadurch zu mehr innerer Sicherheit zu gelangen, liegen die Schwerpunkte bei dieser Sequenz auf dem Fühlen und Stärken.

S Stabilität der Körpermitte, Trainieren der Körperlandkarte mit Fokus Hüfte (Mobilisierung)

A Sonnengruß in Verbindung mit dem Atem

F Meditation, Sensorische Ganzkörperstimulation, Zungenkreisen, Ruhige Haltung mit Händen am Körper, Bodyscan

E Nerv-Dehnung

1 Meditation: innere Synchronisation von Körper, Geist und Emotionen (Seite 157)

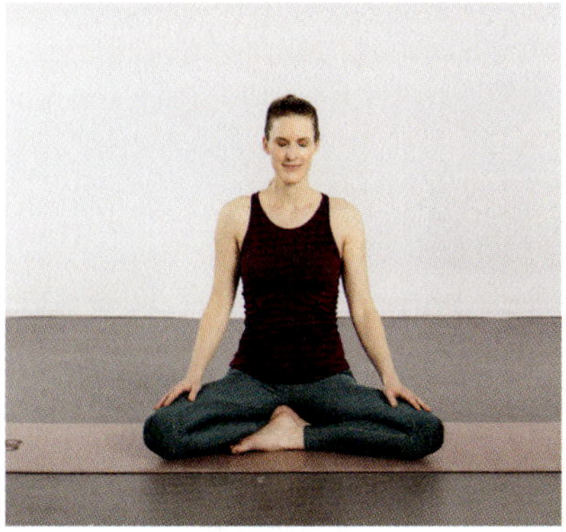

2 Sensorische Ganzkörperstimulation (Seite 144)

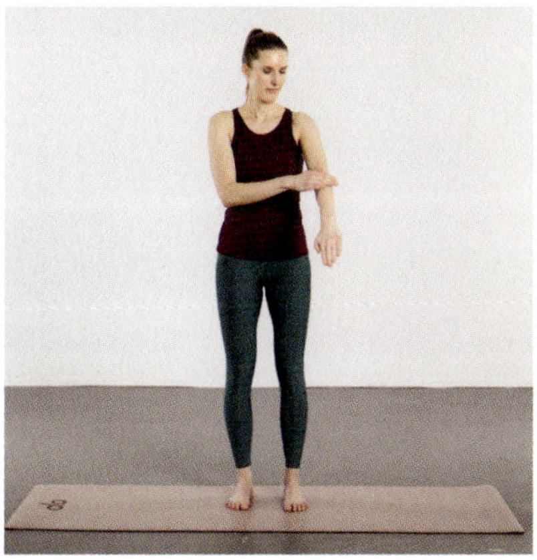

3 Stabilität der Körpermitte (ab Seite 74)

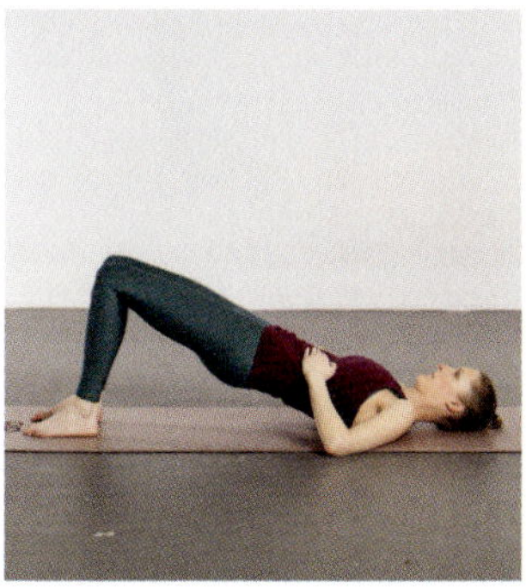

a Tiefe Schulterbrücke

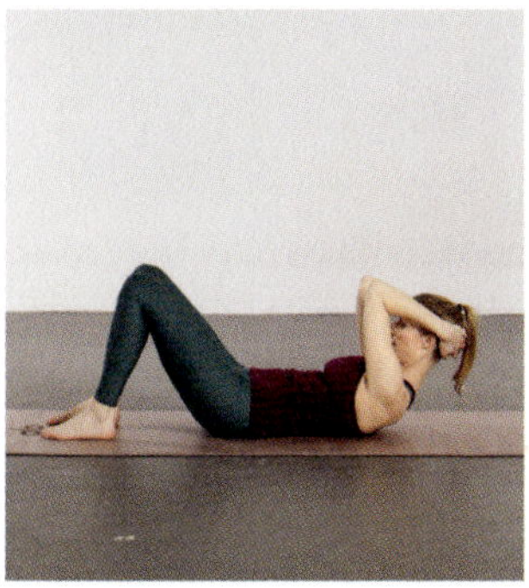

b Stärkung der tiefen Bauchmuskulatur

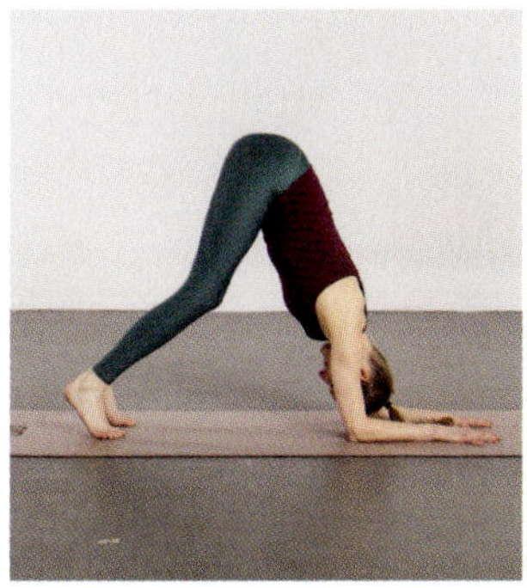

c Delfin

4 Sonnengruß in Verbindung mit der Atmung (ab Seite 84)

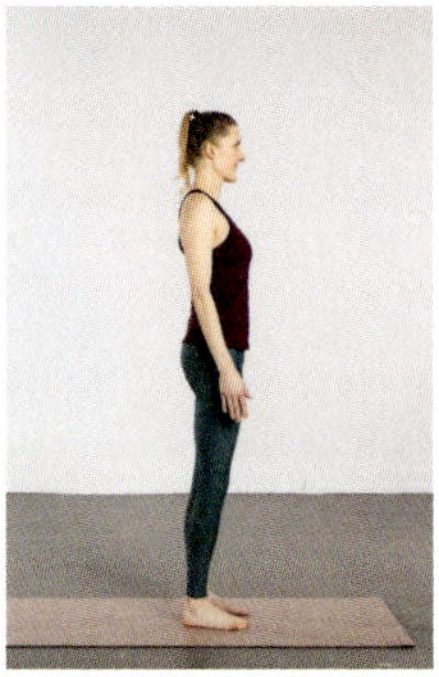
a Ausatmen

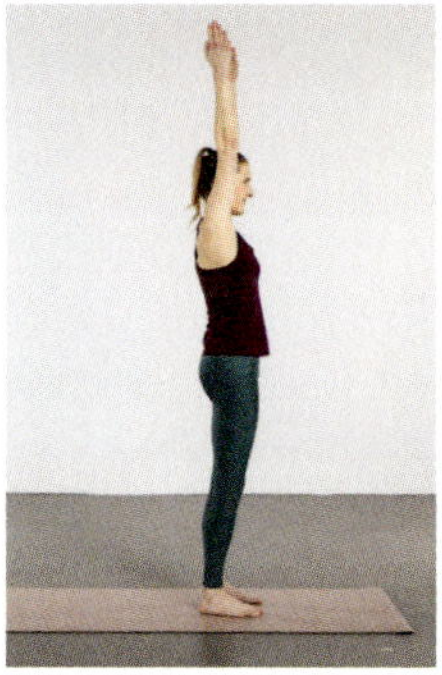
b Einatmen

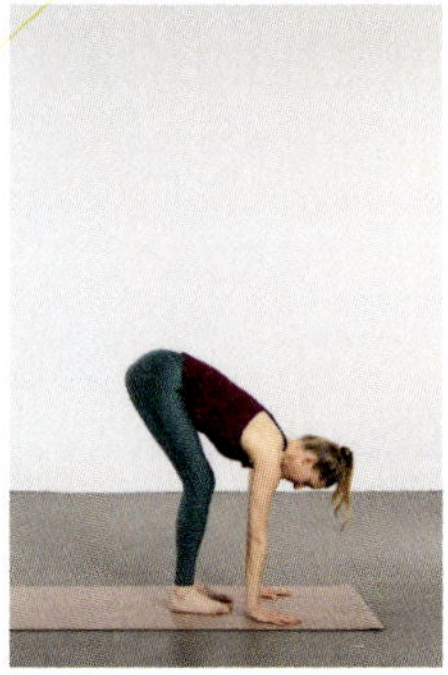
c Ausatmen

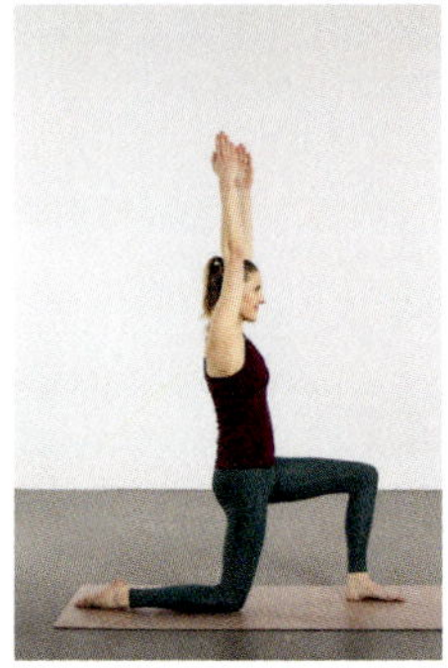
d Einatmen

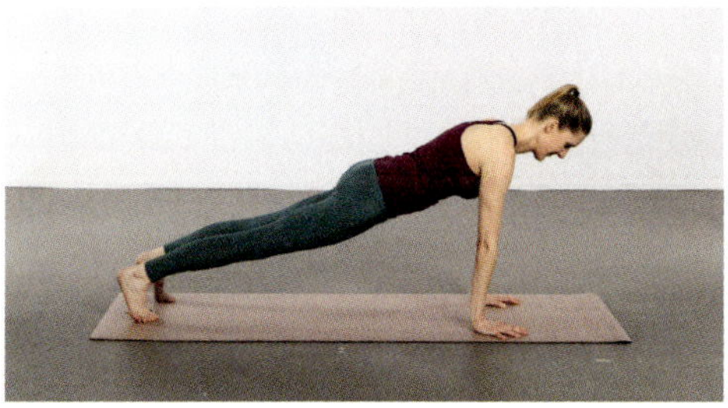
e Ausatmen

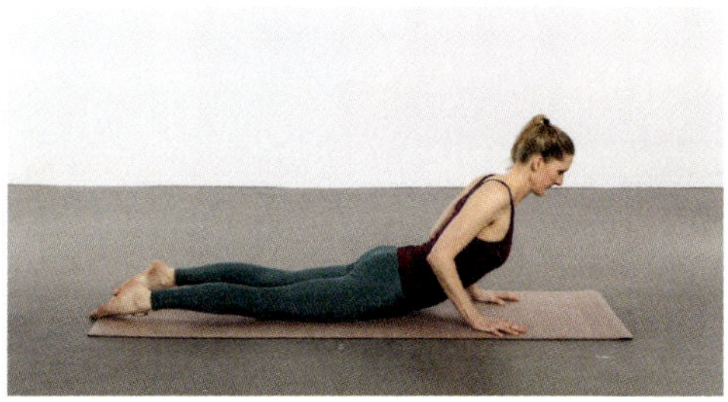
f Einatmen

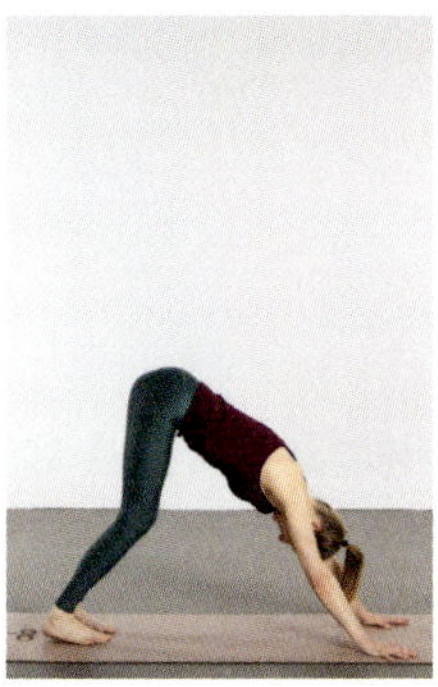
g Ausatmen

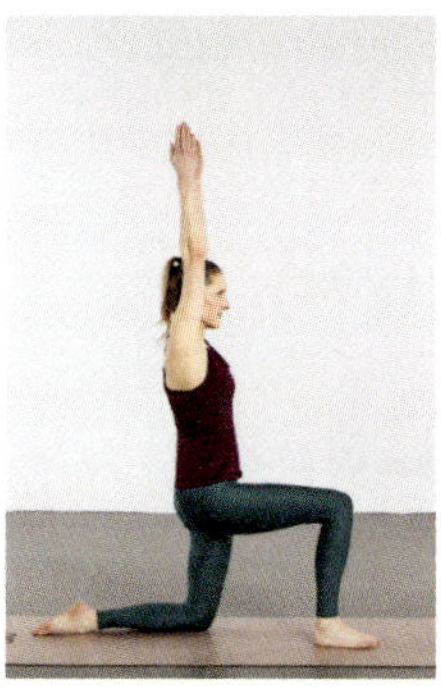
h Einatmen

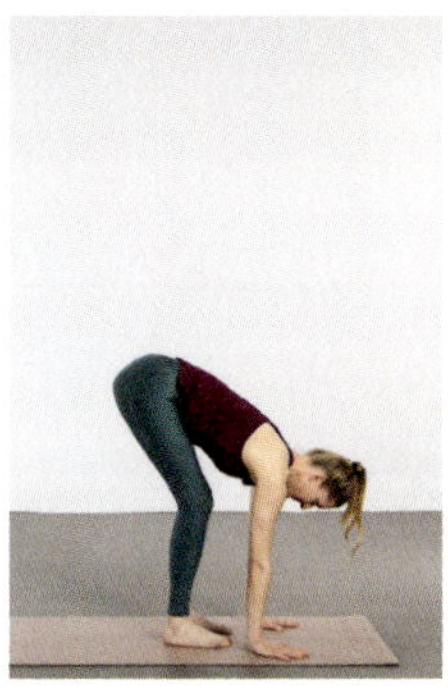
i Ausatmen

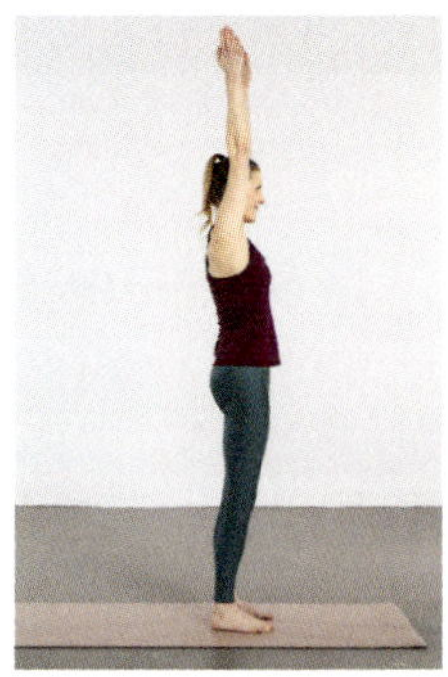
j Einatmen

5 Flow für Stabilität und Anpassungsfähigkeit

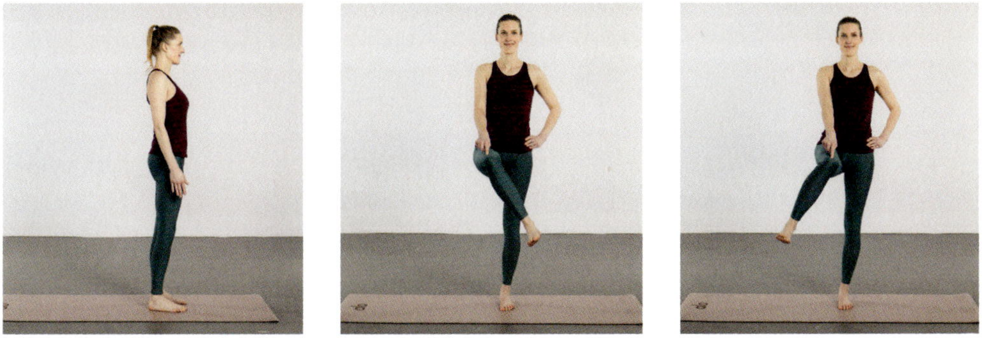

a Balance: Knie nach oben, Innen- und Außenrotation Hüfte (ab Seite 100)

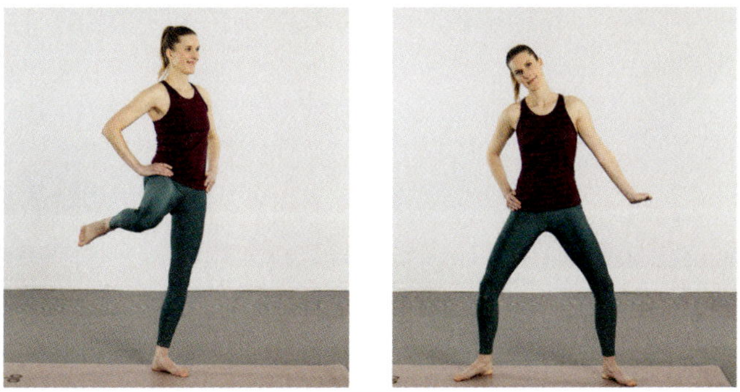

b Über einen halben Hüftkreis zur Seite die Göttinnen-Haltung einnehmen: Medianus-Nerv-Dehnung (Seite 218)

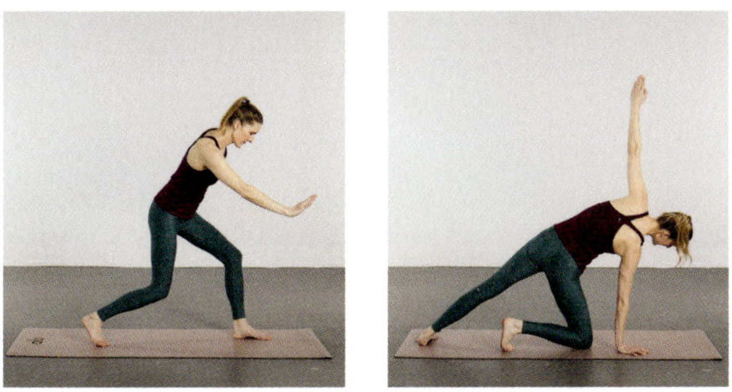

c Übergang in den Seitstütz (Seite 182)

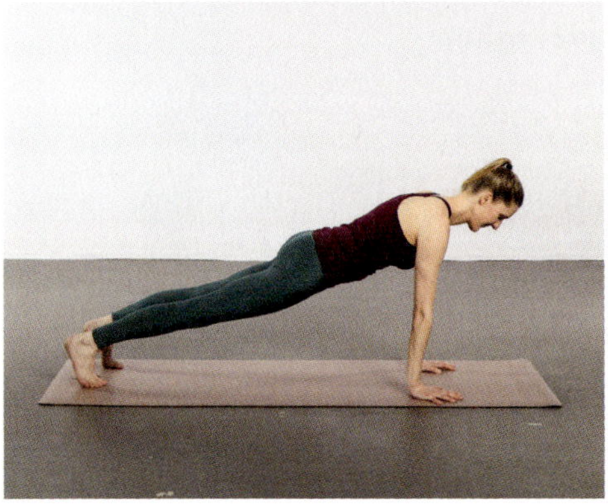

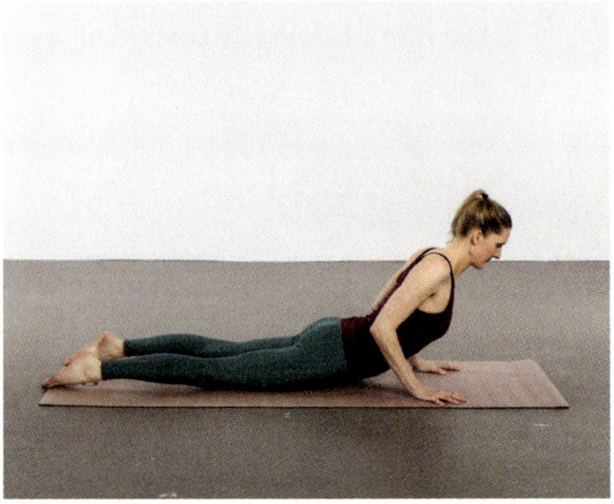

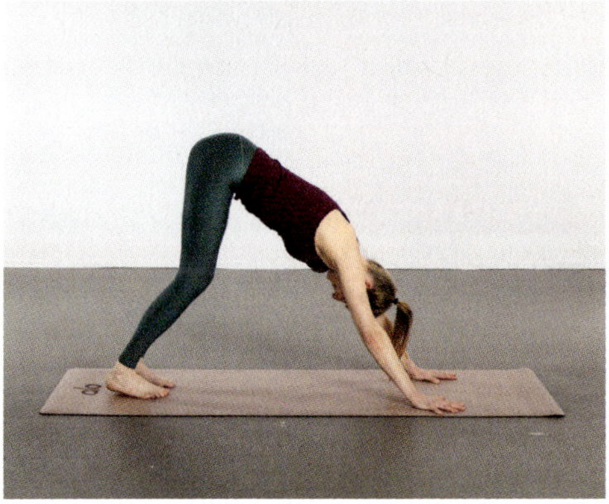

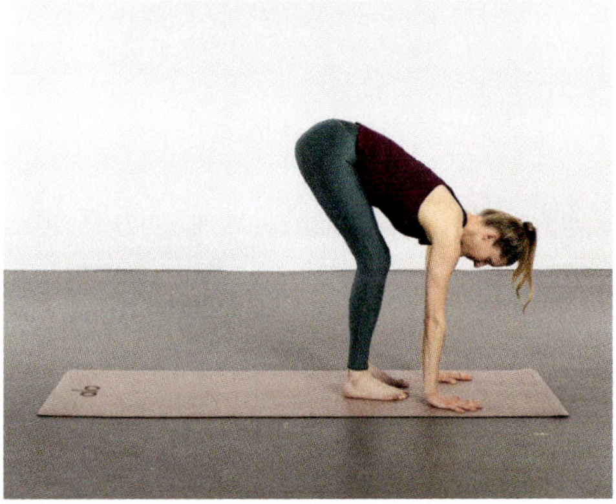

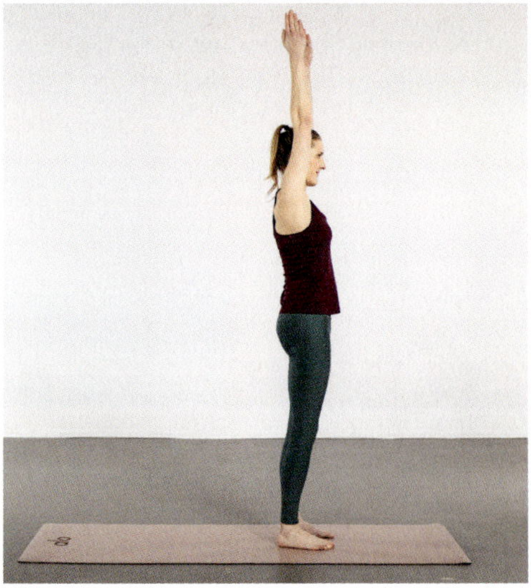

d Vom Brett aus einen halben Sonnengruß fortführen, um wieder nach vorn zum Stehen zu kommen: Brett, Kobra, herabschauender Hund, Vorbeuge, Ausgangsstellung (ab Seite 84)

6 Zungenkreisen im Sitzen (Seite 153)

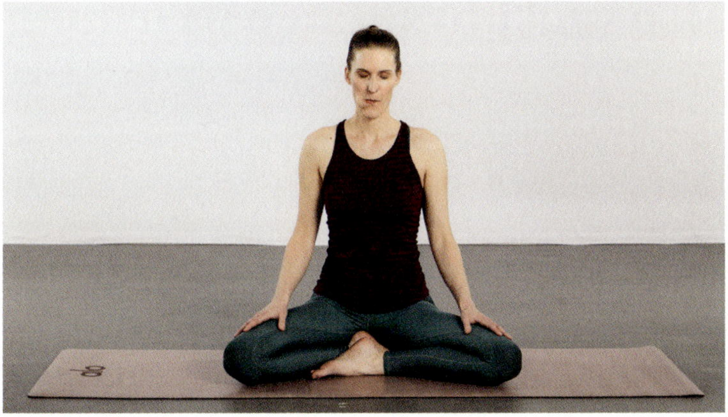

7 Liegender Schmetterling (Seite 168; Option: Lege deine Hände jeweils auf Herz und Bauch)

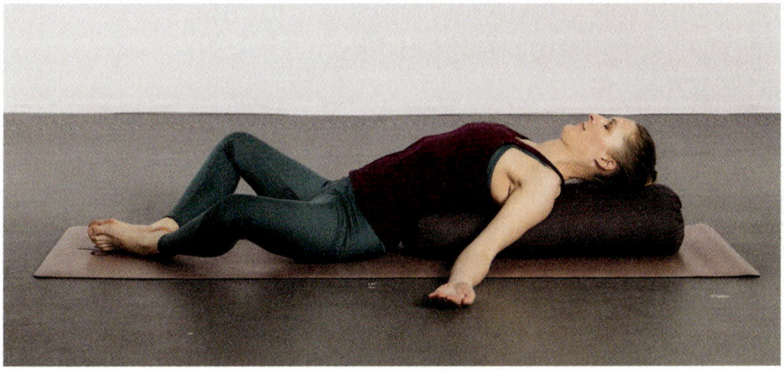

8 Entspannung: Bodyscan in Rückenlage (Seite 146)

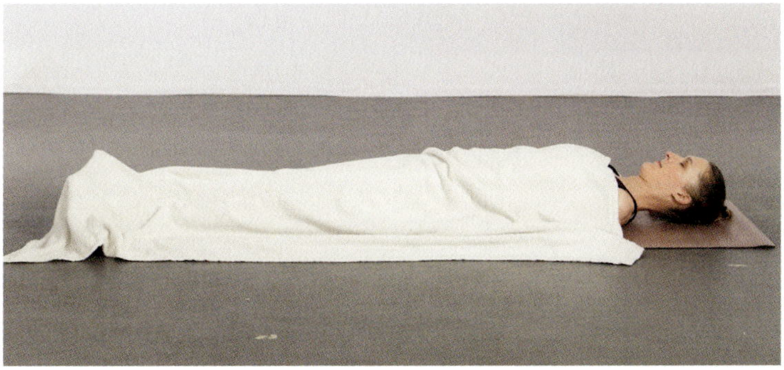

Übungssequenz zur mentalen und physischen Stärkung

Bei dieser Sequenz wird mit einer Affirmation zur mentalen Stärkung gearbeitet. Zudem liegt der Fokus auf einer aufrechten Körperhaltung, Ausrichtung und Verkörperung der Affirmation in den Haltungen. Somit sind die Schwerpunkte für diese Sequenz das Fühlen und das Stärken.

S Körperliche Kräftigung der Körpermitte, aufrechte Körperhaltung, Machthaltung

A Zwerchfellstärkung

F Check-in und Affirmationsmeditation, Kombination der Affirmation mit Yogahaltungen, Verkörperter Twist

E Geschwindigkeitsexperiment im Sonnengruß, Gleichgewichtsübung (VOR-C)

1 Meditation: Check-in und Affirmationen nutzen (Seite 143 und 160)

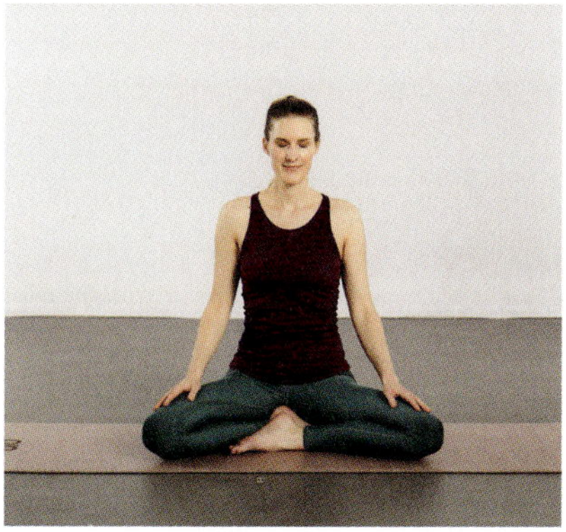

2 Zwerchfelltraining (Seite 127)

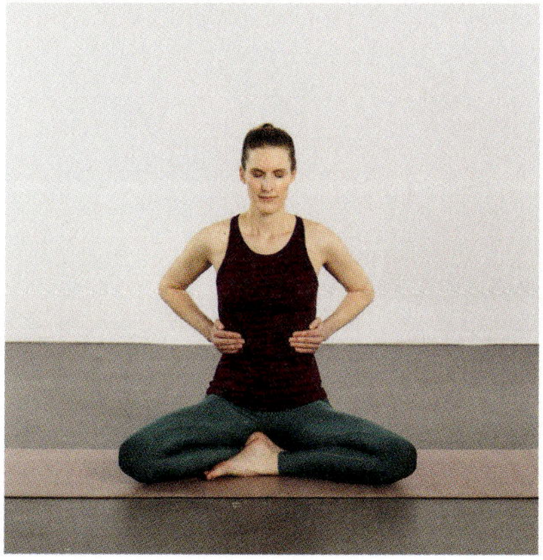

3 Körperliche Kräftigung (ab Seite 74)

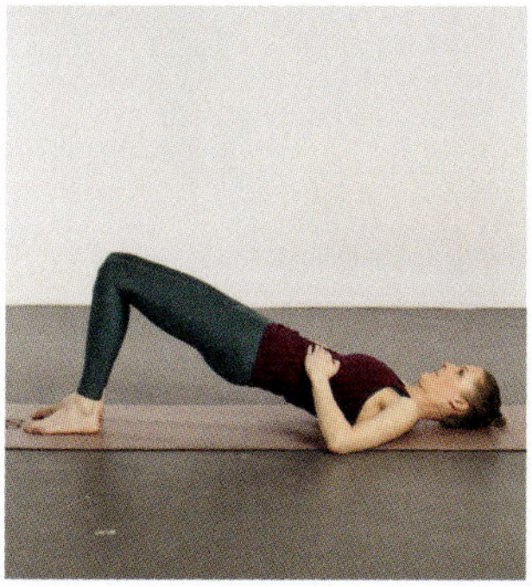

a Tiefe Schulterbrücke

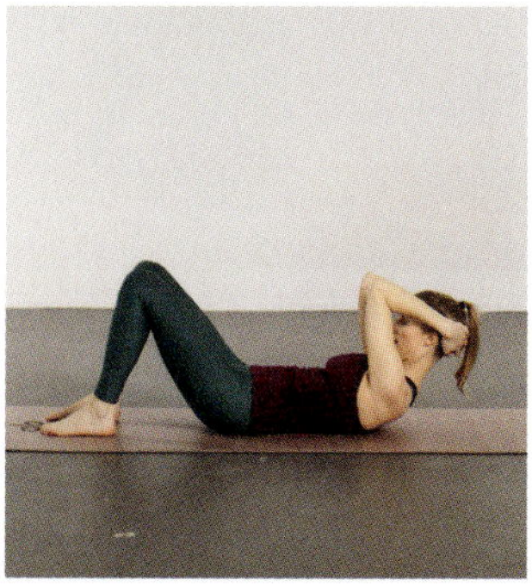

b Stärkung der tiefen Bauchmuskulatur

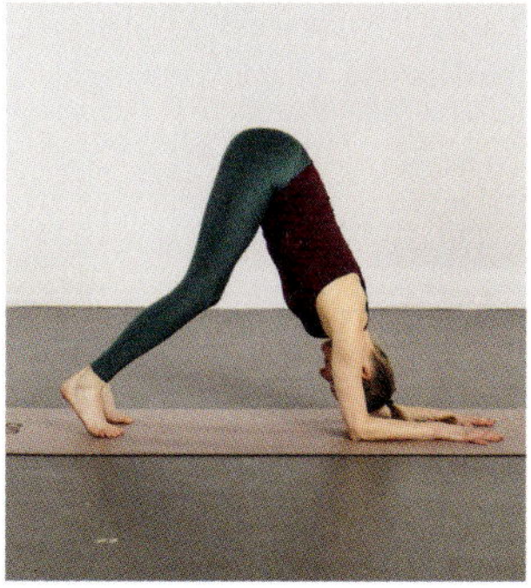

c Delfin

4 Sonnengruß mit möglichst langsamen Bewegungsabläufen und einer entsprechend langsamen Atmung; 2 bis 4 Durchgänge (ab Seite 84)

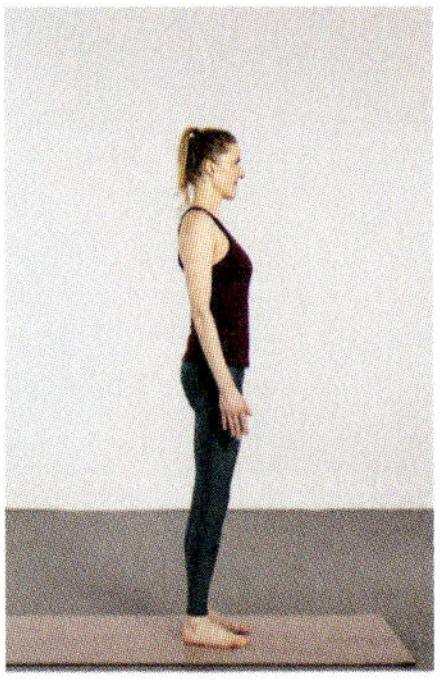

a Ausatmen

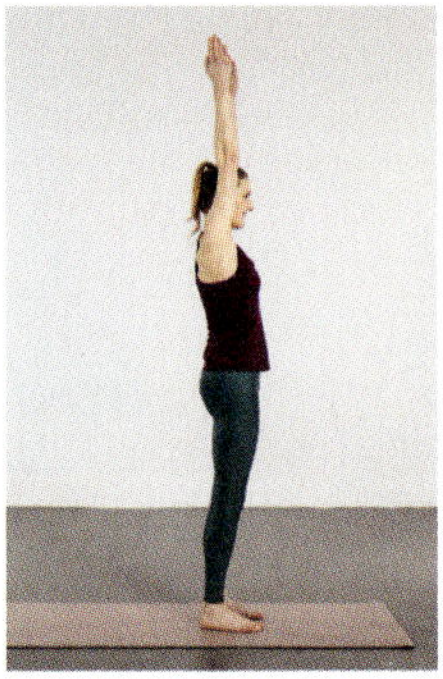

b Einatmen

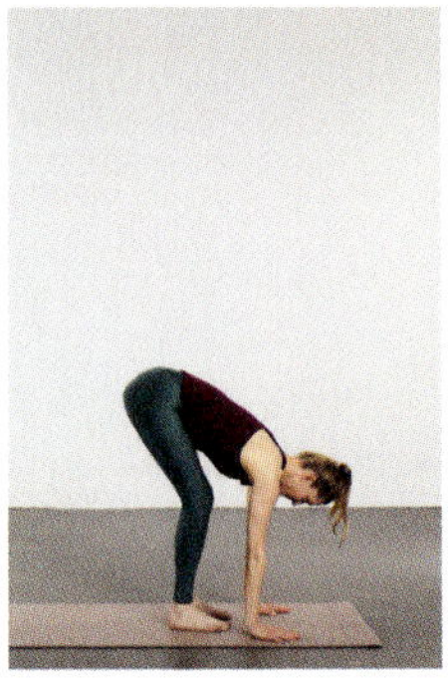

c Ausatmen

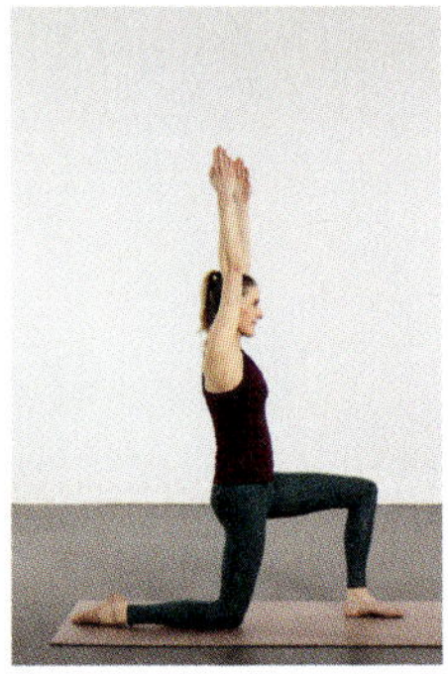

d Einatmen

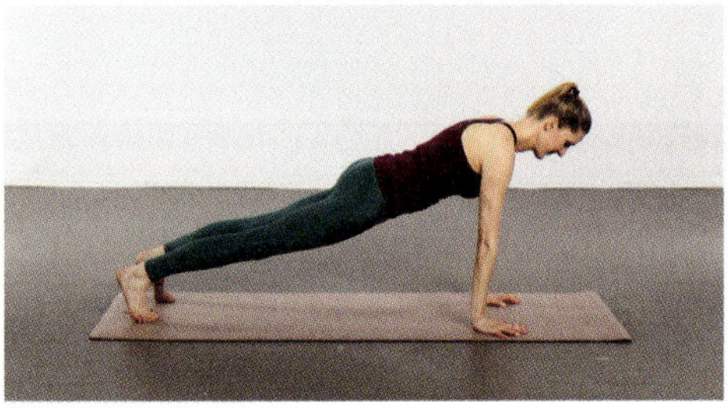

e Ausatmen

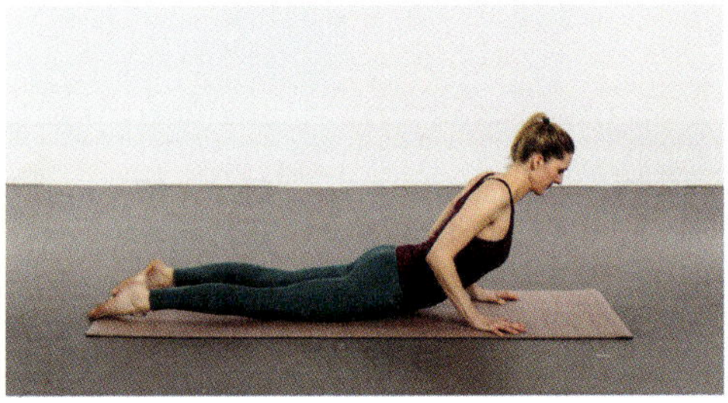

f Einatmen

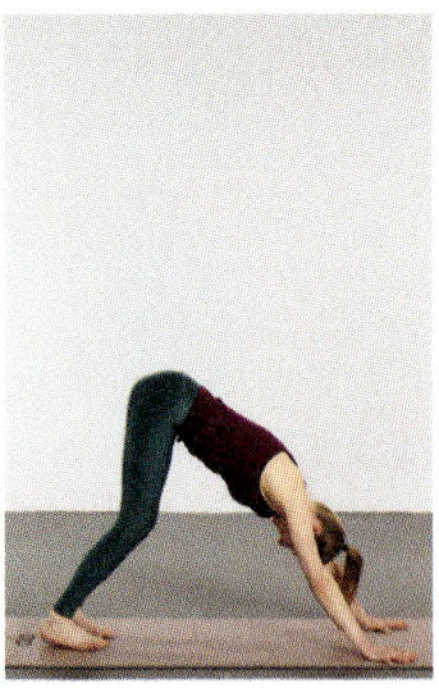

g Ausatmen

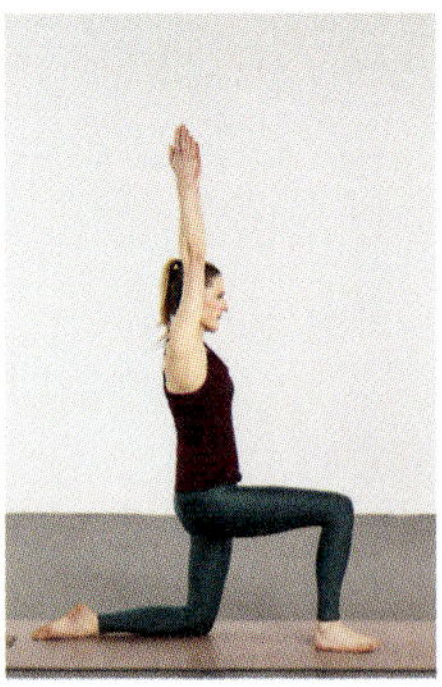

h Einatmen

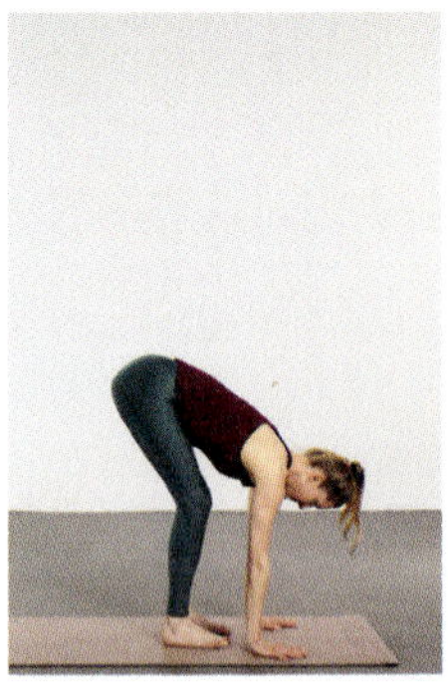

i Ausatmen

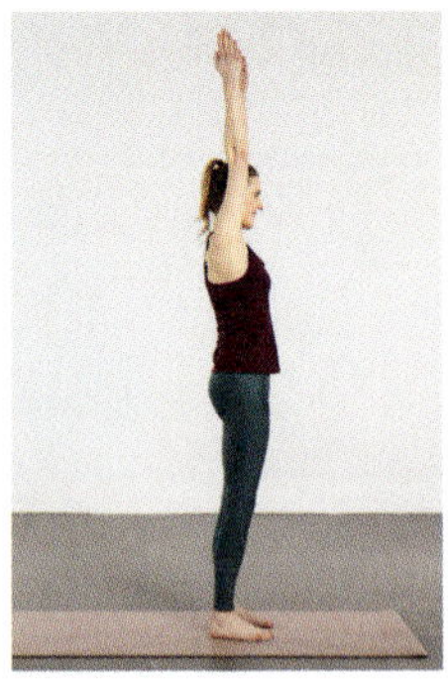

j Einatmen

5 Flow mit Fokus auf die aufrechte Ausrichtung der Körperhaltung durch taktiles Feedback

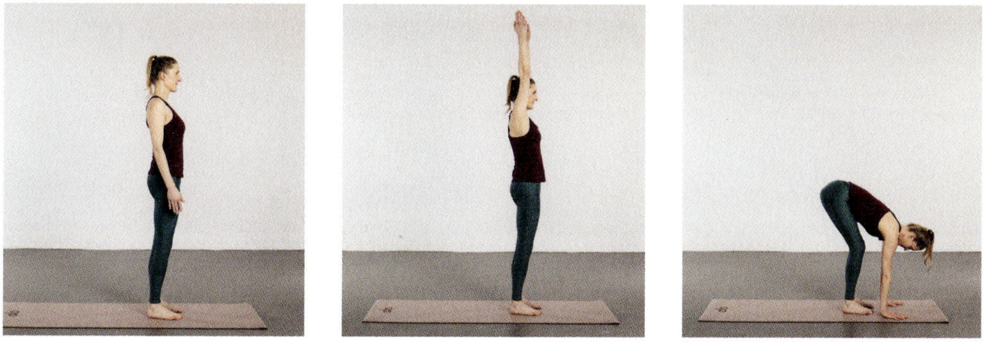

a Beginn wie beim Sonnengruß (ab Seite 84)

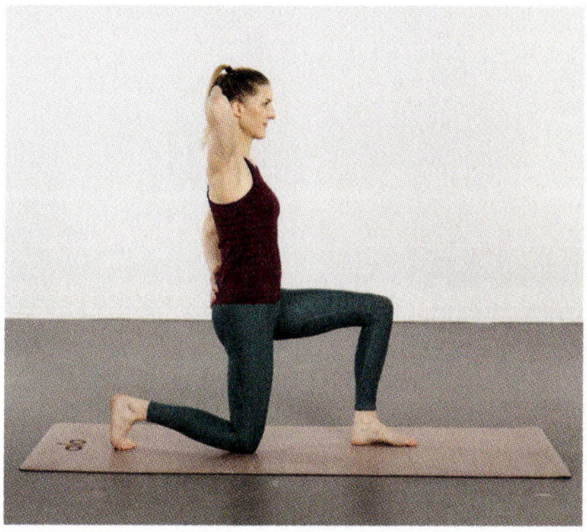

b 90-90-Kniestand mit Händen an Hinterkopf und Kreuzbein (Seite 91)

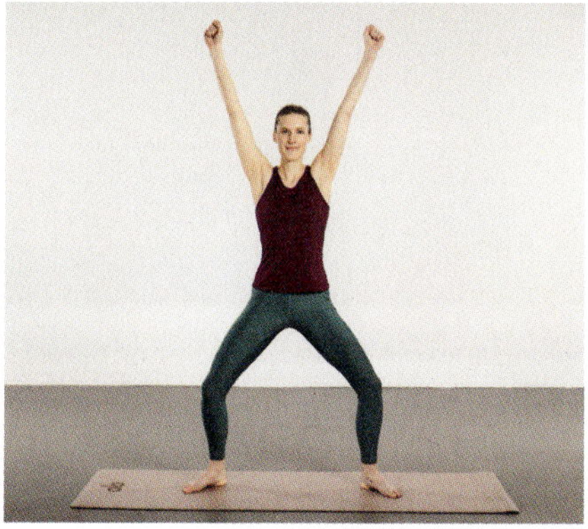

c Göttinnen-Haltung mit Armen in Fäusten nach oben mit Wiederholung der Affirmation (Seite 92)

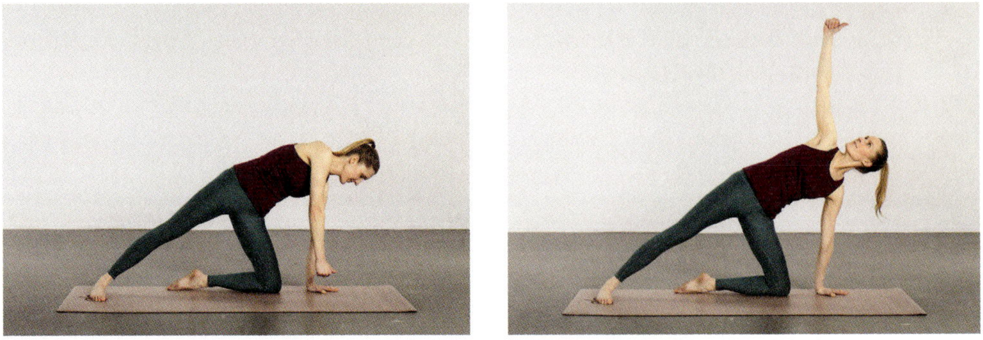

d Seitstütz: Stabilität spüren; optional mit VOR-C herausfordern (Seite 120)

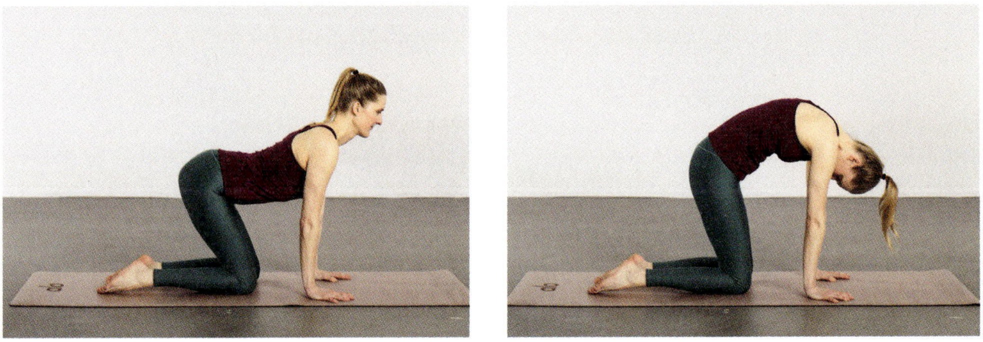

e Katze-Kuh: einige Male im Wechsel die Wirbelsäule mobilisieren und nach innen spüren (Seite 116)

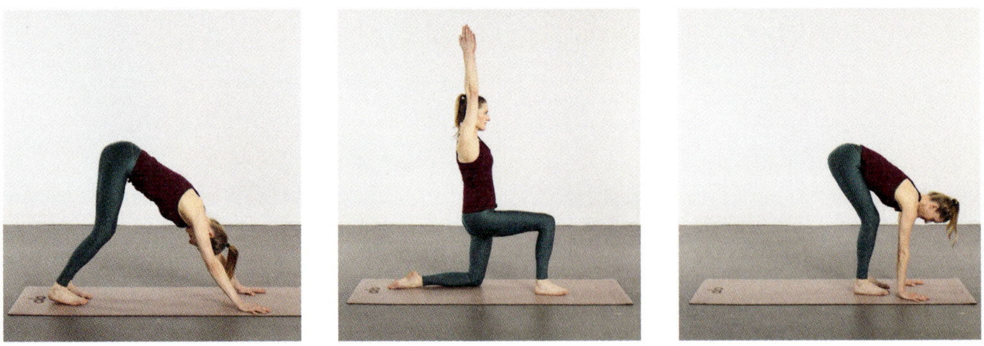

f Herabschauender Hund und den Flow wie beim Sonnengruß beenden; danach auf der anderen Seite wiederholen (ab Seite 84)

6 Verkörperter Twist am Boden: Fokus auf das Loslassen dessen, was dich zurückhält (Seite 166)

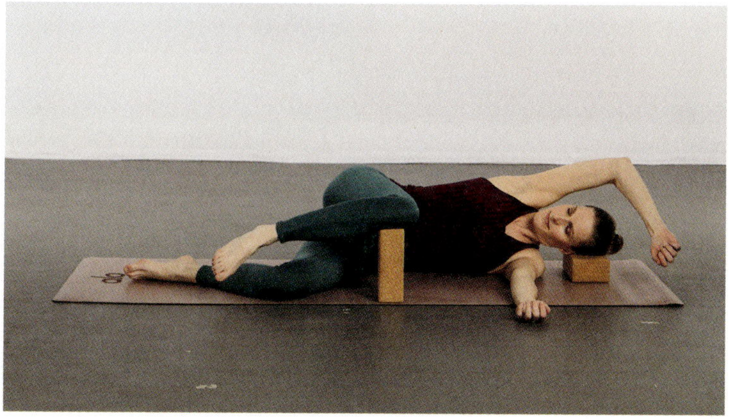

7 Shavasana (Seite 173)

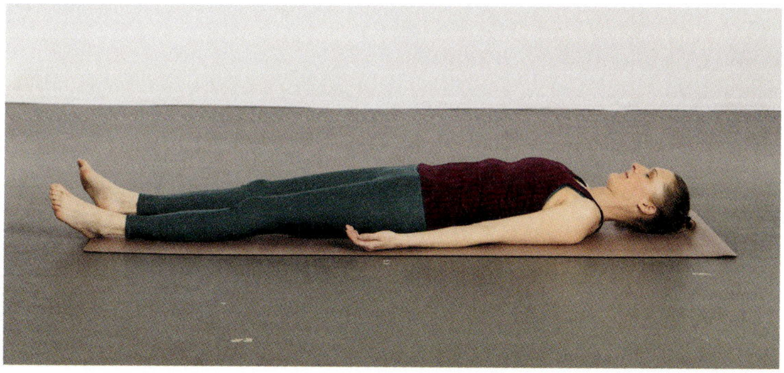

Übungssequenz bei sitzender Bildschirmtätigkeit

Schwerpunkte dieser Abfolge sind das Stärken und Mobilisieren des Körpers, um das lange Sitzen körperlich auszugleichen. Das Trainieren der Augenbewegungen dient dazu, den Augen Abwechslung von einem nahen Bildschirmblick zu ermöglichen und sie zu entspannen. Die Übung der natürlichen Atmung bringt ein gesundes Atemmuster ins Bewusstsein und entspannt das Nervensystem. Die Übungen können jeweils auch einzeln als kurze Pausen im Alltag durchgeführt werden, falls weniger Zeit am Stück zur Verfügung steht.

S Stabilität der Körpermitte, Mobilisierung der großen Gelenke, aufrechte Körperhaltung

A Natürliche Atmung

F Check-in, Beine an der Wand

E Augenübungen und -entspannung, Nervendehnungen

1 Check-in (Seite 143)

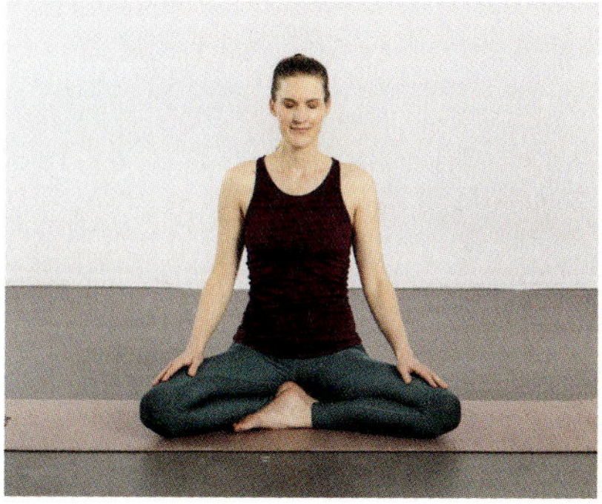

2 Atemübung: natürliche Atmung (Seite 126)

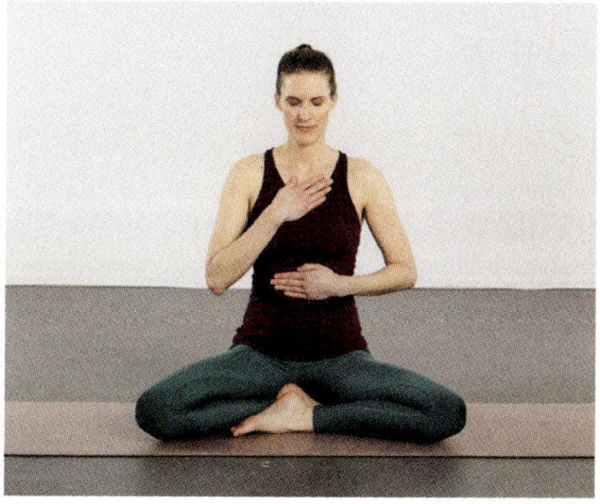

3 Mobilisierungsübung der Halswirbelsäule im Sitzen oder Stehen, optional mit Medianus- und Radialis-Nerv-Dehnungen (Seite 114)

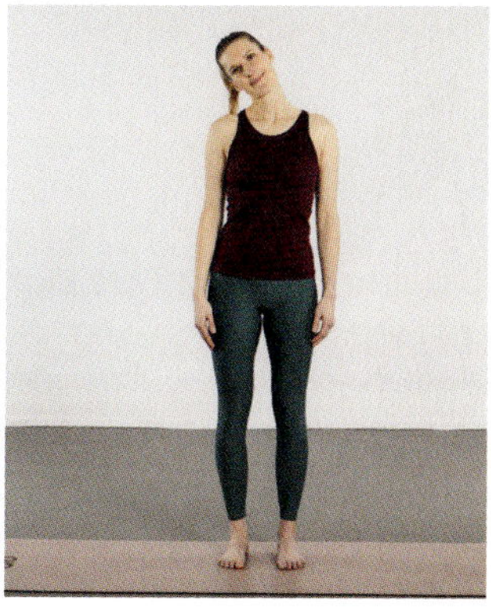

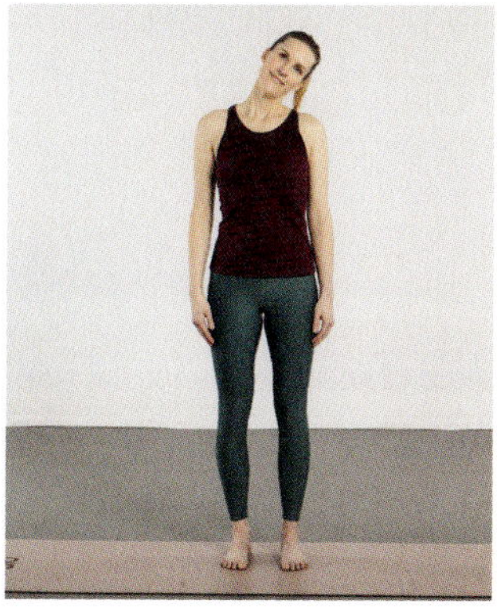

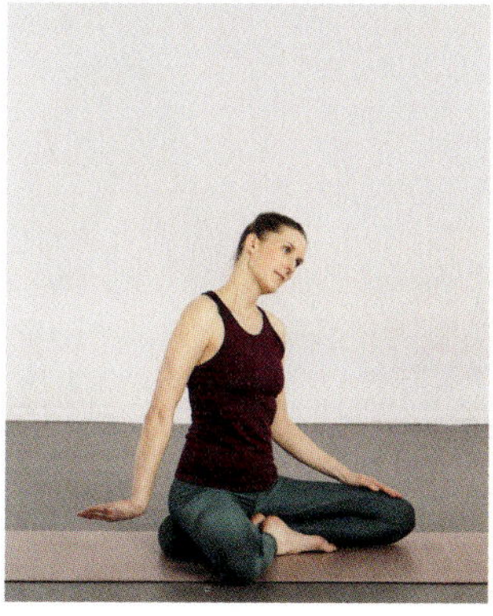

4 Augenbewegungen und Augenentspannung im Stehen

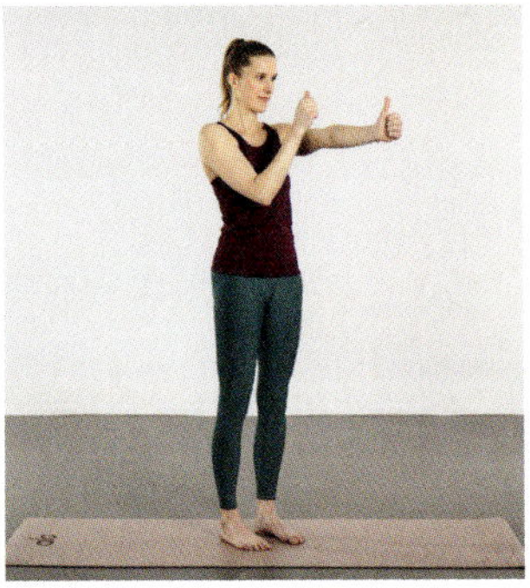

a Nah-Fern-Fokusübung (Seite 204)

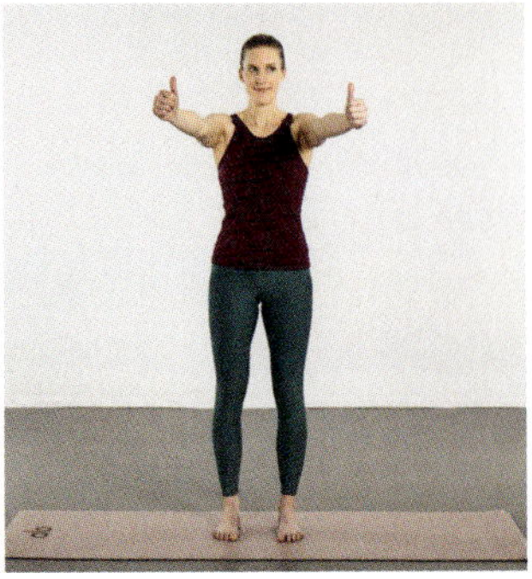

b Sakkadentraining (Seite 198)

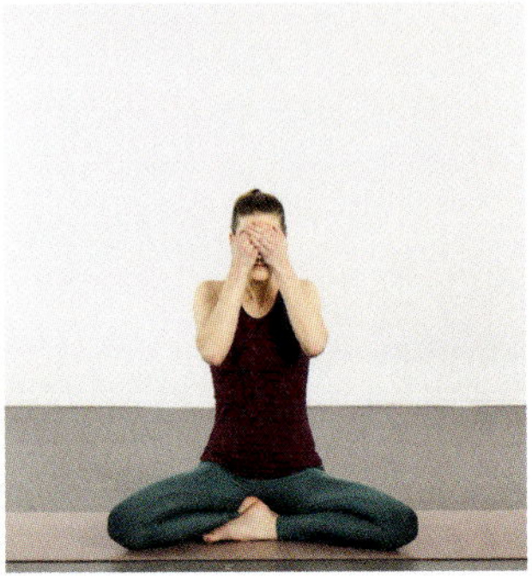

c Augen-Palming (Seite 208)

5 Körperliche Kräftigung

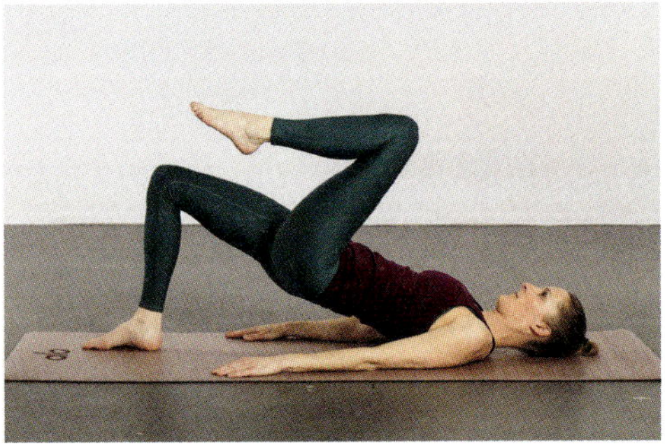

a Tiefe Schulterbrücke klassisch oder einbeinig (Seite 74)

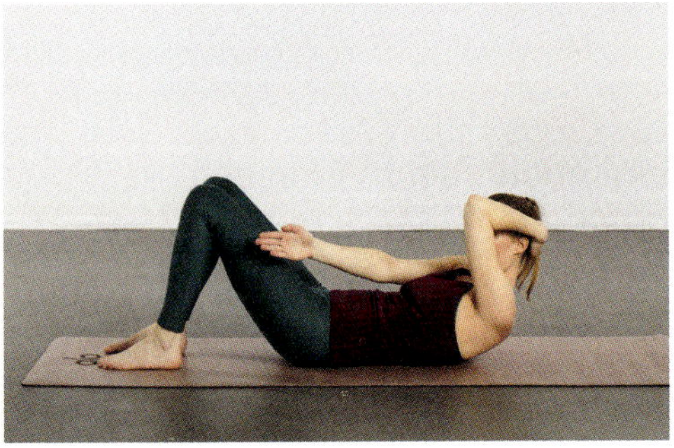

b Stärkung der tiefen Bauchmuskulatur mit Twist (Seite 78)

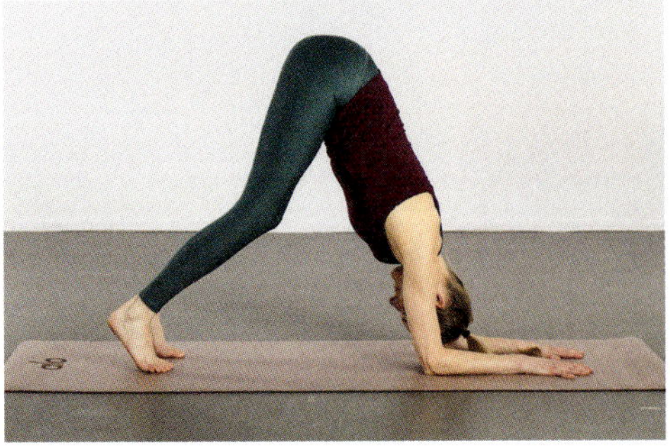

c Delfin (Seite 82)

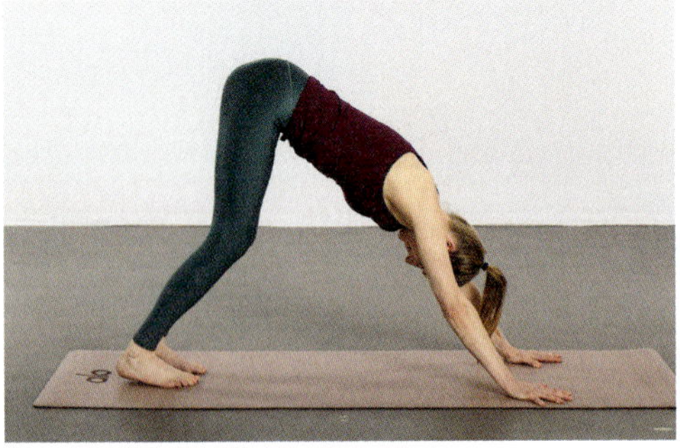

d Herabschauender Hund, Nacken entspannen (Seite 122)

6 Kurzer Mobilisierungsflow für Hüfte und Schultern mit Twists

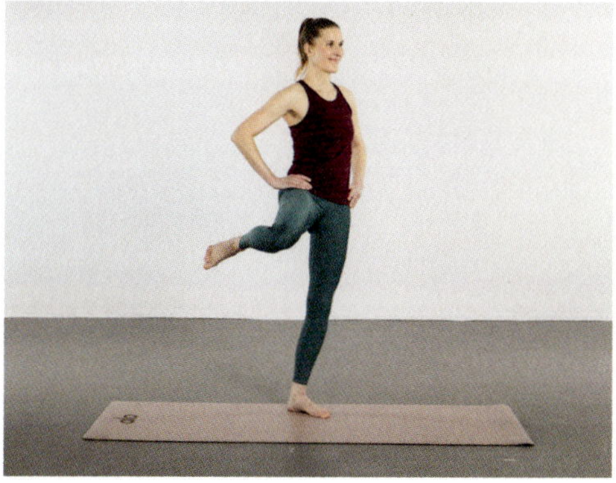

a Mobilisierungsübung Hüfte im Stehen: Hüftkreise (ab Seite 100)

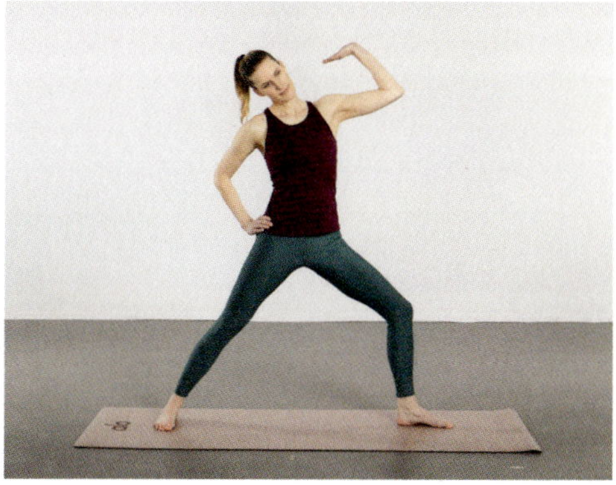

b Krieger 2 mit Ulnaris-Nerv-Dehnung (Seite 224)

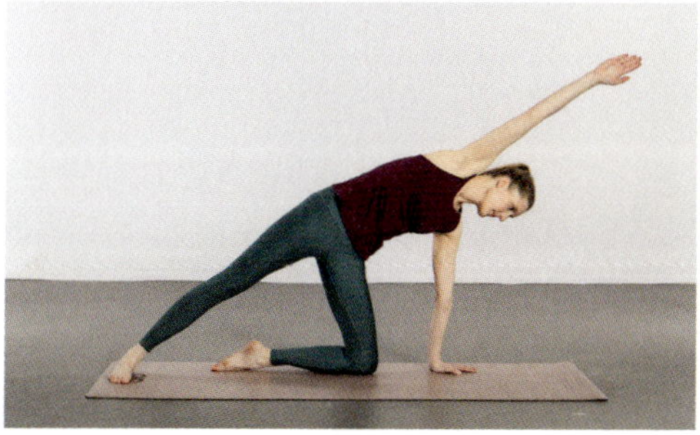

c Seitstütz mit Schulterkreisen (Seite 120)

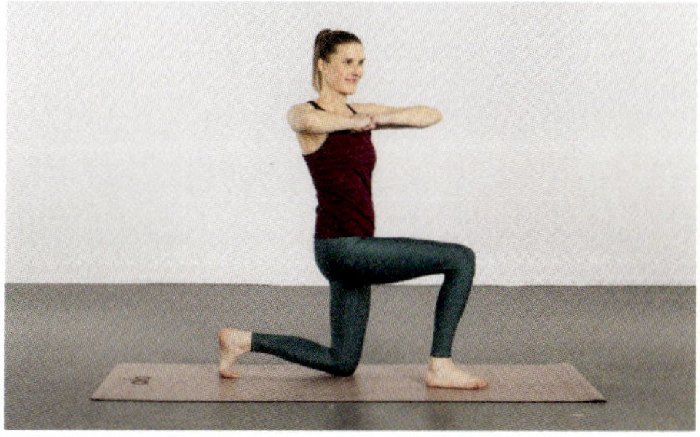

d 90-90-Kniestand-Twist; einatmend in der Mitte, ausatmend zum vorderen Knie drehen; 5- bis 8-mal (Seite 118)

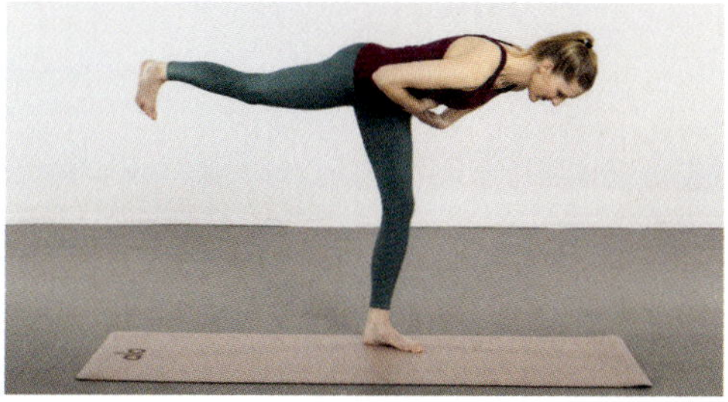

e Krieger 3, die Hände an den Körper legen für Feedback zur Ausrichtung oder auf Blöcke zur Unterstützung der Balance (Seite 94)

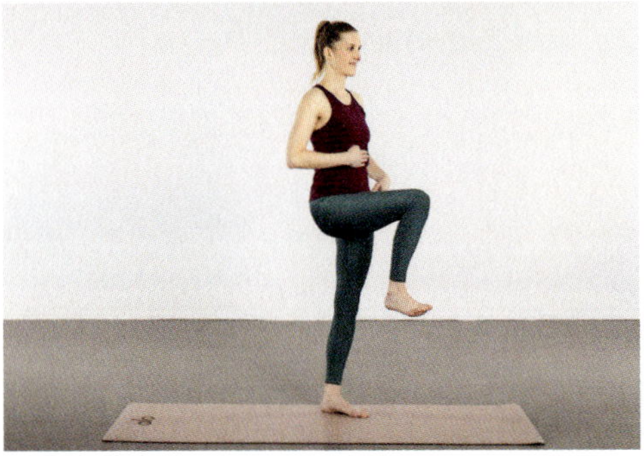

f Balance im Stehen (ab Seite 100)

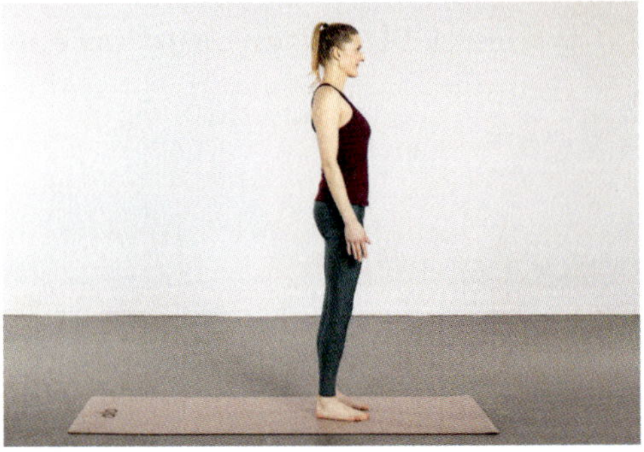

g Ausgangsstellung; auf der anderen Seite wiederholen

7 Beine an der Wand (Seite 170)

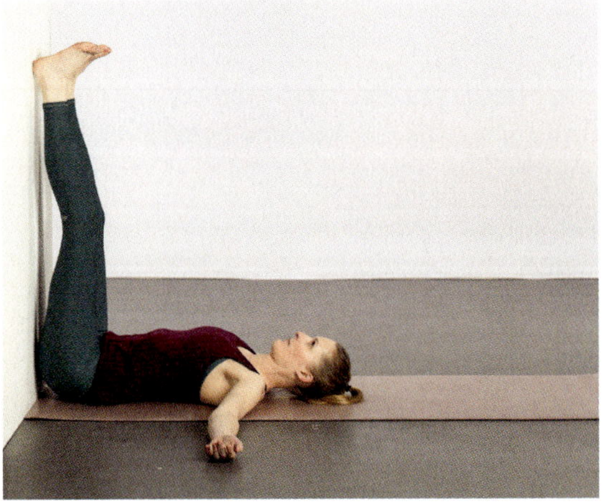

8 Shavasana (Seite 173)

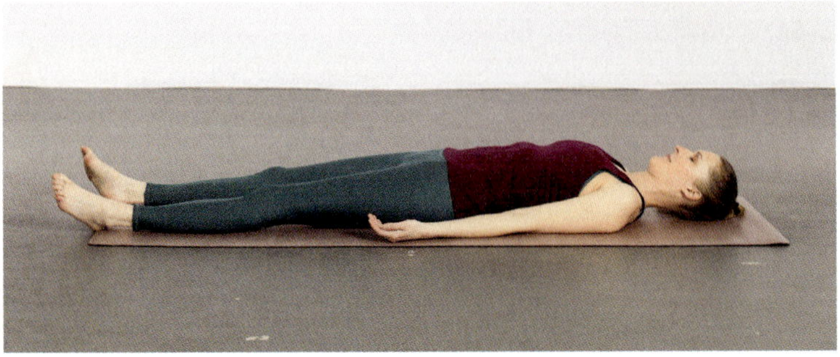

Übungssequenz bei Stress, Angst und Überforderung

Bei dieser Sequenz geht es darum, den eigenen Stresslevel wahrzunehmen, Verbindung zum Körper zu spüren und über den Atem, die Ohrmassage und das Summen den Vagusnerv zu stimulieren. Die Übungen werden nah am Boden durchgeführt, um für Erdung und Stabilität zu sorgen. So wird der Fokus auf das Atmen und Fühlen gelegt. Das Erkunden rückt in den Hintergrund, da zunächst die Herstellung der inneren Sicherheit gegeben sein muss.

S	Stabilität der Körpermitte
A	Entspannende Atmung, Atemraum erweitern, Bienenatmung (Summen ohne Fingerhaltung)
F	Ohrmassage für Stimulation des Vagusnervs, ruhige Haltungen, Bodyscan
E	Periphere Wahrnehmung

1 Ohrmassage (Seite 150)

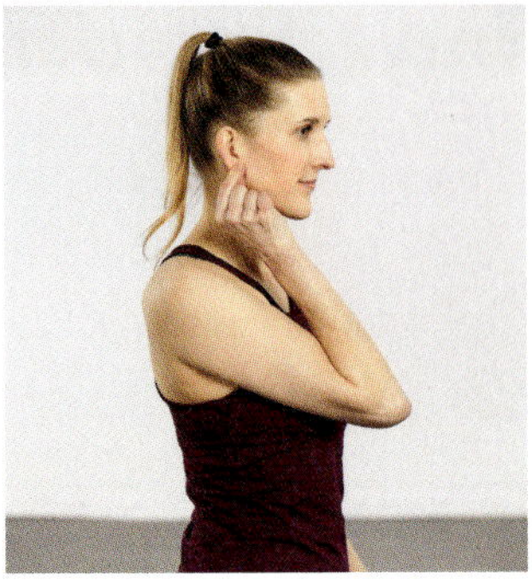

2 Atemübung: länger aus- als einatmen (Seite 126)

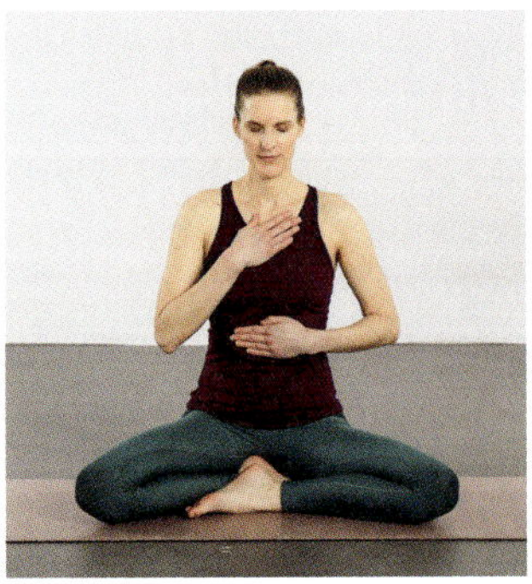

3 Isometrische Augenübung (Fixierung), Fokus auf das indirekte Betrachten der Peripherie (Seite 196)

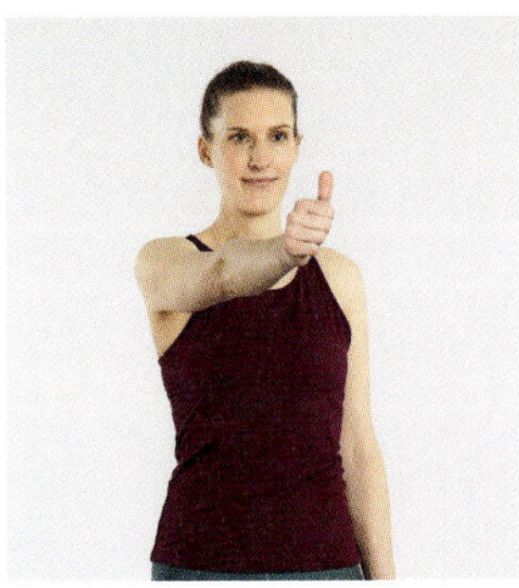

4 Erdende, langsame Sequenz

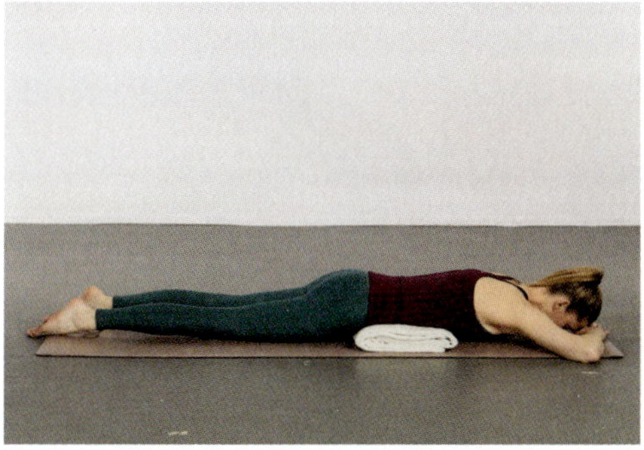

a Atemraum erweitern (Seite 128)

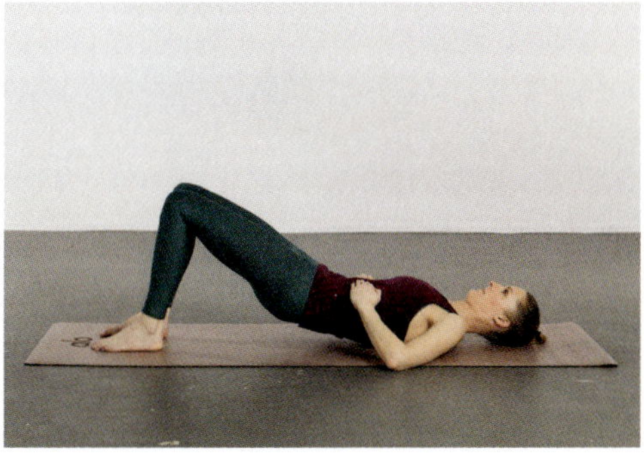

b Tiefe Schulterbrücke: Wirbelleiter mit der Atmung synchronisieren (Seite 74)

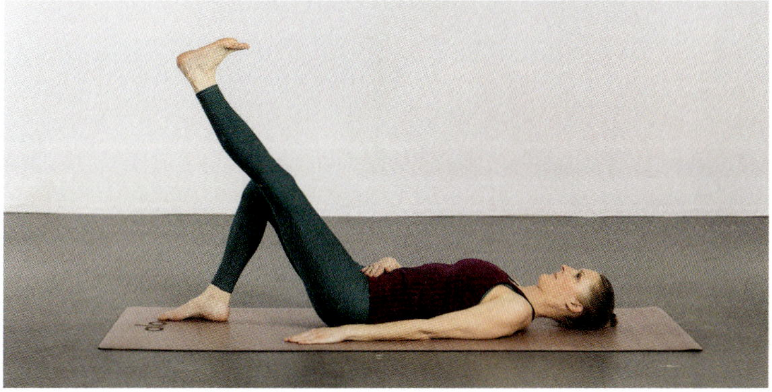

c Sanfte Stärkung der tiefen Bauchmuskulatur im Käfer (Seite 80)

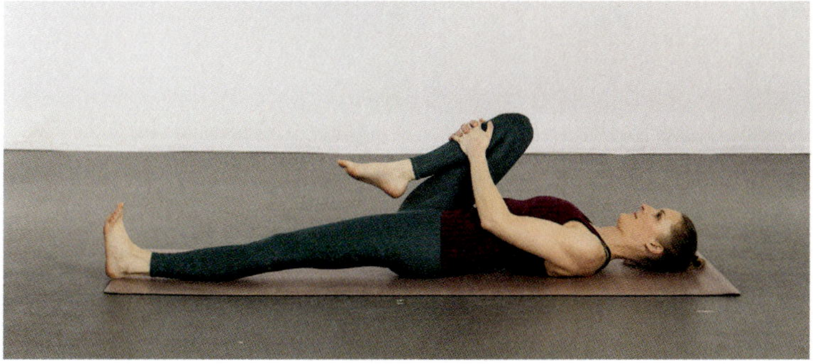

d Knie zum Bauch ziehen, beide Seiten (Seite 164)

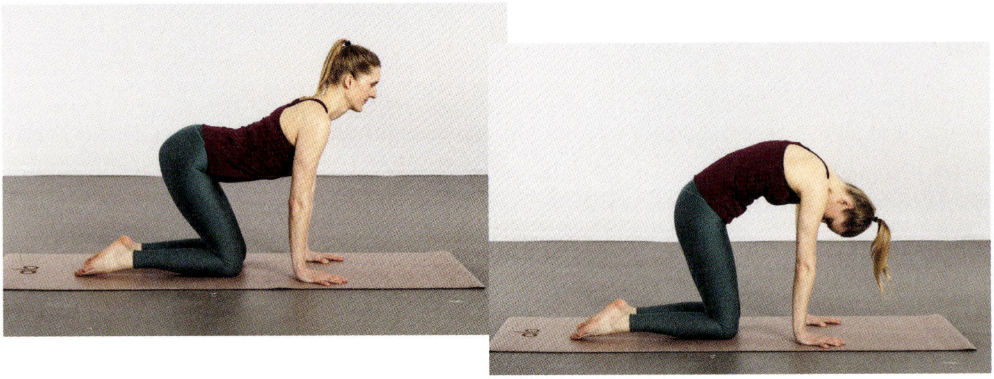

e Katze-Kuh: einige Male im Wechsel synchron zur Atmung (Seite 116)

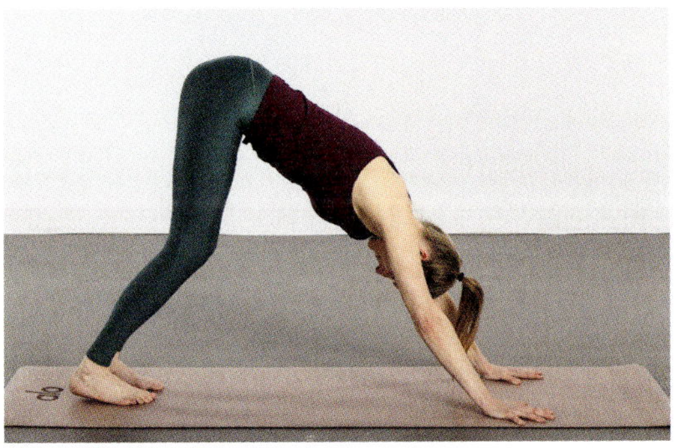

f Herabschauender Hund – Atem im Rücken spüren (Seite 122)

5 Nadelöhr mit Beckenschaukel (Seite 167)

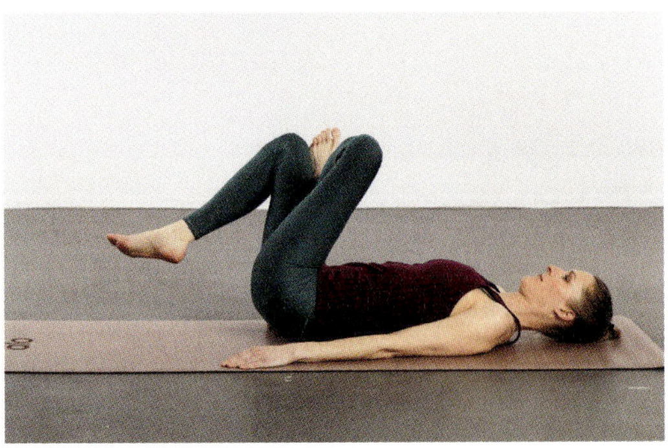

6 Krokodil mit Summen (Seite 165)

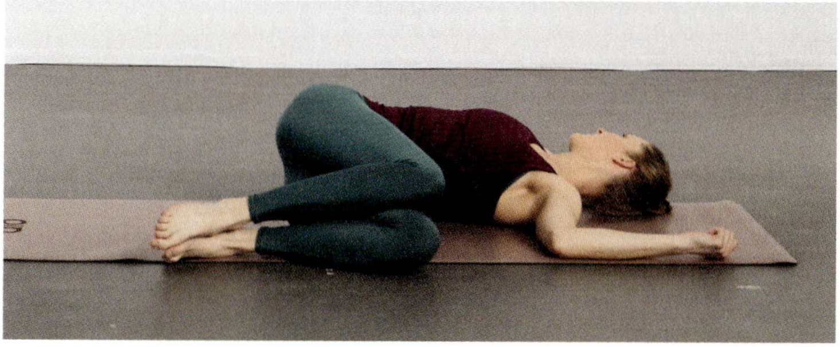

7 Beine an der Wand mit verlängerter Ausatmung (Seite 170)

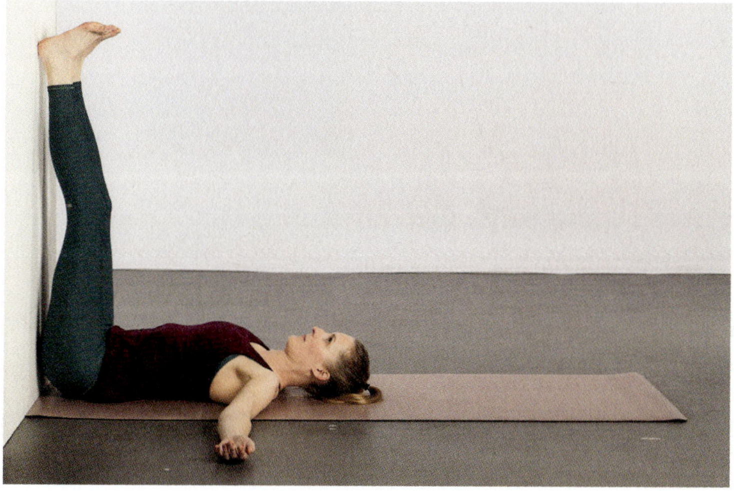

8 Shavasana mit Bodyscan (Seite 173)

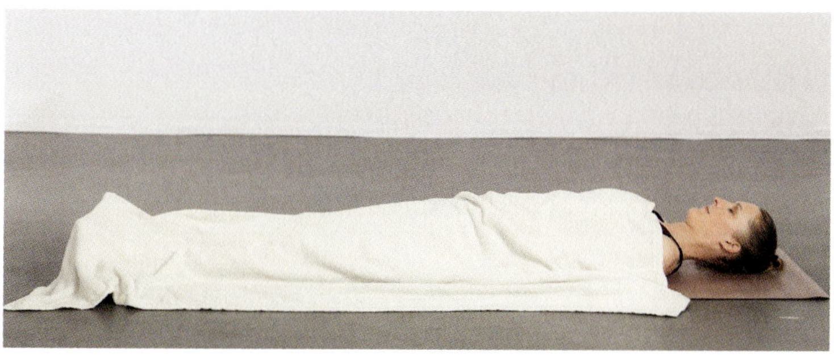

Übungssequenz für geistige Wachheit und Energie

Wenn du dich danach fühlst, dich ein wenig herauszufordern, kann dir diese Sequenz helfen, dich geistig und körperlich wach zu machen. Hier steht das Erkunden im Vordergrund: Koordinations- und Rhythmus-Übungen machen den Geist wach, Schwungbewegungen und Plyometrics bringen Energie in den Körper.

S	Stabilität der Körpermitte
A	Atemübung für Balance des autonomen Nervensystems
F	Bewusste Wahrnehmung in ruhiger Haltung
E	Koordination Hand und Fuß, Sonnengruß mit Metronom, Schwungbewegungen und Plyometrics

1 Atemübung für Balance des autonomen Nervensystems (Seite 131)

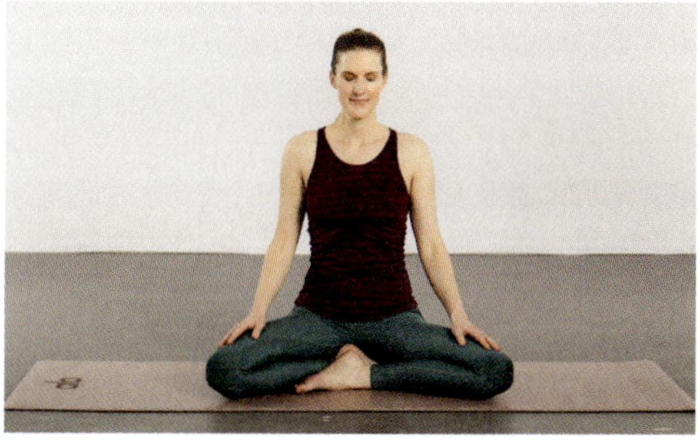

2 Dissoziierte Koordination: Fußkreisen und Handklappen in Rückenlage (Seite 190)

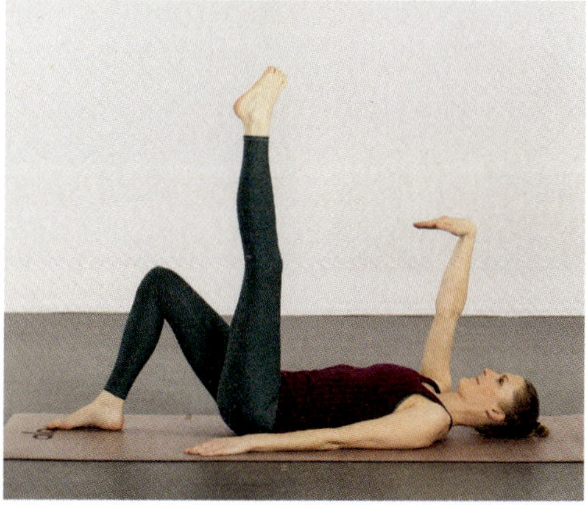

3 Tiefe Schulterbrücke (ab Seite 74)

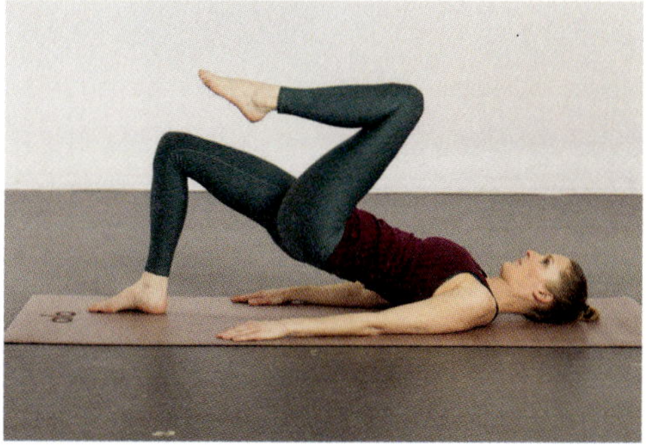

4 Stärkung der tiefen Bauchmuskulatur mit Twist (ab Seite 78)

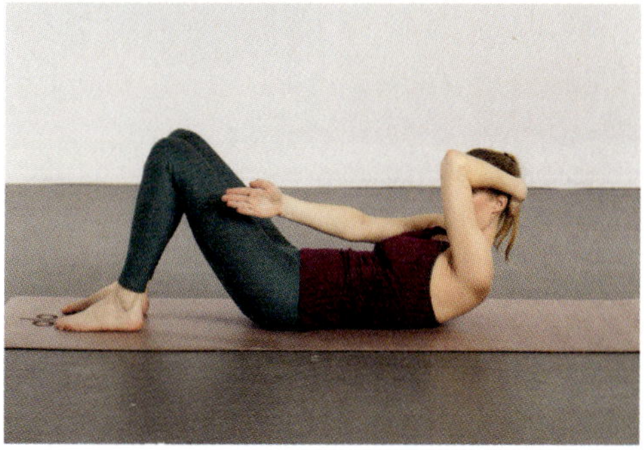

5 Sonnengruß im gleichbleibenden Tempo; 2 bis 6 Runden (ab Seite 84)

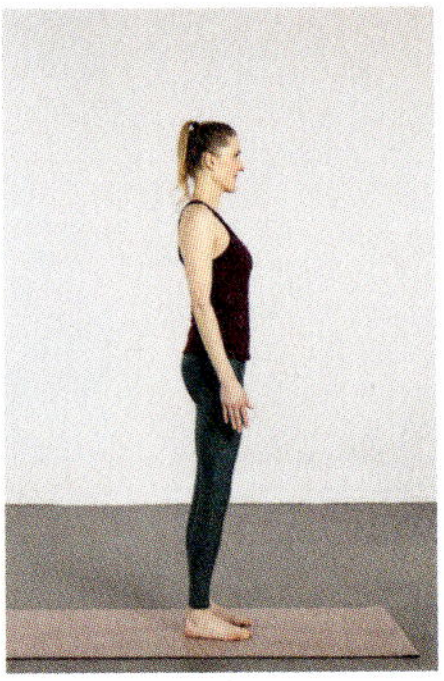
a Ausatmen

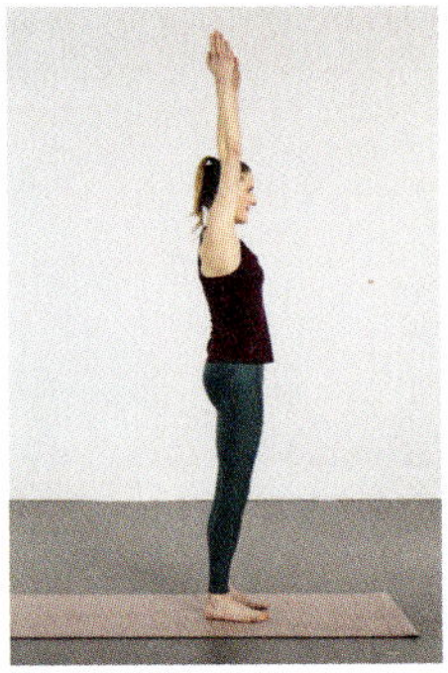
b Einatmen

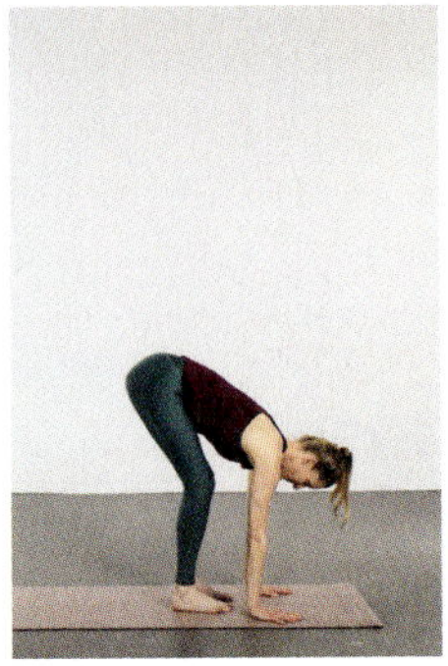
c Ausatmen

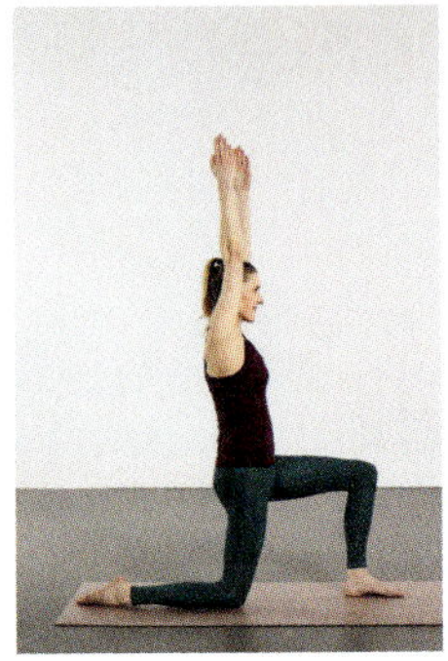
d Einatmen

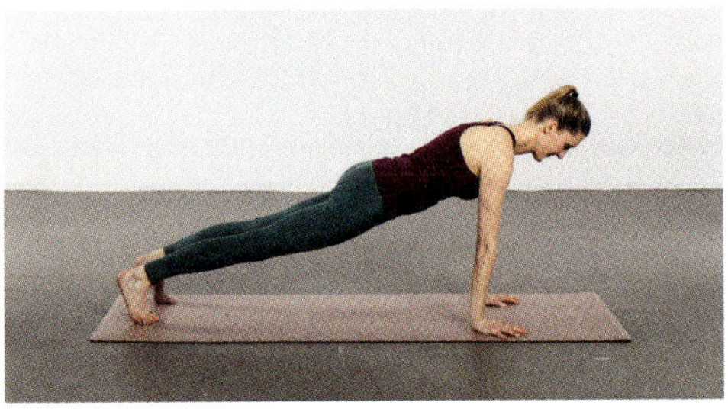
e Ausatmen

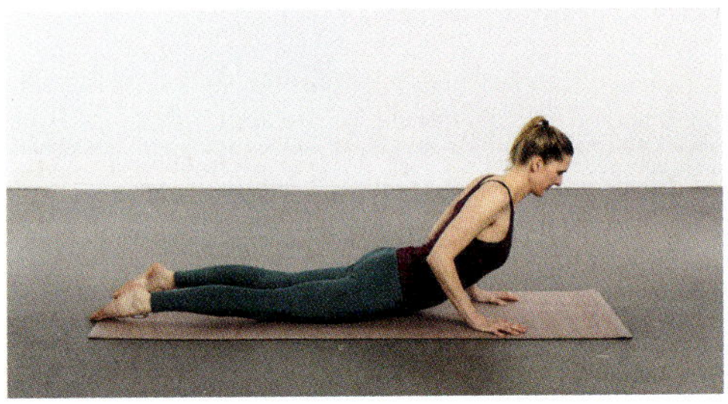
f Einatmen

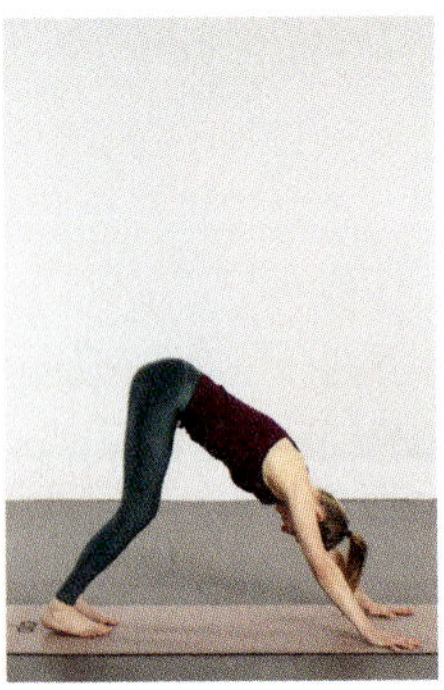
g Ausatmen

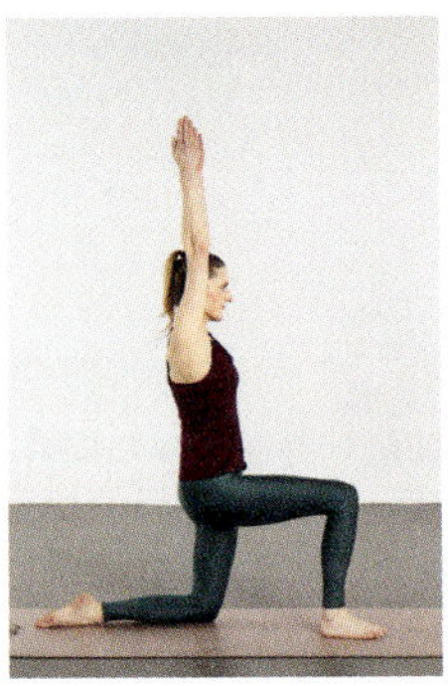
h Einatmen

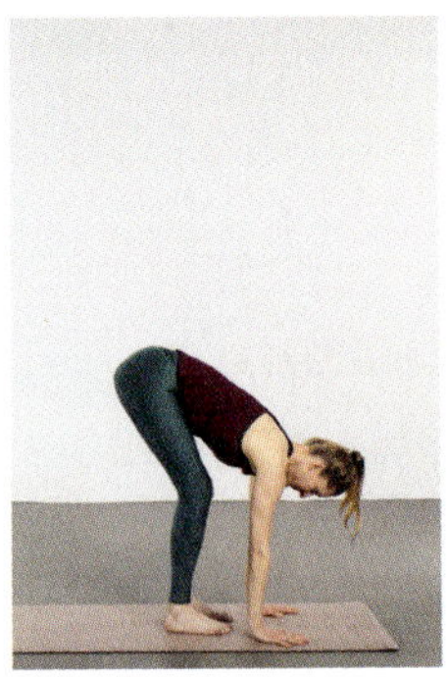
i Ausatmen

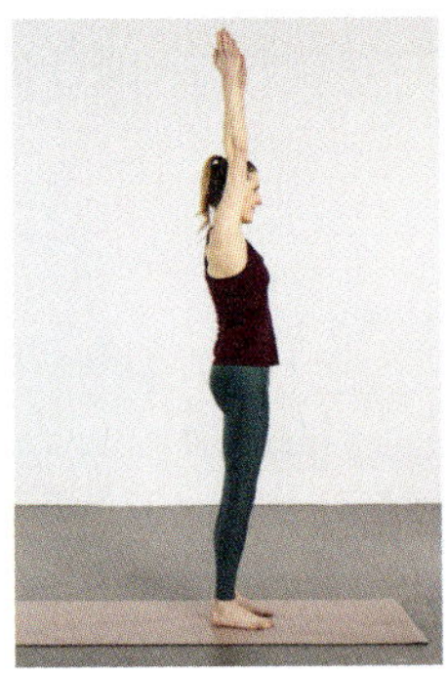
j Einatmen

6 Kurzer Flow mit Plyometrics, jeweils auf beiden Seiten

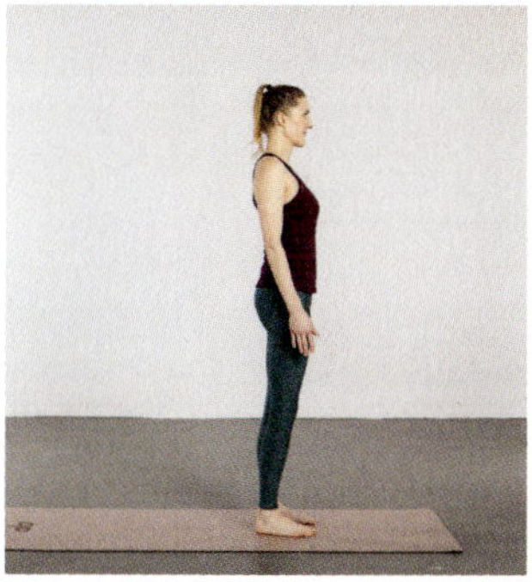
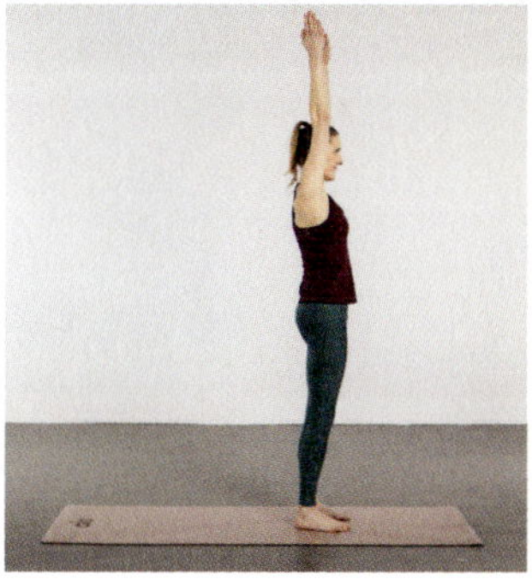
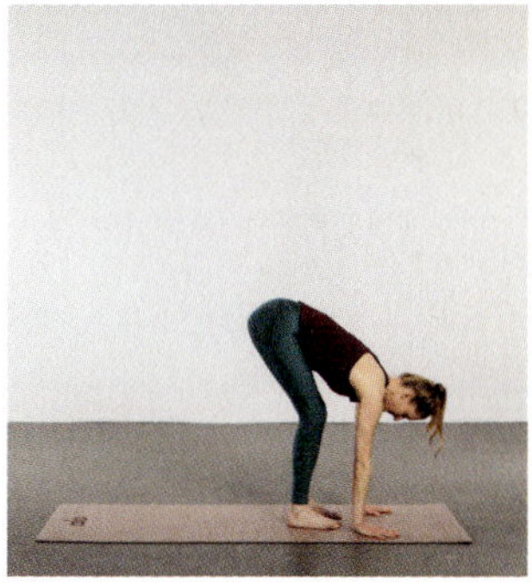

a Beginn wie im Sonnengruß (ab Seite 84)

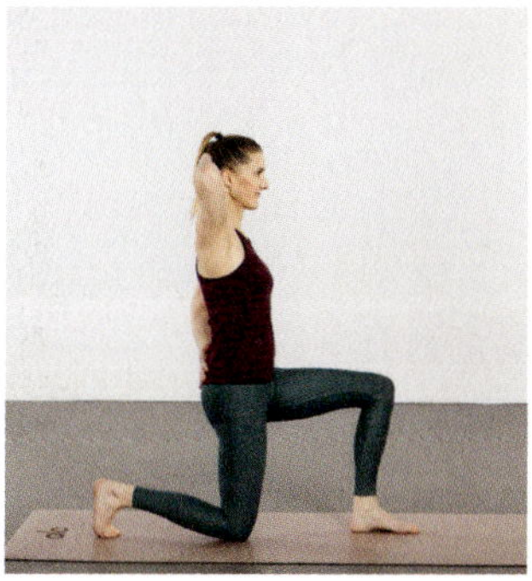
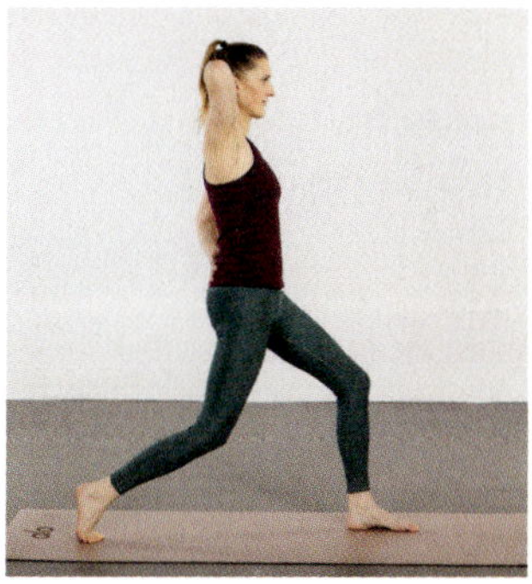

b Wechsel zwischen 90-90-Kniestand und Ausfallschritt; 3-mal (Seite 91)

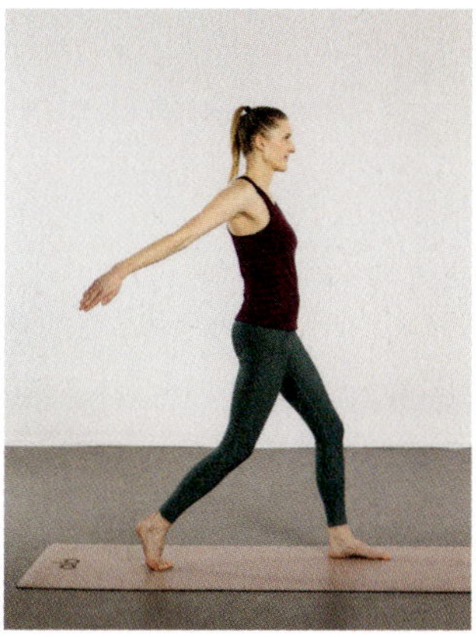
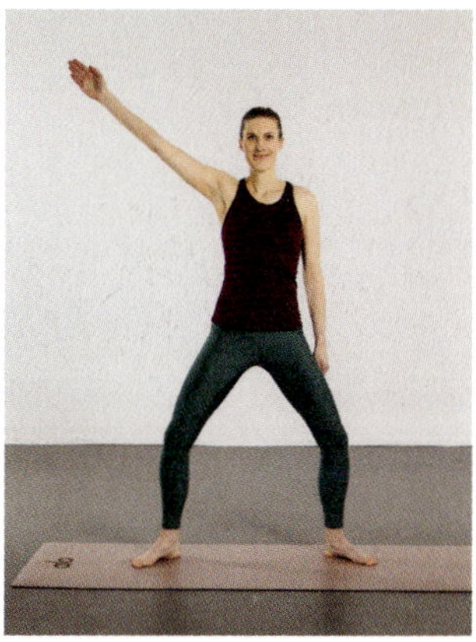

c Armschwingen zwischen Ausfallschritt und Göttinnen-Haltung; 3-mal (Seite 186)

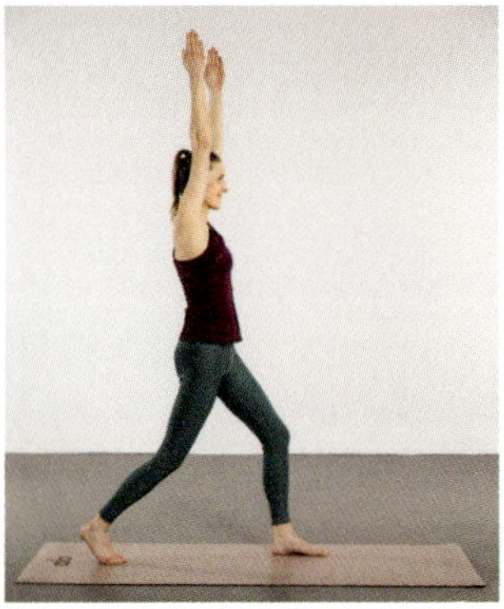

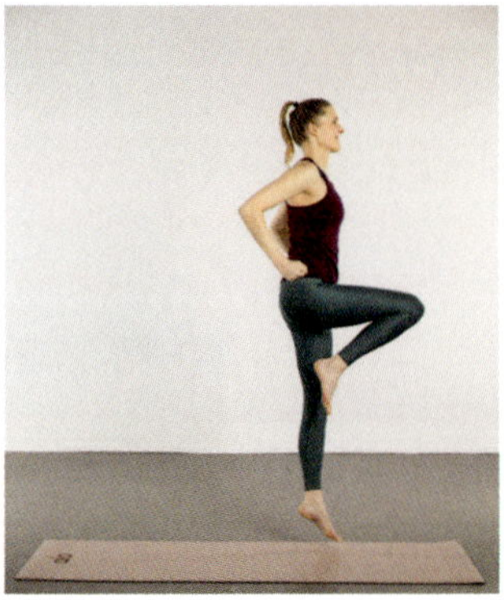

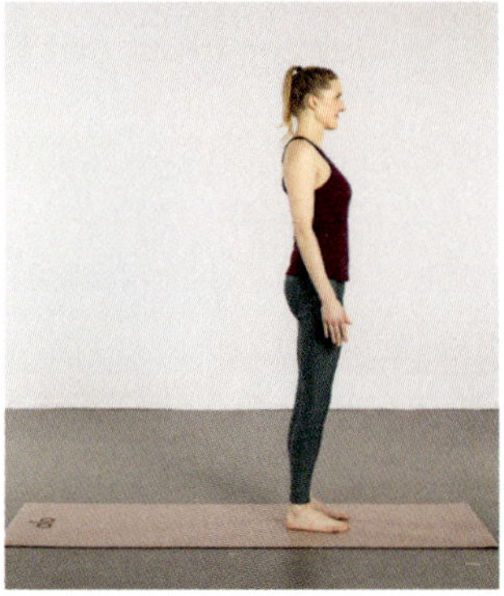

d Ausfallschritt und Balance im Stehen; 5- bis 10-mal im Wechsel; optional mit kleinem Hüpfer (Seite 188)

e Ausgangshaltung; Wiederholung auf der anderen Seite

7 Tiefe Schulterbrücke mit Wirbelleiter; 3- bis 5-mal; Atmung synchronisieren (ab Seite 74)

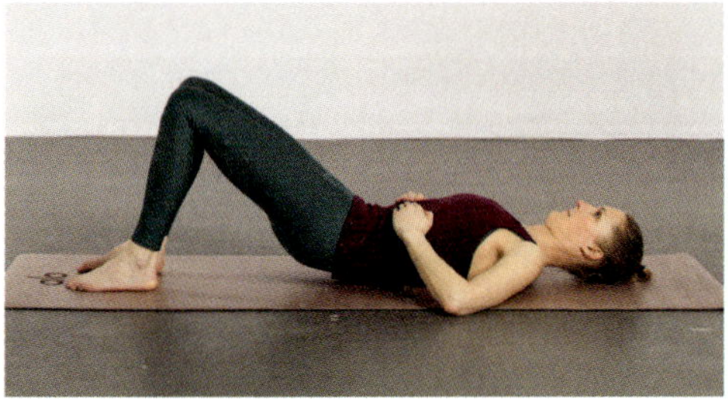

8 Krokodil (Seite 165)

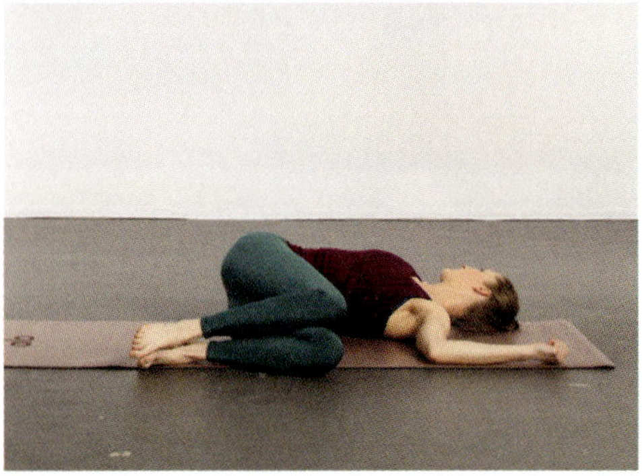

9 Shavasana (Seite 173)

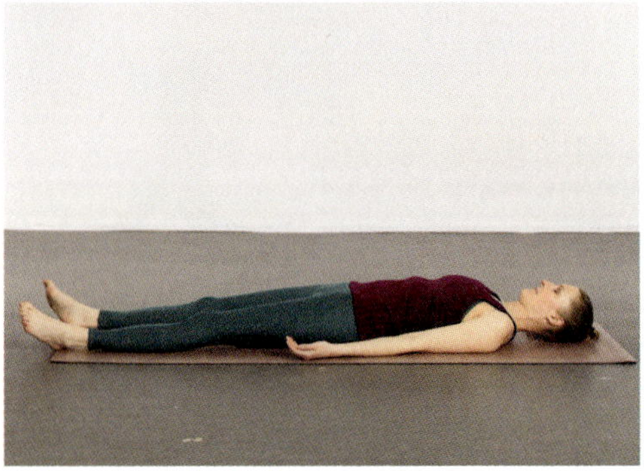

Übungssequenz zur Verbesserung der Balance

Bei dieser Sequenz geht es darum, die eigene Balance herauszufordern und durch Augen- und vestibuläre Übungen zu verbessern. Hier stehen das Erkunden und das spielerische Vorgehen durch Ausprobieren der Übungen mit Test vor und nach einer jeweiligen Übung im Vordergrund. Die Sequenz wird durch erdende Haltungen abgerundet.

S	Stabilität der Körpermitte
A	Box-Atmung, Bienenatmung
F	Bewusste Wahrnehmung in ruhigen Haltungen zur Erdung
E	Sakkaden, VOR, VOR-C, Test und Re-Test mit herausfordernder Balance-Sequenz

1 Box-Atmung im Sitzen für mehr Fokus (Seite 134)

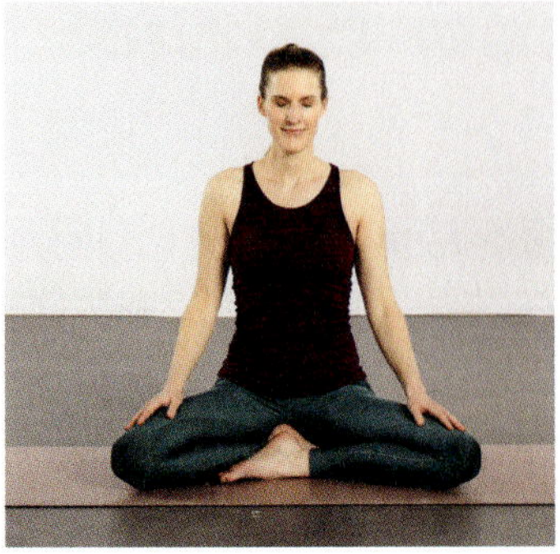

2 Zungenkreisen im Sitzen zum Vorbereiten der Aktivität im Hirnstamm und Kleinhirn (Seite 153)

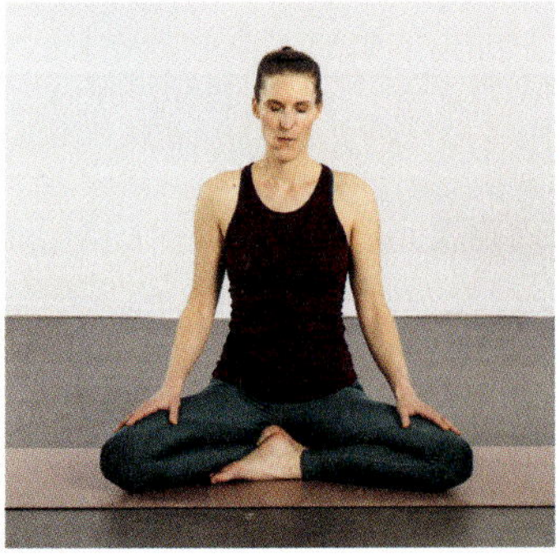

3 Stabilität der Körpermitte (ab Seite 74)

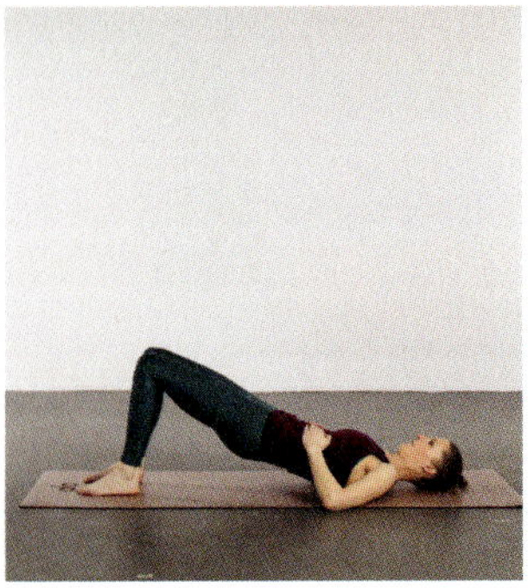

a Tiefe Schulterbrücke: Heben und Senken

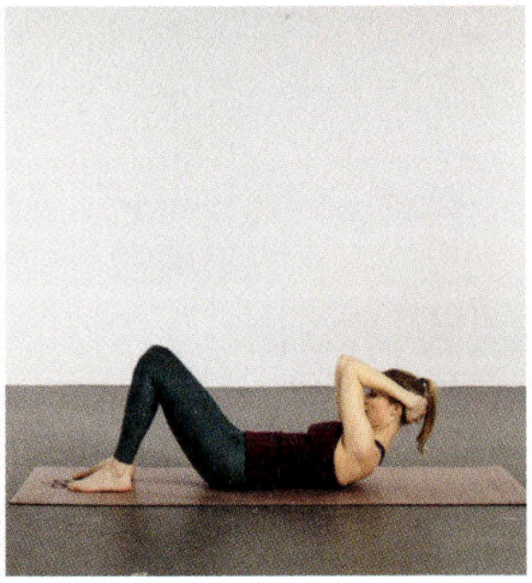

b Stärkung der tiefen Bauchmuskulatur

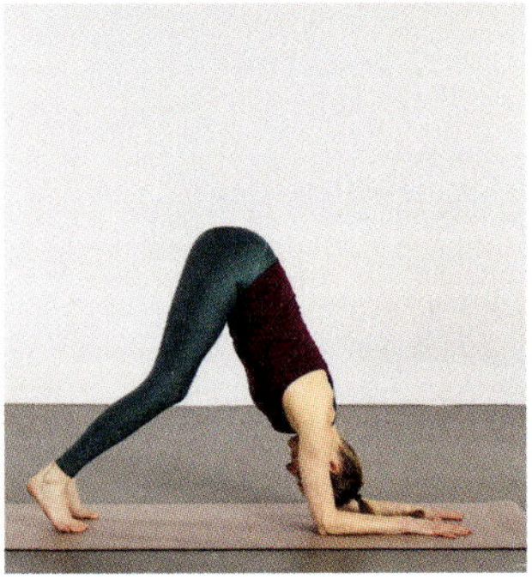

c Delfin

4 Optional: Sonnengruß zum Aufwärmen; 2 bis 4 Runden (ab Seite 84)

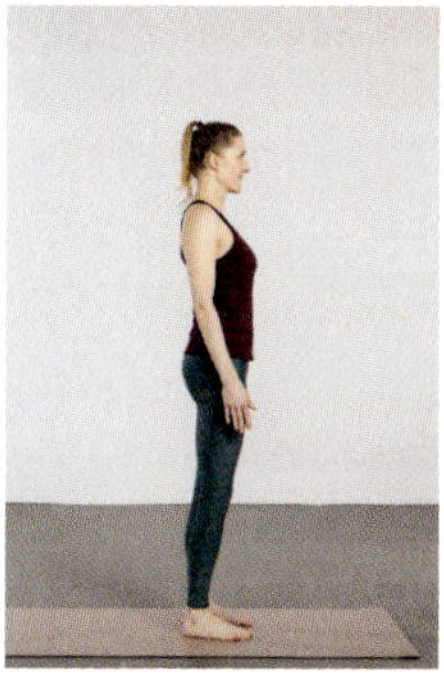

a Ausatmen

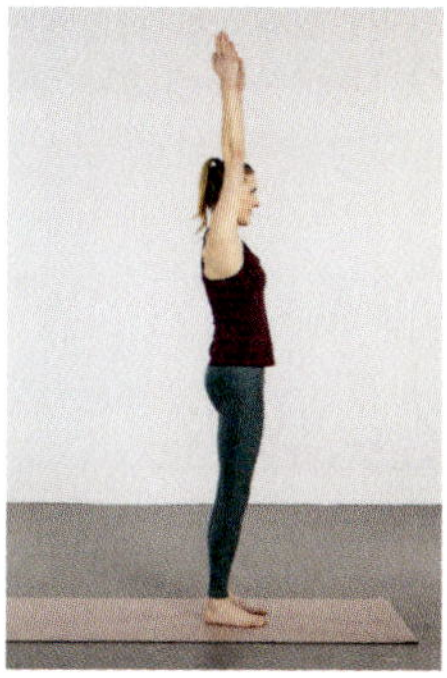

b Einatmen

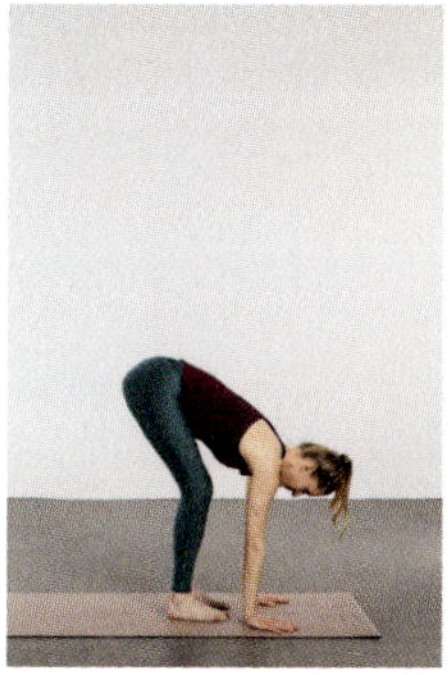

c Ausatmen

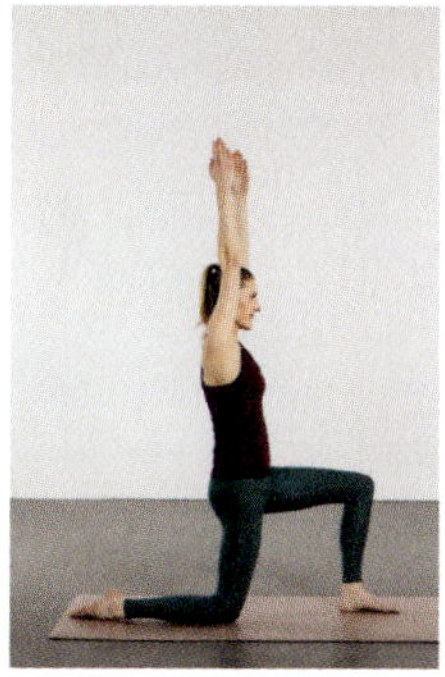

d Einatmen

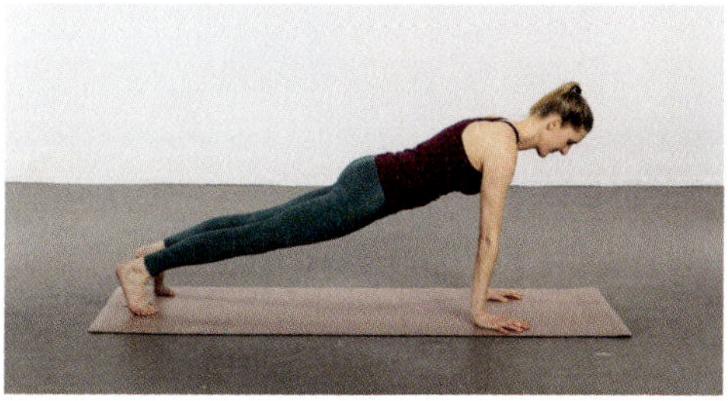

e Ausatmen

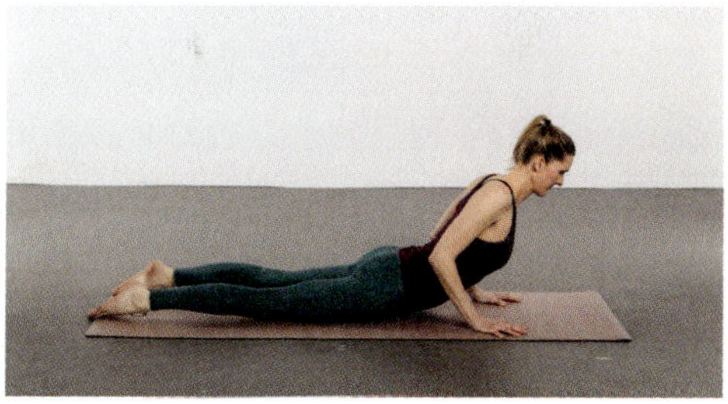

f Einatmen

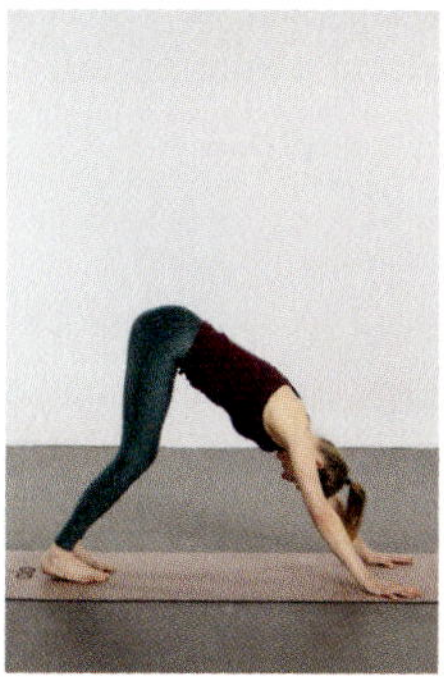

g Ausatmen

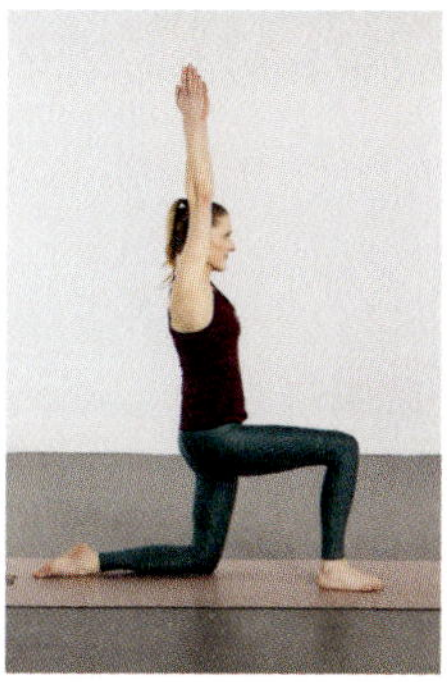

h Einatmen

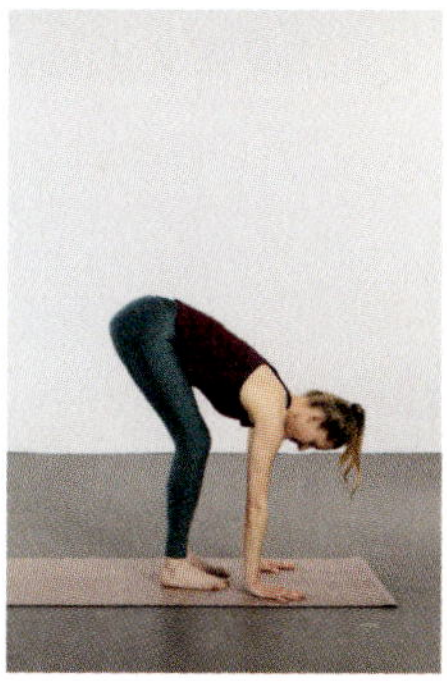

i Ausatmen

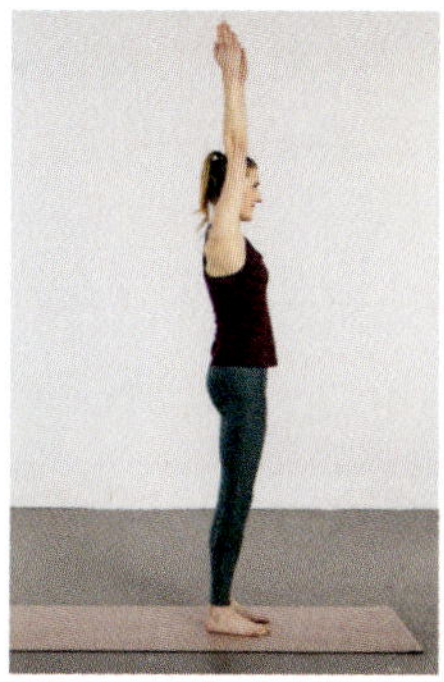

j Einatmen

5 Kurzer Balance-Flow als Test

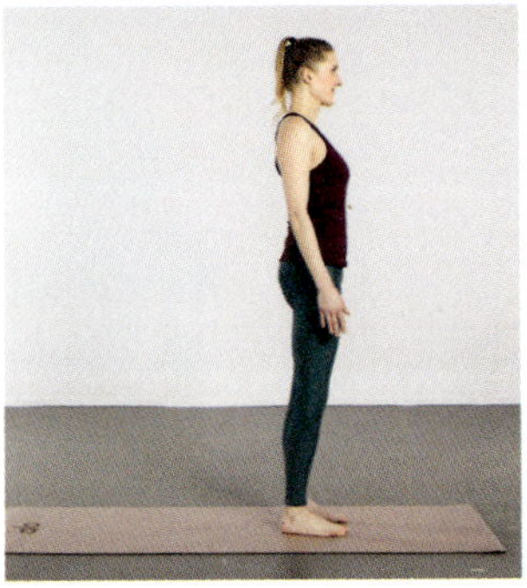

a Neutraler Stand

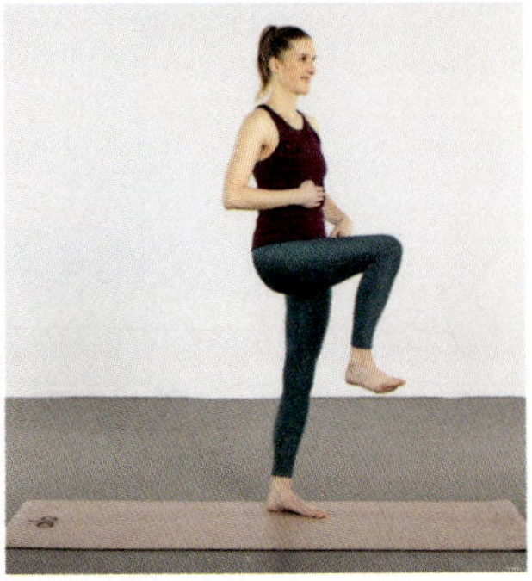

b Einbeinige Balance (Seite 194)

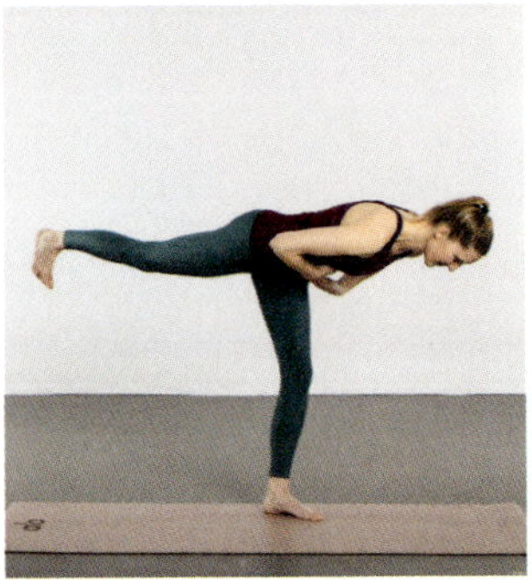

c Krieger 3 (Seite 94)

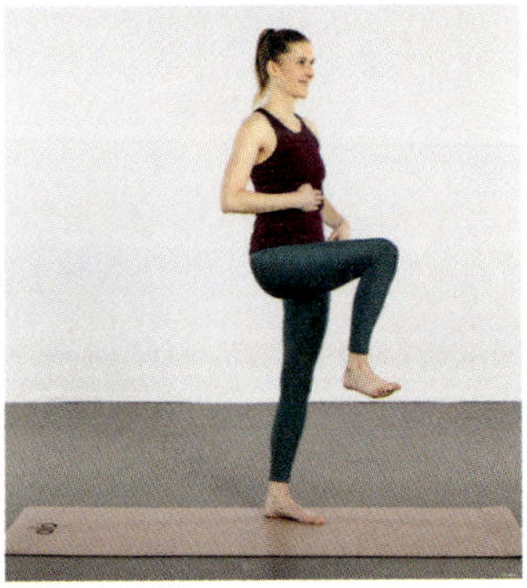

d Einbeinige Balance (Seite 194)

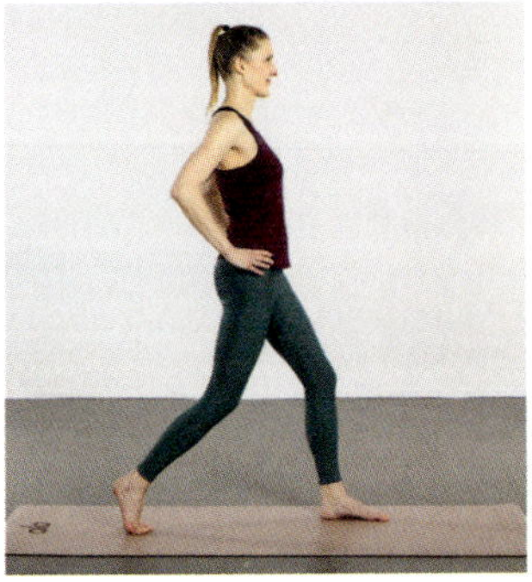

e Ausfallschritt (Seite 91)

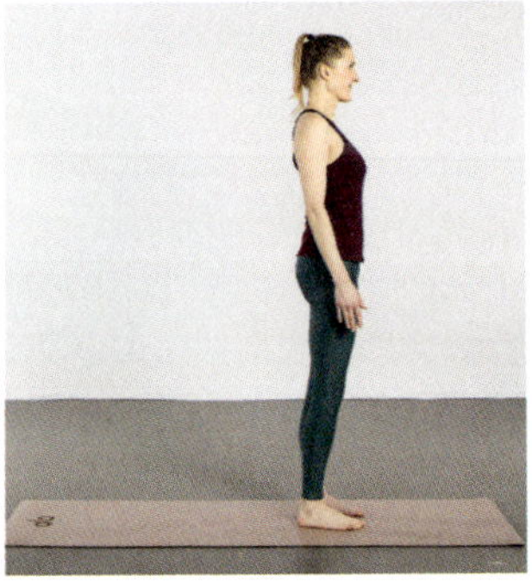

f Ausgangsstellung und Seitenwechsel

6 Augen- und vestibuläre Übungen; nach jeder Übung ein kurzer Balance-Flow, um Balance zu prüfen

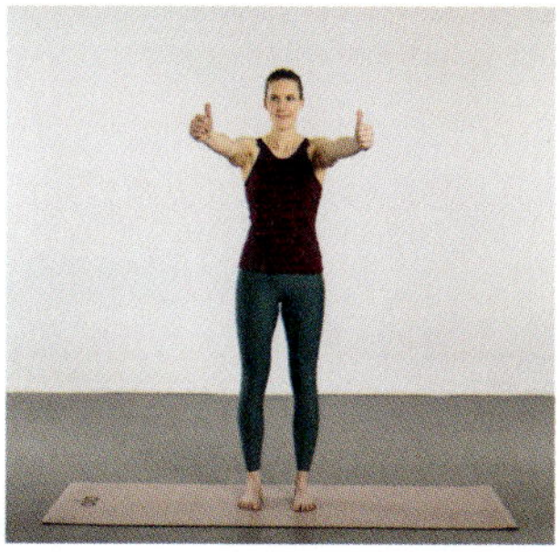

a Sakkaden (Seite 198)

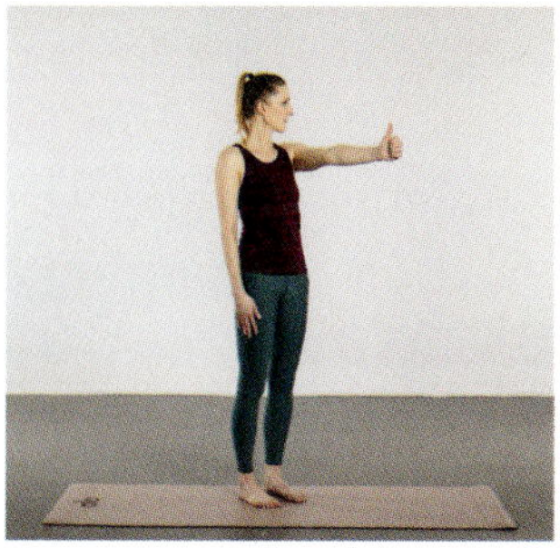

b VOR in 6 Richtunge n (ab Seite 214)

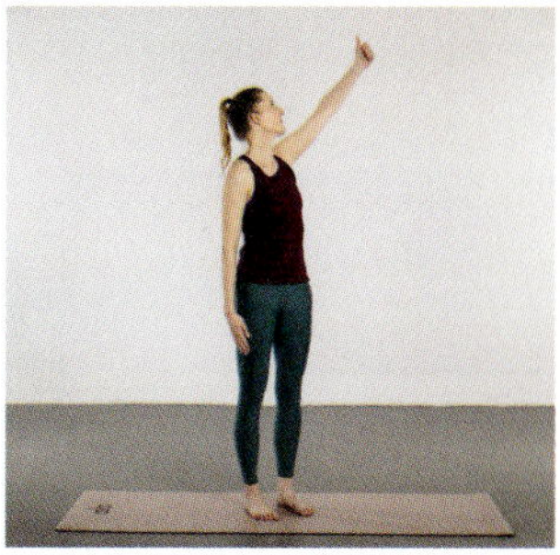

c VOR-C in 6 Richtungen (ab Seite 216)

7 Erdung und Entspannung

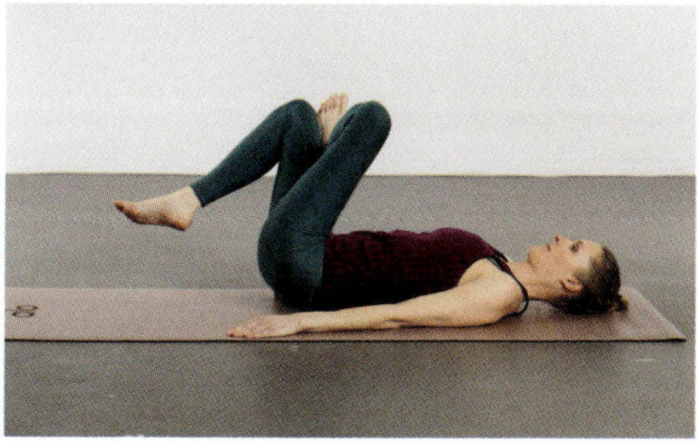

a Nadelöhr mit Beckenschaukel (Seite 167)

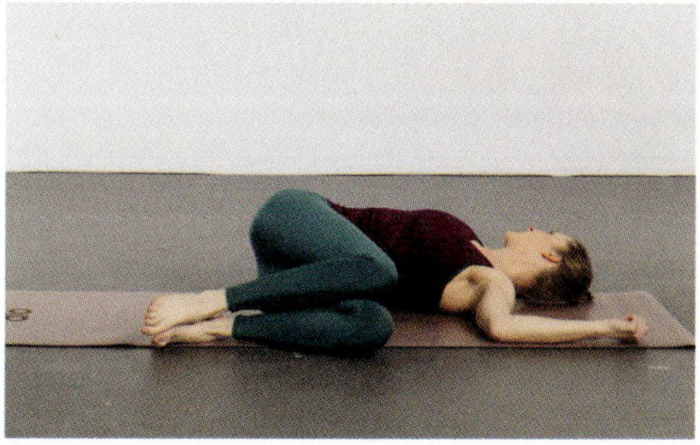

b Krokodil (Seite 165)

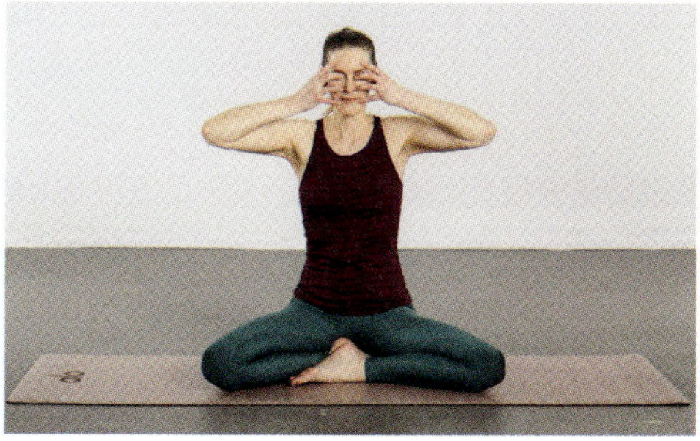

c Bienenatmung im Sitzen (Seite 137)

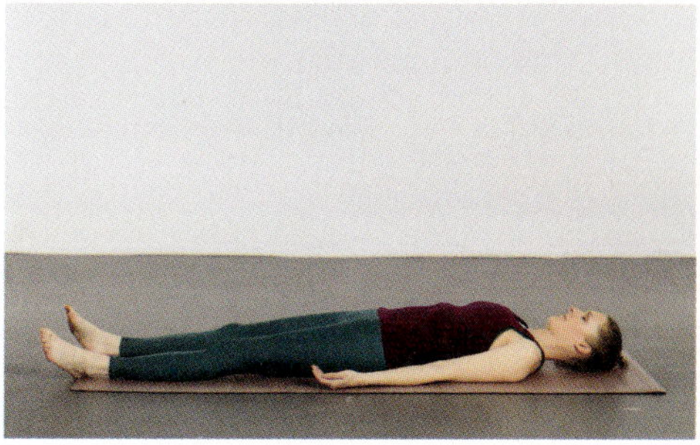

d Shavasana (Seite 173)

Übungssequenz für mehr Beweglichkeit

Hier steht das Erkunden der Übungen und das Testen der jeweiligen Wirkung hinsichtlich der Beweglichkeit im Fokus. Die Mobilisierungsübungen werden dir ein verbessertes Körpergefühl und mehr Kontrolle vermitteln. Teste, ob die Augenbewegungen, vestibulären und Lufthunger-Übungen deinem Gehirn mehr Sicherheit vermitteln und damit mehr Beweglichkeit erlauben. Dennoch behalte bitte im Hinterkopf, dass das Ziel von Yoga nicht die Flexibilität ist, sondern dass es hier darum geht, deinen Körper und dein Gehirn besser kennenzulernen.

S	Stabilität der Körpermitte, Mobilisierungsübungen
A	Lufthunger-Übung
F	Sensorische Ganzkörperstimulation, ruhige Haltungen
E	Augen- und vestibuläre Übungen, Test und Re-Test, Gesichtsmuskelaktivierung

1 Stabilität der Körpermitte zur Vorbereitung

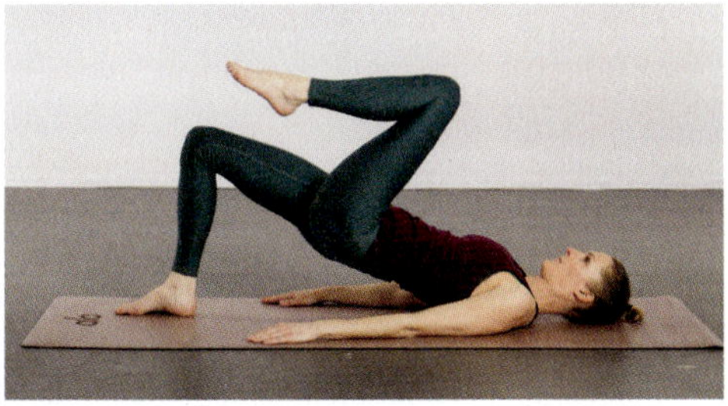

a Tiefe Schulterbrücke klassisch oder einbeinig (ab Seite 74)

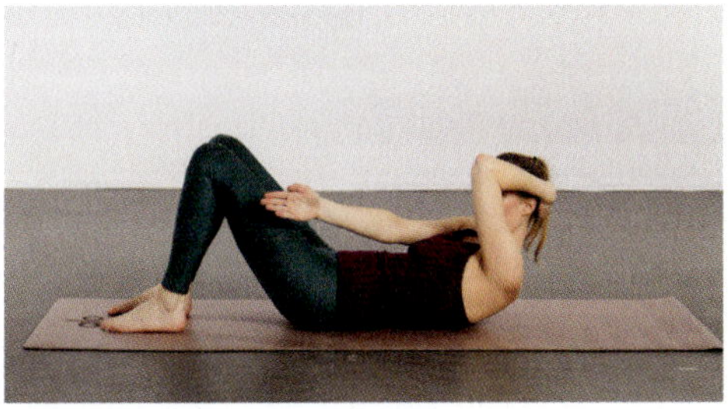

b Stärkung der tiefen Bauchmuskulatur mit Twist (ab Seite 78)

2 Katze-Kuh im Atemrhythmus; 8 bis 10 Wiederholungen (Seite 116)

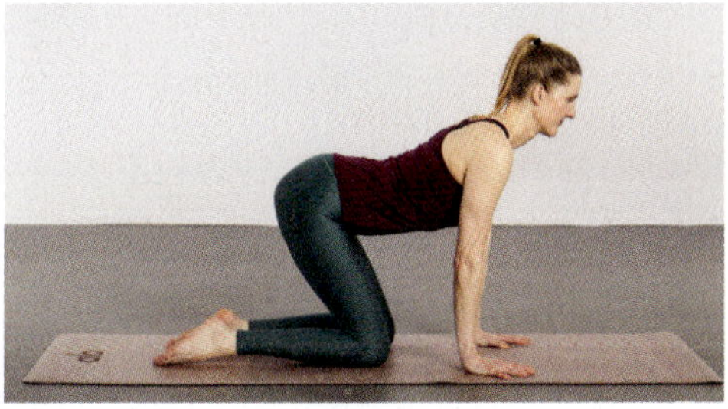

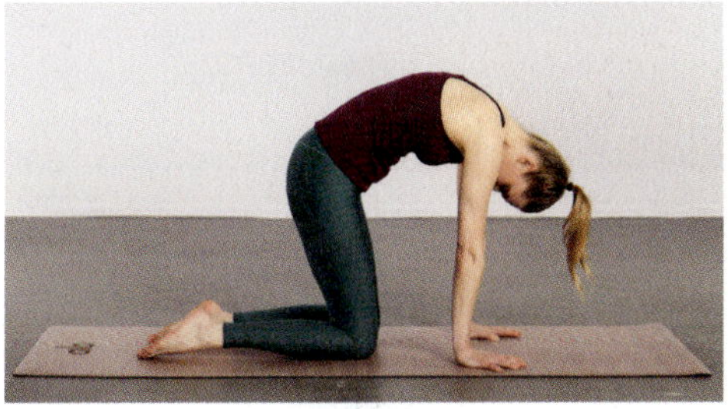

3 Ganzkörper-Mobilisierung; Testübungen wählen, in denen die Einschränkung oder Spannung zu spüren ist (ab Seite 98)

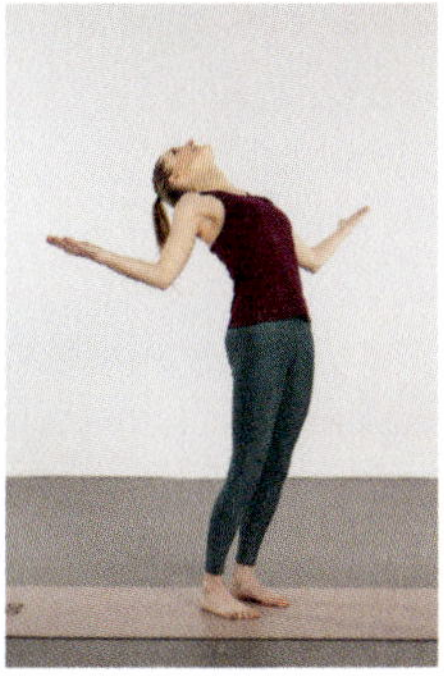

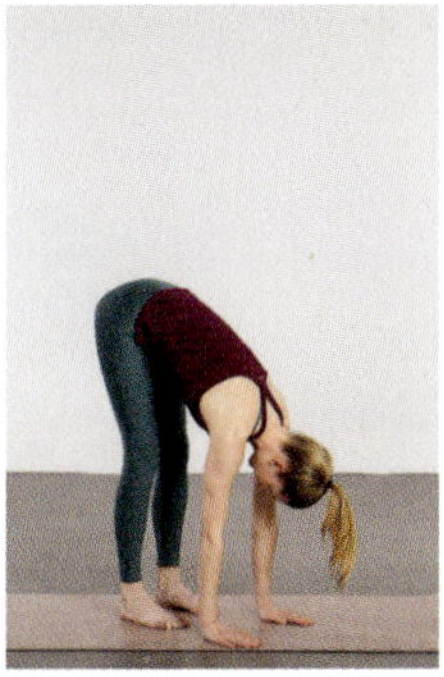

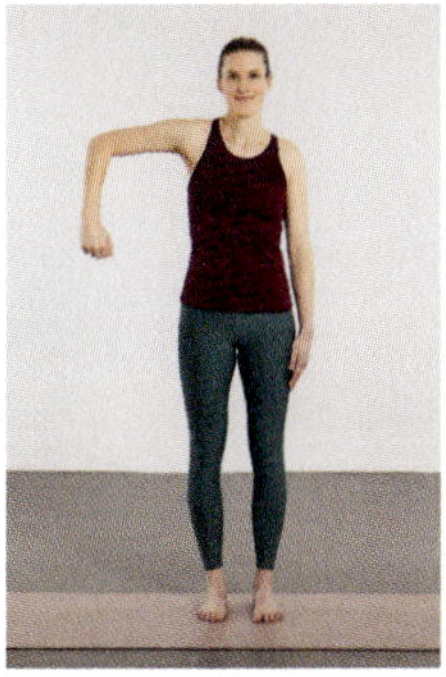

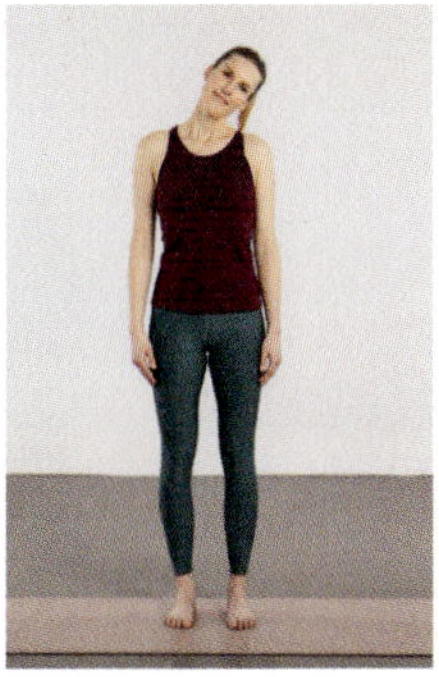

4 Jeweils vor und nach den folgenden Übungen anhand der ausgewählten Testübungen prüfen, ob sich die Spannung im Körper verändert

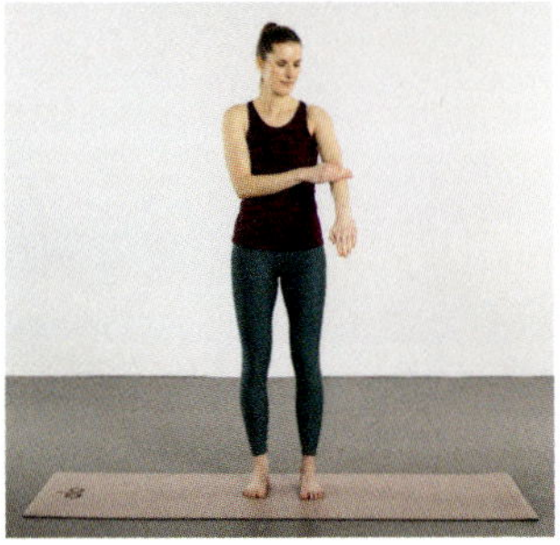

a Sensorische Ganzkörperstimulation (Seite 144)

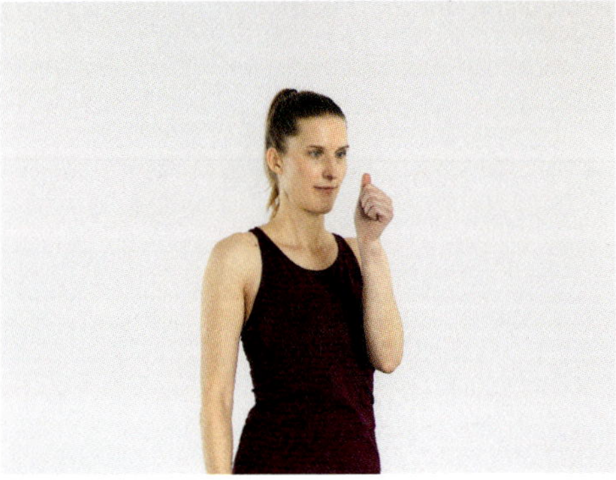

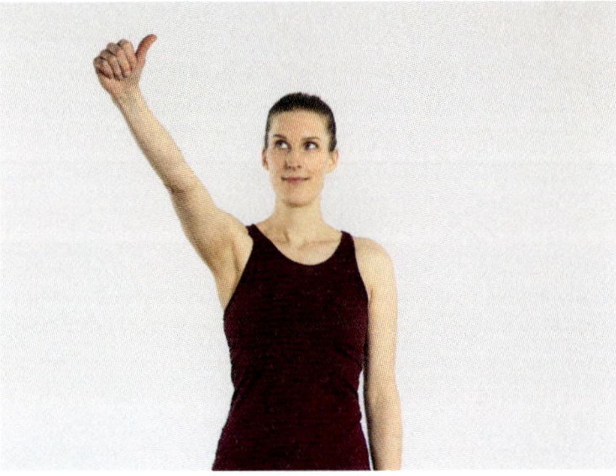

b Augenbewegungen: Blickverfolgung (ab Seite 200) und Augenliegestütz (ab Seite 202)

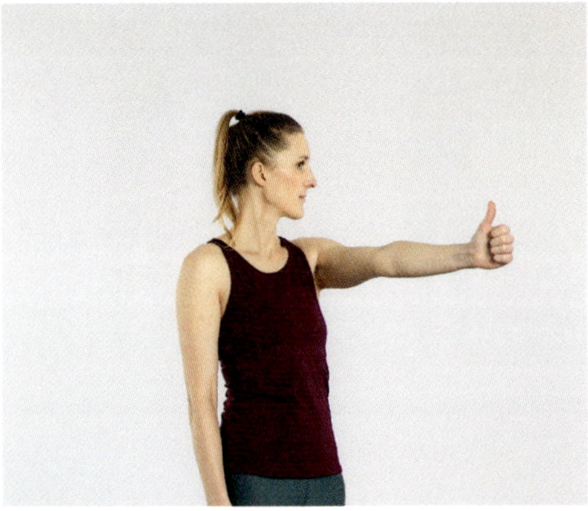

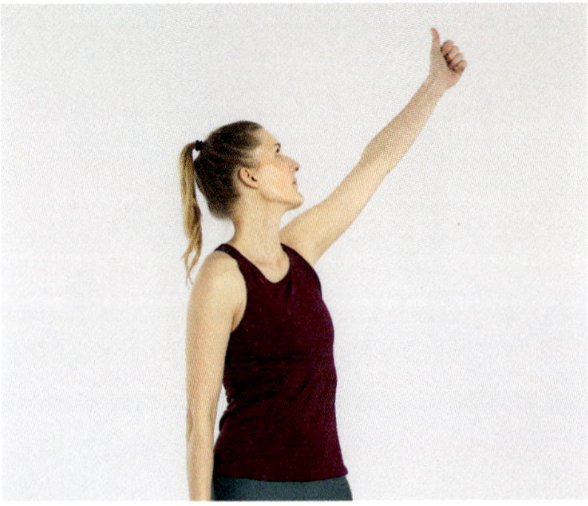

c Gleichgewichtsübungen: VOR (ab Seite 214) und VOR-C (ab Seite 216) jeweils in 6 Richtungen

5 Atem-Lufthunger-Übung im Sonnengruß (ab Seite 84)

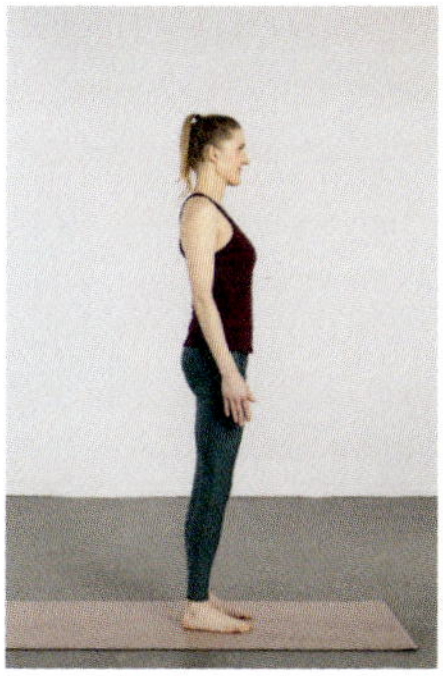
a

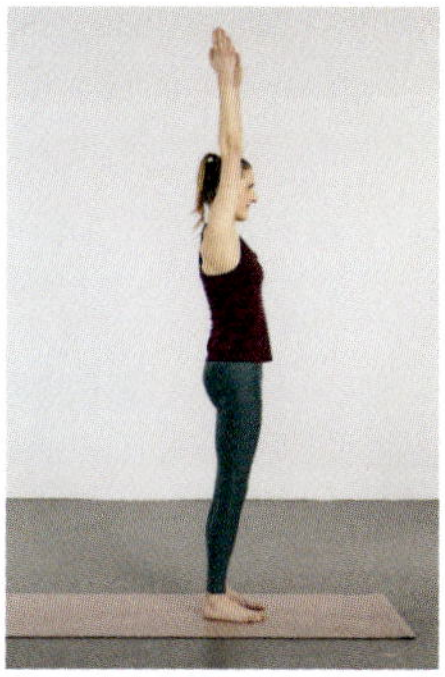
b

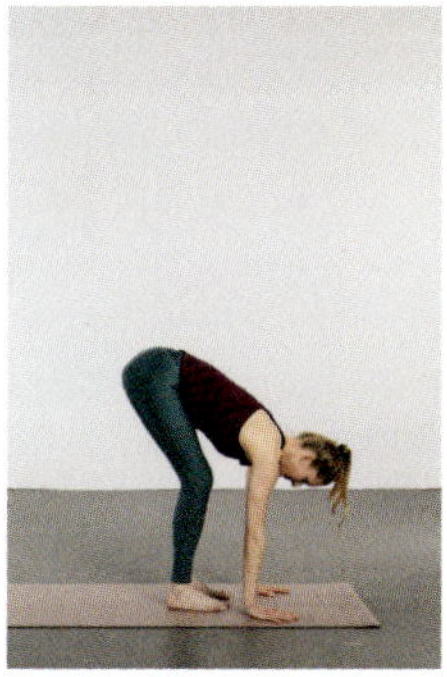
c

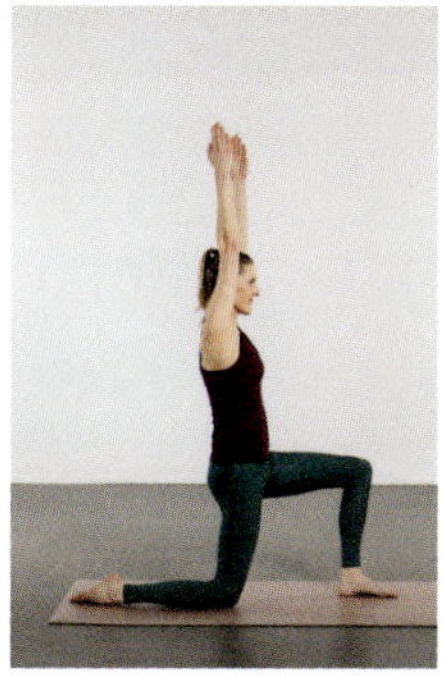
d

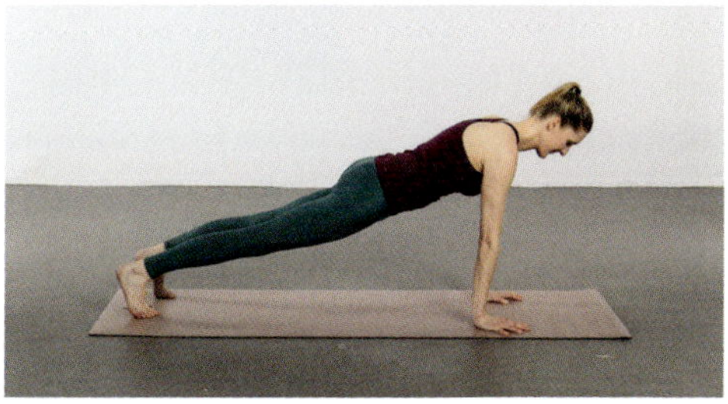
e

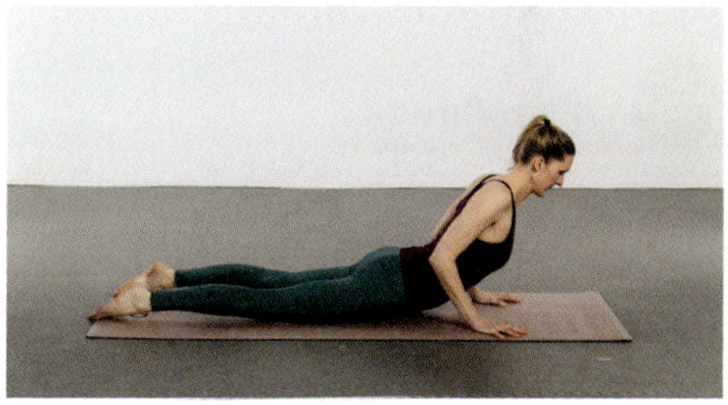
f

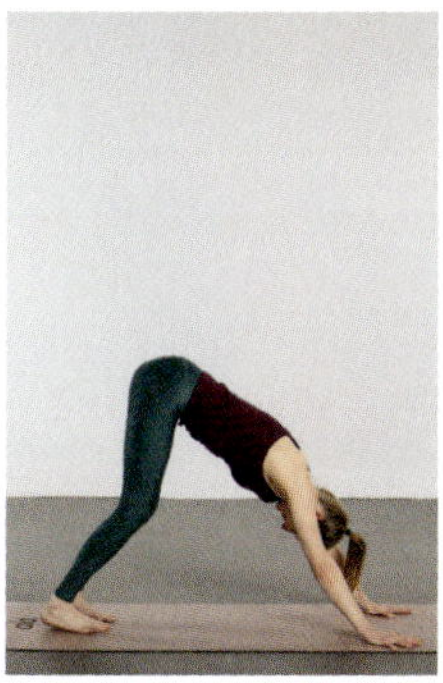
g

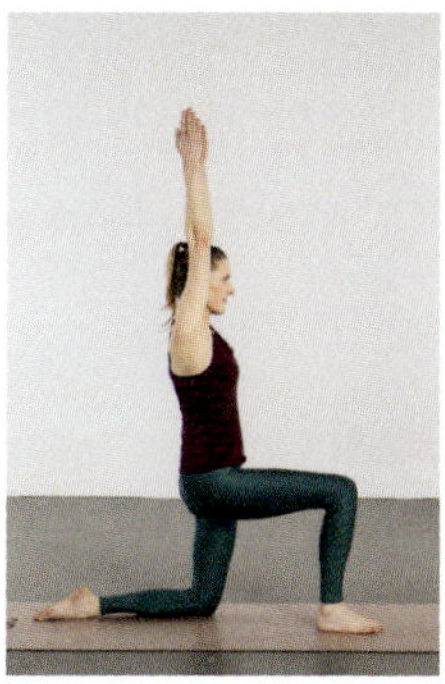
h

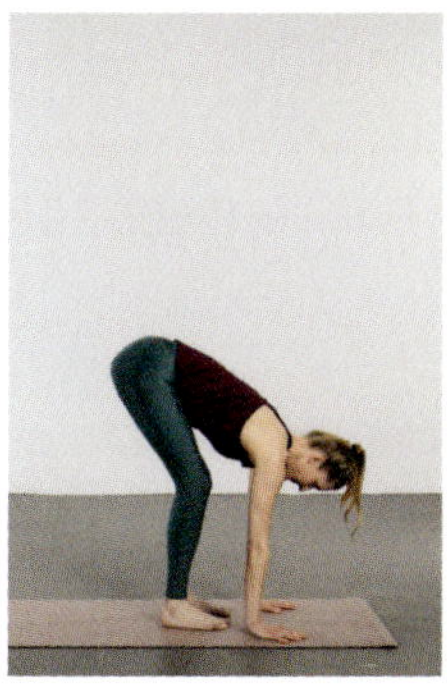
i

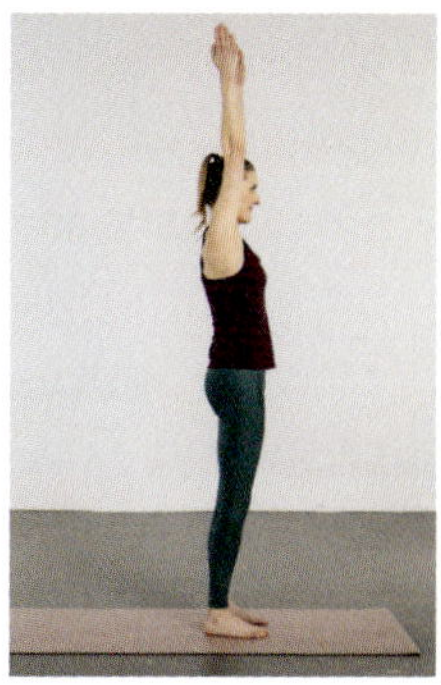
j

6 Stehende Rückbeuge mit Aktivierung der Gesichtsmuskulatur und »Wu-ah-ih«-Lauten (ab Seite 104)

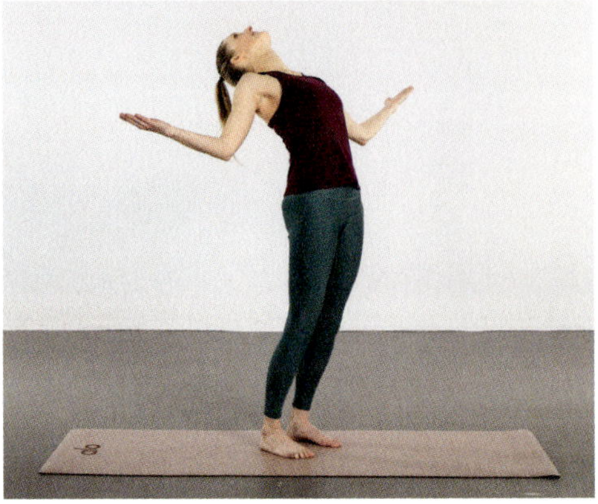

7 Entspannung

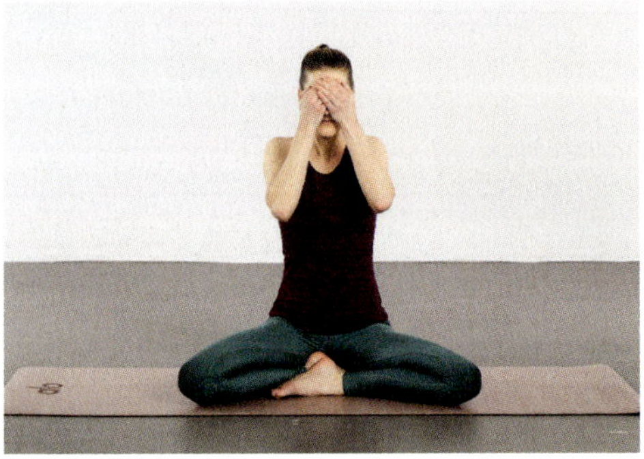

a Augenentspannung: Palming (Seite 208)

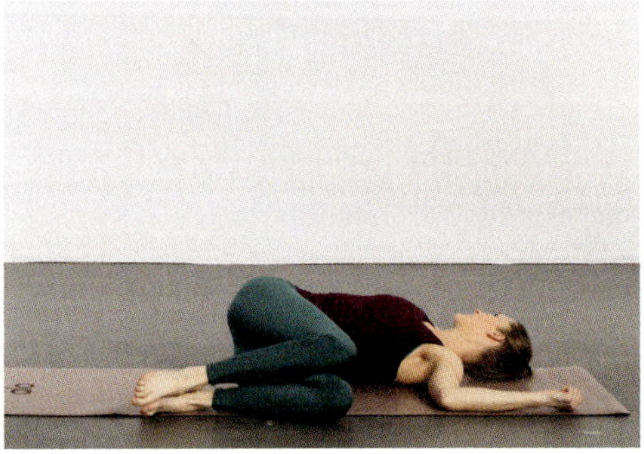

b Krokodil-Twist am Boden (Seite 165)

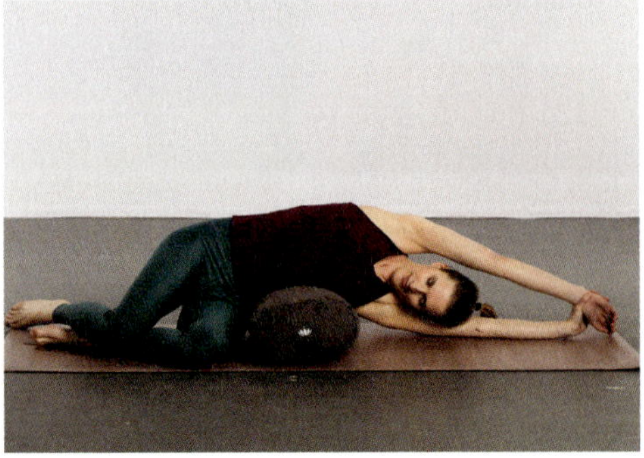

c Liegender Seitstretch (Seite 172)

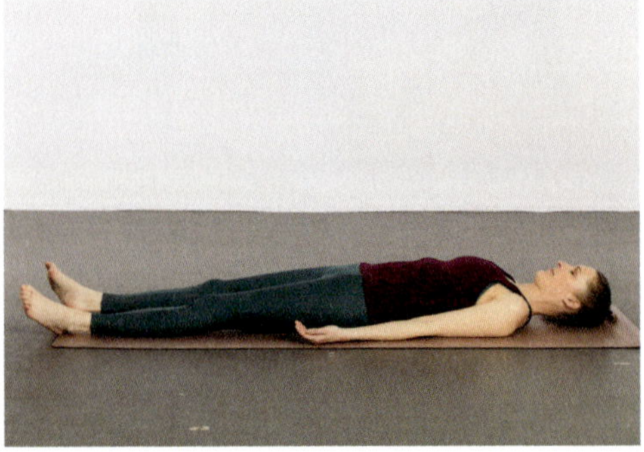

d Shavasana (Seite 173)

Übungssequenz zur körperlichen und mentalen Regeneration

Bei dieser Sequenz steht das Fühlen im Vordergrund und das Reduzieren der äußeren Sinnesreize. Daher hat die Sequenz eine besonders beruhigende Wirkung, wenn du sie mit einer Augenbinde übst. Natürlich kannst du die Übungen aber auch ohne verbundene Augen durchführen. Das parasympathische Nervensystem wird gezielt aktiviert, um die Regeneration zu fördern. Diese Sequenz bildet ab, dass wir auf das Erkunden in unserer Praxis verzichten können, wenn das Schaffen der Sicherheit zunächst im Vordergrund steht (erst SAF, dann SAF+E, siehe Seite 230). Optional kannst du natürlich jederzeit Übungen aus dem Prinzip Erkunden individuell ergänzen.

S	Sanfte Aktivierung der Körpermitte
A	Beruhigende Atemübung in ruhigen Haltungen
F	Innere Synchronisations-Meditation, Blindfold-Yoga, ruhige Haltungen, Yoga Nidra
E	–

1 Ausschütteln (Seite 227)

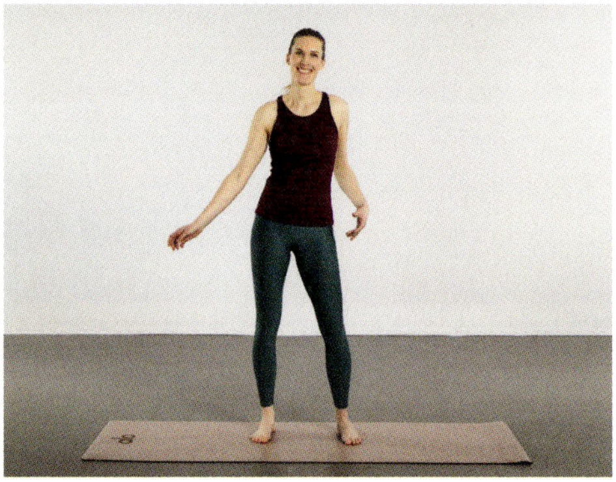

2 Meditation; auf Wunsch auch mit Augenbinde (Seite 155)

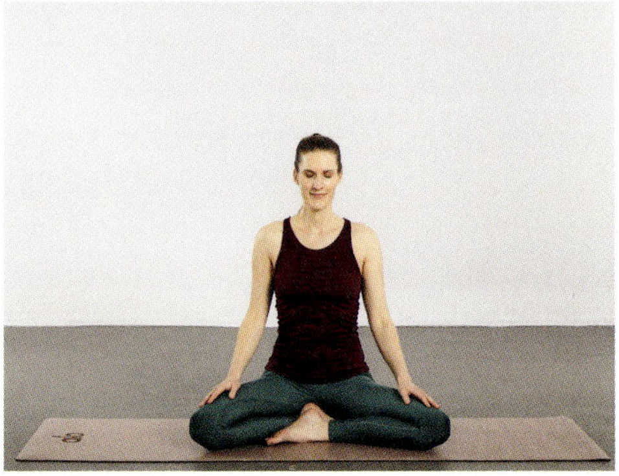

3 Aktive, langsame Sequenz zum Verbinden mit dem Körper, Mobilisieren und Dehnen

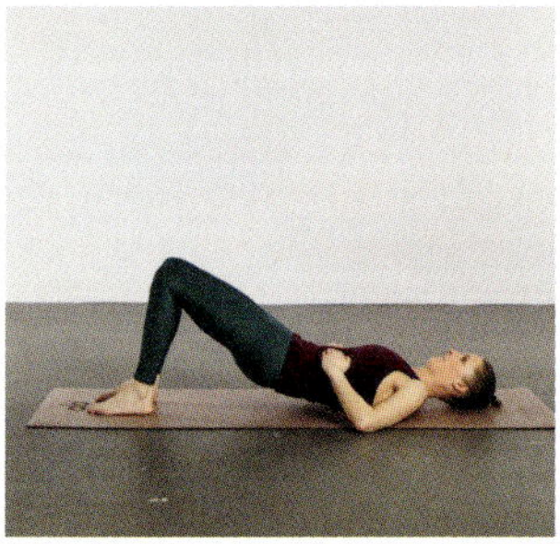

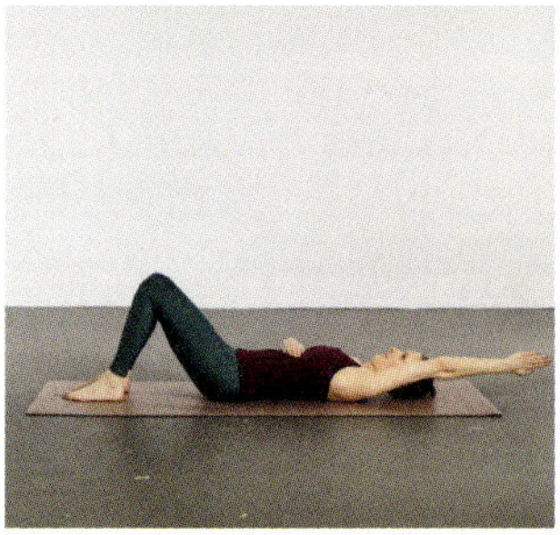

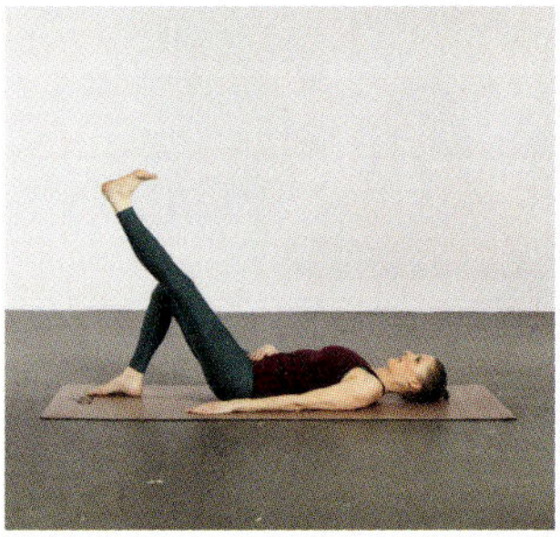

a Tiefe Schulterbrücke mit Wirbelleiter (ab Seite 74)

b Sanfte Stärkung der Bauchmuskulatur im Käfer (ab Seite 78)

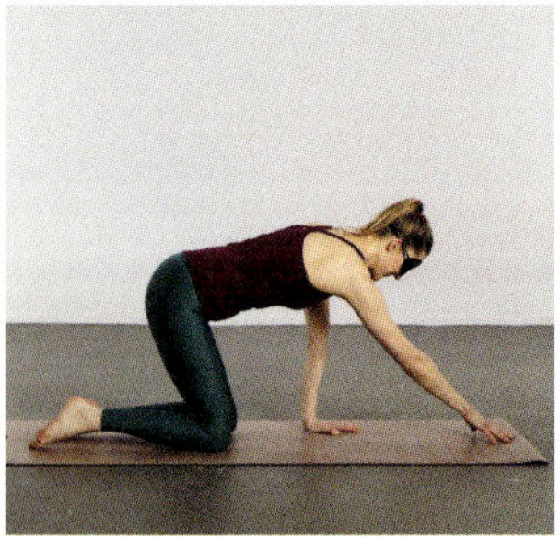

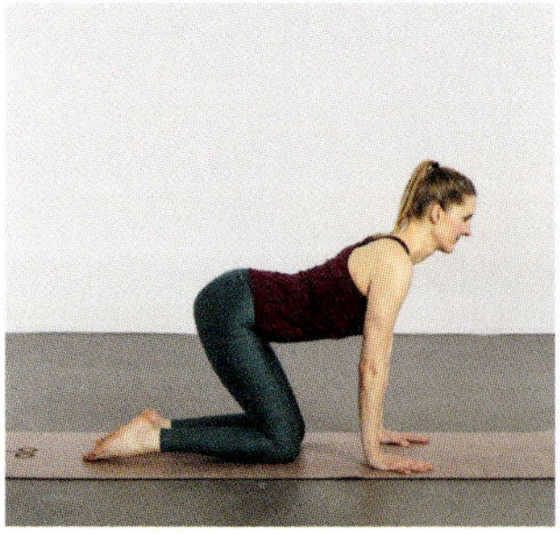

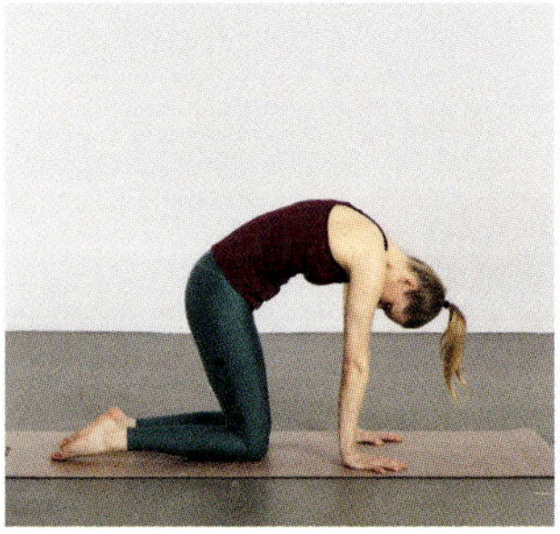

c Katze-Kuh-Bewegung – auf der Matte orientieren (Seite 116)

4 Sonnengruß (ab Seite 84)

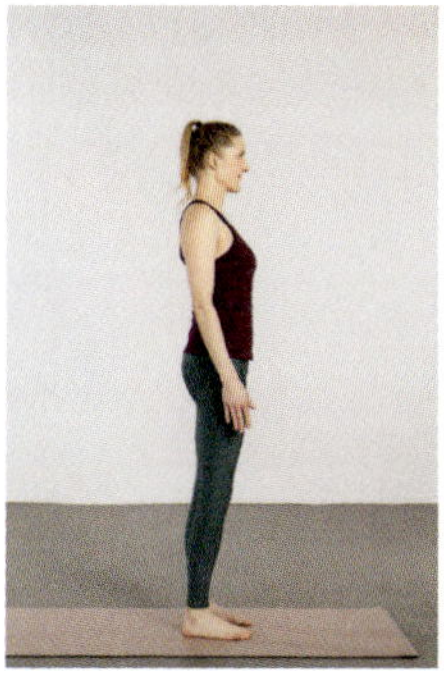
a Ausatmen

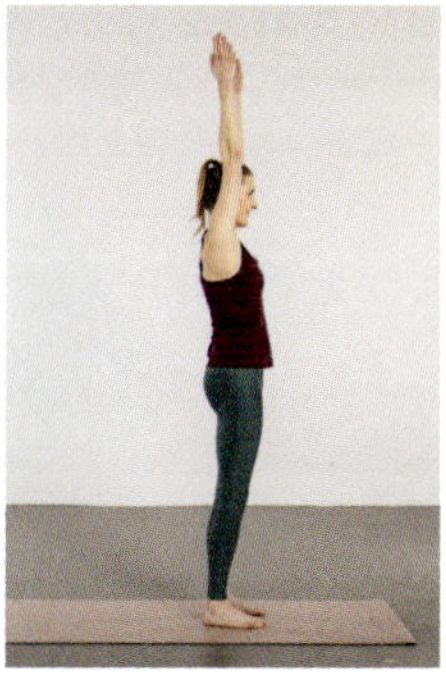
b Einatmen

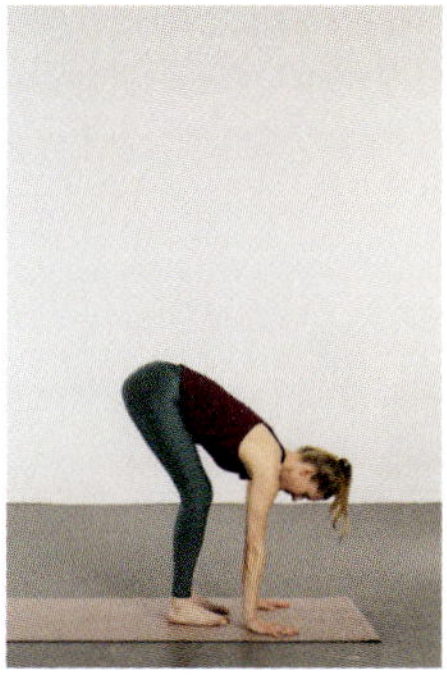
c Ausatmen

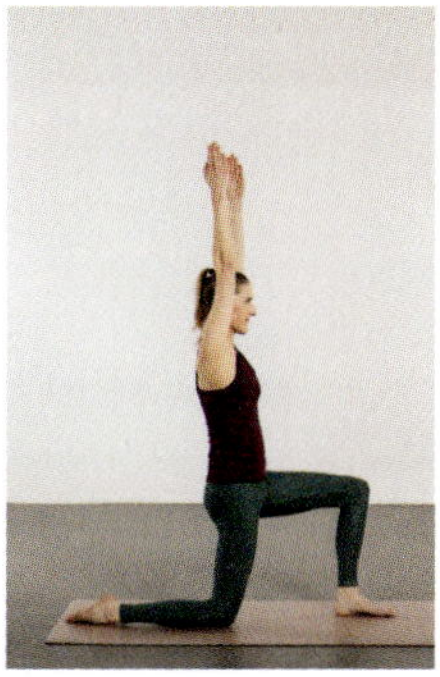
d Einatmen

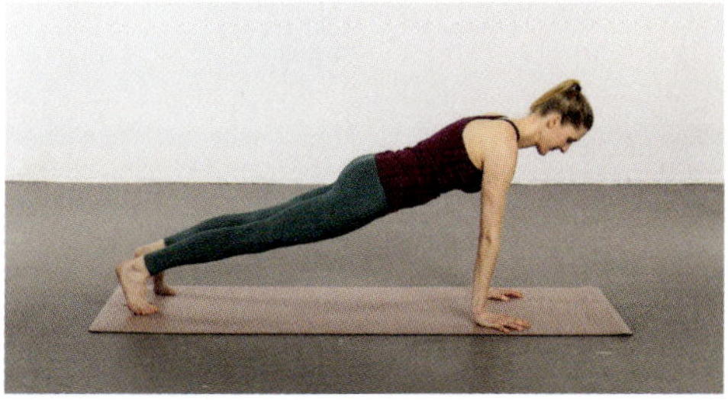
e Ausatmen

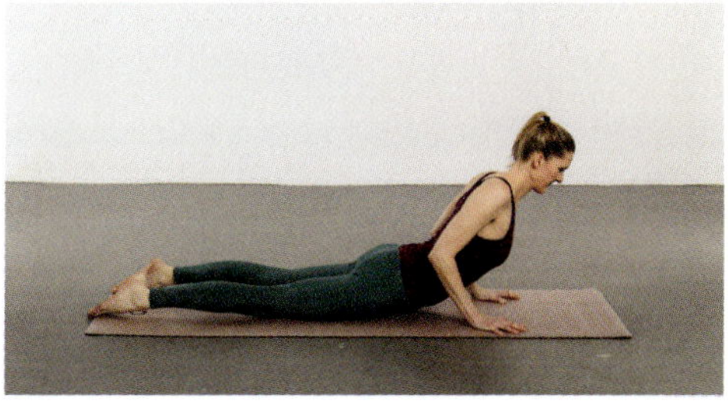
f Einatmen

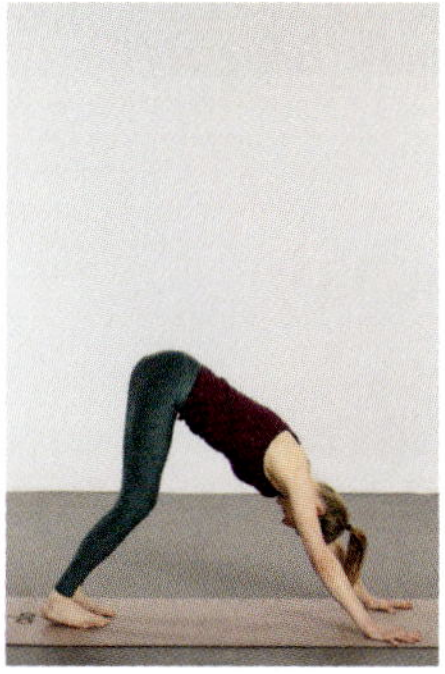
g Ausatmen

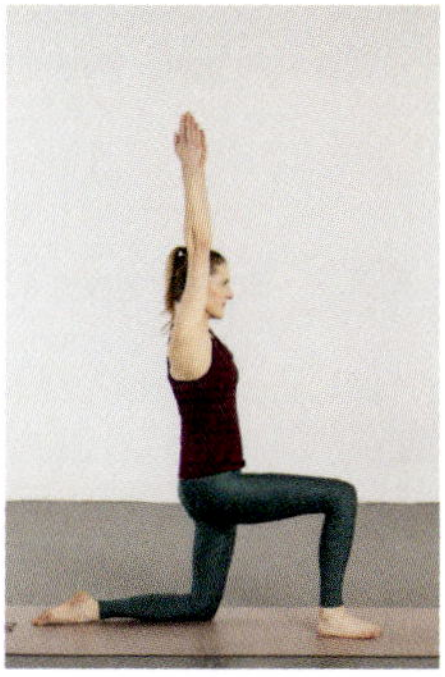
h Einatmen

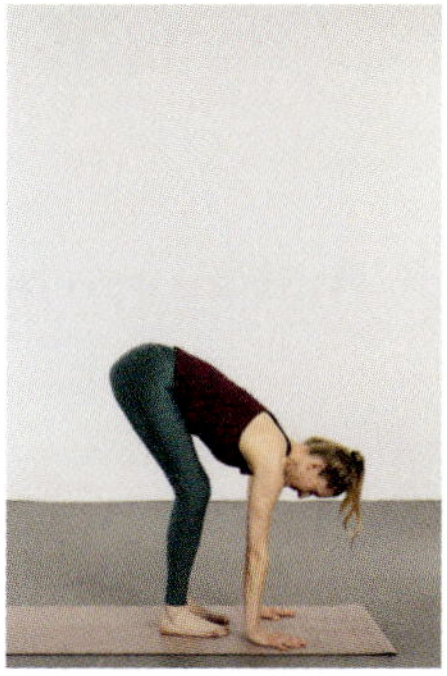
i Ausatmen

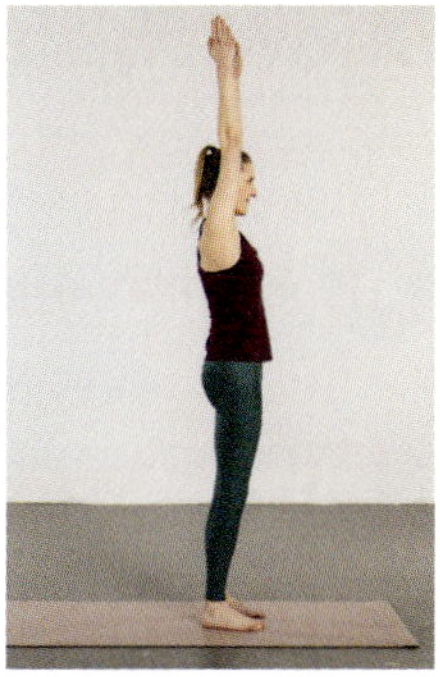
j Einatmen

5 Ruhige Yogahaltungen

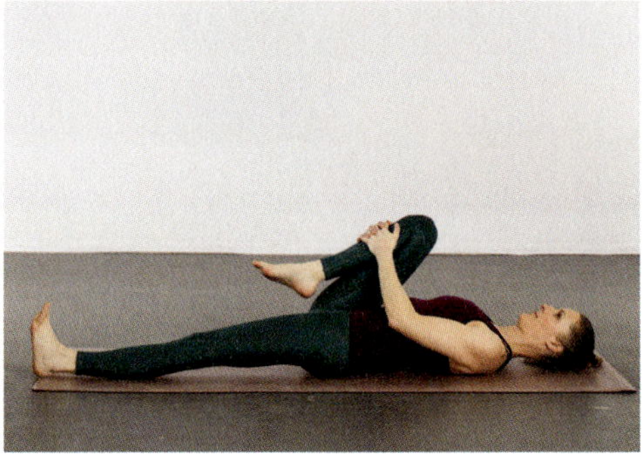

a Knie zum Bauch (Seite 164)

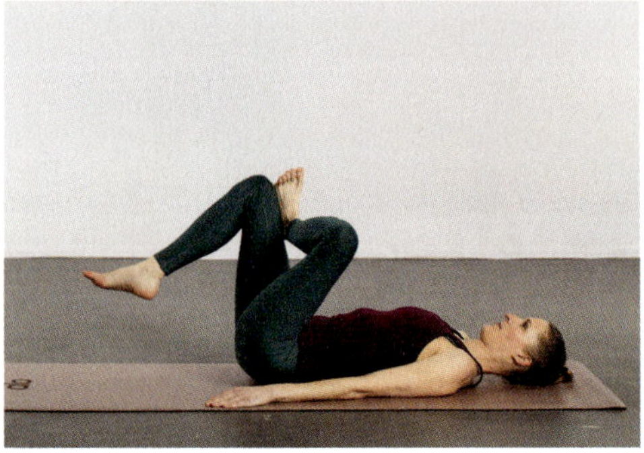

b Nadelöhr (Seite 167)

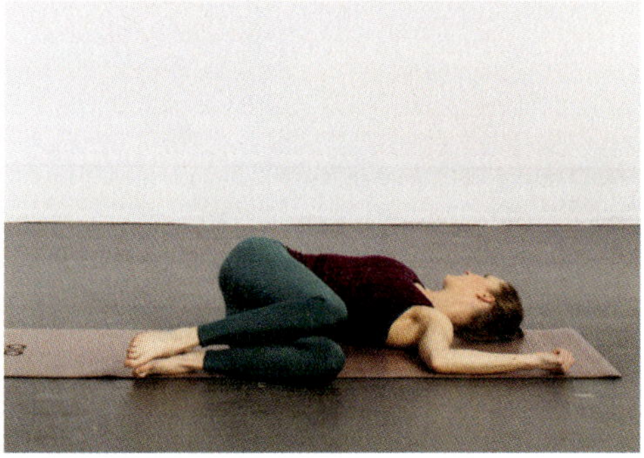

c Krokodil (Seite 165)

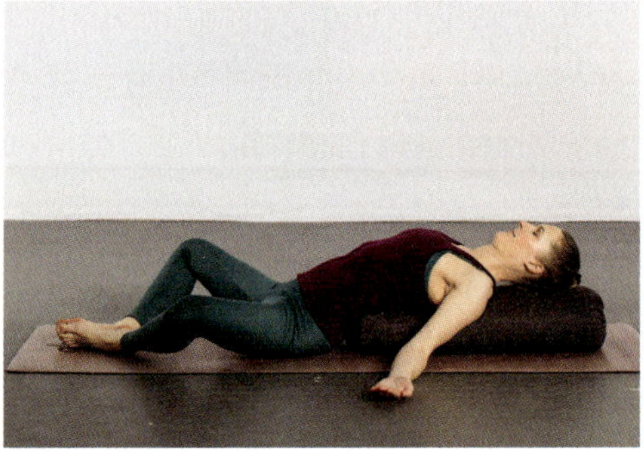

d Liegender Schmetterling; doppelt so lange aus- wie einatmen (Seite 168)

6 Atemübung zum Aufbau von mehr CO_2-Toleranz (Seite 131)

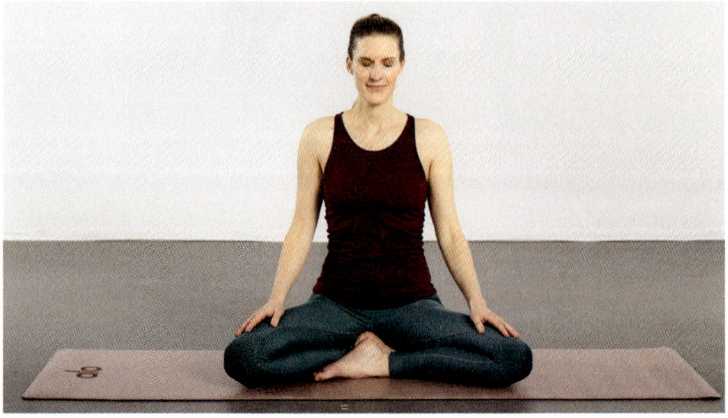

7 Yoga Nidra (Seite 174)

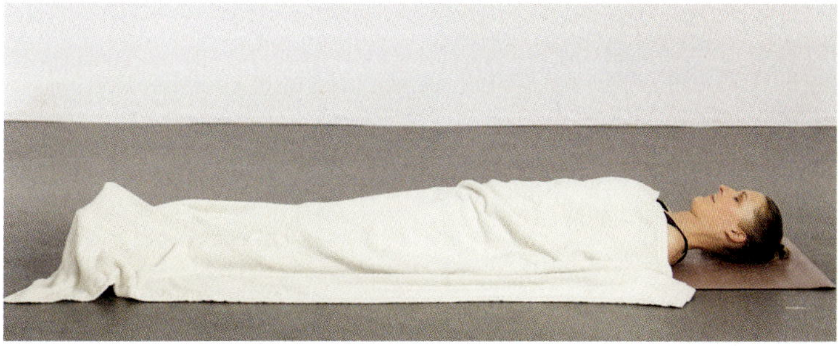

8 Hände aneinanderreiben, dann sanft aufs Gesicht legen und die Binde abnehmen; die Augen zunächst geschlossen lassen, dann blinzeln und langsam öffnen (Seite 148)

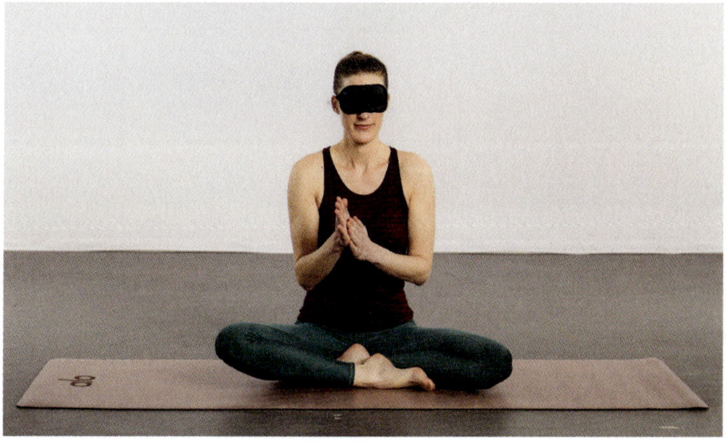

Ein ständiger Lernprozess

Das Nervensystem ist unser innerstes Steuerungssystem und entscheidend für unsere körperliche und geistige Gesundheit. Im neurozentrierten Yoga geht es daher darum, eine stabile und sichere Basis zu schaffen, die uns hilft, im Alltag ausgeglichen und anpassungsfähig zu bleiben. Durch gezielte Übungen, die auf die Bedürfnisse des Nervensystems abgestimmt sind, können wir unser Wohlbefinden nachhaltig fördern. Diese Balance ermöglicht es uns, stressbedingte Reaktionen zu mildern und innere Ruhe zu finden.

Obwohl neurozentriertes Yoga primär das Nervensystem reguliert und stabilisiert, bleibt der wahre Kern von Yoga erhalten: Die philosophischen und praktischen Prinzipien ermutigen uns, über die körperlichen Übungen hinaus den Geist zu schulen und die fünf geistigen Hindernisse *(Kleshas)* zu überwinden. Diese *Kleshas* – Unwissenheit *(Avidya)*, Egoismus *(Asmita)*, Anhaftung (Raga), Abneigung *(Dvesha)* und die Furcht vor dem Tod *(Abhinivesha)* – sind die Wurzeln unseres inneren Leidens und hinderlich für die Klarheit und das Wachstum des Geistes. Sie beeinflussen nicht nur, wie wir uns selbst sehen, sondern auch, wie wir die Welt um uns herum wahrnehmen.

Die Prinzipien von SAFE, die in den Übungssequenzen integriert sind, bieten dir eine Orientierung, deine Praxis individuell an deine Bedürfnisse anzupassen. Du kannst die Übungen je nach deinem Zustand auswählen und eine Praxis gestalten, die deinem Nervensystem guttut und dich gleichzeitig mit deinem wahren Selbst verbindet. Durch ein gestärktes Fundament findest du die Kraft, nach innen zu schauen, Verzerrungen aufzudecken, Emotionen zu integrieren und zu erkennen, was dir wirklich wichtig ist. Aus dieser inneren Verbundenheit entsteht die Offenheit für den fortlaufenden Prozess des Lernens.

Wenn du dich den Übungen widmest, erinnere dich, mit Hingabe und Gleichmut zu praktizieren. Lass das Ego los und übe mit einer inneren Offenheit, die Raum für Veränderung schafft. Höre auf deine Intuition und lass dich von der Freude leiten, die aus der Praxis erwächst. Diese Freude gibt uns die Kraft, dranzubleiben, auch wenn der Weg herausfordernd ist.

Möge deine Praxis ein Spiegel deines inneren Weges sein – ein Weg, der dich zu mehr Klarheit, Frieden und letztlich zu innerem Gleichgewicht führt. Und denke daran: Yoga ist kein Ziel, sondern ein ständiger Prozess des Lernens, der im Einklang mit deiner eigenen Intention und deinem Vertrauen gedeiht.

ANHANG

Quellen

1 Porges, Stephen W. (2007): *The polyvagal perspective.* Biological Psychology, 74(2); S. 116–143

2 Porges, Stephen W. (2022): *Polyvagal Theory: A Science of Safety.* Frontiers in Integrative Neuroscience, 16, Artikel 871227; S. 1–15

3 Grossmann, Paul (2023): *Fundamental challenges and likely refutations of the five basic premises of the polyvagal theory.* Biological Psychology, 180, Artikel 108589; S. 1–7

4 Azevedo, Federico A.C.; Carvalho, Ludmila R.B.; Grinberg, Lea T. et al. (2009): *Equal numbers of neuronal and nonneuronal cells make the human brain an isometrically scaled primate brain.* Journal of Comparative Neurology, 513(5); S. 532–541

5 Desikachar, T.K.V. (2011): *Über Freiheit und Meditation: Das Yoga Sutra des Patanjali.* 5. Auflage. ViaNova Verlag, Petersberg

6 Jerath, Ravinder; Edry, John W.; Barnes, Vernon A.; Jerath, Vandna (2006): *Physiology of long pranayamic breathing: neural respiratory elements may provide a mechanism that explains how slow deep breathing shifts the autonomic nervous system*. Medical Hypotheses, 67(3); S. 566–571

7 Telles, Shirley; Sharma, Sachin K.; Gandharva, Kumar et al. (2024): *Breath Characteristics of Volitional Yoga Breathing and Breath Awareness*. International Journal of Yoga Therapy, 34, Artikel 18

8 Greenwood, Benjamin N.; Fleshner, Monika (2008): *Exercise, learned helplessness, and the stress-resistant brain*. Neuromolecular Medicine, 10(2); S. 81–98

9 Van Marle, Hein J.F.; Hermans, Erno J.; Qin, Shaozheng; Fernández, Guillén (2009): *From specificity to sensitivity: how acute stress affects amygdala processing of biologically salient stimuli.* Biological Psychiatry, 66(7); S. 649–655

10 Dum, Richard P.; Levinthal, David J.; Strick, Peter L. (2016): *Motor, cognitive, and affective areas of the cerebral cortex influence the adrenal medulla.* Proceedings of the National Academy of Sciences of the United States of America, 113(35); S. 9922–9927

11 Tabibnia, Golnaz (2020): *An affective neuroscience model of boosting resilience in adults.* Neuroscience and Biobehavioral Reviews, 115; S. 321–350

12 Van Aalst, June; Ceccarini, Jenny; Demyttenaere, Koen et al. (2020): *What has Neuroimaging taught us on the neurobiology of yoga? A review*. Frontiers in Integrative Neuroscience, 14, Artikel 34

13 Hölzel, Britta K.; Carmody, James; Evans, Karleyton C. et al. (2010): *Stress reduction correlates with structural changes in the amygdala.* Social Cognitive and Affective Neuroscience, 5(1); S. 11–17

14 Krause-Sorio, Beatrix; Siddarth, Prabha; Kilpatrick, Lisa et al. (2022): *Yoga prevents gray matter atrophy in women at risk for Alzheimer's Disease: A randomized controlled trial.* Journal of Alzheimer's Disease, 87(2); S. 569–581

15 Cahn, Rael B.; Goodman, Matthew S.; Peterson, Christine T. et al. (2017): *Yoga, Meditation and Mind-Body Health: Increased BDNF, Cortisol Awakening Response, and Altered*

Inflammatory Marker Expression after a 3-Month Yoga and Meditation Retreat. Frontiers in Human Neuroscience, 11, Artikel 315

16 Gothe, Neha P.; Khan, Imadh; Hayes, Jessica et al. (2019): Yoga effects on brain health: A systematic review of the current literature. Brain Plasticity, 5(1); S. 105–122

17 Anasuya, Boligarla; Deepak, K.K.; Jaryal, Ashok (2021): Yoga Practitioners Exhibit Higher Parasympathetic Activity and Baroreflex Sensitivity and Better Adaptability to 40 mm Hg Lower-Body Negative Pressure. International Journal of Yoga Therapy, 31(1), Artikel 2

18 Gothe, Neha P.; Keswani, Rahul K.; McAuley, Edward (2016): Yoga practice improves executive function by attenuating stress levels. Biological Psychology, 121(Pt. A); S. 109–116

19 Villemure, Chantal; Ceko, Marta; Cotton, Valerie A.; Bushnell, M. Catherine (2014): *Insular cortex mediates increased pain tolerance in yoga practitioners.* Cerebral Cortex, 24(10); S. 2732–2740

20 Elkjær, Emma; Mikkelsen, Mai B.; Michalak, Johannes et al. (2022): *Expansive and Contractive Postures and Movement: A Systematic Review and Meta-Analysis of the Effect of Motor Displays on Affective and Behavioral Responses.* Perspectives on Psychological Science, 17(1); S. 276–304

21 Riskind, John H.; Gotay, Carolyn C. (1982): *Physical posture: Could it have regulatory or feedback effects on motivation and emotion?* Motivation and Emotion, 6(3); S. 273–298

22 Veenstra, Lotte; Schneider, Iris K.; Koole, Sander L. (2017): *Embodied mood regulation: the impact of body posture on mood recovery, negative thoughts, and mood-congruent recall.* Cognition and Emotion, 31(7); S. 1361–1376

23 Horcajo, Javier; Paredes, Borja; Higuero, Guillermo et al. (2019): *The Effects of Overt Head Movements on Physical Performance After Positive Versus Negative Self-Talk.* Journal of Sport and Exercise Psychology, 41(1); S. 36–45

24 Siegel, Erika H.; Wormwood, Jolie B.; Quigley, Karen S.; Feldmann Barrett, Lisa (2018): *Seeing What You Feel: Affect Drives Visual Perception of Structurally Neutral Faces.* Psychological Science, 29(4); S. 496–503

25 Nummenmaa, Lauri; Glerean, Enrico; Hari, Riitta; Hietanen, Jari K. (2014): *Bodily maps of emotions.* Proceedings of the National Academy of Sciences of the United States of America, 111(2); S. 646–651

26 Brown, Stuart; Vaughan, Christopher (2010): *Play: How it Shapes the Brain, Opens the Imagination, and Invigorates the Soul.* Penguin Publishing Group, New York

27 Buch, E.R. et al. (2021): *Consolidation of human skill linked to waking hippocampo-neocortical replay.* Cell Reports, 35(10): 109193

28 Saraswati, Swami Satyananda (2011): *Yoga Nidra.* Ananda Verlag, Köln

29 Pandi-Perumal, S.R. et al. (2022): *The Origin and Clinical Relevance of Yoga Nidra.* Sleep Vigil, 6(1); S. 61–84

30 Gulia, K.K.; Sreedharan, S.E. (2023): *Yoga Nidra, a Nonpharmacological Technique in Management of Insomnia and Overall Health in Postmenopausal Women.* Sleep Medicine Clinics, 18(4); S. 463–471

Weiterführende und empfehlenswerte Literatur

Borchers, Svenja (2022): *Der Yoga Effekt: für die achtsame Vernetzung von Körper, Gehirn und Geist*. Irisiana Verlag, München

Lienhard, Lars (2022): *Training beginnt im Gehirn: Mit Neuroathletik die sportliche Leistung verbessern*. 6. Auflage. riva Verlag, München

Lienhard, Lars; Schmid-Fetzer, Ulla; Dr. Cobb, Eric (2022): *Neuronale Heilung: Mit einfachen Übungen den Vagusnerv aktivieren – gegen Stress, Depressionen, Ängste, Schmerzen und Verdauungsprobleme*. 6. Auflage. riva Verlag, München

Grafen, Kevin; Müller, Daniel; Schauenberg, Dirk; Suslik, Dominik (2024): *Neurozentriertes Training in der Sportphysiotherapie*. Georg Thieme Verlag KG, Stuttgart

Storch, Maja; Cantieni, Benita; Hüther, Gerald; Tschacher, Wolfgang (2021): *Embodiment: Die Wechselwirkung von Körper und Psyche verstehen und nutzen*. 3. Auflage. Hogrefe AG, Bern

Reumann, Friederike (2024): *Yoga für Unbewegliche: Schritt für Schritt zu einem geschmeidigen und entspannten Körper*. riva Verlag, München

Weinmann, Eva (2023): *Wenn dein Körper sich erinnert: Mit traumasensiblem Yoga den Körper wieder als sicheren Ort spüren*. Knaur Verlag, München

Skuban, Ralph (2022): *Die Buteyko-Methode: Wie wir unsere Atmung verbessern für mehr Gesundheit und Leistungsfähigkeit im Alltag, Beruf, Yoga und Sport*. 4. Auflage. Crotona Verlag GmbH & Co. KG, Amerang

Brown, Stuart; Vaughan, Christopher (2010): *Play: How it Shapes the Brain, Opens the Imagination, and Invigorates the Soul.* Penguin Publishing Group, New York

Saraswati, Swami Satyananda (2011): *Yoga Nidra*. 4. Auflage. Ananda Verlag, Köln

Weitere Empfehlungen der Autorin

LYT-Yoga mit Lara Heimann – On-demand-Yogaklassen online: https://lytyoga.uscreen.io und Weiterbildungen: www.lytyogatraining.com

Yoga und Osteopathie mit Friederike Reumann – Fortbildung, Retreats und Workshops: www.yoga-am-steinhuder-meer.de

Buteyko-Atemtraining mit Ralph Skuban: www.skuban-akademie.de/buteyko-atemtraining

Nervensystemfreundliches Yin Yoga mit Eva-Maria Kopel: www.evamariakopel.com

Nervensystemfreundliches Trauma-Yoga mit Eva Weinmann: www.yogaundtherapie.info

Neuroathletik-Training mit Lars Lienhard: www.neuro-athletic-training-institute.com

Online-Ausbildungen für Neuroathletik mit Dr. Eric Cobb: www.zhealtheducation.com/de/

Übungsverzeichnis

Übersicht der Übungssequenzen

Stichwortverzeichnis

U

V

W

Y

Z

Dank

Abschließend möchte ich mich bei allen bedanken, die zur Erstellung dieses Buchs beigetragen haben.

Allen voran möchte ich mich bei meinen Schüler*innen bedanken, die mir ihr Vertrauen geschenkt und mich immer wieder durch positives Feedback motiviert und inspiriert haben.

Zudem gilt mein Dank all den Lehrer*innen, von denen ich in unterschiedlichsten Ausbildungen lernen durfte. Ganz speziell zählt dazu meine Mentorin und Freundin Lara Heimann – ihr einzigartiger LYT-Stil hat mich und meinen Unterricht wohl am meisten geprägt und inspiriert. Über ihren Beitrag in diesem Buch freue ich mich sehr.

Mein Dank gilt auch dem riva Verlag und insbesondere Nora Kayser für ihr Vertrauen, die professionelle Projektleitung, die angenehme und unkomplizierte Zusammenarbeit und den netten Austausch. Ein großer Dank geht auch an das tolle Shooting-Team, speziell an Nils Schwarz, für die angenehme Atmosphäre und gelungenen Fotos. Herzlichen Dank an meine Lektorin Ulrike Reinen für ihre sorgfältige Arbeit im Hintergrund und ihre Unterstützung zum fertigen Manuskript.

Vielen Dank an Benita und Micky, die mich immer wieder während des Entstehungsprozesses durch Beratung jeglicher Art unterstützt haben. Dankbar bin ich auch meinen Eltern, vor allem dafür, dass sie mir früh beigebracht haben, immer das zu tun, was mich wirklich begeistert.

Zutiefst dankbar bin ich vor allen Dingen Christian, der mich während des Entstehungsprozesses seelisch unterstützt und immer wieder bestärkt hat. Auch den fachlichen Austausch zu den Themen dieses Buchs und unsere Diskussionen schätze ich sehr.

Und zu guter Letzt möchte ich mich bei dir, liebe Leserin und lieber Leser, für dein Interesse bedanken und hoffe, dass dir so manche Übung aus diesem Buch dabei hilft, mehr Balance und Wohlbefinden in dein Leben zu bringen.

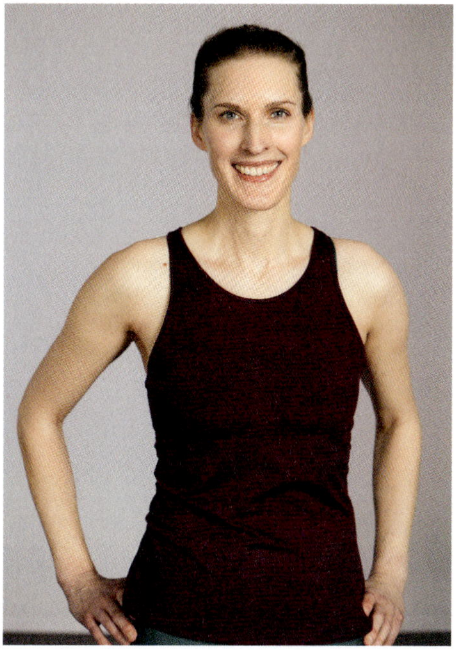

Über die Autorin

Dr. Svenja Borchers hat neben ihrem Studium der Kognitions-, Verhaltens- und Neurowissenschaften und der Promotion in der Neuropsychologie diverse Yogalehrerausbildungen absolviert (1000+ Stunden), darunter in den Bereichen Vinyasa, Yogatherapie und LYT Yoga (eine physiotherapeutisch geprägte Yogarichtung). Sie ist außerdem Neuroathletik- und Atemcoachin und verbindet ihr wissenschaftliches Know-how mit praktischer Yogaerfahrung.

Neben regelmäßigen Yogakursen vermittelt sie neurozentriertes Yoga im Rahmen von Retreats und Workshops, um sowohl körperliche als auch geistige Gesundheit nachhaltig zu fördern.

Dr. Svenja Borchers ist regelmäßig in Podcasts, Magazinen und TV zu Gast, auch international. Sie teilt ihr Wissen zudem über ihren Instagram-Account, wo sie praxisorientierte Inhalte zur Unterstützung des Nervensystems und der persönlichen Entwicklung bereitstellt.

Website: www.svenjaborchersyoga.de
Instagram: @svenjaborchers

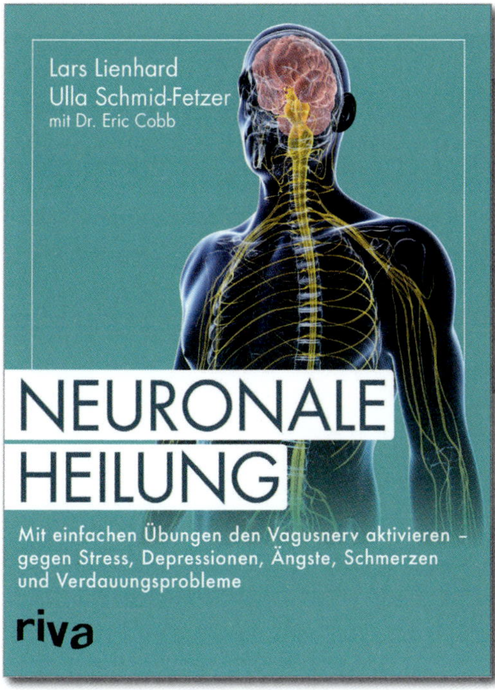

Auch als **E-Book** erhältlich

320 Seiten
24,99 € (D) | 25,70 € (A)
ISBN 978-3-7423-1134-4

Lars Lienhard | Ulla Schmid-Fetzer mit Dr. Eric Cobb

Neuronale Heilung

Mit einfachen Übungen den Vagusnerv aktivieren – gegen Stress, Depressionen, Ängste, Schmerzen und Verdauungsprobleme

Um die körperliche, geistige und emotionale Gesundheit zu verbessern, muss die Aufmerksamkeit auf die wichtigsten Bereiche des Körpers – auf Gehirn und Nervensystem – gerichtet werden. Lars Lienhard und Ulla Schmid-Fetzer, die führenden Experten für neurozentriertes Training in Europa, zeigen gemeinsam mit Dr. Eric Cobb, dem weltweit renommierten Experten für neurologisch ausgerichtete Sportprogramme, wie Gehirn und Nervensystem sämtliche Prozesse im Körper kontrollieren und wie sie durch spezifische Übungen unterstützt werden können. Durch ein gezieltes Training des Vagusnervs und der neuronalen Komponenten der inneren Wahrnehmung können Depressionen, Verdauungsprobleme, aber auch Schmerzen, Bewegungsstörungen und Stresssymptome einfach und effektiv selbst behandelt werden.

riva